湖北省免疫规划信息管理系统操作及技术指南

蔡　碧　张　迟　官旭华　王　雷　主编

科学技术文献出版社
SCIENTIFIC AND TECHNICAL DOCUMENTATION PRESS
·北京·

图书在版编目（CIP）数据

湖北省免疫规划信息管理系统操作及技术指南 / 蔡碧等主编. —北京：科学技术文献出版社，2018. 9（2019.1重印）
ISBN 978-7-5189-4079-0

Ⅰ.①湖…　Ⅱ.①蔡…　Ⅲ.①预防接种—管理信息系统—湖北—指南　Ⅳ.① R186-39

中国版本图书馆 CIP 数据核字（2018）第 056285 号

湖北省免疫规划信息管理系统操作及技术指南

策划编辑：张　丹　　责任编辑：赵　斌　　责任校对：张吲哚　　责任出版：张志平

出 版 者　科学技术文献出版社
地　　址　北京市复兴路15号　邮编 100038
编 务 部　（010）58882938，58882087（传真）
发 行 部　（010）58882868，58882870（传真）
邮 购 部　（010）58882873
官方网址　www.stdp.com.cn
发 行 者　科学技术文献出版社发行　全国各地新华书店经销
印 刷 者　北京虎彩文化传播有限公司
版　　次　2018 年 9 月第 1 版　2019 年 1 月第 2 次印刷
开　　本　889 × 1194　1/16
字　　数　650千
印　　张　23.75
书　　号　ISBN 978-7-5189-4079-0
定　　价　98.00元

《湖北省免疫规划信息管理系统操作及技术指南》

编 委 会

主　编　蔡　碧　张　迟　官旭华　王　雷

主　审　詹发先　曹玲生　彭　旭　李明焱

副主编　李　宁　罗玉娥　曹　雷　廖学舟　李　璞
黄碧波　谭德明　刘　凯　刘克浩　肖飞龙

编　委　蔡　碧　张　迟　官旭华　王　雷　詹发先
曹玲生　彭　旭　李明焱　李　宁　罗玉娥
曹　雷　廖学舟　李　璞　黄碧波　谭德明
刘　凯　刘克浩　肖飞龙　李　南　卢良平
徐　伟　李映铁　陈　晶　王　康　叶凯贤
唐险峰　郑　莉　王世全　刘　娜　张　番
吕　凸　骆金俊　李金泽　任　巍　熊　超
曾宪宏　范自军　杨世慧　孙细梅　尹忠心
李山鹰　蔡　黎　赵德峰　陈　剑　黄　炜
毛志雄　刘　毅　李贵文　胡兴周　宋开发
刘　城　曾　洋　肖　静　李富强　张　黎
杨孝政　陶家春　文选春　曾　周　王　勇
黄继贵　戴本南　陆　洲　陈天林　韦黎明
钱足庶　陈世强　易卫兵

前　言

预防接种涉及千千万万儿童的健康，是千家万户和谐与幸福的根本，“湖北省免疫规划信息网络工程的应用研究”，旨在服务百姓、服务社会，高效、规范地进行免疫规划管理，最大限度地加强疫苗针对传染病的控制，推动免疫规划的持续发展，为政府提供及时、科学、有效的决策依据。为使免疫规划向标准化、规范化、科学化管理的方向发展，湖北省疾病预防控制中心申报了“湖北省计划免疫信息网络工程的应用研究”课题，并于2005年由湖北省卫生厅立项（JX2C75）。本项目是将传统免疫规划业务流程、管理流程、服务形式，融合新的国家免疫规范和预防接种服务的方式、方法，在信息技术应用环境中进行重组、整合、创新，建立一种集免疫规划管理、监测、自动化办公、预警决策、服务大众的全新的免疫规划工作方式和全新的免疫规划服务模式。改革目前的免疫规划管理模式，利用先进的计算机管理软件和网络技术，在全省实行免疫规划计算机网络管理，满足社会对免疫规划工作日益增长的需求，以及提供高质量免疫规划服务的要求。在各级领导的重视下，免疫预防专业人员的共同努力下，专业机构的协助与配合下，历时10多年，建成了目前正在应用的“湖北省免疫规划信息管理系统”。

“湖北省免疫规划信息管理系统”由五大部分组成，即“免疫规划信息管理平台”“儿童预防接种信息管理系统客户端”“湖北省免疫规划之窗”“湖北省免疫规划办公自动化系统”“湖北省免疫规划GIS系统”。“湖北省免疫规划信息管理系统”建设项目自2010年正式启动和实施以来，经历了多次需求分析，并且在省、市州、区县、乡各级工作人员的日常工作中，收集了诸多修改意见，使得该系统得到不断升级和完善。“湖北省免疫规划信息管理系统”已由最初的3.0版本升级至3.1.51版本。为了使省、市州、区县、乡各级工作人员更好地掌握本系统，本书首先对“湖北省免疫规划信息管理系统”应用研究进行全面介绍，并逐一对以上五大部分进行讲解。值得说明的是，“免疫规划信息管理平台”是收集需求最多和升级最频繁的部分，但大多数为统计报表的矫正和需求的更新，因此，界面上与原版本没有太大的出入。主要增加了“第4章湖北省免疫规划信息管理系统查验证操作指南”和“第6章湖北省免疫规划信息管理系统CA-UKey模块使用说明”两个章节的内容，旨在使各级工作人员在熟练操作原软件功能的基础上，了解新版本的变化，并在日常工作中加以应用。同时，为了更好地指导各级免疫规划工作的部署开展，增加了省级和国家制定的免疫规划工作部分相关的管理规范和技术标准。

非常感谢各级卫生计生委和疾病预防控制中心的领导和专家、全省免疫规划和预防接种的工作人员在整个系统建设和实施过程中的不懈努力和忘我工作，使得系统能够全面实施和应用。同时，也感谢他们对评估方案和效果提出的宝贵意见和建议，以及在本书编写过程中给予的帮助。由于编写时间紧、跨度长，编者水平有限，书中难免存在一些错误和疏漏，欢迎大家提出宝贵意见，以便我们更正和改进。

编 者

二〇一七年十二月

目　录

第一部分　湖北省免疫规划信息管理系统操作指南

第二部分 湖北省免疫规划信息管理系统技术指南

第一部分　湖北省免疫规划信息管理系统操作指南

第 1 章　湖北省免疫规划信息管理系统的应用研究

第 1 节　研究的背景

免疫规划工作是疾病控制工作的重要组成部分，湖北省自实行儿童免疫规划以来，疫苗针对传染病的控制工作取得了显著成绩。但是随着经济的发展、免疫规划工作的深入开展，免疫规划信息化工作的开展呈现出发展不平衡格局，大部分地区免疫规划服务和管理工作仍停留在简单、落后的手工登记、统计分析等的“原始”时代，其报告的真实性、准确性和及时性得不到保障；随着扩大国家免疫规划工作的实施（国家免疫规划疫苗由 6 种增加到 14 种），传统落后的免疫规划信息管理方式已难以适应免疫规划实际工作的需要。流动人口的剧增，群众预防接种意识的增强，少数实施计算机管理的地区，也存在业务管理模式不一致，数据标准、编码、接口不统一，不能实现异地接种、信息共享，全省免疫规划信息管理已不能充分满足公民日益增长的预防接种服务需求。因此，如何动态监测相关信息，提供科学严谨、及时准确的各类免疫规划相关数据，解决异地接种、实现数据共享，为管理部门决策提供依据，更好地为社会服务，成为免疫规划工作新的难题和工作重点，同时，也对免疫规划管理工作提出了更高的要求。免疫规划信息化管理迫在眉睫，实现全省免疫规划信息网络管理已势在必行，这不仅可以提高预防接种门诊的工作效率、工作质量和管理水平，而且是流动儿童科学、规范管理，充分满足社会对免疫规划工作日益增长的需求、提供高质量免疫服务的有效手段，也是免疫规划标准化、规范化、科学化管理的发展方向。在此背景下，湖北省疾病预防控制中心申报了“湖北省计划免疫信息网络工程的应用研究”课题，并由湖北省卫生厅立项。

第 2 节　研究的历程

一、历程

2004 年本课题经湖北省疾病预防控制中心申报，2005 年由省卫生厅立项并实施研究。历经 2005—2006 年儿童预防接种信息化客户端系统国家及省级试点运行、2007—2008 年儿童预防接种信息化客户端系统的全省推广应用、2009—2010 年完成全省免疫规划信息化平台的建设。其中，2009 年进行了充分的调研、专家论证、公开招标，2010 年开展广泛的需求分析、反复的功能测试、试点试运行、系统全面实施。2010 年 12 月，全省全面启动各类医疗卫生机构产科接种点新生儿预防接种信息化系统建设工作，通过对原立项课题不断更新和完善，课题研究已经全面达到和超过课题设计总体要求。目前，湖北省免疫规划信息管理系统的建设日趋完善，运行良好。

二、演变过程

原课题立项名称为“湖北省计划免疫信息网络工程的应用研究”（JX2C75）。随着课题研究内容的不断深入与完善，以及全省扩大国家免疫规划工作的实施，原课题立项名称不能全面反映本课题所研究的内容，故将课题名称更新为“湖北省免疫规划信息网络工程的应用研究”。

同时，为落实《疫苗流通和预防接种管理条例》和《预防接种工作规范》有关要求，加速免疫规划信息化建设，规范预防接种工作行为和信息管理，建立和完善适合新形势发展的免疫规划信息管理系统，方便儿童接受免疫服务，根据《卫生部关于印发儿童预防接种信息报告管理工作规范（试行）的通知》（卫疾控发〔2006〕512 号）和湖北省卫生厅下发的《省卫生厅关于开展儿童预防接种信息报告管理系统建设的通知》（鄂卫办发〔2007〕24 号）文件的要求精神和研究工作的实际需要，将课题研究时间延长至 2010 年。

第 3 节　研究的目标

本课题研究是将传统免疫规划业务流程、管理流程、服务形式融合新的国家免疫规范和预防接种服务的方式和方法，在信息技术应用环境中进行重组、整合、创新，建立一种集免疫规划管理、监测、自动化办公、预警决策、服务大众全新的免疫规划工作方式和免疫规划服务模式。改革目前的免疫规划管理模式，利用先进的计算机管理软件和网络技术，在全省实行免疫规划计算机网络管理，满足社会对免疫规划工作日益增长的需求，提供高质量计划免疫服务。

①依托国家疾病预防控制信息网络平台，构建省级信息网络平台，建立湖北省儿童预防接种信息处理和数据交换中心。实现包括新生儿接种、常规接种、群体性接种、疫苗针对疾病监测、免疫效果和抗体水平监测、疫苗使用管理、冷链设备管理、基本信息管理等功能的综合预防接种信息化管理系统，以及对全省所有乡级以上防保组织和城镇预防接种单位实施预防接种信息化管理的客户端软件。其中关键目标包括：

a. 全面实现全省所有医疗机构的产科接种单位通过平台对新生儿接种进行统一管理，将儿童预防接种基本信息采集工作从接种环节前移至新生儿出生环节，自动完成产科接种数据向客户端推送，与接种门诊实现无缝连接，实现数据的动态更新。

b. 实现以儿童预防接种个案为基础的信息管理，解决流动儿童异地接种信息的共享，动态更新接种数据，提高预防接种监测信息报告质量。

②建立湖北省免疫规划之窗网站：为充分满足公众日益增长的预防接种服务需求，提供方便、快捷、及时的免疫预防信息，规范预防接种工作行为，提供规范和便捷的儿童预防接种服务。

③建立湖北省免疫规划地理信息系统（GIS）：动态监测相关信息，提供科学严谨、及时准确的各类免疫规划相关数据，为政府管理部门决策提供依据，实现全省接种率、接种报告数据质量的 GIS 展示和预警分析功能。

④建立湖北省免疫规划办公自动化系统（OA 系统）：满足全省各级免疫规划机构和基层预防接种单位对辖区内免疫规划工作和儿童预防接种信息进行动态管理的需求，提供高效、快捷的信息交流平台，实现全省免疫规划系统办公自动化管理，全面提高工作效率和管理水平。

⑤建立免疫规划信息服务中心：为满足各级免疫规划机构和基层预防接种单位业务人员对免疫规划信息化系统和客户端软件的维护需求，提供及时、方便、快捷的系统维护、软件更新及技术支持。

第4节　系统设计及实施方案

一、总体设计方案

湖北省免疫规划信息管理系统建设的整体架构由5个平台、3个体系共同支撑完成（图1-1）。5个平台是门户、应用平台、应用支撑平台、信息资源中心、信息基础设施平台；3个体系是信息安全体系、管理规范体系及标准体系。

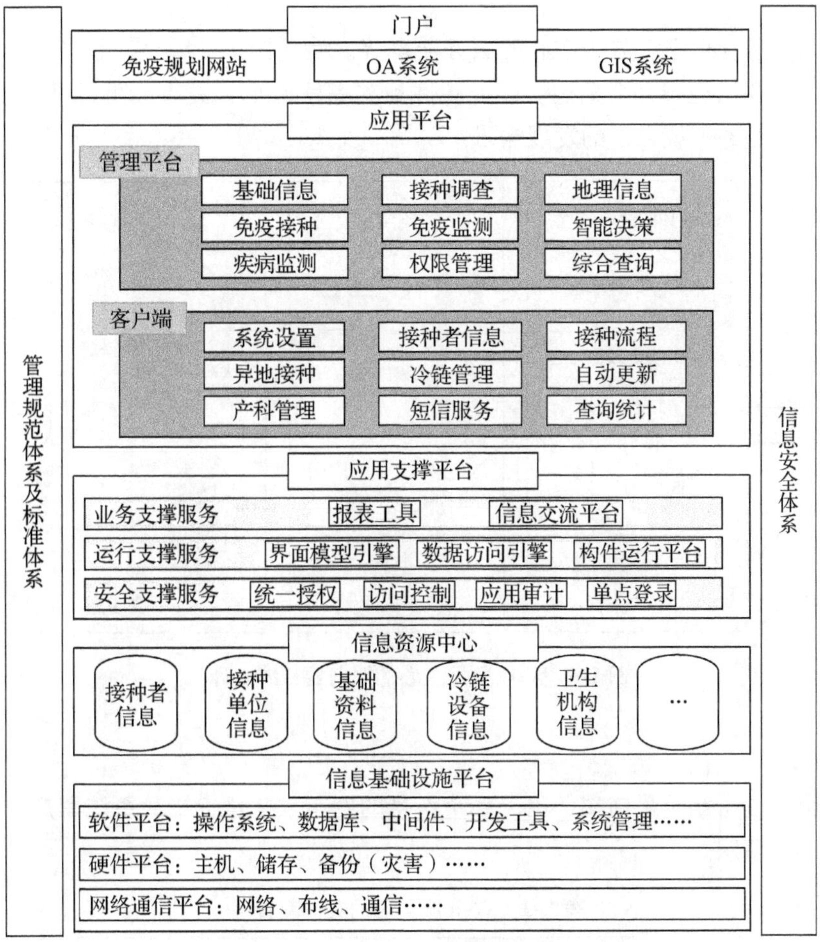

图1-1　系统建设的整体构架

（一）5个平台

①门户：包括湖北省免疫规划之窗门户网站、免疫规划OA系统、免疫规划GIS系统。

②应用平台：包括免疫规划信息管理平台和接种点客户端，根据不同层次特点分别采用Browser/Server体系结构（即浏览器/服务器方式）、Client/Server体系结构（即客户端/服务器方式）。免疫规划信息管理平台实现各级疾控中心对辖区免疫规划工作信息化管理及考核评价；接种点客户端实现了免疫接种电子化、信息化，一地建卡异地接种，彻底摆脱了简单、落后的手工登记、统计分析等的“原始”方式。

③应用支撑平台：包括业务支撑服务、运行支撑服务、安全支撑服务，向应用平台的开发提供构件化服务。

④信息资源中心：包含接种者信息、接种单位信息、基础资料信息、冷链设备信息、卫生机构信息等。

⑤信息基础设施平台：包括软件平台，有操作系统、数据库、中间件、开发工具、系统管理等；硬件平台，有主机、储存、备份（灾害）等；网络通信平台，有网络、布线、通信等。

（二）3个体系

信息安全体系、管理规范体系及标准体系贯穿应用平台、信息资源中心和信息基础设施建设的所有层面，是保证系统建设和信息资源整合的关键。

二、软、硬件系统设计方案

湖北省免疫规划信息管理系统数据中心的服务器系统设计（图1–2），采用“Web服务器—应用服务器—数据库服务器”的3层逻辑冗余架构。保证硬件和支撑软件平台具有高可靠性，在性能和扩展性方面将满足整体免疫规划业务系统未来的发展需求。

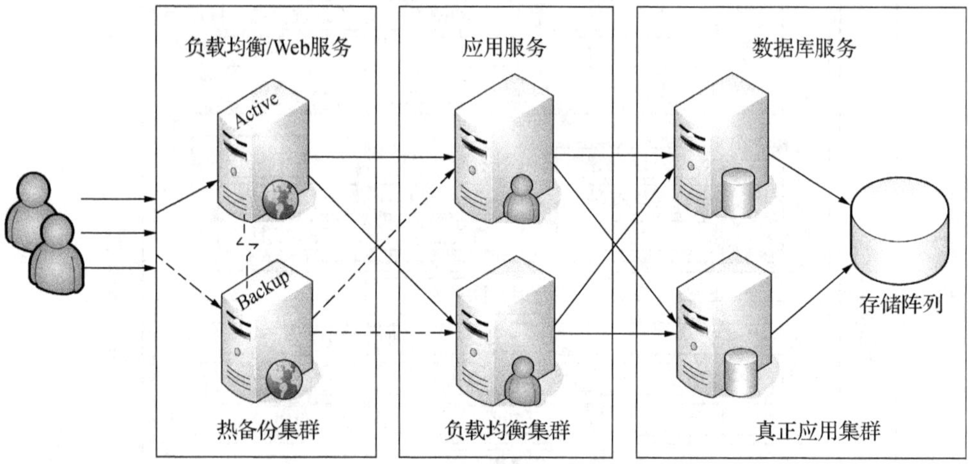

图1–2　系统数据中心的服务器系统设计

（一）Web服务器

Web服务器逻辑上位于系统最前端，用于系统信息的发布，并负责接入系统用户的访问请求。

具体配置如表1–1所示。

表1–1　Web服务器的具体配置

项目	参数描述	数量	备注
硬件平台			
数据库服务器	IBM P550	2	
数据库存储	光纤存储，划分1050 GB空间	1	
应用服务器	IBM刀片服务器	3	
Web服务器	IBM刀片服务器	1	
硬件防火墙		1	
千兆交换机	以太网交换机	1	
电信网络通道	50 M专线	1	

续表

项目	参数描述	数量	备注
联通网络通道	40 M 专线	1	
负载均衡器	AD1600		
支撑软件			
数据库	Oracle 10c	1	
中间件	Tomcat 7	1	

（二）应用服务器系统

应用服务器采用 2 台高性能 IBM 刀片服务器，逻辑上位于数据库服务器前端，通过搭建 WebLogic 应用集群，组成多点负载均衡的服务器集群系统，避免由于应用程序自身的缺陷导致系统全部宕机，即便某一台服务器停止运行，一个由进程调用的故障应急程序也会自动将该服务器的工作负荷转移至其他的服务器，保证提供持续不断的服务。

（三）数据库服务器系统

数据库服务器采用 2 台高性能的 IBM P550 小型机，逻辑上位于系统的最后端，其上运行 Oracle 数据库软件，用于向各业务应用提供数据库的后台支撑。

作为免疫规划信息管理系统各项业务应用的核心，对数据库服务器的可靠性有着极高的要求，在应用配置上充分考虑发挥系统高可靠性的特点，使用 Oracle Data Gard 软件实现真正应用集群。当主数据库服务器节点出现故障时，数据库服务集群将调度备库节点自动承接数据库应用处理，一方面能够进行负载分担，提高服务器的处理能力；另一方面也切实保证了系统的稳定、可靠运行，保证了数据库服务的连续性。

三、应用软件设计方案

免疫规划信息管理系统建设的核心是“信息管理”和“数据分析”。“信息管理”和“数据分析”共同构成了系统设计的主线，因此在应用软件设计中，技术路线的选择主要以满足这两项内容要求为基础。系统设计采用的关键技术体系如图 1-3 所示。

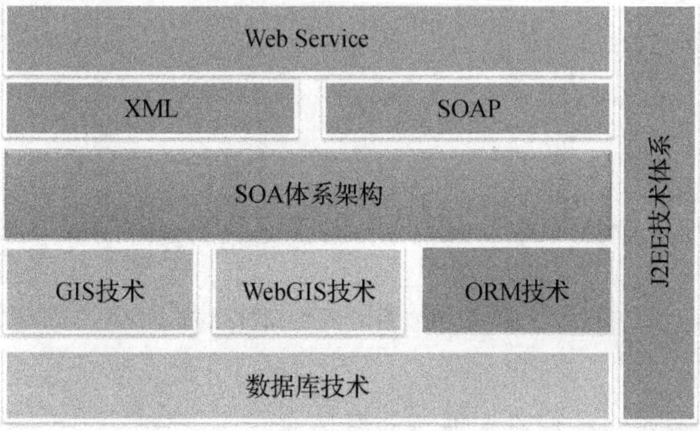

图 1-3　系统设计采用的关键技术体系

根据系统特点，湖北省免疫规划信息管理系统设计和开发主要采用 J2EE 技术体系，经过多年的不断发展和在不同领域的深化应用，J2EE 技术体系各类标准不断完善，已经成为建设大规模分布式应用系统的首选平台。J2EE 技术的基础是 JAVA 语言，JAVA 语言与平台的无关性，保证了基于 J2EE 平台开发的应用系统和支撑环境可以跨平台运行。

第 5 节　研究的主要内容

湖北省免疫规划信息管理系统研究的主要内容包括以下几点：

①结合湖北省免疫规划工作业务要求和实施现状，提出“湖北省免疫规划信息管理系统”总体设计方案，搭建全省免疫规划广域网（图 1-4 和图 1-5）。

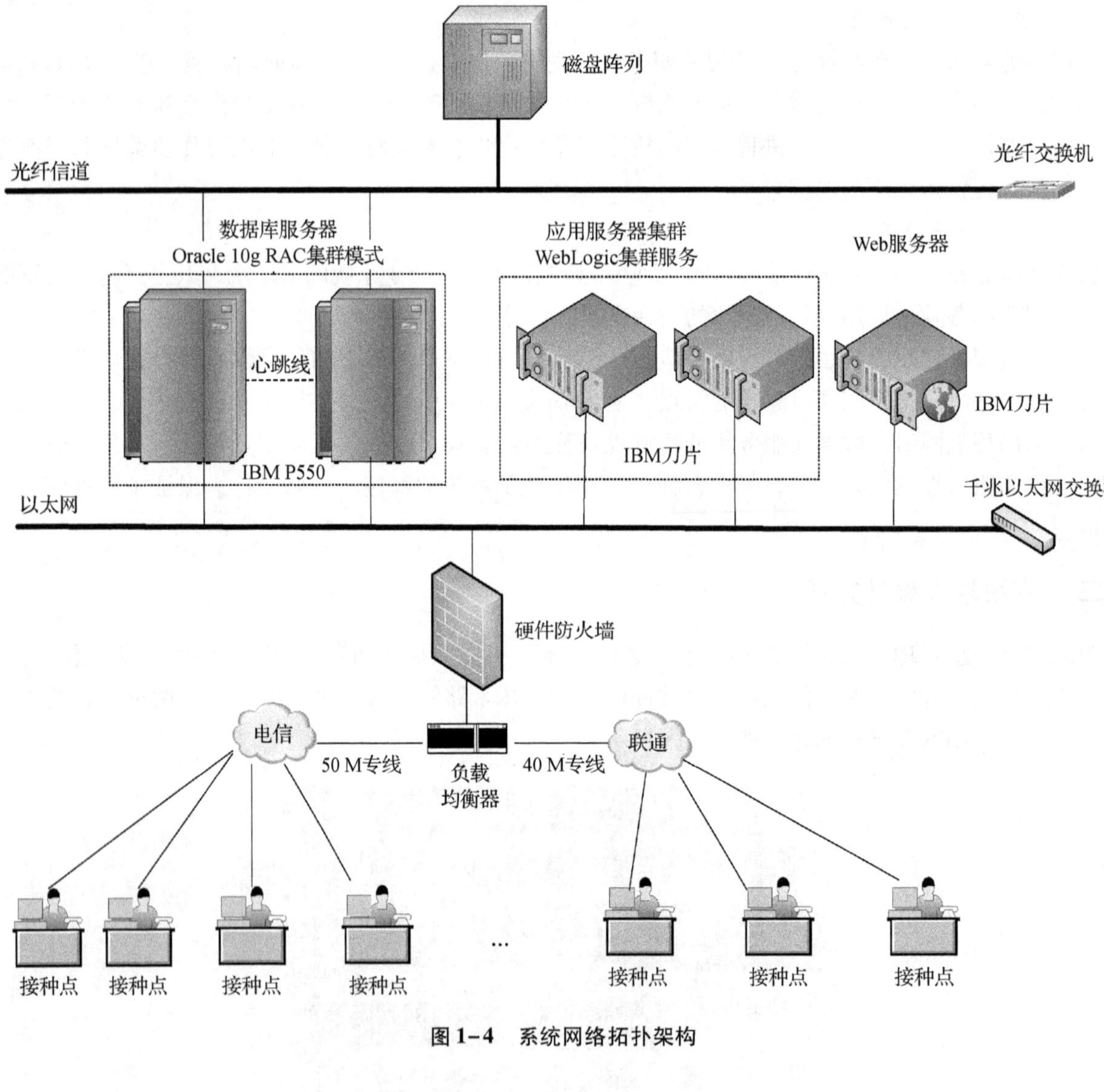

图 1-4　系统网络拓扑架构

②建立湖北省免疫规划信息系统建设标准规范及体系。

a. 建立湖北省儿童预防接种信息标准数据集；

b. 建立湖北省免疫规划信息报告流程；

c. 建立管理、监督、考核、检查内容等体系。

③建立本系统与“国家疾病监测信息报告管理系统”的数据接口，实时获取免疫规划的 12 种传染病

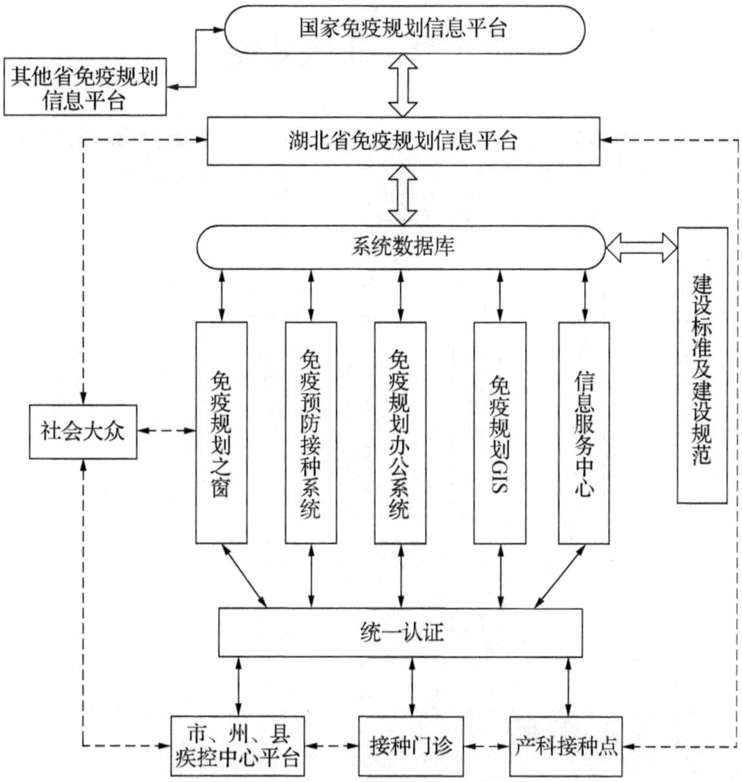

图 1-5　系统总体结构

病例个案，并开发适合湖北省免疫规划特殊需求的疾病监测统计分析程序。

④开发基于“国家儿童免疫接种信息管理系统客户端软件”的湖北省免疫规划信息管理系统管理平台，建立湖北省儿童预防接种信息处理和数据交换中心。实时接收、动态更新接种点接种信息，实现产科新生儿接种管理、全省内流动儿童异地接种，并对获取的信息进行统计、分析、管理及辅助决策。

⑤在“国家儿童免疫接种信息管理系统客户端软件”中补充儿童免疫接种，增加冷链设备管理、安全接种管理和接种异常反应事件管理功能。

⑥建立与“国家儿童免疫接种信息管理系统管理平台”和市州、区县级平台的数据接口，按照国家统一要求实现上报或者收集所需的数据，实现国家、省、市州、区县级平台无缝连接。

⑦建立健全各分系统功能，使业务面更广、更深，实现包括新生儿接种、常规接种、群体性接种、疫苗针对疾病监测、免疫效果和抗体水平监测、疫苗使用管理、冷链设备管理、基本信息管理等功能的分系统。

⑧研究开发湖北省免疫规划门户系统，建立湖北省免疫规划之窗网站。

⑨研究开发湖北省免疫规划 GIS 系统，实现全省接种率、接种报告数据质量的 GIS 系统展示和预警分析功能，为政府管理部门决策提供依据。

⑩研究开发湖北省免疫规划 OA 系统，实现全省免疫规划系统办公自动化管理，全面提高工作效率和管理水平。

⑪研究开发免疫规划信息服务中心，提供及时、方便、快捷的系统维护、软件更新及技术支持。

第 6 节　主要功能

本课题研究实现的系统总体功能（图 1-6），登录界面网址为 http://www. hbnip. com（图 1-7）。

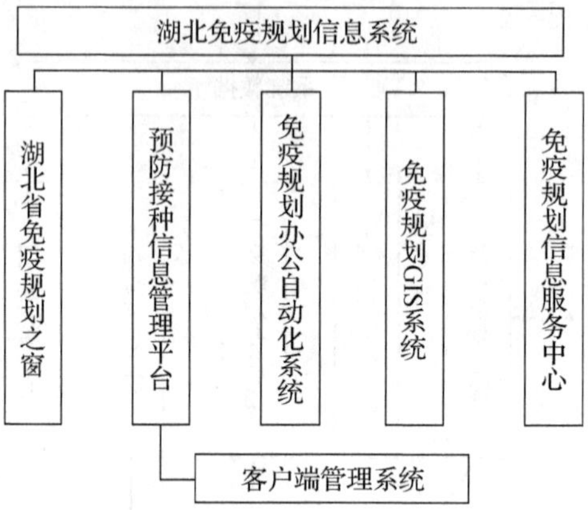

图 1-6　系统总体功能

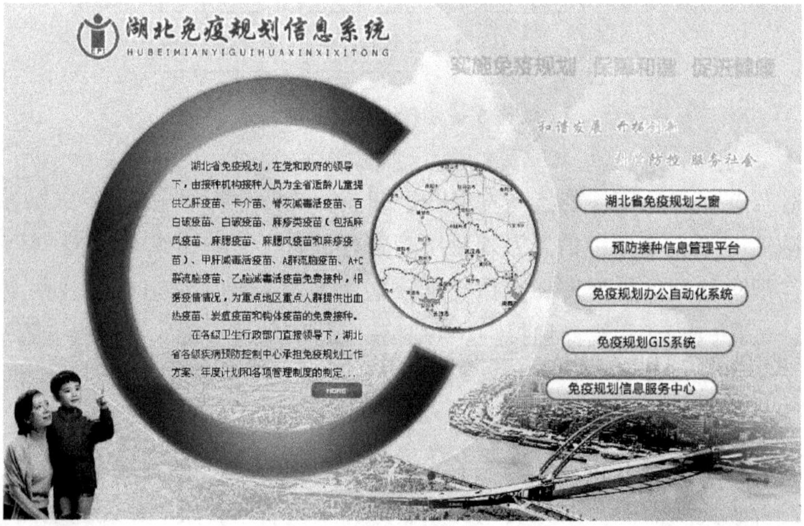

图 1-7　登录界面

各分系统实现的主要功能如下。

一、湖北省免疫规划之窗实现的功能

免疫规划之窗以简洁的展示风格，紧握“实施免疫规划、保障和谐、促进健康”的主题。建设以事务链为中心的网站展示系统，体现服务型单位新形象；整合网上服务项目，实现对群众的“一站式”服务；建立了方便、高效的渠道，使群众能够获取相关信息知识，逐步实现单位与群众的互动式交流。功能界面如图 1-8 所示。

（一）首页

首页中显示出图片新闻、工作动态、相关焦点专题、通知公告、疫苗知识、接种常识、专家咨询、

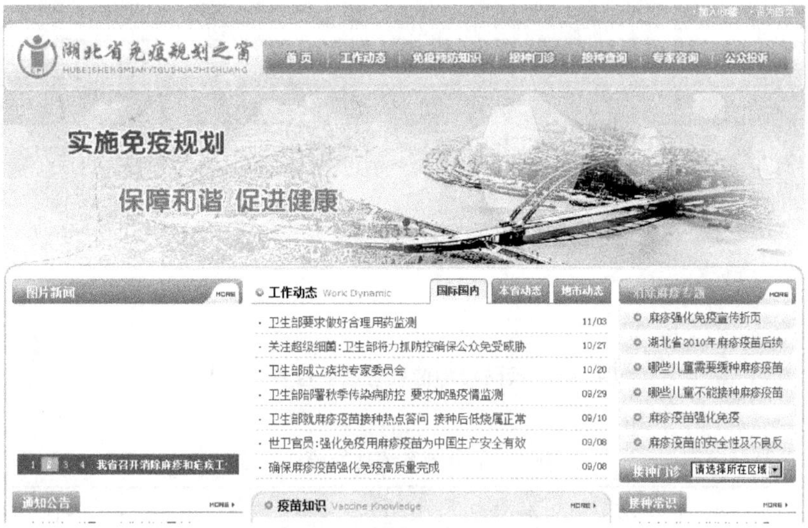

图 1-8　免疫规划之窗网站首页

儿童保健、接种查询、友情链接等信息，通过对以上信息的有效组织，在给访问者提供便利的同时，充分显示出湖北省免疫规划的积极高效。

（二）工作动态

工作动态分为国际国内、本省动态、地市动态 3 类。

（三）免疫预防知识

为用户提供实用的免疫预防知识，分为疫苗知识介绍、儿童保健、接种常识、疾病知识。

（四）接种门诊

与免疫规划 GIS 紧密结合，针对群众开放相关信息，以地图的形式展示接种门诊信息，使用户查询相关接种门诊更加快捷。

（五）接种查询

群众可以通过母亲身份证、儿童接种证编码 2 种模式，快速准确地查询到相应儿童的历史接种信息。

（六）专家咨询

提供在线专家咨询功能，群众可以在线提交咨询信息，专家解答后，在网站显示。

（七）公众投诉

通过公众投诉这个模块，把市州、区县的卫生监督电话公布到网上，方便进行查看。

二、预防接种信息管理系统实现的功能

预防接种信息管理系统（图 1-9）是解决免疫规划业务部门要求的一系列相关应用的业务应用平台。管理平台以互联网为纽带，覆盖省、市州、区县卫生行政部门和疾病预防控制机构，乡级预防接种机构、医疗卫生机构产科接种点等相关部门，及时、准确和完整地收集免疫接种信息、疾病监测信息、单位情况、人员情况、辖区人口情况等基本信息，通过先进的计算机技术对数据进行分析利用和深度挖掘，对全省的免疫接种、发病和疫苗使用等情况进行统计分析汇总，发现薄弱环节，为管理部门提供决策依据，实现免疫规划工作一体化管理（表 1-2）。

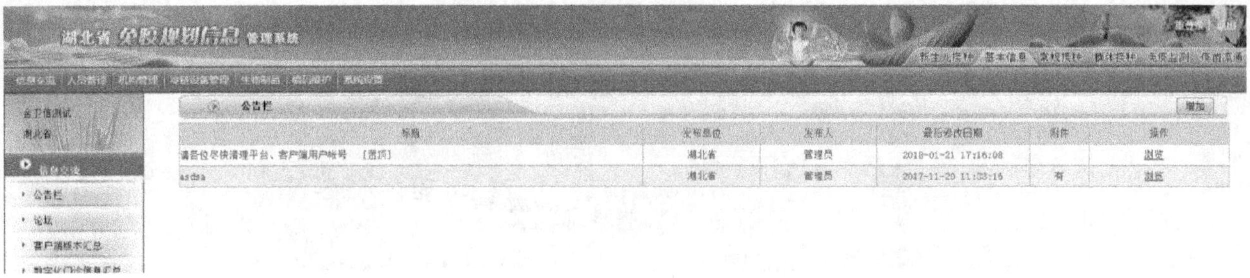

图 1–9　预防接种信息管理平台首页局部

表 1–2　平台分系统功能模块组成

预防接种信息管理平台	新生儿接种	新生儿接种登记
		新生儿接种情况查询
	基本信息	信息交流
		人口管理
		人员管理
		机构管理
		冷链设备管理
		编码维护
		系统设置
	常规接种	儿童个案管理
		接种率监测
		信息报告质量监测
		统计分析
		成人接种
	群体接种	强化免疫
		应急接种
		查漏补种
	免疫监测	针对疾病监测
		免疫水平监测
		接种率调查
		异常反应监测
	疫苗流通	疫苗计划
		疫苗出入库
		疫苗查询
		疫苗统计分析

登录进入系统首页，6 个子系统在 Web 页面的右上角依次排列，点击进入相应系统，被选中的系统显示为黄色。中间深蓝色长条部分为选中系统的主菜单，当鼠标停留在各主菜单上，会弹出下拉菜单，其中包含二级菜单和三级菜单，点击进入相应的模块。整个 Web 页面的最左侧为底层菜单，进入一个模块后，则此模块一定在底层菜单中存在。上方深蓝色条显示的是当前选中模块所属的主菜单；点击下方的链接即能进入相应模块，右侧竖长条为拉伸按钮，点击后可使左侧底层菜单隐藏或显示。

（一）新生儿接种

①新生儿接种登记：产科接种单位通过该模块进行新生儿基本信息建档和接种信息登记，并具备查询、浏览、导出和接种证打印功能。上级疾控单位通过该栏目进行新生儿查询、浏览、审核、导出操作。

②新生儿接种情况查询："新生儿接种情况查询"栏目包含预防接种情况一览表、分地区接种情况统计、分月接种情况汇总和建档情况统计。通过该栏目，产科接种单位可以掌握本单位新生儿接种情况和工作量，疾控单位可以掌握本地区产科新生儿接种情况和工作量，以便更好地进行新生儿接种工作。

（二）基本信息

通过计算机网络数据监测系统，连续、系统、科学地收集和维护免疫规划基本资料，使免疫规划资料管理信息化、科学化、档案化和制度化。基本信息内容包括信息交流、人口管理、人员管理、机构管理、冷链设备管理、编码维护和系统设置。

①信息交流：各级用户通过"信息交流"栏目中公告栏查看各级单位发布的消息，通过论坛对各自计划免疫工作进行在线交流。

②人口管理："人口管理"栏目用于查看本单位辖区内人口资料，并对行政区划内城市人口、农村人口、出生率和各年龄段人口数进行统计。

③人员管理："人员管理"栏目用于记录本单位人员信息、人员组成、培训情况和督导情况，并对本单位人员情况和培训情况进行统计。

④机构管理："机构管理"栏目是对本单位辖区内接种单位、学校、托幼机构和疾控机构数量进行统计，并进行机构覆盖率统计，掌握辖区内机构情况。

⑤冷链设备管理："冷链设备管理"栏目记录冷链设备资料和冰包、冰排数量，并对冷链设备使用状态、冷链设备来源和冷链监测完整性进行统计和分析。

⑥编码维护：通过"编码维护"栏目对单位基本编码、疫苗编码进行设置修改操作，对查漏补种、疾病监测和免疫监测栏目进行初始设置，设置相应的补种疫苗、监测单位和免疫监测疫苗。通过编码维护实现全省免疫规划相关业务的基础设置，如全省的疫苗管理、免疫方案、单位管理等。

⑦系统设置：通过"系统设置"栏目设置本系统使用的用户权限、用户名和密码，并设置接种单位上传下载权限。

（三）常规接种

对中心数据库积累的全省儿童免疫数据资料，按照各种要求进行查询、统计、分析，并生成各种格式的报表。

①儿童个案管理："儿童个案管理"栏目包含儿童个案按条件查询、儿童个案统计和儿童重复个案查询、合并及删除功能，并含有已删除个案查询功能。便于疾控单位准确无误地查询儿童个案信息、儿童接种信息和重复个案信息。

②接种率监测：通过"接种率监测"栏目进行报表汇总查询、接种率动态监测和接种率静态监测，使免疫规划工作人员了解本辖区接种率情况，完善接种率。

③信息报告质量监测：通过"信息报告质量监测"栏目对接种门诊儿童接种资料上传情况、上传及

时情况、数据备份情况和异地接种情况进行监测，保证接种单位客户端数据与省级服务器数据一致。

④统计分析："统计分析"栏目是对本单位辖区内儿童档案进行汇总统计，并对接种情况和疫苗实种情况进行分析，从而对免疫规划工作效果进行评价。

⑤成人接种："成人接种"栏目记录了"甲型流感"疫苗个案接种情况和对"甲型流感"疫苗受种对象、受种者地区、受种者职业进行的统计分析，为全市及各区县的甲型流感接种计划的制定提供决策依据。

（四）群体接种

通过"群体接种"栏目完成强化免疫、应急接种和查漏补种抽样检查的抽样、数据采集和统计分析工作。

①强化免疫："强化免疫"栏目是对强化免疫儿童数和接种数进行统计，掌握强化免疫的接种对象，更好地完成强化免疫工作。

②应急接种："应急接种"栏目是对应急接种的接种率进行汇总统计，并对应急接种实种情况进行汇总分析。

③查漏补种："查漏补种"栏目是对查漏补种覆盖范围和无卡证漏种儿童进行汇总，对漏种原因和未种原因进行分析，对学校和流动儿童查漏补种情况进行汇总，更好地完成补种工作。

（五）免疫监测

①针对疾病监测："针对疾病监测"栏目与"国家疾病监测信息报告管理系统"进行链接，增加狂犬病、流行性腮腺炎、水痘等其他监测系统尚未进行个案资料收集和分析的免疫规划针对传染病病例个案数据，汇总到数据管理平台，对传染病调查和主动监测数据进行相应的流行病学统计分析，为预防控制措施的制定提供决策依据。

②免疫水平监测：制定免疫规划和免疫策略的依据和基础是疫情监测和人群免疫状况分析，从实际出发，在真实了解和掌握当地某种传染病流行状况及人群免疫水平的基础上，开展科学研究和调查，制定理想的免疫程序来实施预防接种，离不开免疫监测工作。为了对免疫规划工作效果进行评价，也需要开展免疫监测工作。本子系统对脊灰、麻疹、破伤风、百日咳、白喉、风疹、流腮、乙脑、流脑、甲肝、乙肝人群抗体水平及其相应疫苗的免疫成功率进行监测。在区县级完成数据的录入，区县及以上各级均能查询本级及下一级的数据，每一级均能输出其所辖单位疫苗免疫成功率、人群抗体水平的列表和汇总表。

③接种率调查：通过"接种率调查"栏目进行组群抽样调查，对接种率、及时接种和合格接种进行分组和分区县统计，并对不及时和不合格接种进行统计分析。

④异常反应监测："异常反应监测"与"全国疑似预防接种异常反应监测系统"实现链接。

（六）疫苗流通

通过"疫苗流通"栏目记录本单位疫苗计划，掌握单位疫苗库存情况和疫苗进销存情况，同时，对本单位疫苗领用情况和疫苗流向进行统计分析，做好本单位疫苗领用计划，提高疫苗使用率，降低损耗。

三、免疫规划办公自动化系统实现的功能

通过免疫规划办公自动化系统（图 1-10），使用信息化手段，无缝连接各级下属机构。建成手段先进、反应灵敏、制度规范、队伍健全、运行高效的，集信息采集、分析、交流、发布为一体的，满足对日常工作业务要求的系统信息化体系。

同时，以网络为依托，建立起符合免疫规划部门规范的业务管理体系和科学的宏观决策体系。办公

自动化分系统功能模块组成如表 1–3 所示。

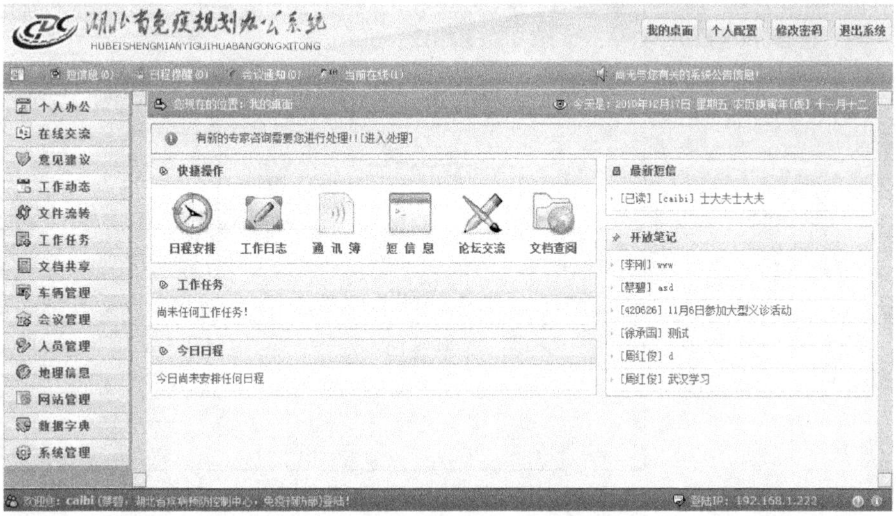

图 1–10　系统主界面

表 1–3　办公自动化分系统功能模块组成

湖北省免疫规划办公系统	个人办公	个人日程安排
		个人工作任务
		个人工作日志
		通讯簿
		个人笔记
	在线交流	在线短信息
		论坛交流中心
		论坛版块设置
	意见建议	个人意见建议
		意见建议管理
	工作动态	发表工作动态
		工作动态管理
	文件流转	文件（发文）拟制
		文件（收文）登记
		文件办理
		文件催办
		归档销毁
		文件管理
		参数设定
	工作任务	工作任务管理
		工作日志管理

续表

湖北省免疫规划办公系统	工作任务	工作日程管理
		任务类别管理
	文档共享	文档查阅
		文档上传
		文件夹管理
	车辆管理	车辆使用申请
		车辆申请审批
		车辆基本信息
		车辆油耗管理
		车辆维修信息
	会议管理	会议通知查阅
		会议通知管理
		会议纪要查阅
		会议纪要管理
		会议室管理
		会议类型管理
	人员管理	人员档案管理
		人员调动分配
		离职人员管理
	网站管理	网站信息管理
		网站栏目管理
		接种门诊管理
		专家咨询管理
		自定标签管理
		自定页面管理
		广告图片管理
		友情链接管理
		上传文件管理
		网站基础设置
	数据字典	通用数据字典
		区域数据字典
	系统管理	机构信息设置
		系统公告管理
		在线短信管理
		系统基础设置

续表

湖北省免疫规划办公系统	系统管理	权限模型设置
		系统日志查阅
		数据库维护

（一）个人办公

个人办公提供个性化的工作界面，方便用户处理日常的工作事务。包括：个人日程安排、个人工作任务、个人工作日志、通讯簿、个人笔记。

（二）在线交流

在线交流功能可以实现系统内用户之间在线实时交流。包括：在线短信息、论坛交流中心、论坛版块设置。

（三）意见建议

实现在线意见建议的提交与处理功能。

（四）工作动态

各级疾控部门可自主提交工作动态信息，经过管理员审核后，该工作动态可发布至免疫规划之窗网站。

（五）文件流转

文件流转用于处理工作中单位内部的各种电子公文、审批公文、通知公文，在支持预定义流程、自定义流程、固定流程的情况下，实现准确及时的公文处理。包括：文件（发文）拟制、文件（收文）登记、文件办理、文件催办、归档销毁、文件管理、参数设定。

（六）工作任务

工作任务是机构日常工作任务或项目的工作计划任务，系统通过工作任务流程，实现工作流程自动化，实现更好、更快进行任务的过程。系统提供的报告日志可以使工作任务负责人方便地进行相关报告的提交，为将来的工作考评提供了准确翔实的数据。包括：工作任务管理、工作日志管理、工作日程管理、任务类别管理。

（七）文档共享

文档管理是存储企业电子数据的基础，它可以让所有的知识文档在同一个平台上运作，在一个中央数据库中统一存储和管理各种信息和现有业务。

在文档共享中，可以轻松创建、存储、搜索需要的文档，并组织创建单位整个的知识管理库。包括：文档查阅、文档上传、文件夹管理。

（八）车辆管理

对单位的车辆建立统一的信息库，并实时跟踪使用情况。包括：车辆使用申请、车辆申请审批、车辆基本信息、车辆油耗管理、车辆维修信息。

（九）会议管理

会议管理是对单位内的相关会议及其内容进行登记和管理，同时，可以查询显示会议室的相关信息，可以向参加会议的有关人员发送会议通知。包括：会议通知查阅、会议通知管理、会议纪要查阅、会议纪要管理、会议室管理、会议类型管理。

（十）人员管理

人员管理是对组织中的人事工作进行管理。包括：人员档案管理、人员调动分配、离职人员管理。

除了传统的人力资源管理功能外，人员管理更为重要的是通过与其他模块的协同工作，实现人力资源管理的全方位化和个性化。

（十一）网站管理

实现对免疫规划门户网站的统一化管理。包括：网站信息管理、网站栏目管理、接种门诊管理、专家咨询管理、自定标签管理、自定页面管理、广告图片管理、友情链接管理、上传文件管理、网站基础设置。

（十二）数据字典

系统通过可自由组合的数据字典功能，对系统整体进行扩展设置。包括：通用数据字典、区域数据字典。

（十三）系统管理

包括系统服务的各种基本参数设置及系统各种基础数据的初始化设置。包括：机构信息设置、系统公告管理、在线短信管理、系统基础设置、权限模型设置、系统日志查阅、数据库维护。

四、免疫规划 GIS 系统实现的功能

系统完全采用图形化表现方式，充分利用 Web GIS（网络 GIS）直观化、图形化特点，实现一个功能强大、操作简单的应急指挥数字化平台。整个系统建立在完整的系统安全体系保护下，并且完全遵守我国计算机软件、电子政务、卫生行业信息化相关标准，具有完全开放性和可扩展性，如图 1–11 所示。

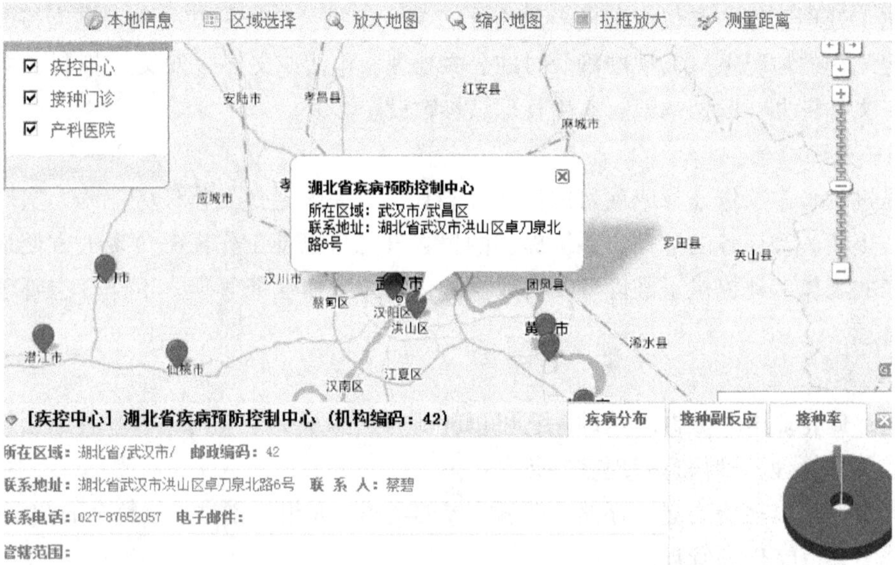

图 1–11 Web GIS 界面

（一）地图工具

为方便用户对当前地图可视范围进行控制，提供了一套视图控制工具条和导航控件。视图控制工具条包括地图拉框放大、拉框缩小、平移、全图等。导航控件是一组固定在地图左上方的快捷工具按钮，通过鼠标点击可以实现地图的逐级缩放、360°方位平移和全图等功能。同时，为提高用户操作的友好性，鼠标滚轮滑动默认为地图逐级缩放功能。

（二）信息搜索

信息搜索是最常用的工具之一，系统利用数据库建立索引库，为增加搜索匹配方式和查询效率，平

台采用搜索引擎技术，同时，地图会根据查询地名结果，自动以该地名为中心点跳转到关注地图区域。

（三）地图信息管理

系统与免疫规划办公自动化系统权限紧密结合，各市州可以自主管理（添加、删除、修改）下级地图信息，并进行标注。当通过审核后，该信息会在地图上呈现。

（四）预警分析

据业务系统（预防接种信息管理平台）监测到相关数据，可以与系统紧密结合，各省、市州、区县用户登录进入系统后，可以在地图图层上查询、指定分析相关报警信息。

五、免疫规划信息服务中心

功能界面如图 1–12 所示。

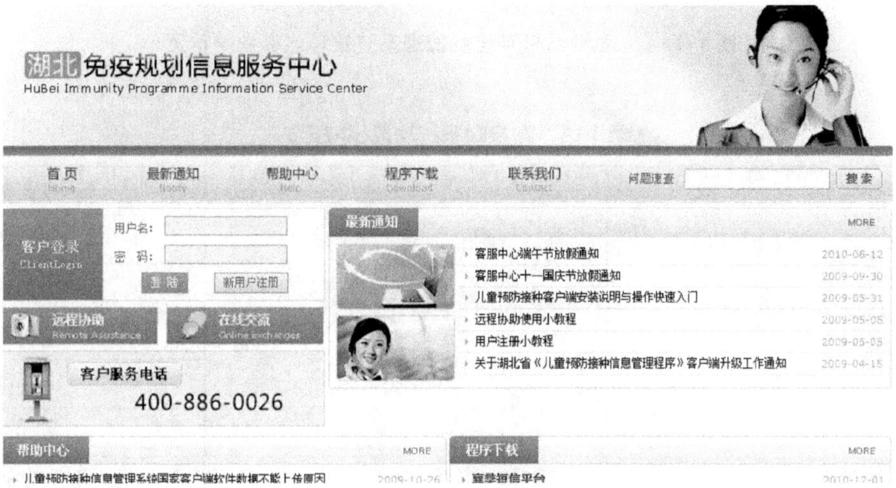

图 1–12　免疫规划信息服务中心

（一）最新通知

用于发布软件程序更新、业务培训安排、业务培训教程及服务中心动态的通知，帮助用户及时了解最新信息及动态，更新本单位工作。

（二）帮助中心

用于发布软件操作指南，软件故障处理小教程，最大限度地为用户提供文字及图像方面的帮助，方便用户在短时间内解决故障及疑惑。

（三）程序下载

用于发布软件升级及相关升级用的软件模块。

（四）联系我们

关于服务中心的联系方式，方便用户尽快联系客服中心。

六、儿童预防接种信息管理系统接种点客户端系统实现的功能

儿童预防接种信息管理系统接种点客户端软件（图 1–13）是根据我国免疫规划工作的需要，结合基层预防接种工作需求和卫生部门的管理要求，研制开发的适合基层门诊或乡级预防接种工作管理的信息管理系统。客户端系统功能模块组成如表 1–4 所示。

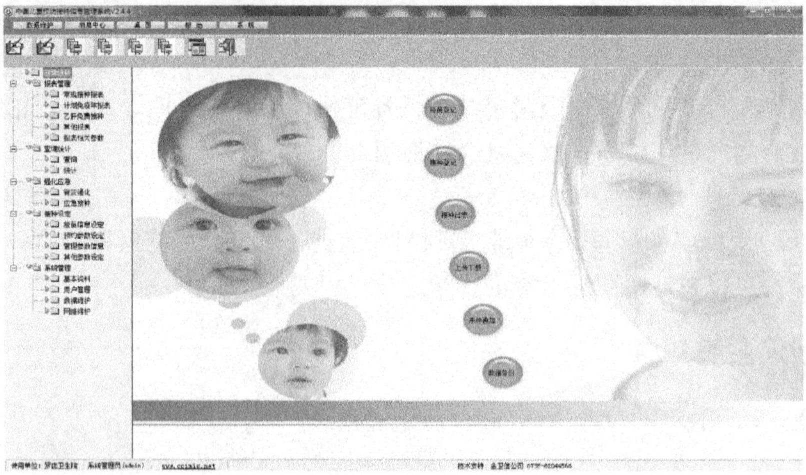

图 1-13 儿童预防接种信息管理系统接种点客户端首页

表 1-4 客户端系统功能模块组成

儿童预防接种信管理系统接种点客户端	日常接种	疫苗登记
		接种登记
		接种日志
		上传下载
		主动搜索
		数据备份
	报表管理	常规接种报表
		计划免疫年报表
		乙肝免费接种
		其他报表
		报表相关参数
	查询统计	查询
		统计
	强化应急	脊灰强化
		应急接种
	接种设定	疫苗信息设定
		预约参数设定
		管理参数设定
		其他参数设定
	系统管理	基本资料
		用户管理
		数据维护
		网络维护

儿童预防接种信息管理系统接种点客户端首页左边栏为树状目录，右边主界面为日常接种栏目中包含的6个操作按钮，操作按钮排序和日常接种工作流程相结合，显示简单明了，大大简化了日常接种工作管理，提高了工作效率。

（一）日常接种

“日常接种”栏目中包含疫苗登记、接种登记、接种日志、上传下载、主动搜索和数据备份6个子栏目。

①疫苗登记：“疫苗登记”设置当日乡级预防接种门诊所使用的疫苗及冷链信息，包括预防接种日当天的冰箱、冷藏包运转环境，以及接种疫苗名称、批号、生产厂家等信息。该部分登记的信息将链接到预防接种登记部分，在预防接种登记时只要选择接种了某种疫苗，将自动生成所登记疫苗的相关信息，还可为打印处方提供相关数据。该功能项还可以绘制某月的室内温度、冰箱温度、冷藏包温度等示意图。

②接种登记：“接种登记”是预防接种人员每次接种日的主要工作内容之一，可完成儿童建档、基本资料录入、儿童预防接种情况录入、接种疫苗信息录入、预约单打印、处方打印及儿童预防接种证打印等，并为常规接种报表提供数据来源。

③接种日志：“接种日志”统计或汇总接种日当天或某段时期疫苗消耗、建卡情况、儿童接种明细等，方便门诊统计该段时间的接种情况。

④上传下载：将本接种点新增、修改的儿童个案和预防接种资料依次上传到市服务器、省服务器、国家服务器，使本接种单位数据和上级数据库的数据保持一致，同时，上传客户端备份情况；下载迁移数据，下载本点儿童在异地接种针次，同时，下载本点新生儿数据。

⑤主动搜索：“主动搜索”是根据区域类别、在册情况、居住属性、户口属性、疫苗类别及出生日期等选定条件，统计上个接种日未接种或下个接种日应接种儿童的基本情况及应种疫苗信息（包括儿童编号、儿童姓名、出生日期、父母姓名、联系电话、应种疫苗、针次、应种日期、在册情况等信息），实现儿童疫苗补种或应种预约通知及接种疫苗后批量录入，以及搜索信息的录入。

⑥数据备份：为保证数据安全，提供系统资料的数据备份功能，乡级防保组织、接种单位应在完成每次接种的信息录入和上报后的当天，对儿童预防接种信息的电子档案进行备份，并妥善保存。

（二）报表管理

①常规接种报表：按照《预防接种工作规范》要求，统计生成国家免疫规划疫苗常规预防接种情况报表和第二类疫苗接种情况报表，可导出、打印或保存Excel文件和监测格式报表，报上级主管部门。

②计划免疫年报表：通过计划免疫年报表，对本单位一年的计划免疫情况进行统计汇总。

③乙肝免费接种：通过该模块，可以对乙肝接种人次数、儿童出生医院分布和儿童地区分布进行分类统计，掌握乙肝疫苗接种情况。

④其他报表：通过该模块，对流动儿童月报表、疫苗消耗月报表、接种门诊季度核查接种卡证进行统计。

⑤报表相关参数：通过该模块，对报表疫苗种类进行设定，对报表显示方式进行设定及对疫苗消耗月报表的疫苗进行设置。

（三）查询统计

①查询：根据选择的条件（如姓名、性别、区域划分、户籍、在册、户口、出生日期、免疫卡号等）查询儿童的基本情况和疫苗接种情况，并对儿童进行逐一考核评价，方便（特别是管理者）进行查询及评价儿童每剂次接种情况；可以考核到某个具体儿童，也可以考核某个范围内儿童的整体情况。

②统计：根据选择的条件（如姓名、性别、区域划分、户籍、在册、户口、出生日期、免疫卡号等）

统计某个范围内儿童的疫苗接种情况，按照免疫规划疫苗基础免疫全程接种情况进行考核评价，方便（特别是管理者）在现场进行考核；可以考核到某个具体儿童，也可以考核某个范围内儿童的整体情况。

（四）强化应急

①脊灰强化：通过设定脊灰强化启动时间和强化方案，开始脊灰强化工作，并通过统计表对强化工作进行统计。

②应急接种：通过设定应急接种疫苗和设定应急接种启动时间、结束时间，录入应急接种针次，并对应急接种情况进行统计。

（五）接种设定

①疫苗信息设定："疫苗信息设定"中包括疫苗名称、接种方案、疫苗价格设定、生产企业设定、同类疫苗设定和疫苗接种注意事项。各接种单位在首次使用客户端软件时，必须对客户端进行最基本的设定，以保证系统正常使用。

②预约参数设定："预约参数设定"中主要包括接种日设定、疫苗预约设定、节假日设定、联合疫苗替代原则、疫苗冲突设定、接种管理设定等。各接种单位在首次使用客户端软件时，必须对客户端进行最基本的设定，以便生成适合本接种单位的预约通知单。

③管理参数设定："管理参数设定"可以对本单位所辖区域进行划分，对户籍属性、户籍人口资料、户口属性、在册情况、出生医院、幼儿园情况、免费疫苗年龄和接种门诊等进行设定，各接种单位在首次使用客户端软件时，必须对客户端进行最基本的设定，以保证系统正常使用。

④其他参数设定："其他参数设定"可以对接种证打印、接种标记、剂量单位和常用语句进行设定，简便医生操作步骤。

（六）系统管理

①基本资料：通过"基本资料"可以设定接种单位基本信息、业务人员档案和免疫卡登记，完善登记人员、接种单位和人员的信息。

②用户管理：通过"用户管理"可以给本单位登记医生设定相应的登录用户名和密码，分配登记医生在系统中的各种权限，保证系统使用的安全性。

③数据维护：通过"数据维护"进行重复个案删除、儿童区域划分维护、儿童个案信息检查和联合疫苗维护操作，完善本单位的儿童基本资料和接种资料。

④网络维护：通过"网络维护"可以设定上传国家服务器、省服务器和市服务器的上传方式，保证客户端与上级服务器连通。

第7节 本研究的特点和创新点

一、系统特点

（一）应用易扩展

由于应用技术采用 J2EE 体系。通过部署业务逻辑集中的可重用组件，可以大大提高应用本身的扩展性。例如，当应用的显示界面需要进行修改时，只需对展示层进行修改，业务流程和处理逻辑修改时，只需对控制层进行修改，而数据结构发生变化时，只需在数据实体层中进行调整，各部分之间的接口保持不变，逻辑保持独立，这样扩展起来非常方便。

（二）平台无关性

由于采用 JAVA 体系开发，同时采用了符合 J2EE 的应用服务器，所以，系统可以在 Unix、Linux 和 Windows 2000/2003 等各主流平台上平滑移植。

（三）建立全省免疫规划中心数据库，实现一地建卡、异地接种

流动儿童接种一直是免疫接种的难点和重点。目前，儿童流动接种后，信息不能共享、交互，可能会引起重复接种、漏种、迟种、重复通知等现象。应用湖北省免疫规划信息管理系统则可以避免这种现象，通过异地接种的触发和自动交换（原点迁出、新点迁入），全程跟踪流动接种。

（四）免疫规划之窗

建立与家长沟通的窗口，开展免疫规划知识宣传、信息发布、信息查询、信息反馈等服务性工作。儿童家长可以通过互联网，凭接种者卡号（或母亲身份证编号）查询儿童已接种情况和未接种情况。

（五）通知系统

包括预约通知、逾期未种通知、强化接种通知及内部工作人员通知。

在“国家儿童免疫接种信息管理系统客户端软件”中补充儿童免疫接种，增加冷链设备管理、安全接种管理和接种异常反应事件管理功能，同时，补充和完善了接种数据录入项，使接种数据录入的完整性得到有效保证；增加了报表自动生成和自动上报与定时提醒功能，建立了流动儿童异地接种，数据动态更新的有效机制。

二、系统创新点

（一）产科新生儿接种管理

由于大量儿童存在迁移、流动、就近接种等情况，造成了各级管理单位对其辖区儿童状态不能及时掌握，重卡、漏卡难免发生，不便掌握辖区真实的免疫接种情况，主动搜索、查漏补种等工作存在重复通知或者遗漏等现象。基于此，本研究提出了从儿童出生开始，在产科实现电子个案化管理，准确记录新生儿的基本信息、预防接种信息（卡介苗、乙肝），以及新生儿与户籍管理接种单位的一一对应关系。通过区县管理部门审核后，平台将新生儿基本信息自动推送到户籍管理接种单位，客户端自动下载相关信息，实现平台和客户端之间数据的动态更新。

该研究方案不但解决了重复录入问题，实现了数据共享，而且全省所有产科实现了 B/S 架构的新生儿信息管理，加强了信息采集的及时性、准确性、完整性，与接种门诊实现了无缝连接，彻底实现了儿童从出生就纳入信息化管理。在省内任何一家产科出生的新生儿，均可以全程跟踪，辖区第一时间得到新生儿信息，无论新生儿到哪个接种门诊实施预防接种，均可以通过预防接种管理平台实现异地接种，儿童流向清晰准确、数据及时准确。

系统设计和实施过程中，通过客户端，还涵盖了非产房出生、外省出生的本省儿童，外省出生来本省的儿童，以及外省户籍本省出生的儿童。从根本上解决了儿童底数统计、重卡清理、流动儿童异地接种数据共享、接种率计算不准确等目前信息系统无法解决的难题。

通过系统的不断实施、完善及住院分娩率的不断提高，全省的预防接种将实现无死角、无遗漏的美好远景。

（二）办公自动化管理

率先提出多级一体、层次管理、上下联动、功能复合式的架构模型。在解决传统办公自动化系统应用单一性的同时，有效解决疾病预防（免疫规划）管理机构上下级之间的特殊通信及管理。

率先引入“界面操作人体力学”理论。在保证简洁明了、逻辑分明的同时，整个功能操作界面，具

备了“鼠标最少移动”的概念，可以大大减少操作过程中的鼠标移动与按键操作。

创新的功能模块管理、权限模式管理。系统在建立各机构功能模型的基础上，通过可“拆卸”的功能模块，并附着其层层结合的权限模型，使整个系统可以自由分解；在保证系统安全稳定运行的同时，独创一键式权限模型，各级管理员可以自由定义下级机构的使用权限。

创新的数据库备份、恢复管理机制。独创“服务器数据库备份软件”，使数据库备份不再单独依赖于服务器操作系统的管理机制，从而可以自由定义数据库备份时间、备份模式等策略。

（三）地理信息系统

传统的GIS系统以客户端软件为基础，相对于疾病预防控制机构而言，对各个信息点的标注、描述信息的收集异常烦琐、复杂，系统引入B/S架构的管理和展示模式，并使之与办公自动化统一结合，使各个机构、门诊可以自由定义、管理自己的基础地理信息。

创新的GIS图层及信息展示方法。系统将各机构、门诊、产科医院，结合接种率、数据完整率、报告及时率、系统覆盖率等预警信息，以抽象的“点位”概念存在，通过用户展示需要（自由选择），将抽象的“点位”信息，通过系统二次运算后与基础地理信息相结合，从而展示出丰富的、符合当前用户需要的GIS地理信息，完成信息展示和预警功能。

率先引入动态化图形报表。在辖区人口、疾病分布等报表上，使用动态展示方法，一改传统报表单一化的形式。

（四）网站门户应用系统

将GIS系统与网站“接种门诊”栏目有效结合，改变传统的文字描述模式，使网站访问者可以快速通过GIS系统获得相关接种门诊的信息及地理位置。

湖北省免疫规划信息管理系统集网站门户、自动化办公、预防接种管理、GIS信息展示和预警、信息服务中心于一体，本课题研究是将传统免疫规划业务流程、管理流程、服务形式融合当代新的方式和方法，在信息技术应用环境中进行重组、整合、创新，建立一种集免疫规划管理、监测、自动化办公、预警决策、服务大众、全新的免疫规划工作方式和免疫规划服务模式。改革目前的免疫规划管理模式，利用先进的计算机管理软件和网络技术，在全省实行免疫规划计算机网络管理，满足社会对免疫规划工作日益增长的需求，提供高质量免疫服务。

儿童预防接种信息数据库的建立，实现以儿童预防接种个案为基础的信息管理，解决流动儿童异地接种信息不能共享的难题，避免信息的重复登记；实现儿童重复个案信息卡的选择性合并，减少重卡情况的发生，提高接种信息完整性和正确性，动态更新接种数据，提供规范和便捷的儿童预防接种服务。

整合系统，提高免疫规划监测信息报告质量。预防接种信息管理平台将国家免疫规划监测信息报告系统、国家疾病监测信息报告管理系统等已实施的免疫规划相关系统进行有效整合，减少信息的重复上报；同时，结合工作实际，增加新的分析统计功能模块，提高实际工作质量。

第8节 应用情况

一、课题实现的主要技术指标

①以区县为单位，住院分娩产科新生儿预防接种个案覆盖率达到98%以上，个案信息录入完整率达到95%以上；

②以区县为单位，及时建卡率达到98%以上，接种记录的及时录入率达到95%，数据录入完整率达

到 95% 以上。

二、课题研究成果应用覆盖范围和对象

①全省 17 个市州，市级应用覆盖率达 100%；

②全省 103 个区县，区县级应用覆盖率达 100%；

③全省 1300 个乡镇（街道），乡镇（街道）应用覆盖率达 98% 以上；

④全省 1809 个接种门诊，接种门诊应用覆盖率达 100%；

⑤全省医疗机构产科 1274 个，产科接种应用覆盖率达 100%；

⑥全省 0～6 岁实施预防接种的儿童，收集个案为 4 187 259 个，2005 年以来个案应用覆盖率达 98% 以上；

⑦成人接种（特别是甲流应急接种）收集个案达 430 多万个，应用覆盖率达 85% 以上；

⑧全省 1809 个接种机构进行了异地儿童接种数据交换，交换儿童数达 109 318 个。

三、系统整体流程实施效果（图 1–14）

①为接种机构服务：近 2500 个接种点，分布在乡/街道、村/社区，利用计算机和读卡设备，使用客户端软件，完成数据采集、处理和管理等。产科新生儿接种管理，完成新生儿卡介苗、乙肝第一针接种管理和新生儿基本个案信息的采集。

②为管理和决策机构服务：通过免疫规划系统数据中心实现数据共享，利用建立的地理信息系统、办公自动化系统、预防接种信息管理系统进行管理、分析、决策。

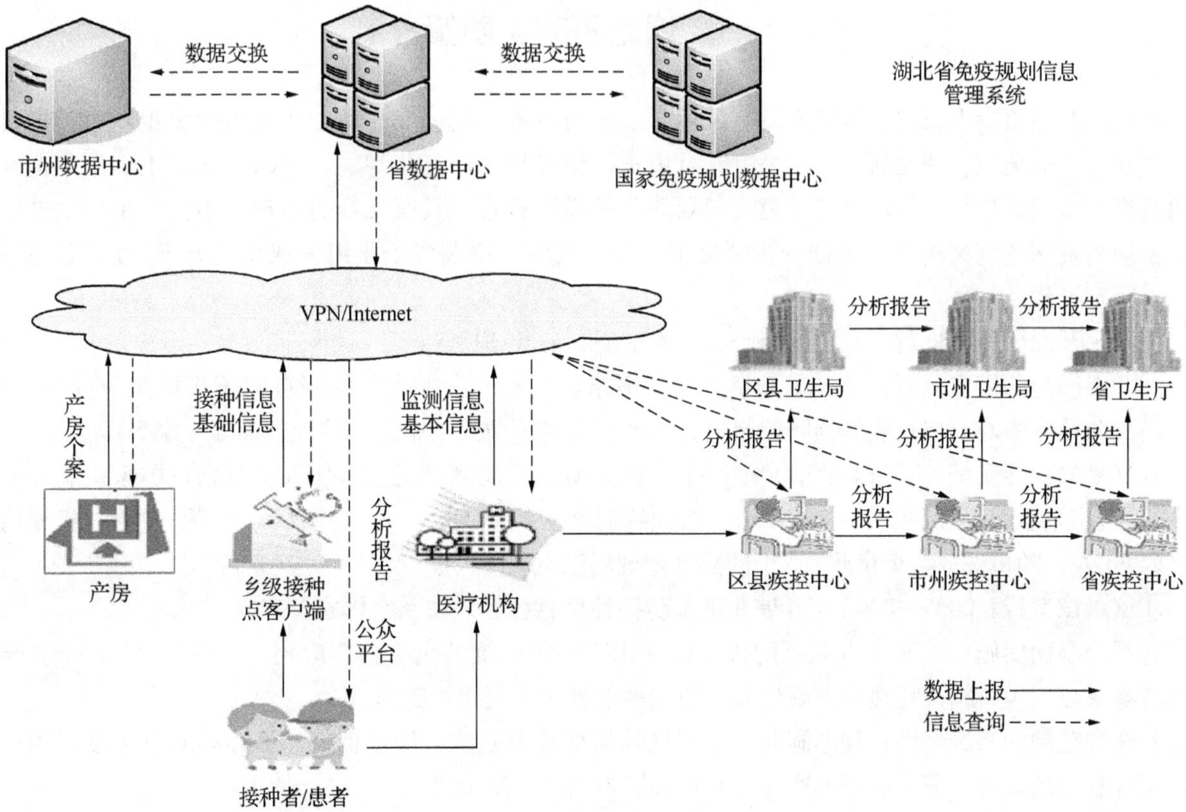

图 1–14　系统整体流程实施效果

③为接种人群和大众服务：通过平台建立的预防接种儿童个案，利用网站查询接种信息登记、通知服务，实现网站信息发布、数据查询、知识普及、文件下载和问题反馈等功能。

第9节 经费投入情况

①硬件建设：补充部分主要硬件设备340万元。

②应用软件建设：260万元。

主要软、硬件配置情况如表1-5所示。

表1-5 主要软、硬件配置情况

项目	参数描述	数量	备注
硬件平台			
数据库服务器	IBM P550	2	
应用服务器	IBM 刀片服务器	2	
Web 服务器	IBM 刀片服务器	1	
支撑软件			
数据库	Oracle 10g	1	
中间件	WebLogic	1	

第10节 课题研究中质量控制

由本课题组负责人及主要研究人员与目标开发公司负责人共同成立课题研发领导小组，负责项目整体进度和质量的把控。课题研发专家小组成员由资深免疫规划信息化专家、中国公共卫生信息化标准数据集研究小组成员担任，保证系统与免疫规划业务的高度符合，具有良好的用户适用性。系统整体架构由免疫规划资深系统架构师、数据分析师负责设计，同时，协调各个小组完成系统开发、测试、集成、文档书写等工作。

①系统开发研究：进行了充分的调研、专家论证、公开招标。

②开展广泛的需求分析：举办了2期大型的需求研讨会，参加人员有来自国家疾病预防控制中心、省疾病预防控制中心、市州疾病预防控制中心、区县疾病预防控制中心、接种门诊等专家50人。

③反复的功能测试：项目验收前，举办了2次大型的功能测试会，参加人员有来自国家疾病预防控制中心、省卫生厅、省疾病预防控制中心、市州疾病预防控制中心、区县疾病预防控制中心、接种门诊等专家36人，随机选取2个市州、2个区县进行现场测试。

④试点试运行：2005—2006年开展儿童预防接种信息化客户端系统国家及省级试点运行。

⑤系统全面实施：2008年儿童预防接种信息化客户端系统的全省推广应用，2010年12月全省全面启动各类医疗卫生机构产科接种点新生儿预防接种信息化系统建设工作。

⑥全省范围的多级培训：举办湖北省免疫规划信息管理系统市级培训班，举办湖北省免疫规划信息管理系统县级培训班，分区县举办产科接种点和客户端软件培训班。

第 11 节　课题研究意义、效益及应用前景

一、意义

预防接种涉及千千万万儿童生命健康，是千家万户和谐与幸福的根本，“湖北省免疫规划信息网络工程的应用研究”，旨在服务百姓、服务社会、高效、规范进行免疫规划管理，最大程度减少疫苗针对传染病的危害，推动免疫规划持续发展，为政府提供及时、科学、有效的决策依据。

①在全省实行免疫规划计算机网络管理，利用先进的计算机管理软件和网络技术，以及新的免疫服务形式，改革目前的免疫规划管理模式和服务方式，全面提高免疫规划工作的质量、管理水平和服务能力，使湖北省免疫规划工作在标准化、规范化、科学化方面的信息化管理水平处于全国领先地位，达到国际先进水平。满足社会对免疫规划工作日益增长的需求，提供高质量计划免疫服务的要求。

②建立湖北省儿童预防接种信息处理和数据交换中心。全面实现全省所有医疗机构的产科接种单位通过平台对新生儿接种进行统一管理，将儿童预防接种基本信息采集工作从接种环节前移至新生儿出生环节，自动完成产科接种数据向户籍所在地客户端推送，与接种门诊实现无缝连接；全面实现以儿童预防接种个案为基础的信息管理，实现数据的动态更新、全省资源共享，从根本上解决儿童底数统计、重卡、流动儿童异地接种数据共享、接种率计算不准确等目前信息系统无法解决的难题，全面提高预防接种监测信息报告质量。

③通过建立湖北省免疫规划 GIS 系统，实现全省接种率、接种报告数据质量的 GIS 展示和预警分析功能，提供科学严谨、及时准确的各类免疫规划相关数据，动态监测相关信息，为政府管理部门决策提供依据。

④通过建立湖北省免疫规划之窗网站，提供方便、快捷、及时的免疫预防信息，规范预防接种工作行为，改变传统免疫服务方式，提供规范和便捷的儿童预防接种服务；进一步提高计划免疫的社会效益，充分满足公众日益增长的预防接种服务需求，更好地服务社会，促进免疫规划工作持续发展。

二、效益

本研究成果具有广阔的应用价值和深远的意义，关系到每个家庭和每个儿童的健康和幸福。如果能很好地应用该信息系统，就能及时发现并消除免疫空白儿童，建立有效的免疫屏障，动态监测疫苗针对传染病，最大限度地降低其危害。同时，本系统以电脑录入代替手工录入儿童接种信息，以计算机信息化管理替代人工纸质管理，以持续的、互动的网络宣传模式替代间断的、固化的宣传手段，提高了免疫规划管理的效率、效果，可产生巨大的社会效益和经济效益。

据估算，全省每年新生儿约 60 万人，本系统从儿童出生即开始进行追踪管理，并对流动儿童进行及时管理，对 14 种一类疫苗中的 11 种常规免疫接种情况和 12 种疫苗针对传染病进行实时监控。调查显示，湖北省儿童五苗全程接种率为 89. 34%，通过本免疫规划信息网络工程可使疫苗覆盖率达到 98%，使接种率提高（98% －89. 34%）8. 36%；发现免疫空白儿童约（60 万 ×8. 36%）50 160 人；预计减少麻疹（60 万 ×7. 01/10 万）42 例，乙肝（60 万 ×1027. 1/10 万）6162 例，百日咳发患病率小于 1/10 万，白喉 0. 01/10 万，破伤风 0. 7/10 万，脊髓灰质炎 0. 023/10 万；仅以发病率较高的麻疹和乙肝为例，可减少 6204 例传染病的发生和传播，以每名儿童治疗花费 2000 元计算，共减少（6204 ×2000）1240. 8 万元/年直接经济损失。其余传染病的节省经济费用情况还有待进一步研究。

利用本信息系统，从多方面提高了免疫规划管理人员工作效率。如果免疫规划管理人员劳动力成本按每天100元计算，每天工作8小时，则每分钟工作成本为0.2083元；如果每年系统因实现电脑录入替代手工录入信息、以机打替代手工填写接种证、以信息系统替代手工分析管理等功能，可为免疫规划人员管理节约大约30分钟/剂次/儿童，每名儿童常规免疫接种22剂次，则每年节约直接经济成本（60万×30×22×0.2083）8248.68万元。

通过免疫规划之窗对大众进行宣传，充分满足公众日益增长的预防接种服务需求，极大地提高了人群预防疾病的自觉能力，对公众起到了很好的健康促进作用，产生了极大的社会效益。

三、应用前景

本课题研究成果应用范围广，实用性和可操作性强，于2010年用于全省17个市州、103个区县、1300个乡镇（社区）、1833个接种门诊和1569个医疗机构产科，管理了全省0～7岁免疫规划适龄儿童420万人，及其他儿童和成人。目前，湖北省免疫规划信息管理系统的建设日趋完善，运行良好，得到了卫生部和中国疾病预防控制中心的认可，在多次国家专题会议上进行经验介绍。辽宁、云南、江西、福建、广西等省（自治区）及国家免疫规划中心考察或借鉴了本研究的成果。实践证明，本研究成果可在大范围内，尤其是可在背景相同的国家和地区广泛应用。

第12节　课题研究的做法和今后的研究方向

通过整个课题研究项目的实施，完成了全省免疫规划信息网络系统的构建和数据中心管理平台的搭建，保证了全省儿童预防接种个案数据的一致性，实现了对数据的统一存储管理和综合分析利用，最终达到全省范围内儿童预防接种信息共享与管理的建设目标。在研究项目时间跨度长、范围广、需求复杂的情况下，能取得现在的成果，与如下几点做法密不可分。

一、研究项目的主要做法

①省卫生厅、院中心领导的高度重视；
②各所、处的强有力支持；
③项目实施管理得当；
④调研周密、论证充分，设计科学、选型先进；
⑤需求的准确把握（多次的大范围需求分析）；
⑥功能的充分测试（多次的大范围功能测试）；
⑦各级机构和人员的密切配合。

二、今后的研究方向

随着“湖北省免疫规划信息网络工程的应用研究”项目的完成，湖北省免疫规划信息化建设又进入了一个新阶段。如何使信息化建设更深层次地发挥作用，如何推进信息化进程是本研究项目后续应该思考和完成的工作，归结为以下三点。

（一）加强组织建设，完善工作机制，加大投入

①加强管理组织网络建设，在资金及人员上予以保证。针对中心组织机构设置和部门分工，强化组织领导，理顺工作机制，进一步明确管理部门和基层门诊在信息管理工作中的职责，同时要进一步加大

投入，在资金及人员上予以保证。

②明确信息管理要求。通过市州、区县、乡、村和省级平台逐级梳理、审核，进一步明确各类数据资料的上报、核查、统计过程中的相关工作要求，制订详细的工作规范。

③加强培训和指导。通过管理人员及基层相关工作人员的集中培训和日常指导，强化各级工作人员的意识，提高对信息化建设工作的认识，保证该项目信息管理工作和信息化建设的顺利开展。

（二）强化部门职责，规范信息管理

鉴于免疫规划信息化管理的专业特点，在湖北省疾病预防控制中心信息化管理中，要充分发挥各业务部门的作用，明确业务部门的管理职责，加强部门对业务信息基础数据的管理。一是通过对部门业务工作的梳理，细化信息数据的分类和业务资料收集范围；二是制订部门信息数据资料的管理制度和工作要求；三是加强对各类业务数据形成过程的环节管理，做好基础数据的收集、整理和归档。

（三）进一步完善湖北省疾病预防控制中心信息化管理平台，提升现代化管理水平

分阶段、有步骤地对湖北省疾病预防控制中心信息化平台的建设和使用情况进行总结和研讨，修正和完善平台功能和管理工作上的不足，有效提高管理平台的利用率，提升业务信息资料的现代化管理水平。

第 2 章　湖北省免疫规划信息管理系统用户操作指南

第 1 节　系统功能介绍

一、系统介绍

本用户手册包括 6 个系统模块：新生儿接种、基本信息、常规接种、群体接种、免疫监测、疫苗流通。

二、操作功能按钮

：形状一，点击后将收起查询条件，且变为形状二。

：形状二，点击后将显示查询条件，且变为形状一。

查询：查询按钮，根据查询条件进行查询。

增加：增加按钮，新增一条记录。

保存：保存按钮，保存新增、修改的数据。

取消：取消按钮，取消之前所做操作。

导出：导出按钮，将结果以 Excel 文档格式导出。

打印：打印按钮，打印当前页面内容。

上级：上级按钮，返回到当前选择范围的上级范围。

发帖：发帖按钮，在论坛中发表新帖。

审核：审核按钮，对产科的建卡进行确认审核。

退审：退审按钮，对已审核未下载的记录退审。

上一页：上一页按钮，进入上一页记录。

下一页：下一页按钮，进入下一页记录。

首页：首页按钮，显示第一页记录。

尾页：尾页按钮，显示最后一页记录。

我的发布：我的发布按钮，显示我发布的帖子。

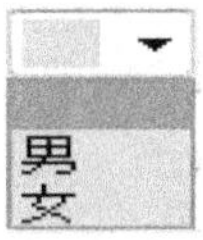

：下拉菜单按钮，点击后可在下拉菜单中选择对象。

2010-01-01：日期按钮，点击可选择日期。

◉是 ○否：单选按钮，只可选择其中一个对象。

☑ 在册 ☐ 迁出 ☐ 临时迁出 ☐ 死亡 ☐ 删除 ☐ 临时接种：复选框，可选择多个对象。

三、链接

含有下划线的文字或数字，均是链接。

浏览：浏览链接，点击后可浏览记录。

修改：修改链接，点击后可修改本条记录。

删除：删除链接，点击后可删除本条记录（需确认）。

明细：明细链接，点击后可以看到详细的信息。

权限：权限链接，点击后可为相应的管辖单位分配平台上的操作权限。

接种证打印：接种证打印链接，点击后进入接种证打印界面。

四、登录界面

用户在 IE 地址栏输入湖北省免疫规划信息管理系统网址即可进入登录界面（图 2–1）。

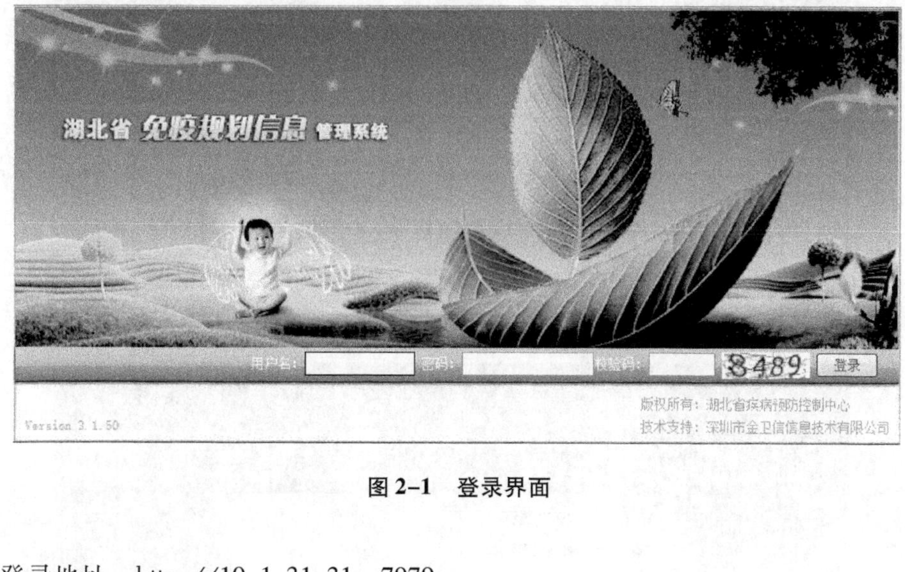

图 2–1　登录界面

VPN 用户登录地址：http://10.1.31.31：7979；

专网用户登录地址：http://172.31.254.178：7979。

VPN 用户需先登录 VPN 账号后方可登录平台；专网用户可直接登录，各市州都已开通市州级（以下简称市级）平台，各市州专网用户可优先登录市级平台：

武汉市平台：http://172.16.249.42：7080；

黄石市平台：http://172.27.254.34：7080；

十堰市平台：http://172.24.254.186：7080；

襄阳市平台：http://172.21.254.202：7080；

鄂州市平台：http://172.26.190.218：7080；

荆门市平台：http://172.25.254.206：7080；

孝感市平台：http://172.18.254.198：7080；

荆州市平台：http://172.23.254.206：7080；

咸宁市平台：http://172.19.226.1：7080；

随州市平台：http://172.26.112.94：7080；

恩施州平台：http://172.20.254.194：7080；

宜昌市平台：http://172.22.254.150：7080。

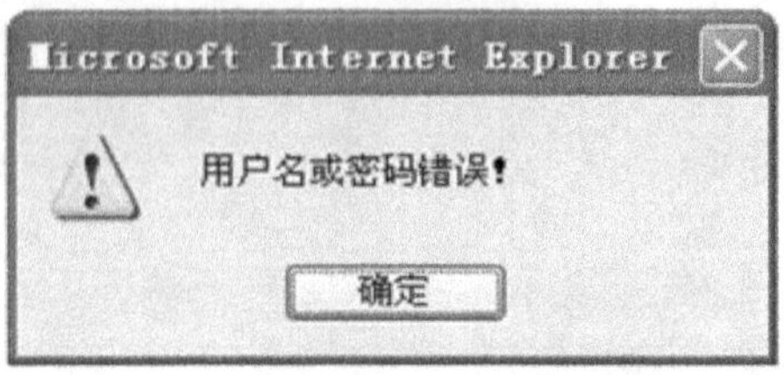

图 2-2　错误提示

正确输入分配的用户名和密码，即能进入系统，当输入错误的用户名或密码后，会弹出错误页面（图 2-2）。

为防止信息泄露，系统会定期提醒用户修改密码（图 2-3）。系统对用户名也设置了有效期，若用户名到期，登录时会出现错误提示（图 2-4），需联系上级疾控管理员修改用户名的有效期。

由于湖北省免疫规划信息管理系统面向不同的用户，因此，不同身份的用户登录后所能使用的功能和权限各不相同（无权限单位看不到相应模块功能）。

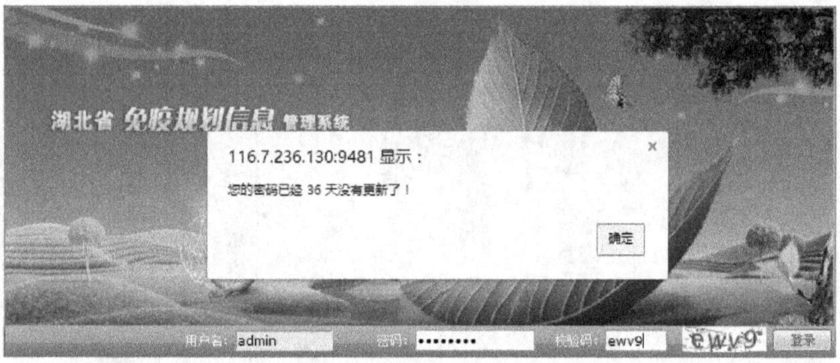

图 2-3　提醒修改密码

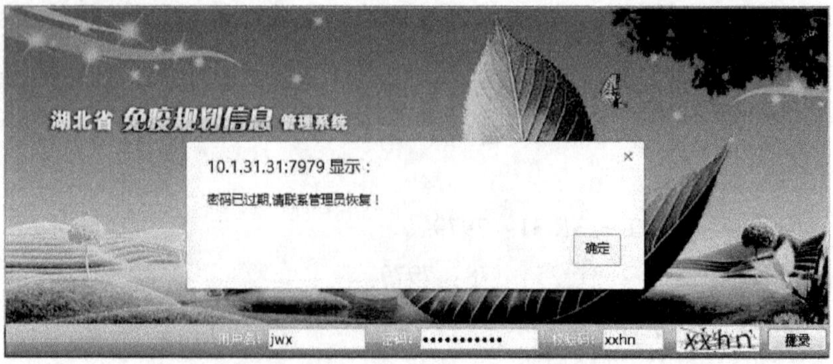

图 2-4　用户名过期提醒

用户启用 CA 后，登录平台时需先插入 CA，并根据提示，输入身份证号和 CA 口令进行绑定（图2–5），然后通过双重密码（用户密码和 CA 口令）进行登录（图 2–6）。

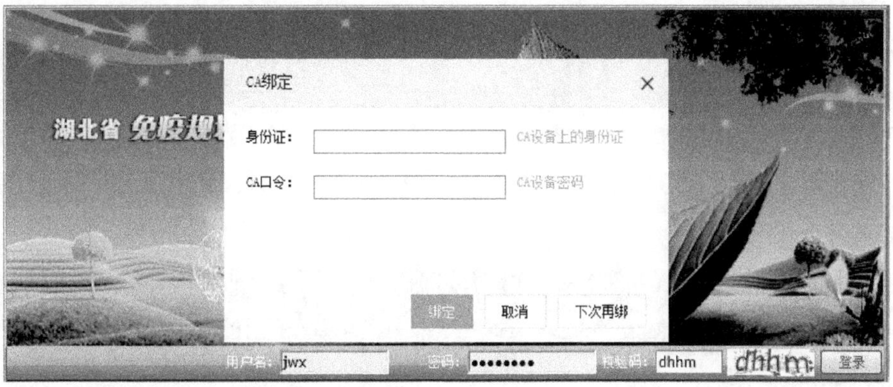

图 2–5　CA 用户绑定

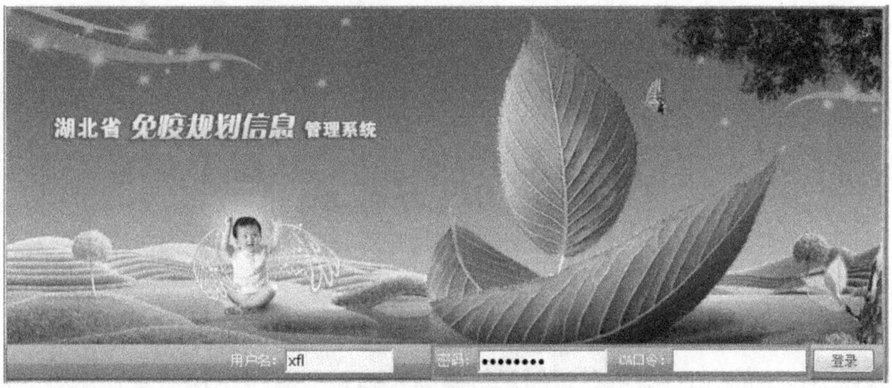

图 2–6　CA 用户登录

由于 CA 都是用真实身份证申请的，所以在 CA 绑定过程中，如果输入的身份证号与实际不相符，会出现错误提示（图 2–7）。

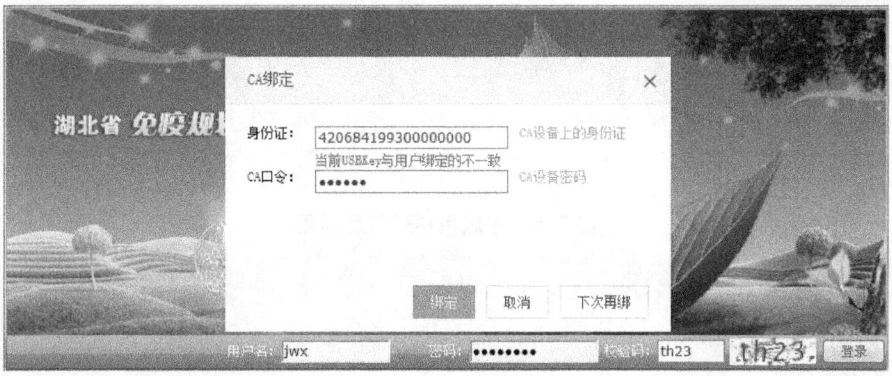

图 2–7　CA 绑定错误提示

第 2 节　各级用户界面

平台实行实名制之后，用户登录平台会看到该用户名所属单位和真实姓名。

一、省级用户

省级用户登录之后，可以在左上角看到用户所属级别为：湖北省。该用户在平台上拥有湖北省范围内所有操作管理权限（图 2–8）。

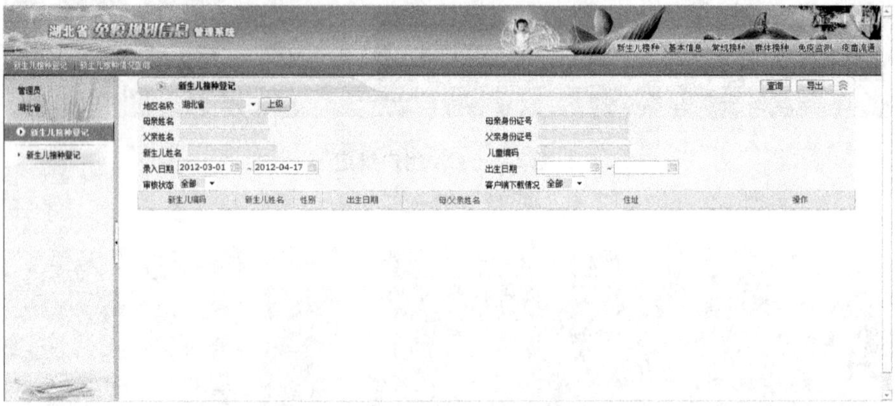

图 2–8　省级用户登录后界面

二、市级用户

市级用户登录之后，可以在左上角看到用户所属级别为：× × 市。该用户在平台上拥有该市范围内所有操作管理权限（图 2–9）。

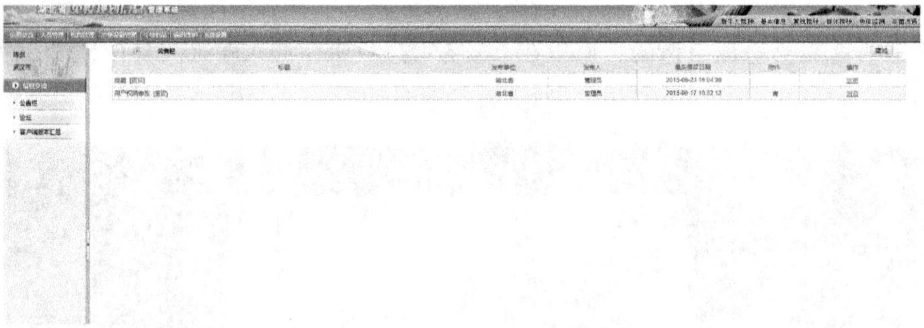

图 2–9　市级用户登录后界面

三、区县级用户

区县级用户登录之后，可以在左上角看到用户所属级别为：× × 区（县）。该用户在平台上拥有该区县范围内所有操作管理权限（图 2–10）。

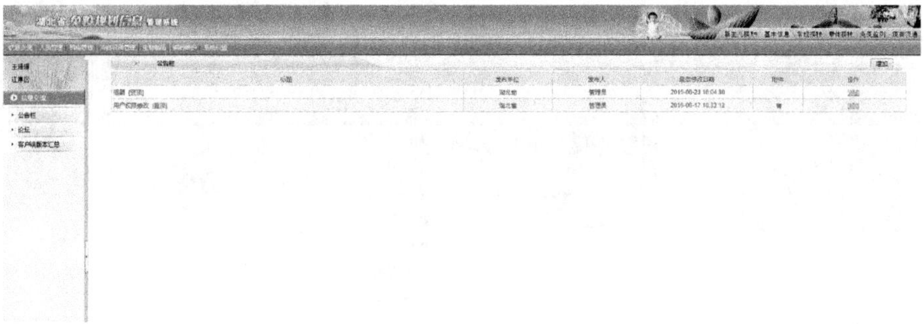

图 2-10　区县级用户登录后界面

四、产科用户

产科用户登录之后，可以在左上角看到用户所属级别为：××产科。产科用户在平台上拥有为新生儿建档登记及查询本单位建档儿童接种情况的权限（图 2-11）。

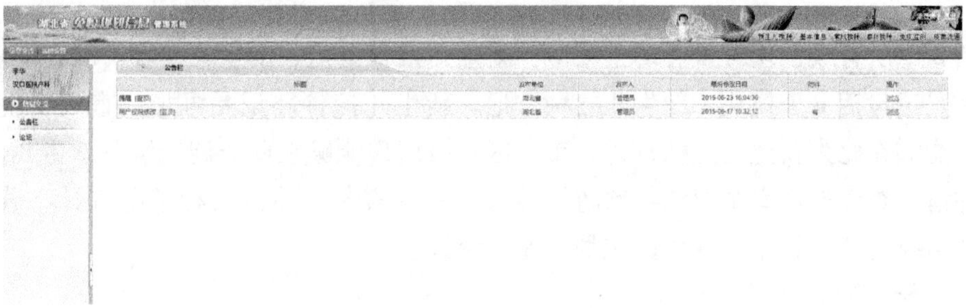

图 2-11　产科用户登录后界面

第 3 节　界面功能说明

湖北省免疫规划信息管理系统由 6 个系统模块组成，依次在 Web 页面的右上角顺序排列（图 2-12），分别为新生儿接种、基本信息、常规接种、群体接种、免疫监测、疫苗流通。点击各图标进入相应模块，被选中的显示为黄色。

图 2-12　6 个系统的位置

中间深蓝色长条部分为选中系统的主菜单（图 2-13）。当鼠标停留在各个主菜单上后，会弹出下拉菜单（其中包含各级子菜单），点击相应名称进入对应的子模块。

整个 Web 页面的最左侧为底层菜单，进入一个模块后，此模块一定在底层菜单中存在。上方的深蓝色条显示的是当前选中模块所属的主菜单；点击下方的链接即能进入相应模块；右侧竖长条为拉伸按钮，点击后可使左侧底层菜单隐藏或显示。

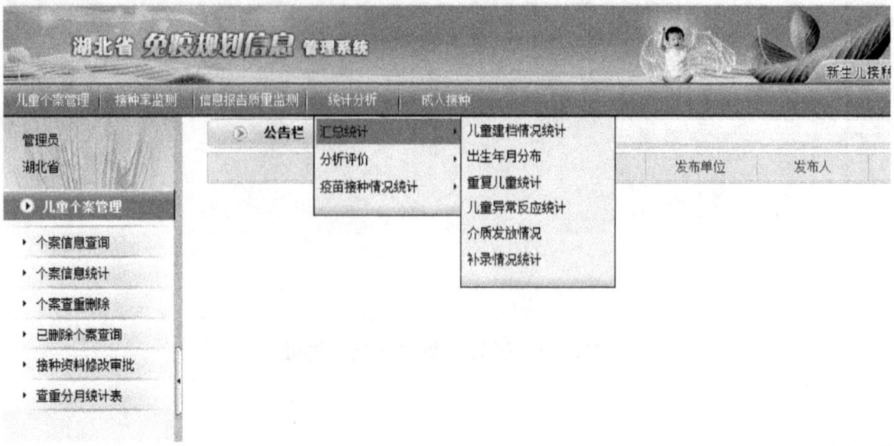

图 2-13　主菜单及其下拉菜单

一、新生儿接种

此系统包括 2 个所有级别均可查看的主菜单：新生儿接种登记、新生儿接种情况查询。

新生儿接种登记包括 1 个模块：新生儿接种登记。新生儿接种登记是添加、查询新生儿信息的一个模块。产科用户能够在此为新生儿建档；省、市、区县级用户能够在此查询、浏览新生儿信息。

新生儿接种情况查询包括 5 个模块：预防接种情况一览表、分地区接种情况统计、分月接种情况汇总、新生儿建档情况统计、新生儿变更区域划分及时统计。

（一）新生儿接种登记

此模块的位置为：新生儿接种→新生儿接种登记。

产科用户登录后，在新生儿接种登记中点击“空表打印”（图 2-14），弹出新生儿信息采集卡打印页面（图 2-15），打印空白新生儿信息采集卡，交家长填写，收集新生儿信息。

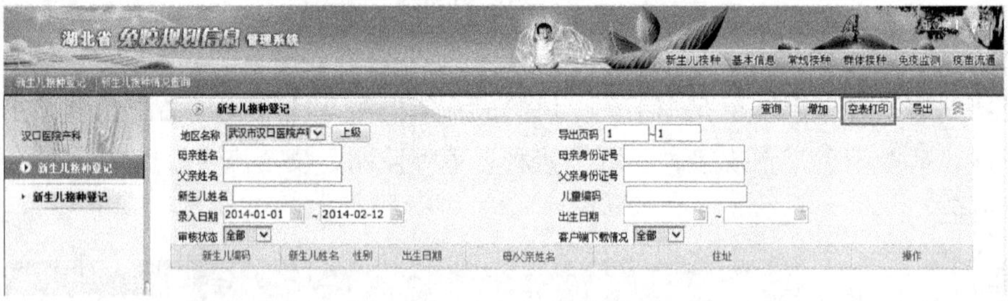

图 2-14　产科新生儿接种登记空表打印

收集完新生儿信息后，点击新生儿接种登记页面中的增加按钮，根据新生儿信息采集卡进行新生儿接种登记操作（图 2-16）。

在录入新生儿基本信息和接种信息时，带“ * ”的为必填项，但鉴于儿童资料完整的重要性，建议将各项信息录入完整。

在录入户籍地址和现住址时，湖北省内儿童户籍地址选择家庭户籍所在地，现住址选择现居住地址，接种管理单位选择户籍所在地相应接种单位；外省儿童户籍地址选择外省地址，现住址选择现在湖北省居住地址，接种管理单位选择现住址所在地相应接种单位。并且应遵循以下规则：

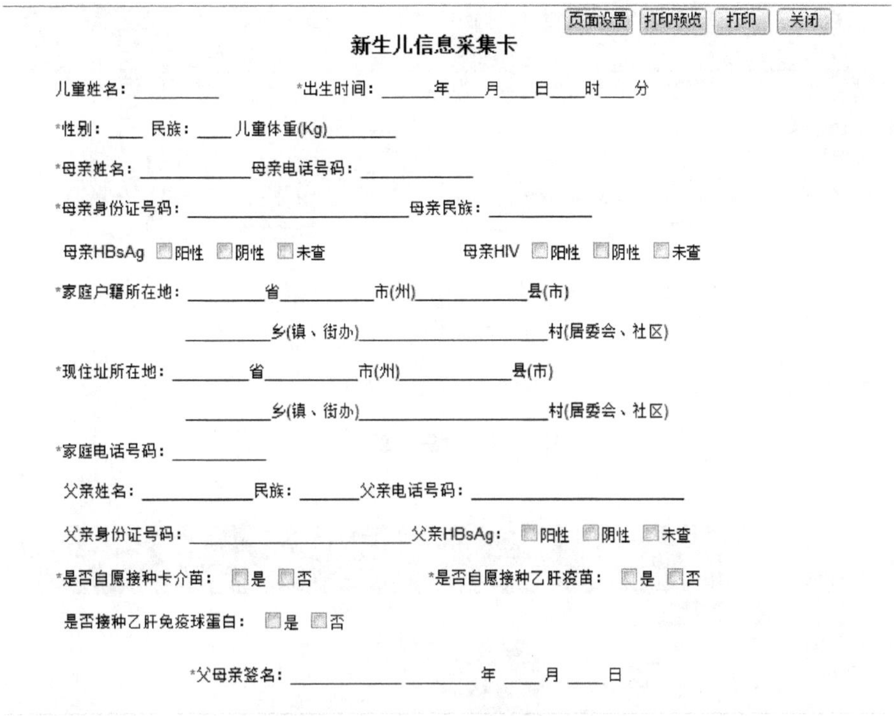

页面设置 打印预览 打印 关闭

新生儿信息采集卡

儿童姓名：________　　*出生时间：____年___月___日___时___分

*性别：____ 民族：____ 儿童体重(Kg)________

*母亲姓名：__________ 母亲电话号码：__________

*母亲身份证号码：____________________ 母亲民族：__________

母亲HBsAg □阳性 □阴性 □未查　　母亲HIV □阳性 □阴性 □未查

*家庭户籍所在地：________省________市(州)__________县(市)

________乡(镇、街办)________________村(居委会、社区)

*现住址所在地：________省________市(州)__________县(市)

________乡(镇、街办)________________村(居委会、社区)

*家庭电话号码：__________

父亲姓名：__________ 民族：______ 父亲电话号码：____________________

父亲身份证号码：____________________ 父亲HBsAg：□阳性 □阴性 □未查

*是否自愿接种卡介苗：□是 □否　　*是否自愿接种乙肝疫苗：□是 □否

是否接种乙肝免疫球蛋白：□是 □否

*父母亲签名：__________ ________ 年 ___ 月 ___ 日

图 2-15　新生儿信息采集卡打印

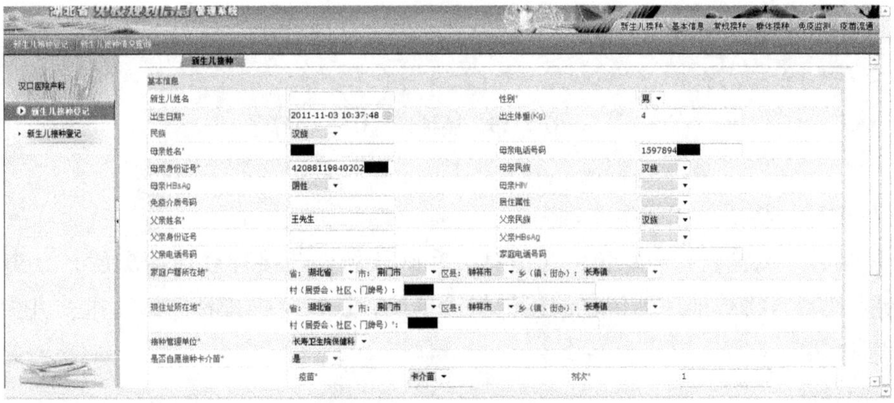

图 2-16　新生儿登记

①省内产房出生儿童，由出生医院录入，接种管理单位选择该儿童户籍所在地接种门诊；

②外省儿童省内产科出生，由出生医院录入，接种管理单位选择现住址所在地接种门诊；

③非产房出生，在客户端录入，出生医院选择“非产房出生”；

④外省出生，在客户端录入，出生医院选择“外省出生”。

完成新生儿信息录入后，通过填入新生儿查询条件，点击查询按钮，查询新生儿接种资料，可对资料进行浏览、修改、删除、接种证打印等操作（图 2-17）。

建卡后，产科为新生儿打印接种证时，点击查询结果中的接种证打印，会弹出一个是否打印新生儿姓名的提示对话框（图 2-18）。

点击“确定”按钮，在打印接种证时会连同新生儿姓名一起打印；

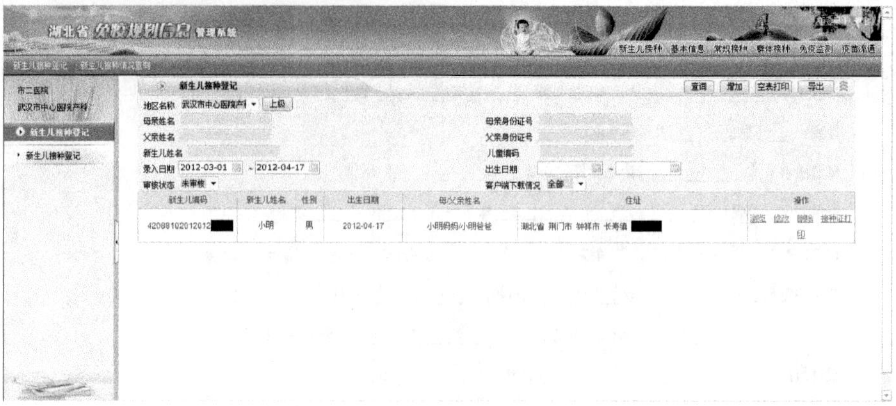

图 2–17　新生儿查询

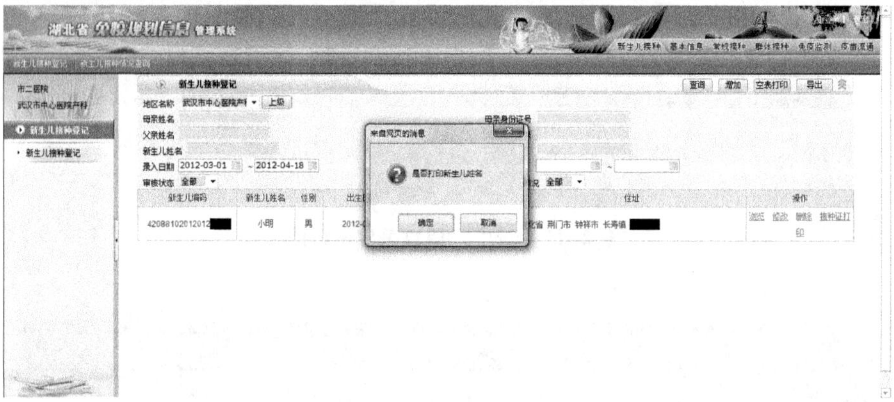

图 2–18　接种证打印

点击“取消”按钮，将不打印新生儿姓名。

区县级用户登录后，浏览查看当地新生儿信息，在确认新生儿接种登记情况后，点击“审核”按钮（图 2–19）。该新生儿资料将被推送到指定的接种门诊单位，被指定的接种门诊通过“儿童预防接种信息管理系统接种点客户端”下载。

注意事项：

①产科单位对新生儿信息的删除和修改，只能是在区县级疾控单位审核之前，审核后只能浏览和打

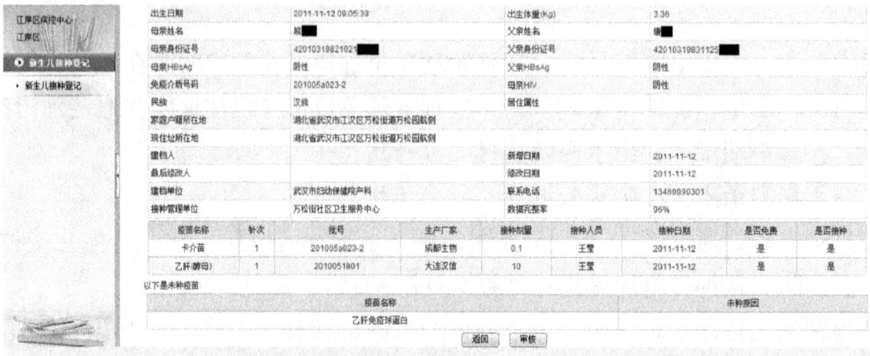

图 2–19　疾控单位审核

印接种证（图 2–20）。

②审核后，如需修改新生儿信息，在新生儿被管理单位下载前，区县级疾控单位可以进行退审；下载之后，如需修改信息，则只能在管理单位客户端中进行更改。

新生儿姓名	性别	出生日期	母/父亲姓名	住址	电话号码	操作
	女	2010-12-26	[redacted]	湖北省 荆门市 沙洋县 高阳镇 [redacted]	1590867[redacted]	浏览 接种证打印
	男	2010-12-26	[redacted]	湖北省 荆门市 沙洋县 毛李镇 [redacted]	1387293[redacted]	浏览 接种证打印
	男	2010-12-25	[redacted]	湖北省 荆门市 沙洋县 毛李镇 [redacted]	132976[redacted]	浏览 接种证打印
	女	2010-12-25	[redacted]	湖北省 荆门市 沙洋县 沙洋镇 [redacted]	1379798[redacted]	浏览 接种证打印

图 2–20　审核后查询结果

（二）新生儿接种情况查询

1. 预防接种情况一览表

此模块的位置为：新生儿接种→新生儿接种情况查询→预防接种情况一览表。

此模块的基本功能有：查询、打印、导出。

通过选择“地区名称”“性别”和“出生日期”查询条件，查询新生儿父母姓名、联系电话、HBsAg 检测、母亲 HIV 检测、儿童性别、出生时间、乙肝疫苗接种、乙肝免疫球蛋白接种、卡介苗接种情况等（图 2–21）。

注意事项：“出生日期”默认为当前月份，“地区名称”默认为本单位，“打印/导出范围”默认为 1 ~ 1 页。

本表结果按建档单位统计，根据所选条件进行显示。

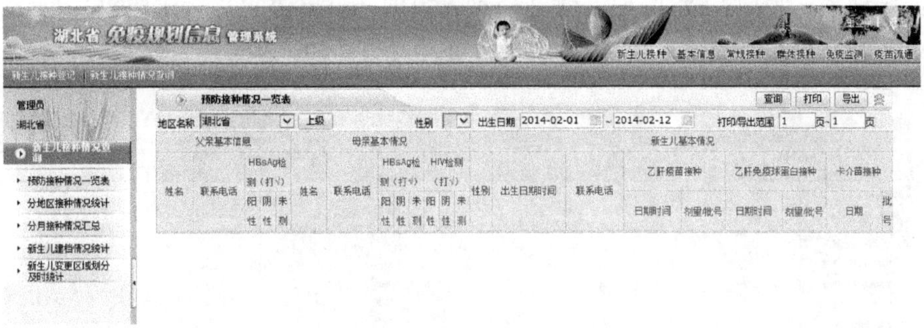

图 2–21　预防接种情况一览表

2. 分地区接种情况统计

此模块的位置为：新生儿接种→新生儿接种情况查询→分地区接种情况统计。

此模块的基本功能有：查询、打印、导出。

通过选择“地区名称”“出生日期”和“浏览单位”查询条件，按地区统计新生儿出生后在产科的接种情况（图 2–22）。

注意事项：“出生日期”默认为本年度一月到当前月，“浏览单位”包含市级、区县级、街道办事处、乡镇和出生医院（不同权限的用户可以看到相应的下属级别单位），“地区名称”默认为本单位。

统计算法：接种率 = 实种人数/应种人数（应种人数即产科单位的实际建档数）

及时率 = 及时接种人数/实种人数（出生后 24 小时内接种算及时接种）

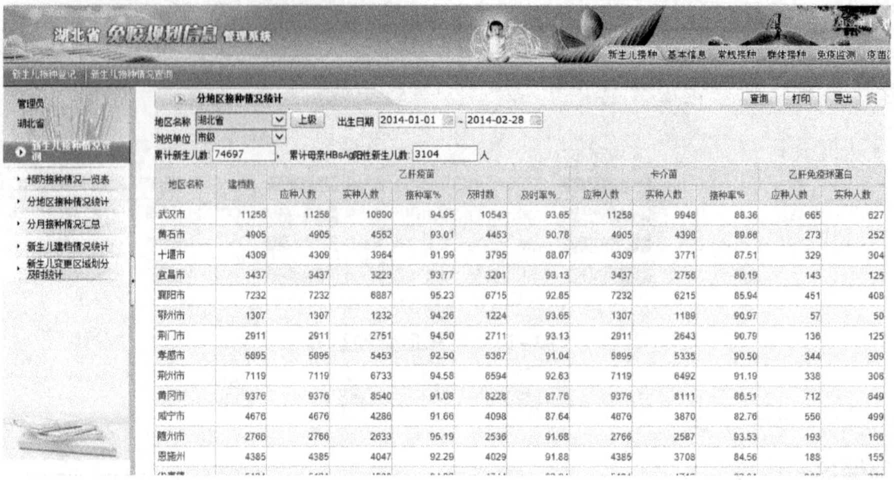

地区名称	建档数	乙肝疫苗					卡介苗			乙肝免疫球蛋白	
		应种人数	实种人数	接种率%	及时数	及时率%	应种人数	实种人数	接种率%	应种人数	实种人数
武汉市	11258	11258	10690	94.95	10543	93.65	11258	9948	88.36	665	627
黄石市	4905	4905	4562	93.01	4453	90.78	4905	4398	89.66	273	252
十堰市	4309	4309	3964	91.99	3795	88.07	4309	3771	87.51	329	304
宜昌市	3437	3437	3223	93.77	3201	93.13	3437	2756	80.19	143	125
襄阳市	7232	7232	6887	95.23	6715	92.85	7232	6215	85.94	451	408
鄂州市	1307	1307	1232	94.26	1224	93.65	1307	1189	90.97	57	50
荆门市	2911	2911	2751	94.50	2711	93.13	2911	2643	90.79	136	125
孝感市	5895	5895	5453	92.50	5367	91.04	5895	5335	90.50	344	309
荆州市	7119	7119	6733	94.58	6594	92.63	7119	6492	91.19	338	306
黄冈市	9376	9376	8540	91.08	8228	87.76	9376	8111	86.51	712	649
咸宁市	4676	4676	4286	91.66	4098	87.64	4676	3870	82.76	556	499
随州市	2766	2766	2633	95.19	2536	91.68	2766	2587	93.53	193	166
恩施州	4385	4385	4047	92.29	4029	91.88	4385	3708	84.56	188	155

图 2–22　分地区接种情况统计

3. 分月接种情况汇总

此模块的位置为：新生儿接种→新生儿接种情况查询→分月接种情况汇总。

此模块的基本功能有：查询、打印、导出。

通过选择“地区名称”和“年度”查询条件，按月份统计新生儿出生后在产科的接种情况(图2–23)。

注意事项：“年度”默认为当前年份，“地区名称”默认为本单位。

统计算法：接种率 = 实种人数/应种人数（应种人数即产科单位的实际建档数）

及时率 = 及时接种人数/实种人数（出生后 24 小时内接种算及时接种）

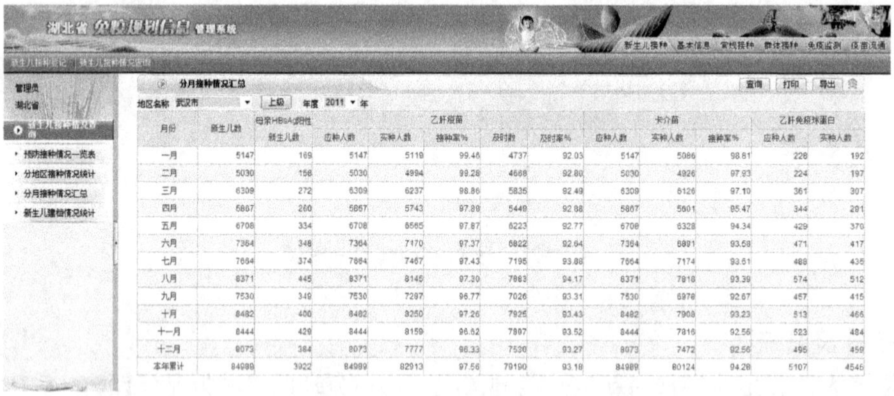

月份	新生儿数	母亲HBsAg阳性	乙肝疫苗					卡介苗			乙肝免疫球蛋白	
		新生儿数	应种人数	实种人数	接种率%	及时数	及时率%	应种人数	实种人数	接种率%	应种人数	实种人数
一月	5147	169	5147	5119	99.46	4737	92.03	5147	5086	98.81	228	192
二月	5030	158	5030	4994	99.28	4668	92.80	5030	4926	97.93	224	197
三月	6309	272	6309	6237	98.86	5835	92.49	6309	6126	97.10	361	307
四月	5867	260	5867	5743	97.88	5449	92.88	5867	5601	95.47	344	281
五月	6708	334	6708	6565	97.87	6223	92.77	6708	6328	94.34	429	370
六月	7364	348	7364	7170	97.37	6822	92.64	7364	6891	93.58	471	417
七月	7664	374	7664	7467	97.43	7195	93.88	7664	7174	93.61	488	435
八月	8371	445	8371	8145	97.30	7883	94.17	8371	7818	93.39	574	512
九月	7530	349	7530	7287	96.77	7026	93.31	7530	6978	92.67	457	415
十月	8482	400	8482	8250	97.26	7925	93.43	8482	7908	93.23	513	466
十一月	8444	429	8444	8159	96.62	7897	93.52	8444	7816	92.56	523	484
十二月	8073	384	8073	7777	96.33	7530	93.27	8073	7472	92.56	495	459
本年累计	84989	3922	84989	82913	97.56	79190	93.18	84989	80124	94.28	5107	4546

图 2–23　分月接种情况汇总

4. 新生儿建档情况统计

此模块的位置为：新生儿接种→新生儿接种情况查询→新生儿建档情况统计。

此模块的基本功能有：查询、打印、导出。

通过选择“地区名称”“建档日期”“浏览单位”“出生日期”“人员类别”查询条件，按地区查询新生儿建档数、信息完整数、及时建档情况、未及时审核情况等信息（图 2–24）。

注意事项：“地区名称”默认为本单位，“建档日期”默认为上个月，“浏览单位”包含市级、区县级、街道办事处、乡镇和出生医院（不同权限的用户可以看到相应的下属级别单位），“人员类别”分为建档人员和接种人员，“出生日期”默认为上个月，并可自行勾选信息完整条件。

信息完整条件默认字段：儿童姓名、性别、出生时间、出生体重、民族、母亲姓名、母亲电话、母亲身份证、母亲民族、母亲 HBsAg 检测、母亲 HIV 检测、居住属性、父亲姓名、父亲民族、父亲身份证号、父亲 HBsAg 检测、父亲电话、联系电话、户籍区县国标、户籍地乡镇、户籍地居委会、现住址区县国标、现住址乡镇、现住址居委会。

统计算法：完整率 = 信息完整数/建档儿童数

及时建档率 = 及时建档数/建档儿童数

及时审核率 = 及时审核数/审核数量

零出生单位数 = 开通权限单位数 – 建档单位数

及时建档：默认出生 5 天之内建档算及时

及时审核：默认建档 5 天之内审核算及时

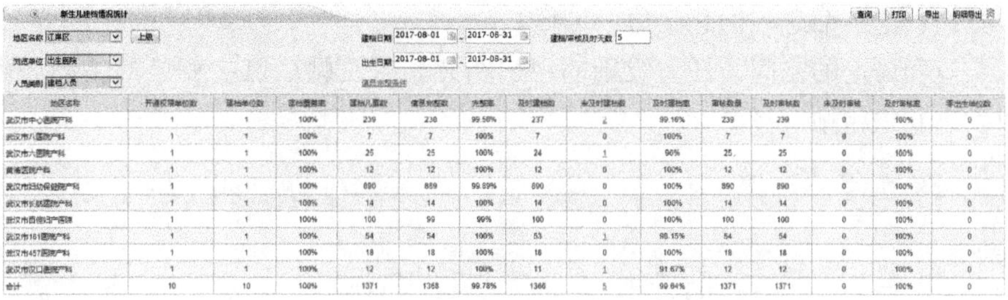

图 2–24　新生儿建档情况统计

5. 新生儿变更区域划分及时统计

此模块的位置为：新生儿接种→新生儿接种情况查询→新生儿变更区域划分及时统计。

此模块的基本功能有：查询、打印、导出。

通过选择“地区名称”和“出生日期”查询条件，按地区查询新生儿在客户端的区域划分情况(图 2–25)。

注意事项：“地区名称”默认为本单位，“出生日期”默认为本月 1 日到当前日期。

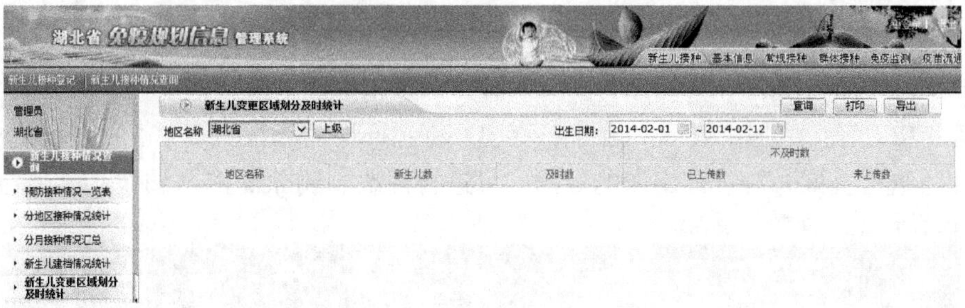

图 2–25　新生儿变更区域划分及时统计

二、基本信息

此系统包括 6 个主菜单：信息交流、人员管理、机构管理、冷链设备管理、编码维护、系统设置。

（一）信息交流

信息交流包括 2 个模块：公告栏和论坛。

1. 公告栏

此模块的位置为：基本信息→信息交流→公告栏。

公告栏是添加查看公告的一个模块（图 2-26），只有区县级疾控单位、市级疾控单位用户才能发布公告，其他级别的用户只能浏览公告，不能发布公告。

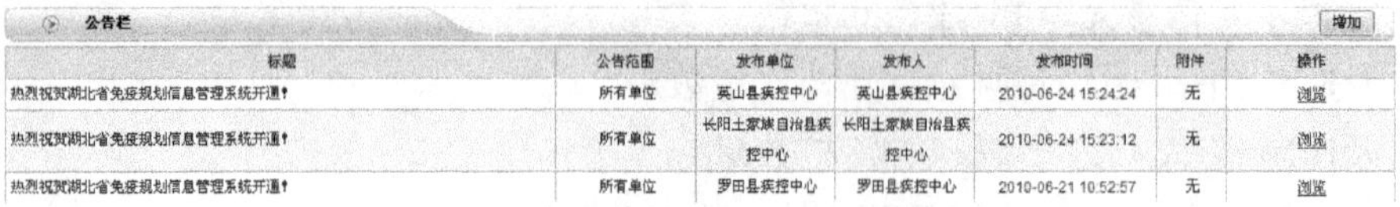

图 2-26　公告栏

2. 论坛

此模块的位置为：基本信息→信息交流→论坛。

论坛是大家交流和讨论的空间，任何级别的用户在此均可发帖。点击相应的主题即可查看或回复相应帖子，还可以发表新主题帖（图 2-27）。

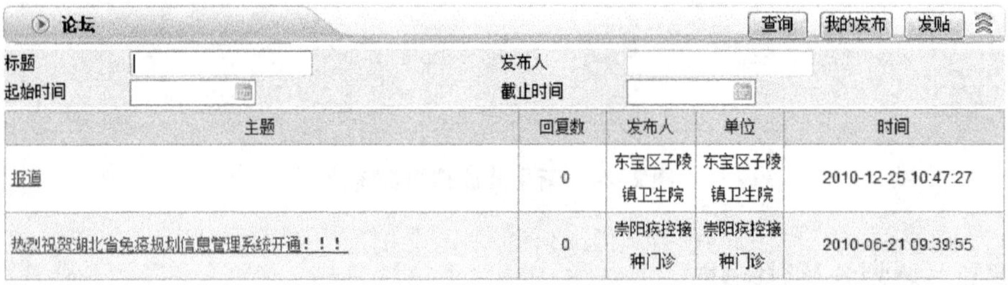

图 2-27　论坛

（二）人员管理

人员管理包括 5 个模块：疾控机构人员组成、免疫规划人员信息、培训情况、报表查询统计、督导情况。

1. 疾控机构人员组成

此模块由区县及以上级别单位分年度录入和维护本单位资料。

此模块的位置为：基本信息→人员管理→疾控机构人员组成。

此模块的基本功能有：增加、修改、删除、查询。首页面即为查询页面。

选择“年度”进行查询，对查询出来的数据，可进行修改、删除操作（图 2-28）。

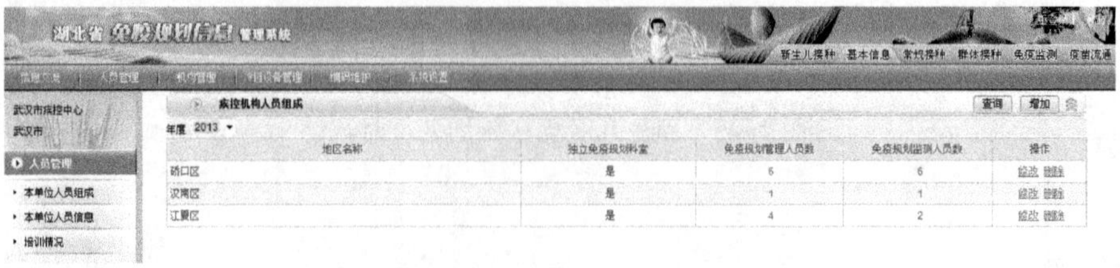

图 2-28　疾控机构人员组成

选择相应“年度”，点击“增加”，进入新增页面（图 2–29）。

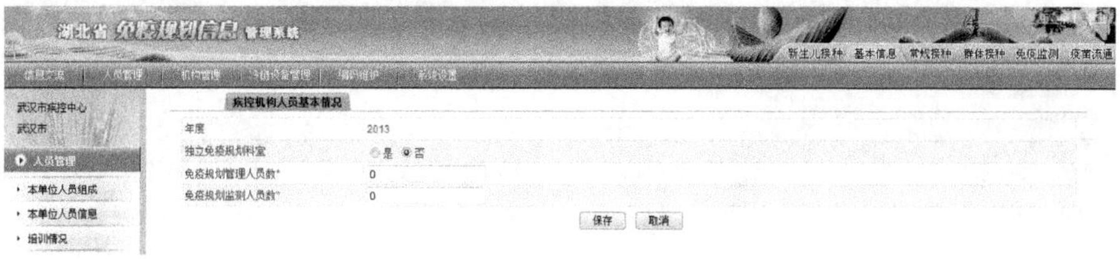

图 2–29　新增页面

年度：不可编辑，只显示在查询页面中选择的年度。

独立免疫规划科室：单选按钮，选择本单位是否为独立免疫规划科室，默认为否。

免疫规划管理人员数：输入选择年度的免疫规划管理人员数，允许输入的最大长度为 9 位数，且只允许输入数字。(必填)

免疫规划监测人员数：输入选择年度的免疫规划监测人员数，允许输入的最大长度为 9 位数，且只允许输入数字。(必填)

保存：保存记录，点击后回到查询页面。

取消：不保存记录，点击后回到查询页面。

2. 免疫规划人员信息

此模块由门诊及以上级别单位录入和维护本单位人员资料。

此模块的位置为：基本信息→人员管理→免疫规划人员信息。

此模块的基本功能有：查询、导入、导出、空表打印、增加。首页面即为查询页面。

选择“地区”名称等条件进行查询，对查询出来的数据，可进行浏览、修改、打印、删除操作(图 2–30)。

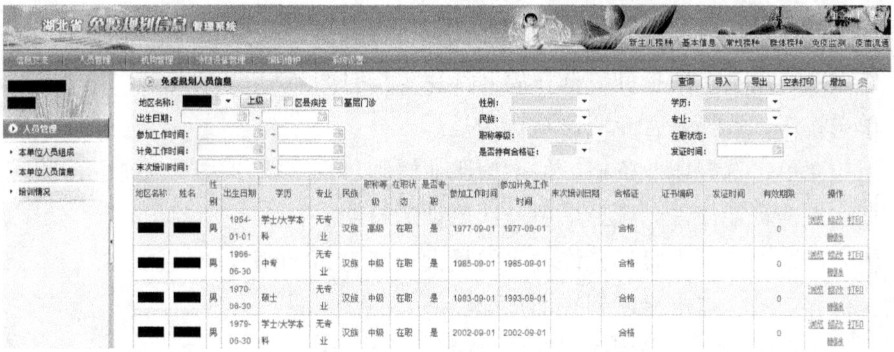

图 2–30　免疫规划人员信息

点击“增加”，进入新增页面（图 2–31）。

姓名：输入本单位人员信息的姓名，允许输入的最大长度为 15 个字符。(必填)

性别：单选按钮，选择性别。默认为男。

人员编码：输入该人员的编码，允许输入的最大长度为 15 个字符。

出生日期：点击日期控件，选择出生日期。(必填)

参加工作时间：点击日期控件，选择参加工作时间。(必填)

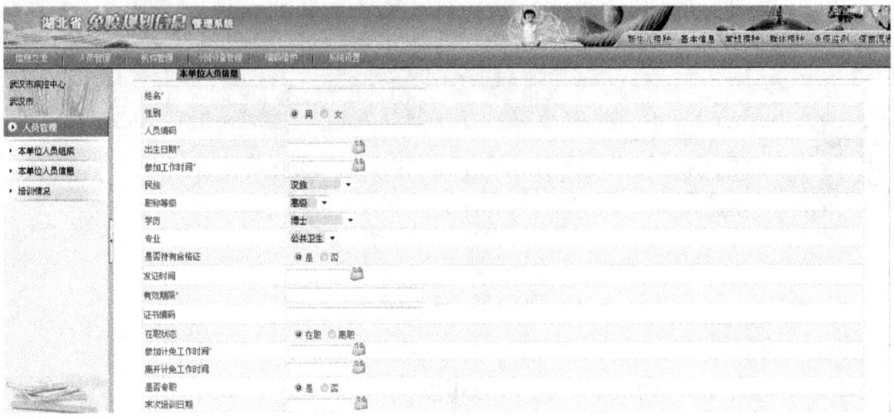

图 2-31　新增页面

民族：下拉菜单，选择民族，值域为56个民族和其他及外国血统中籍。默认为汉族。

职称等级：下拉菜单，选择职称等级，值域为高级、中级、初级、其他、无职称。默认为高级。

学历：下拉菜单，选择学历，值域为博士、硕士、学士/大学本科、大专、中专、高中、初中及以下。默认为博士。

专业：下拉菜单，选择所学专业，值域为公共卫生、临床专业、护理专业、其他医学、非医学、无专业。默认为公共卫生。

是否持有合格证：单选按钮，选择是否持有合格证。默认为是。

发证时间：点击日期控件，选择发证时间。

有效期限：输入合格证的有效期限，只允许输入数字，且允许输入的最大长度为9位数。（必填）

证书编码：输入合格证的证书编码，允许输入的最大长度为20位数。

在职状态：单选按钮，选择是否在职，默认为在职。

参加计免工作时间：点击日期控件，选择参加计免工作时间。（必填）

离开计免工作时间：点击日期控件，选择离开计免工作时间。

是否专职：单选按钮，选择是否专职。默认为是。

职业资格：下拉菜单，选择职业资格，值域为职业医师、助理职业医师、护士、无。

末次培训日期：点击日期控件，选择最后一次培训的日期。

培训内容：输入简要的培训内容，允许输入的最大长度为50个字。

保存：按钮，保存记录，点击后回到查询页面。

取消：按钮，不保存记录，点击后回到查询页面。

3. 培训情况

此模块由区县及以上级别单位录入，本单位只可维护本单位的信息。

此模块的位置为：基本信息→人员管理→培训情况。

此模块的基本功能有：查询、增加。首页面即为查询页面。

选择“年度”和“地区名称”进行查询，对查询出来的数据，可进行浏览、修改、删除操作(图2-32)。

选择相应“年度”，点击“增加”，进入新增页面（图2-33）。

名称：输入培训的名称或内容，允许输入的最大长度为25个字。（必填）

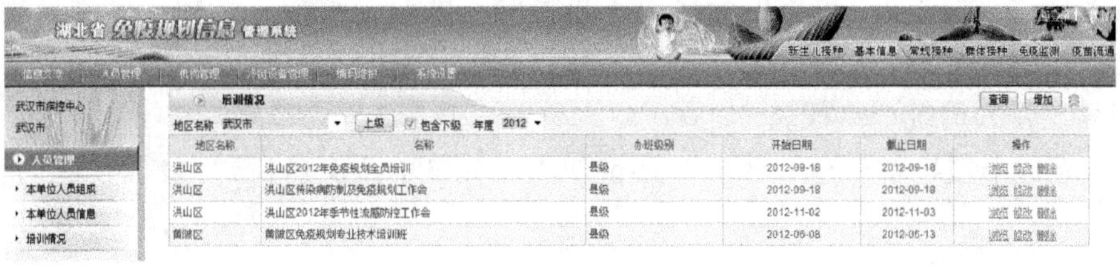

图 2–32　培训情况

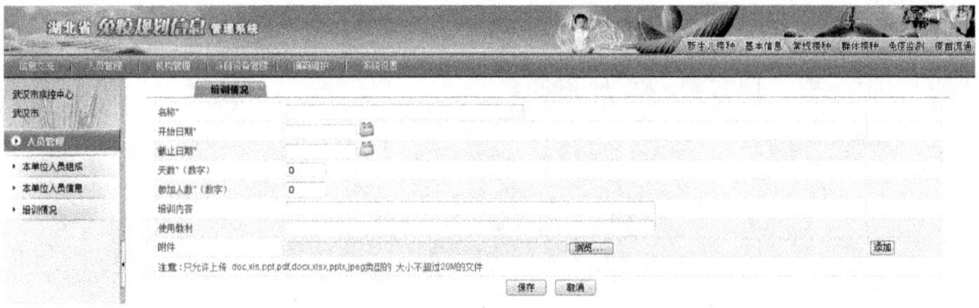

图 2–33　新增页面

开始日期：点击日期控件，选择开始日期。（必填）

截止日期：点击日期控件，选择截止日期。（必填）

天数：输入此次培训的天数，只允许输入数字，且允许输入的最大长度为 4 位数。（必填）

参加人数：输入此次培训的参加人数，只允许输入数字，且允许输入的最大长度为 4 位数。（必填）

培训内容：输入此次培训的内容，允许输入的最大长度为 50 个字。

使用教材：输入此次培训使用的教材，允许输入的最大长度为 50 个字。

附件：点击浏览，选择需要上传的附件，点击添加，即可增加附件。（注意：只允许上传 doc、xls、ppt、pdf、docx、xlsx、pptx、jpeg 类型的大小不超过 20 M 的文件）

保存：按钮，保存记录，点击后回到查询页面。

取消：按钮，不保存记录，点击后回到查询页面。

4. 报表查询统计

报表查询统计包括 5 个子模块：人员基本情况统计、免疫规划工作人员统计年报表、人员信息统计、免疾规划工作人员培训情况统计表、督导情况统计。

（1）人员基本情况统计

此模块由区县及以上级别单位分“年度”查询使用，各级单位可通过“地区名称”选择下级单位进行查询。

此模块的位置为：基本信息→人员管理→报表查询统计→人员基本情况统计。

查询页面如图 2–34 所示，基本功能为查询、打印、导出。

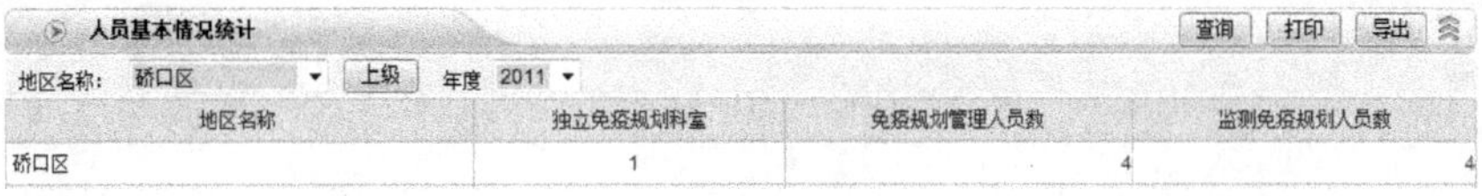

图 2–34　人员基本情况统计

通过“地区名称”“年度”下拉菜单选择地区和年度，点击“查询”按钮，即会列出所选择地区该年度的人员情况。

（2）免疫规划工作人员统计年报表

此模块由区县及以上级别单位分“年度”查询使用，各级单位可通过“地区名称”选择下级单位进行查询。

此模块的位置为：基本信息→人员管理→报表查询统计→免疫规划工作人员统计年报表。

查询页面如图 2-35 所示，基本功能为查询、打印、导出。

改变“地区名称”和“年度”查询条件后，点击“查询”按钮，将显示相应信息。

省市级单位查询时，查询结果中列出下级区县及相应的数据；区县级单位查询时，查询结果中列出下级接种点及相应的数据。最下面一行为合计数据。

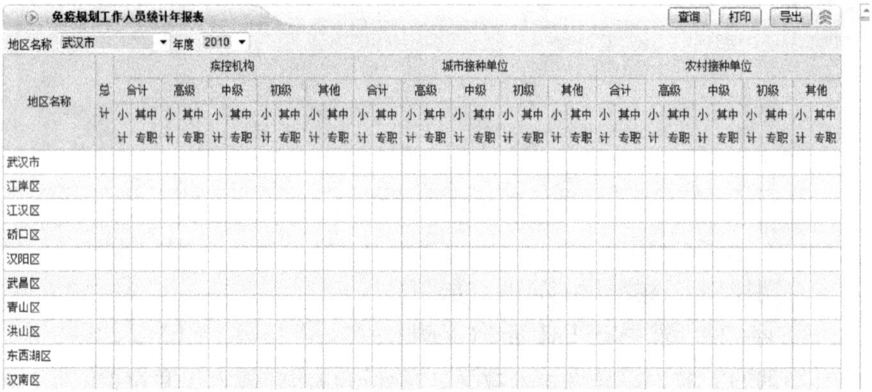

地区名称	总计	疾控机构										城市接种单位										农村接种单位									
		合计		高级		中级		初级		其他		合计		高级		中级		初级		其他		合计		高级		中级		初级		其他	
		小计	其中专职	小计	其中专职	小计	其中专职	小计	其中专职	小计	其中专职	小计	其中专职	小计	其中专职	小计	其中专职	小计	其中专职	小计	其中专职	小计	其中专职	小计	其中专职	小计	其中专职	小计	其中专职	小计	其中专职
武汉市																															
江岸区																															
江汉区																															
硚口区																															
汉阳区																															
武昌区																															
青山区																															
洪山区																															
东西湖区																															
汉南区																															

图 2-35　免疫规划工作人员统计年报表

（3）人员信息统计

此模块由区县及以上级别单位分“年度”查询使用，各级单位可通过“地区名称”选择下级单位进行查询。

此模块的位置为：基本信息→人员管理→报表查询统计→人员信息统计。

查询页面如图 2-36 所示，基本功能为查询、打印、导出。

改变“地区名称”“浏览单位”“年度”查询条件后，点击“查询”按钮，将显示相应信息。

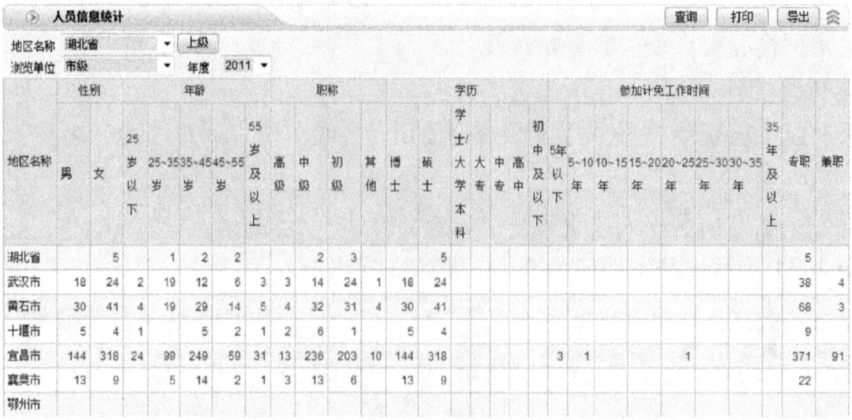

地区名称	性别		年龄					职称				学历							参加计免工作时间								专职	兼职
	男	女	25岁以下	25~35岁	35~45岁	45~55岁	55岁及以上	高级	中级	初级	其他	博士	硕士	学士/大学本科	大专	中专	高中	初中及以下	5年以下	5~10年	10~15年	15~20年	20~25年	25~30年	30~35年	35年及以上		
湖北省		5		1	2	2			2	3			5														5	
武汉市	18	24	2	19	12	6	3	3	14	24	1	18	24														38	4
黄石市	30	41	4	19	29	14	5	4	32	31	4	30	41														68	3
十堰市	5	4	1		5	2	1	2	6	1		5	4														9	
宜昌市	144	318	24	99	249	59	31	13	236	203	10	144	318						3	1			1				371	91
襄樊市	13	9		5	14	2	1	3	13	6		13	9														22	
鄂州市																												

图 2-36　人员信息统计

（4）免疾规划工作人员培训情况统计表

此模块由区县及以上级别单位使用，市级可通过“地区名称”选择下级单位进行查询。

点击起止日期后的日期图标，将弹出日期控件，选择日期。起止日期默认为本年 1 月 1 日到当前日期。

此模块的位置为：基本信息→人员管理→报表查询统计→免疾规划工作人员培训情况统计表。

查询页面如图 2–37 所示，基本功能为查询、打印、导出。

改变“地区名称”和“起止日期”查询条件后，点击“查询”按钮，将显示本辖区所有单位的“培训级别”及相应的“培训次数”“天数”“参加人数”。最下面一行为合计。

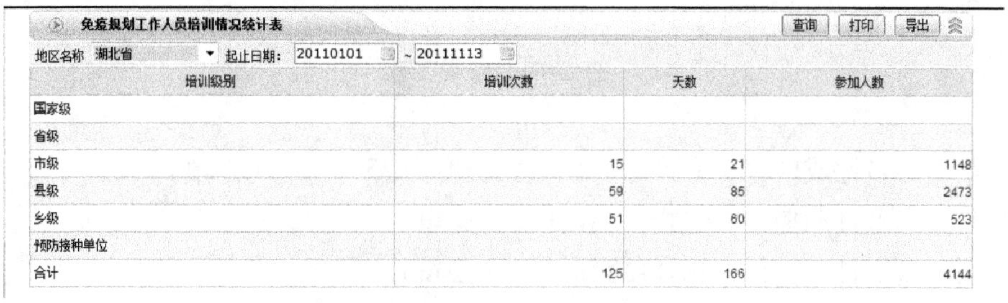
免疫规划工作人员培训情况统计表　查询　打印　导出
地区名称 湖北省　起止日期：20111010 ~ 20111113

培训级别	培训次数	天数	参加人数
国家级			
省级			
市级	15	21	1148
县级	59	85	2473
乡级	51	60	523
预防接种单位			
合计	125	166	4144

图 2–37　免疾规划工作人员培训情况统计表

（5）督导情况统计

此模块由市级单位按“起止日期”查询使用，可通过“地区名称”选择下级单位进行查询。

此模块的位置为：基本信息→人员管理→报表查询统计→督导情况统计。

查询页面如图 2–38 所示，基本功能为查询、打印、导出。

改变“地区名称”和“起止日期”查询条件后，点击“查询”按钮，将显示相应信息。

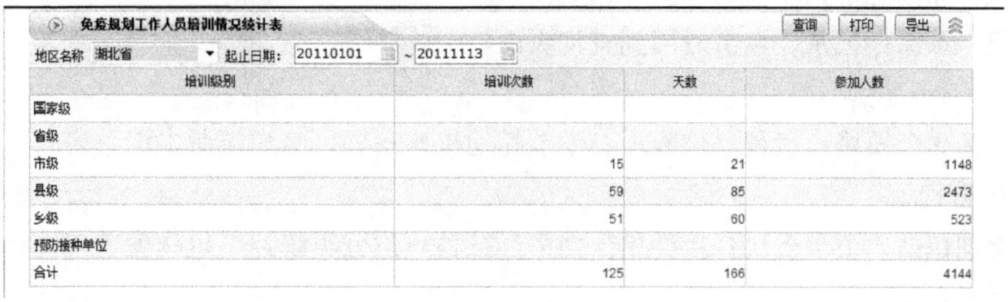
免疫规划工作人员培训情况统计表　查询　打印　导出
地区名称 湖北省　起止日期：20111010 ~ 20111113

培训级别	培训次数	天数	参加人数
国家级			
省级			
市级	15	21	1148
县级	59	85	2473
乡级	51	60	523
预防接种单位			
合计	125	166	4144

图 2–38　督导情况统计

5. 督导情况

此模块由区县及以上级别单位分“年度”录入，本单位只可维护本单位的信息。

此模块的位置为：基本信息→人员管理→督导情况。

此模块的基本功能有：查询、增加。首页面即为查询页面。

选择“年度”进行查询，对查询出来的数据，可进行浏览、修改、删除操作（图 2–39）。

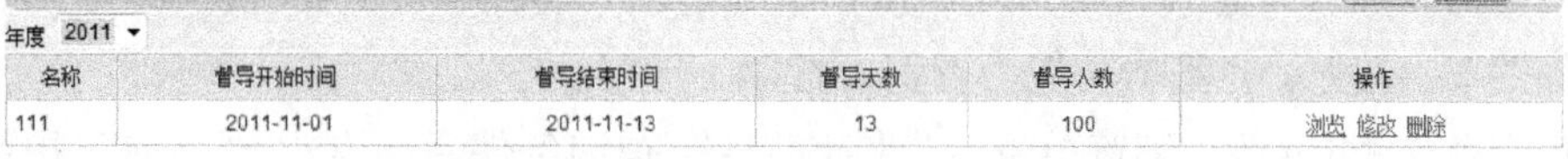
督导情况　查询　增加
年度 2011

名称	督导开始时间	督导结束时间	督导天数	督导人数	操作
111	2011-11-01	2011-11-13	13	100	浏览 修改 删除

图 2–39　督导情况

选择相应“年度”，点击“增加”，进入新增页面（图2-40）。

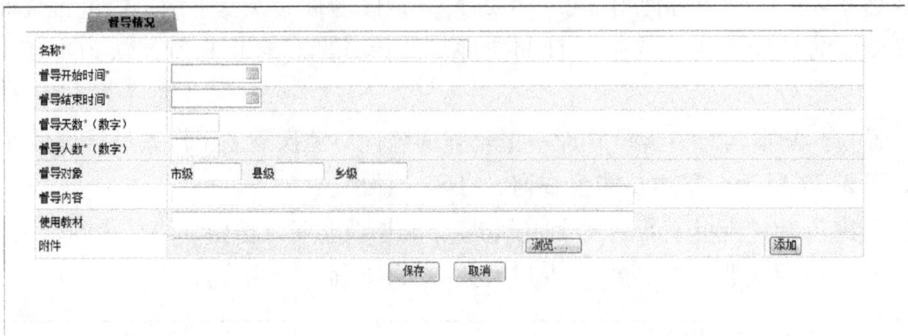

图2-40　新增页面

名称：输入培训的名称或内容，允许输入的最大长度为25个字。（必填）

督导开始时间：点击日期控件，选择开始时间。（必填）

督导结束时间：点击日期控件，选择结束时间。（必填）

督导天数：输入此次督导的天数，只允许输入数字，且允许输入的最大长度为4位数。（必填）

督导人数：输入此次督导的参加人数，只允许输入数字，且允许输入的最大长度为4位数。（必填）

督导对象：输入此次督导的对象，市级、区县级、乡级后的空白中填写数字，允许输入的最大长度为4。

督导内容：输入此次督导的内容。

使用教材：输入此次督导的使用教材。

附件：点击浏览，选择需要上传的附件，点击添加，即可增加附件。

保存：按钮，保存记录，点击后回到查询页面。

取消：按钮，不保存记录，点击后回到查询页面。

（三）机构管理

机构管理包括3个模块：接种单位管理、学校托幼机构管理、客户端版本汇总表。

1. 接种单位管理

接种单位管理包括3个子模块：接种单位档案、接种单位分类统计、机构覆盖率统计。

（1）接种单位档案

此模块由区县及以上级别单位导入，各级单位可通过“地区名称”选择下级单位进行查询。

此模块的位置为：基本信息→机构管理→接种单位管理→接种单位档案。

此模块的基本功能有：导入、导出、查询、增加、上报。首页面即为查询页面。

选择“地区名称”进行查询，对查询出来的数据，可进行修改、删除操作（图2-41）。

（2）接种单位分类统计

此模块由区县及以上级别单位分“年度”查询使用，各级单位可通过“地区名称”“浏览单位”“统计类型”选择下级单位进行查询。

此模块的位置为：基本信息→机构管理→接种单位管理→接种单位分类统计。

查询页面如图2-42所示，基本功能为查询、打印、导出。

改变“地区名称”“年度”“浏览单位”“统计类型”查询条件后，点击“查询”按钮，将显示相应信息。

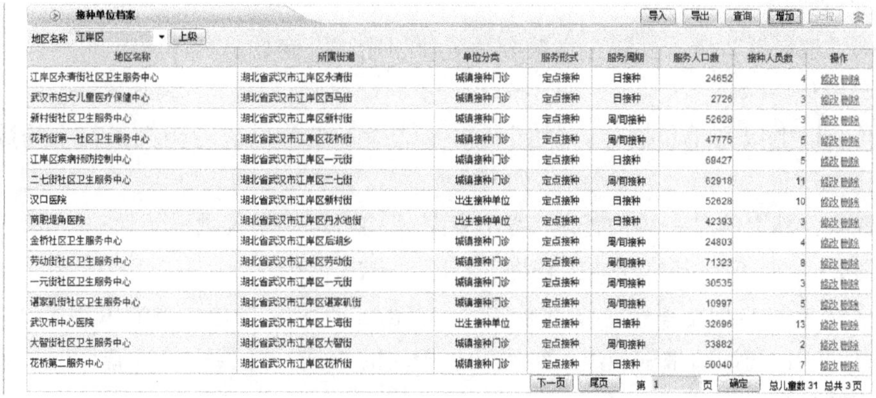

接种单位档案　导入　导出　查询　增加　上报

地区名称　江岸区　上级

地区名称	所属街道	单位分类	服务形式	服务周期	服务人口数	接种人员数	操作
江岸区永清街社区卫生服务中心	湖北省武汉市江岸区永清街	城镇接种门诊	定点接种	日接种	24652	4	修改 删除
武汉市妇女儿童医疗保健中心	湖北省武汉市江岸区西马街	城镇接种门诊	定点接种	日接种	2726	3	修改 删除
新村街社区卫生服务中心	湖北省武汉市江岸区新村街	城镇接种门诊	定点接种	周/旬接种	52628	3	修改 删除
花桥街第一社区卫生服务中心	湖北省武汉市江岸区花桥街	城镇接种门诊	定点接种	周/旬接种	47775	5	修改 删除
江岸区疾病预防控制中心	湖北省武汉市江岸区一元街	城镇接种门诊	定点接种	日接种	69427	5	修改 删除
二七街社区卫生服务中心	湖北省武汉市江岸区二七街	城镇接种门诊	定点接种	周/旬接种	62918	11	修改 删除
汉口医院	湖北省武汉市江岸区新村街	出生接种单位	定点接种	日接种	52628	10	修改 删除
商职堤角医院	湖北省武汉市江岸区丹水池街	出生接种单位	定点接种	日接种	42393	3	修改 删除
金桥社区卫生服务中心	湖北省武汉市江岸区后湖乡	城镇接种门诊	定点接种	周/旬接种	24803	4	修改 删除
劳动街社区卫生服务中心	湖北省武汉市江岸区劳动街	城镇接种门诊	定点接种	周/旬接种	71323	8	修改 删除
一元街社区卫生服务中心	湖北省武汉市江岸区一元街	城镇接种门诊	定点接种	周/旬接种	30535	3	修改 删除
谌家矶街社区卫生服务中心	湖北省武汉市江岸区谌家矶街	城镇接种门诊	定点接种	周/旬接种	10997	5	修改 删除
武汉市中心医院	湖北省武汉市江岸区上海街	出生接种单位	定点接种	日接种	32696	13	修改 删除
大智街社区卫生服务中心	湖北省武汉市江岸区大智街	城镇接种门诊	定点接种	周/旬接种	33882	2	修改 删除
花桥第二服务中心	湖北省武汉市江岸区花桥街	城镇接种门诊	定点接种	日接种	50040	7	修改 删除

下一页　尾页　第 1 页　确定　总儿童数 31　总共 3 页

图 2-41　接种单位档案

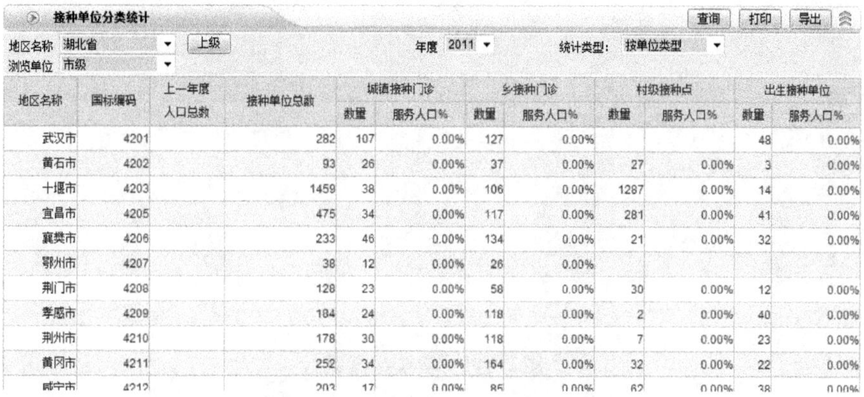

接种单位分类统计　查询　打印　导出

地区名称　湖北省　上级　年度　2011　统计类型：按单位类型

浏览单位　市级

地区名称	国标编码	上一年度人口总数	接种单位总数	城镇接种门诊		乡接种门诊		村级接种点		出生接种单位	
				数量	服务人口%	数量	服务人口%	数量	服务人口%	数量	服务人口%
武汉市	4201		282	107	0.00%	127	0.00%			48	0.00%
黄石市	4202		93	26	0.00%	37	0.00%	27	0.00%	3	0.00%
十堰市	4203		1459	38	0.00%	106	0.00%	1287	0.00%	14	0.00%
宜昌市	4205		475	34	0.00%	117	0.00%	281	0.00%	41	0.00%
襄樊市	4206		233	46	0.00%	134	0.00%	21	0.00%	32	0.00%
鄂州市	4207		38	12	0.00%	26	0.00%				
荆门市	4208		128	23	0.00%	58	0.00%	30	0.00%	12	0.00%
孝感市	4209		184	24	0.00%	118	0.00%	2	0.00%	40	0.00%
荆州市	4210		178	30	0.00%	118	0.00%	7	0.00%	23	0.00%
黄冈市	4211		252	34	0.00%	164	0.00%	32	0.00%	22	0.00%
咸宁市	4212		203	17	0.00%	85	0.00%	62	0.00%	38	0.00%

图 2-42　接种单位分类统计

省市级单位查询时，查询结果中列出下级区县及相应的数据；区县级单位查询时，查询结果中列出下级直属接种门诊及相应的数据。最下面一行为合计数据。

（3）机构覆盖率统计

此模块由区县及以上级别单位使用，市级单位可通过“地区名称”选择下级单位进行查询。

此模块的位置为：基本信息→机构管理→接种单位管理→机构覆盖率统计。

查询页面如图 2-43 所示，基本功能为查询、打印、导出。

改变“地区名称”“浏览单位”查询条件后，点击“查询”按钮，将显示相应信息。

省市级单位查询时，查询结果中列出下级区县及相应的数据；区县级单位查询时，查询结果中列出下级接种点及相应的数据。最下面一行为合计数据。

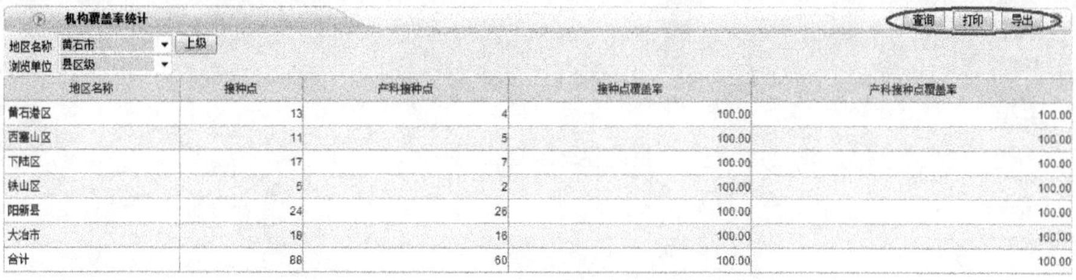

机构覆盖率统计　查询　打印　导出

地区名称　黄石市　上级

浏览单位　县区级

地区名称	接种点	产科接种点	接种点覆盖率	产科接种点覆盖率
黄石港区	13	4	100.00	100.00
西塞山区	11	5	100.00	100.00
下陆区	17	7	100.00	100.00
铁山区	5	2	100.00	100.00
阳新县	24	26	100.00	100.00
大冶市	18	16	100.00	100.00
合计	88	60	100.00	100.00

图 2-43　机构覆盖率统计

2. 学校托幼机构管理

学校托幼机构管理包括 2 个子模块：学校数量统计和托幼机构数量统计。

（1）学校数量统计

此模块由区县及以上级别单位通过“地区名称”选择下级单位进行查询，其中的数据由监测系统导入。

此模块的位置为：基本信息→机构管理→学校托幼机构管理→学校数量统计。

查询页面如图 2-44 所示，基本功能为查询、打印、导出。

改变“地区名称”和“浏览单位”查询条件后，点击“查询”按钮，将显示相应信息。

省市级单位查询时，查询结果中列出下级区县及相应的数据；区县级单位查询时，查询结果中列出下级接种点及相应的数据。

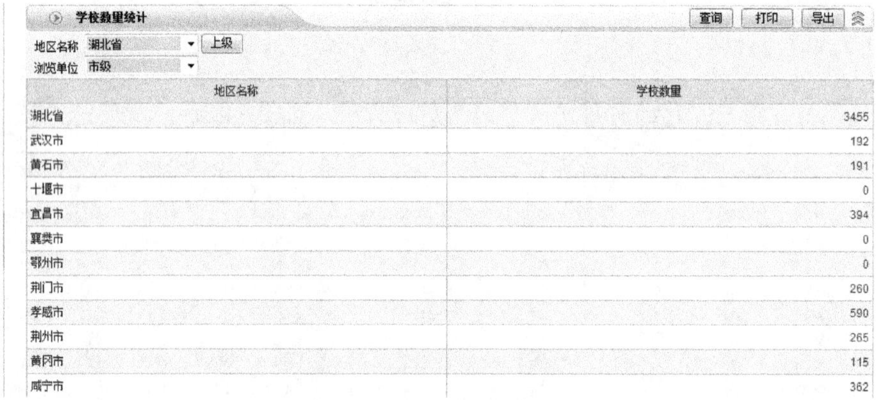

地区名称	学校数量
湖北省	3455
武汉市	192
黄石市	191
十堰市	0
宜昌市	394
襄樊市	0
鄂州市	0
荆门市	260
孝感市	590
荆州市	265
黄冈市	115
咸宁市	362

图 2-44　学校数量统计

（2）托幼机构数量统计

此模块由区县及以上级别单位通过“地区名称”选择下级单位进行查询，其中的数据由监测系统导入。

此模块的位置为：基本信息→机构管理→学校托幼机构管理→托幼机构数量统计。

查询页面如图 2-45 所示，基本功能为查询、打印、导出。

改变“地区名称”和“浏览单位”查询条件后，点击“查询”按钮，将显示相应信息。

省市级单位查询时，查询结果中列出下级区县及相应的数据；区县级单位查询时，查询结果中列出

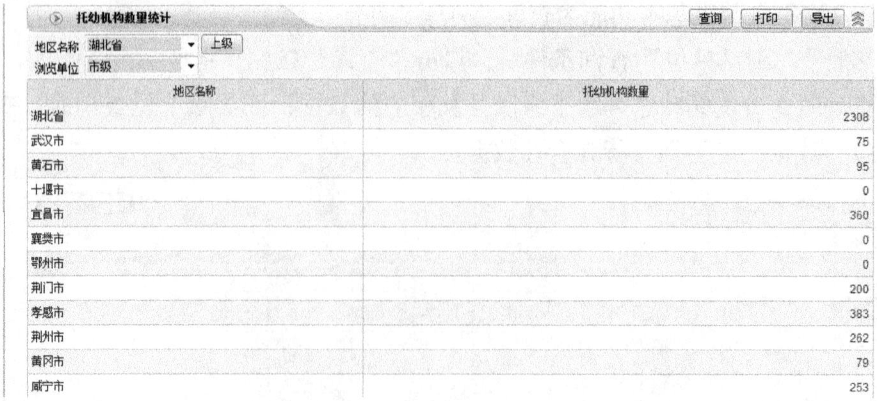

地区名称	托幼机构数量
湖北省	2308
武汉市	75
黄石市	95
十堰市	0
宜昌市	360
襄樊市	0
鄂州市	0
荆门市	200
孝感市	383
荆州市	262
黄冈市	79
咸宁市	253

图 2-45　托幼机构数量统计

下级接种点及相应的数据。

3. 客户端版本汇总表

此模块由区县及以上级别单位通过“地区名称”选择下级单位进行查询。

此模块的位置为：基本信息→机构管理→客户端版本汇总表。

查询页面如图 2-46 所示。

改变“地区名称”查询条件后，点击“查询”按钮，将显示相应信息。

点击查询结果中对应的使用单位数，可浏览使用该版本客户端的单位信息。

客户端版本号	使用单位数
2.5.11.5	4
2.5.14.1	2
2.5.14.2	17
2.5.15.10	1248
2.5.15.15	6
2.5.15.4	535
2.5.15.5	9
2.5.15.9	1
2.5.17.5	3
2.5.17.7	4
2.5.17.8	1
2.6.15.7	2

图 2-46　客户端版本汇总表

（四）冷链设备管理

冷链设备管理包括 5 个模块：冷链设备资料、冰包冰排数量录入、冷链设备使用状态统计、冷链设备来源统计表、冷链监测完整性统计。

1. 冷链设备资料

此模块资料由国家监测系统导入。

此模块的位置为：基本信息→冷链设备管理→冷链设备资料。

此模块的基本功能有：查询、增加、导入、导出、上报。首页面即为查询页面。

选择“地区名称”进行查询，对查询出来的数据，可进行修改、删除操作（图 2-47）。

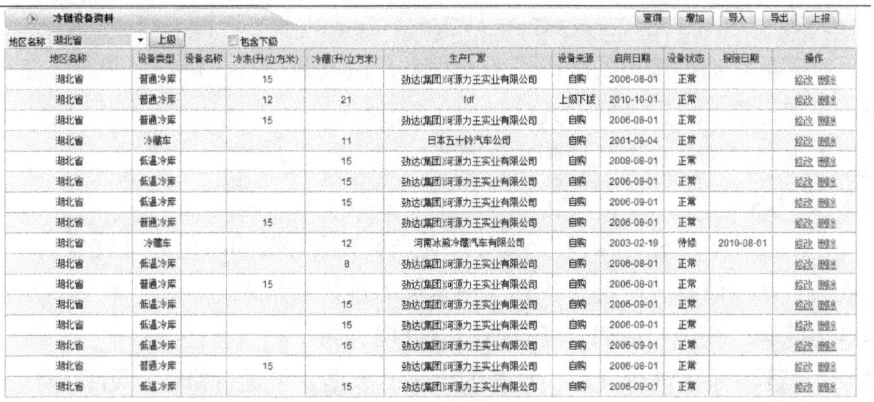

地区名称	设备类型	设备名称	冷冻(升/立方米)	冷藏(升/立方米)	生产厂家	设备来源	启用日期	设备状态	报废日期	操作
湖北省	普通冷库		15		劲达(集团)河源力王实业有限公司	自购	2006-08-01	正常		修改 删除
湖北省	普通冷库		12	21	fdf	上级下拨	2010-10-01	正常		修改 删除
湖北省	普通冷库		15		劲达(集团)河源力王实业有限公司	自购	2006-08-01	正常		修改 删除
湖北省	冷藏车			11	日本五十铃汽车公司	自购	2001-09-04	正常		修改 删除
湖北省	低温冷库			15	劲达(集团)河源力王实业有限公司	自购	2008-08-01	正常		修改 删除
湖北省	低温冷库			15	劲达(集团)河源力王实业有限公司	自购	2006-09-01	正常		修改 删除
湖北省	低温冷库			15	劲达(集团)河源力王实业有限公司	自购	2006-09-01	正常		修改 删除
湖北省	普通冷库		15		劲达(集团)河源力王实业有限公司	自购	2006-08-01	正常		修改 删除
湖北省	冷藏车			12	河南冰熊冷藏汽车有限公司	自购	2003-02-19	待修	2010-08-01	修改 删除
湖北省	低温冷库			8	劲达(集团)河源力王实业有限公司	自购	2006-08-01	正常		修改 删除
湖北省	普通冷库		15		劲达(集团)河源力王实业有限公司	自购	2006-08-01	正常		修改 删除
湖北省	低温冷库			15	劲达(集团)河源力王实业有限公司	自购	2006-09-01	正常		修改 删除
湖北省	低温冷库			15	劲达(集团)河源力王实业有限公司	自购	2006-09-01	正常		修改 删除
湖北省	低温冷库			15	劲达(集团)河源力王实业有限公司	自购	2006-09-01	正常		修改 删除
湖北省	普通冷库		15		劲达(集团)河源力王实业有限公司	自购	2006-08-01	正常		修改 删除
湖北省	低温冷库			15	劲达(集团)河源力王实业有限公司	自购	2006-09-01	正常		修改 删除

图 2-47　冷链设备资料

点击“增加”，进入新增页面（图 2-48）。

设备类型：下拉菜单，选择设备，值域为冷藏车、疫苗运输车、低温冷库、普通冷库、低温冰箱、普通冰箱、冰衬冰箱、备用发电机、备用制冷机组、冷藏运输箱。默认为冷藏车。

设备名称：输入选中的冷链设备的名称。

设备型号：输入选中的冷链设备的型号，只允许输入数字，且允许输入的最大长度为 9 位数。

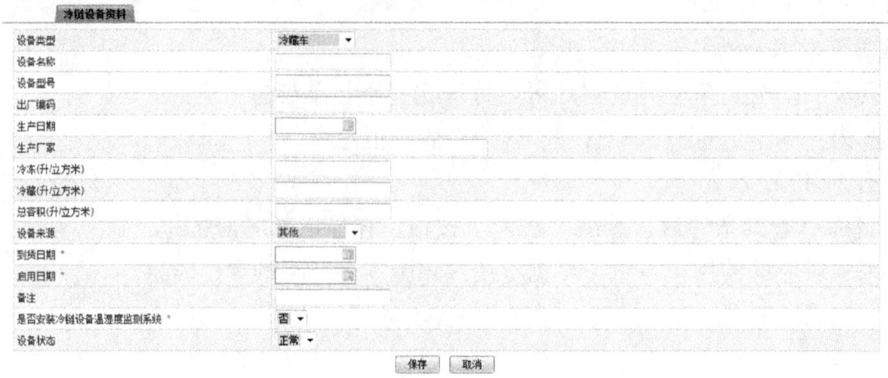

图 2-48　新增页面

出厂编码：输入选中的冷链设备的出厂编码。

生产日期：点击日期控件，选择生产日期。

生产厂家：输入选中的冷链设备的生产厂家，允许输入的最大长度为 25 个字。

冷冻（升/立方米）：输入选中的冷链设备的冷冻室容积，单位为升/立方米。

冷藏（升/立方米）：输入选中的冷链设备的冷藏室容积，单位为升/立方米。

总容积（升/立方米）：输入选中的冷链设备的总容积，单位为升/立方米。

设备来源：下拉菜单，选择选中的冷链设备的设备来源，值域为国际项目（捐赠）、上级下拨、自购、其他。默认为其他。

到货日期：点击日期控件，选择到货日期。（必填）

启用时间：点击日期控件，选择启用时间。（必填）

备注：输入选中的冷链设备的备注信息。

是否安装冷链设备温湿度监测系统：下拉菜单，选择是否安装冷链设备温湿度监测系统，值域为是、否。默认为否。（必填）

设备状态：下拉菜单，选择选中的冷链设备的状态，值域为正常、待修、报废、备用。默认为正常。

保存：按钮，保存记录，点击后回到查询页面。

取消：按钮，不保存记录，点击后回到查询页面。

2. 冰包冰排数量录入

此模块由市级、区县级单位分“年度”录入和维护本单位管辖的冰包冰排数量。

此模块的位置为：基本信息→冷链设备管理→冰包冰排数量录入。

此模块的基本功能有：查询、增加。首页面即为查询页面。

选择“年度”“地区名称”进行查询，对查询出来的数据，可进行修改、删除操作（图 2-49）。

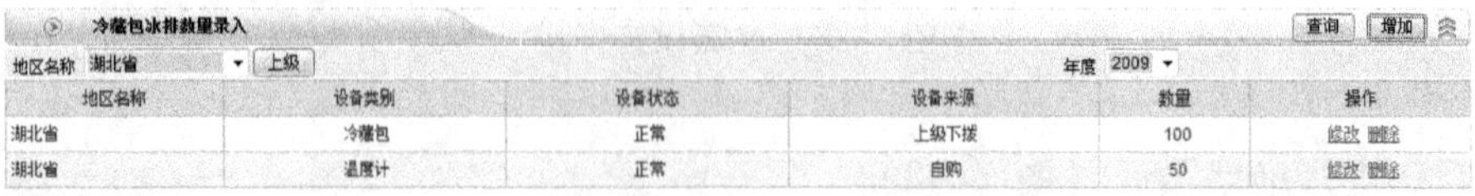

图 2-49　冰包冰排数量录入

选择相应“年度”，点击“增加”，进入新增页面（图 2-50）。

年度：显示为查询页面选择的年度，不可编辑。

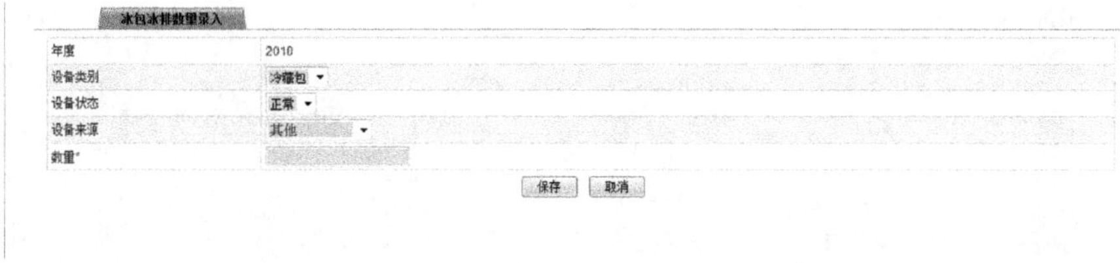

图 2–50　新增页面

设备类别：下拉菜单，选择设备的类别，值域为冷藏包、温度计。默认为冷藏包。

设备状态：下拉菜单，选择设备的状态，值域为正常、待修、报废、备用。默认为正常。

设备来源：下拉菜单，选择设备的来源，值域为国际项目（捐赠）、上级下拨、自购、其他。默认为其他。

数量：录入选择的设备类别的数量。(必填)

保存：按钮，保存记录，点击后回到查询页面。

取消：按钮，不保存记录，点击后回到查询页面。

3. 冷链设备使用状态统计

此模块由区县及以上级别单位分“年度”查询使用，市级单位可通过“地区名称”选择下级单位进行查询。

此模块的位置为：基本信息→冷链设备管理→冷链设备使用状态统计。

查询页面如图 2–51 所示，基本功能为查询、打印、导出。

改变“地区名称”和“年度”查询条件后，点击“查询”按钮，将统计所选范围内各种冷链设备的具体使用状态。

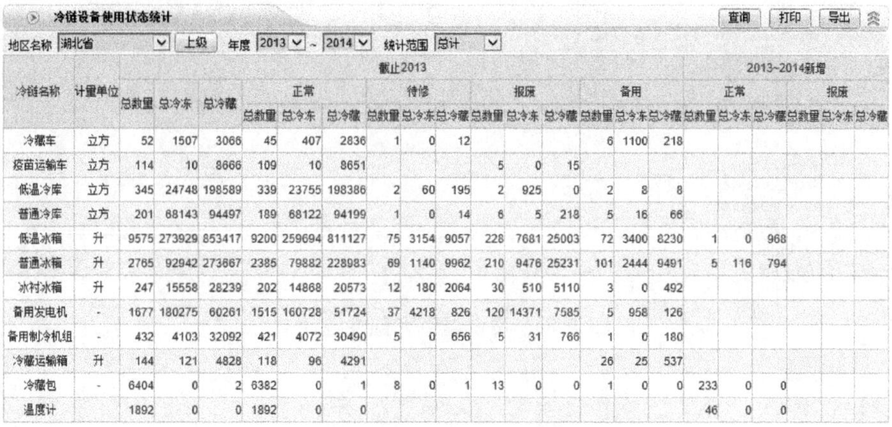

冷链设备使用状态统计　查询　打印　导出

地区名称 湖北省　上级　年度 2013 ~ 2014　统计范围 总计

冷链名称	计量单位	截止2013															2013~2014新增					
		总数量	总冷冻	总冷藏	正常			待修			报废			备用			正常			报废		
					总数量	总冷冻	总冷藏	总数量	总冷冻	总冷藏	总数量	总冷冻	总冷藏	总数量	总冷冻	总冷藏	总数量	总冷冻	总冷藏	总数量	总冷冻	总冷藏
冷藏车	立方	52	1507	3066	45	407	2836	1	0	12				6	1100	218						
疫苗运输车	立方	114	10	8666	109	10	8651				5	0	15									
低温冷库	立方	345	24748	198589	339	23755	198386	2	60	195	2	925	0	2	8	8						
普通冷库	立方	201	68143	94497	189	68122	94199	1	0	14	6	5	218	5	16	66						
低温冰箱	升	9575	273929	853417	9200	259694	811127	75	3154	9057	228	7681	25003	72	3400	8230	1	0	968			
普通冰箱	升	2765	92942	273667	2385	79882	228983	69	1140	9962	210	9476	25231	101	2444	9491	5	116	794			
冰衬冰箱	升	247	15558	28239	202	14868	20573	12	180	2064	30	510	5110	3	0	492						
备用发电机	-	1677	180275	60261	1515	160728	51724	37	4218	826	120	14371	7585	5	958	126						
备用制冷机组	-	432	4103	32092	421	4072	30490	5	0	656	5	31	766	1	0	180						
冷藏运输箱	升	144	121	4828	118	96	4291							26	25	537						
冷藏包	-	6404	0	2	6382	0	1	8	0	1	13	0	0	1	0	0	233	0	0			
温度计		1892	0	0	1892	0	0										46	0	0			

图 2–51　冷链设备使用状态统计

4. 冷链设备来源统计表

此模块由区县及以上级别单位分“截止年度”查询使用，市级单位可通过“地区名称”选择下级单位进行查询。

此模块的位置为：基本信息→冷链设备管理→冷链设备来源统计表。

查询页面如图 2–52 所示，基本功能为查询、打印、导出。

改变“地区名称”和“截止年度”查询条件后，点击“查询”按钮，将统计所选范围内各种冷链设

冷链设备来源统计表　查询　打印　导出

地区名称　湖北省　上级　截止年度　2011

冷链名称	总数量	总容积	国际项目(捐赠)		上级下拨		自购		其他	
			总数量	总容积	总数量	总容积	总数量	总容积	总数量	总容积
冷藏车	36	1761			26	676	10	1085		
疫苗运输车	117	9438	3	3006	107	6206	7	226		
低温冷库	393	330583	10	2040	353	321702	30	6841		
普通冷库	177	157959	3	555	151	155078	23	2326		
低温冰箱	10314	1192904	100	16557	8328	935230	1871	238221	15	2896
普通冰箱	1617	232402	91	20049	1282	180608	241	30970	3	775
冰衬冰箱	42	7228	8	1236	29	5227	3	583	2	182
备用发电机	2035	291896	92	11693	1781	262572	159	17444	3	187
备用制冷机组	650	48847	4	680	544	40099	95	7222	7	846
冷藏运输箱	12	600			8	420	4	180		
冷藏包	3044	2	246	0	1897	0	20	2	393	0
温度计	561	0			26	0	115	0	111	0

图 2–52　冷链设备来源统计表

备的具体来源情况。

5. 冷链监测完整性统计

此模块由区县及以上级别单位分“截止年度”查询使用，市级单位可通过“地区名称”选择下级单位进行查询。

此模块的位置为：基本信息→冷链设备管理→冷链监测完整性统计。

查询页面如图 2–53 所示，基本功能为查询、打印、导出。

改变“地区名称”和“截止年度”查询条件后，点击“查询”按钮，将显示相应信息。

冷链监测完整性统计　查询　打印　导出

地区名称　西陵区　上级　截止年度　2013

地区名称	报告情况	市			区县			接种单位		
		地市数	报告数	报告率(%)	区县数	报告数	报告率(%)	接种单位数	报告数	报告率(%)
东湖社区卫生服务中心	1							1	1	100.00
葛洲坝疾控所接种门诊	1							1	1	100.00
南苑社区卫生服务中心	1							1	1	100.00
东山花园社区卫生服务站	1							1	1	100.00
三峡大学校医院保健科	1							1	1	100.00
宜昌开发区预防保健中心接种门诊	1							1	1	100.00
三峡坝社区卫生服务中心	1							1	1	100.00
峡口风景区卫生所	1							1	1	100.00
学院社区卫生服务中心	1							1	1	100.00
西陵社区卫生服务中心	1							1	1	100.00
樵湖岭社区卫生服务站	1							1	1	100.00
云集社区卫生服务中心	1							1	1	100.00
葛西坝门诊	1							1	1	100.00
合计	13							13	13	1.00

图 2–53　冷链监测完整性统计

（五）编码维护

编码维护包括 6 个模块：基本编码、疫苗编码、查漏补种维护、疾病监测维护、免疫监测维护、IPV 设置。

1. 基本编码

基本编码包括 8 个子模块：单位编码、居住属性、学历、幼儿园信息、学校信息、冷链设备类别、接种途径、报表定义表。

（1）单位编码

此模块由管理单位维护，其他级别或无此模块权限的用户均不可见此模块。

此模块的位置为：基本信息→编码维护→基本编码→单位编码。

此模块的基本功能有：增加、导出、修改、删除、明细、查询。

选择相应的“地区名称”下拉菜单，可以选择当前下级单位（图 2–54），本级单位和下级单位之间有空格，以区分本级单位和下级单位。选中一个单位后，可以继续选择它的下级单位，点击“上级”按钮，即返回当前单位的上级单位。

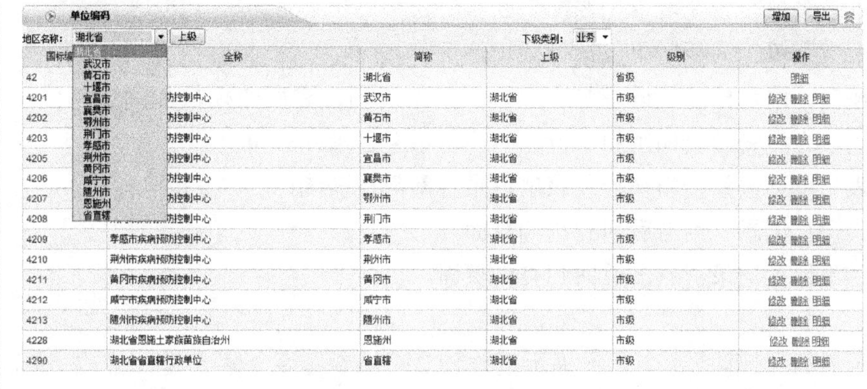

图 2–54　单位编码

通过选择不同的“下级类别”下拉菜单，可以在行政下级和业务下级之间切换查看。

1）增加

点击“增加”，进入新增页面（图 2–55）。

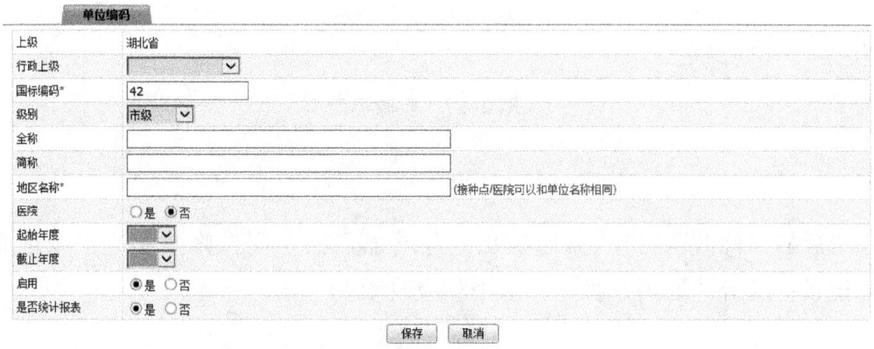

图 2–55　新增页面

上级：显示为“地区名称”处选定的单位（简称），且不允许修改。

行政上级：为即将添加的新单位的行政上级，在添加医院接种门诊、社区、行政村、居委会时，可选择所属的行政上级（乡镇、街道的简称），其他单位无行政上级。

国标编码：此处填写即将添加的单位的国标编码（只可输入数字）（必填）。且不可重复，重复后会出现错误提示（图 2–56）。

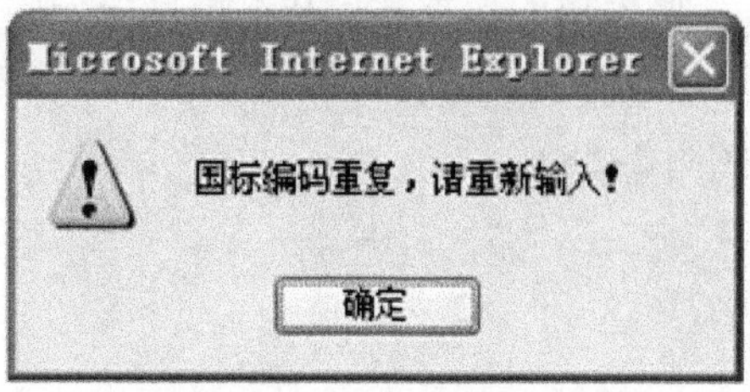

图 2–56　国标编码重复提示

级别：选择即将添加的单位的级别，值域为国家、省级、市级、区县级、医院接种门诊、街道办事处、乡镇、出生医院、狂犬病门诊、社区接种门诊、居委会、行政村，此处只会列出当前允许选择的级别。

全称：输入即将添加的单位的全称。允许输入的最大长度为25个字。

简称：输入即将添加的单位的简称。允许输入的最大长度为25个字。

地区名称：输入即将添加的单位的地区名称。允许输入的最大长度为25个字（必填）。

医院：单选按钮，用以判断即将添加的单位是否为医院。默认为否。

起始年度：下拉菜单，为新增单位选择起始年份。

截止年度：下拉菜单，为新增单位选择截止年份。

启用：单选按钮，用来标注该记录是否启用。如果启用，之后的模块如用到单位编码，将会显示此单位；如果不启用，之后的模块如用到单位编码，将不会显示此单位。

是否统计报表：单选按钮，用来控制该单位是否参与报表统计。

保存：按钮，保存记录，点击后回到查询页面。

取消：按钮，不保存记录，点击后回到查询页面。

2）删除

点击相应记录后的“删除”，会弹出提示框（图2-57），提示是否删除。点击“确定”按钮，删除成功，返回查询页面，且查询页面将会减少一条记录；点击“取消”按钮，删除失败，返回查询页面，且查询页面显示的记录不会减少。

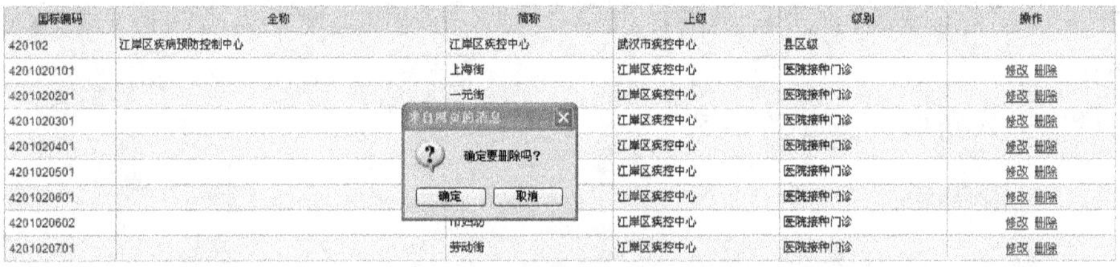

图2-57 删除提示

3）修改

点击相应记录后的“修改”，进入修改页面。与增加页面相同：修改相应记录信息，点击“保存”按钮，保存当前记录；点击“取消”按钮，取消相应改动。

4）查询

通过组合“地区名称”下拉菜单、“上级”按钮、“下级类别”下拉菜单，即会显示相应的满足条件的单位，包括本单位（通过“单位名称”下拉菜单确定）和下级单位（通过“下级类别”下拉菜单确定）。

（2）居住属性

此模块由管理单位维护，全市统一使用，其他级别或无此模块权限的用户均不可见此模块。

此模块的位置为：基本信息→编码维护→基本编码→居住属性。

此模块的基本功能有：增加、修改、删除、查询。已经被下载的数据，不允许删除，只可修改(图2-58)。

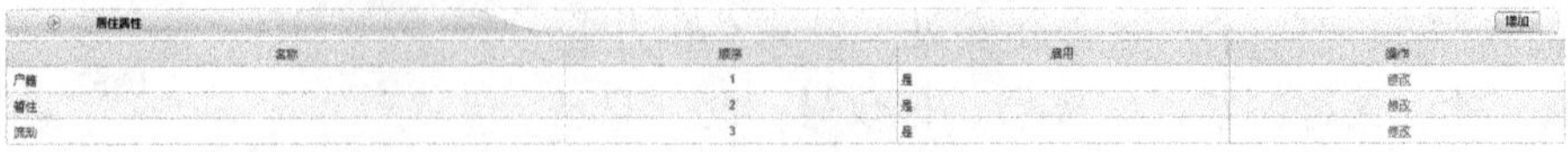

图2-58 居住属性

1）增加

点击“增加”，进入新增页面（图2–59）。

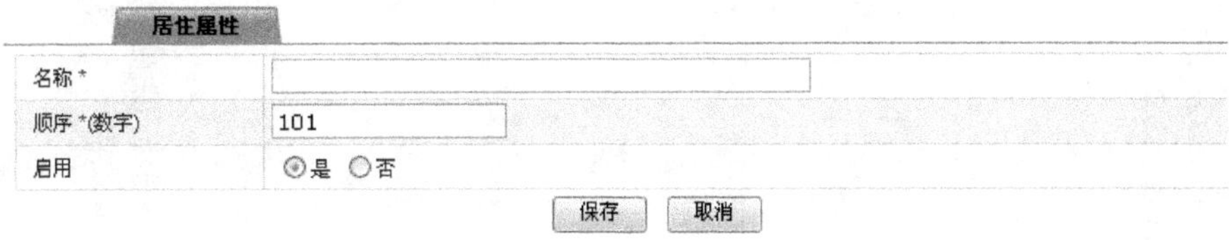

图2–59　新增页面

名称：录入此居住属性的名称。（必填）

顺序：录入此居住属性的顺序。（必填）

启用：单选按钮，用来标注该记录是否启用。如果启用，之后的模块如用到居住属性，将会显示此记录；如果不启用，之后的模块如用到居住属性，将不会显示此记录。

保存：按钮，保存记录，点击后回到查询页面。

取消：按钮，不保存记录，点击后回到查询页面。

2）修改

点击相应记录后的“修改”，进入修改页面，与增加页面相同：修改相应记录信息，点击“保存”按钮，保存当前记录；点击“取消”按钮，取消相应改动。

3）删除

点击相应记录后的“删除”，会弹出提示框（如图2–60），提示是否删除。点击“确定”按钮，删除成功，返回查询页面，且查询页面将会减少一条记录；点击“取消”按钮，删除失败，返回查询页面，且查询页面显示的记录不会减少。

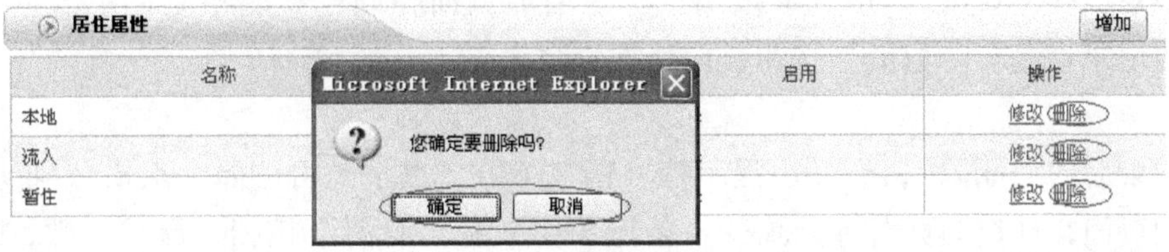

图2–60　删除提示

4）查询

因为此模块无查询条件，所以当进入此模块时，即为查询页面。此页面显示所有的记录。

（3）学历

此模块由管理单位维护，全市统一使用，其他级别或无此模块权限的用户均不可见此模块。

此模块的位置为：基本信息→编码维护→基本编码→学历。

此模块的基本功能有：增加、修改、删除、查询（图2–61）。

1）增加

点击“增加”，进入新增页面（图2–62）。

编码：录入学历的编码，允许输入的最大长度为3个字。（必填）

名称：录入学历的名称，允许输入的最大长度为25个字。（必填）

顺序：录入此条记录的顺序，只允许输入数字。（必填）

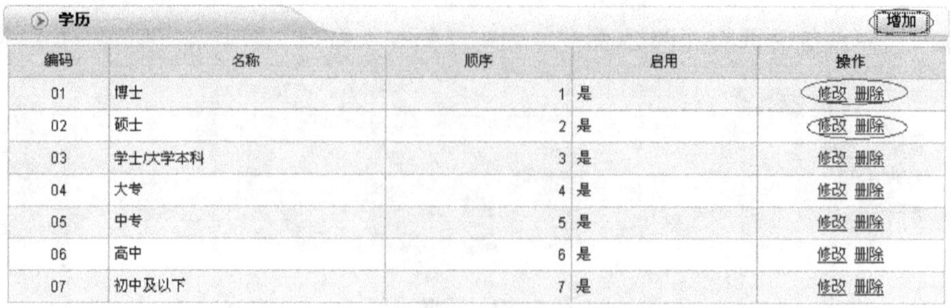

图 2–61　学历

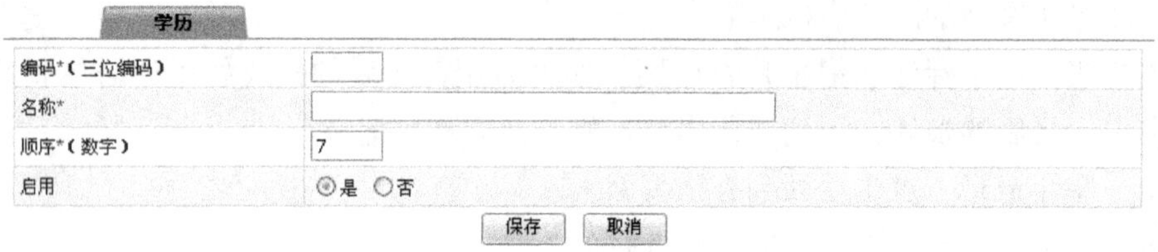

图 2–62　新增页面

启用：单选按钮，用来标注该记录是否启用。如果启用，之后的模块如用到学历，将会显示此记录；如果不启用，之后的模块如用到学历，将不会显示此记录。

保存：按钮，保存记录，点击后回到查询页面。

取消：按钮，不保存记录，点击后回到查询页面。

2）修改

点击相应记录后的“修改”，进入修改页面。与增加页面相同：修改相应记录信息，点击“保存”按钮，保存当前记录；点击“取消”按钮，取消相应改动。

3）删除

点击相应记录后的“删除”，会弹出提示框（图 2–63），提示是否删除。点击“确定”按钮，删除成功，返回查询页面，且查询页面将会减少一条记录；点击“取消”按钮，删除失败，返回查询页面，且查询页面显示的记录不会减少。

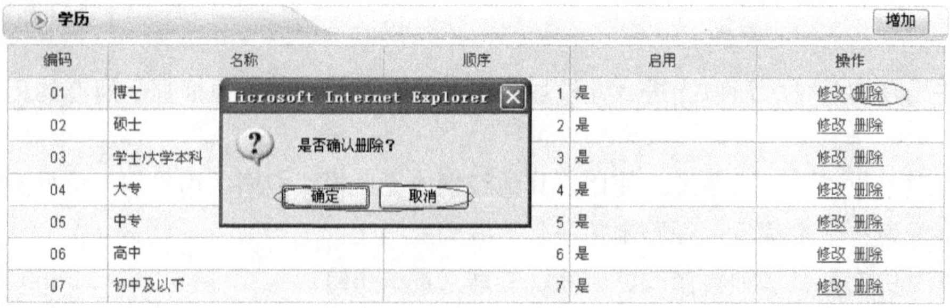

图 2–63　删除提示

4）查询

因为此模块无查询条件，所以当进入此模块时，即为查询页面。此页面显示所有的记录。

(4) 幼儿园信息

此模块由管理单位维护，全市统一使用，其他级别或无此模块权限的用户均不可见此模块。

此模块的位置为：基本信息→编码维护→基本编码→幼儿园信息。

此模块的基本功能有：增加、修改、删除、查询、导出（图 2–64）。

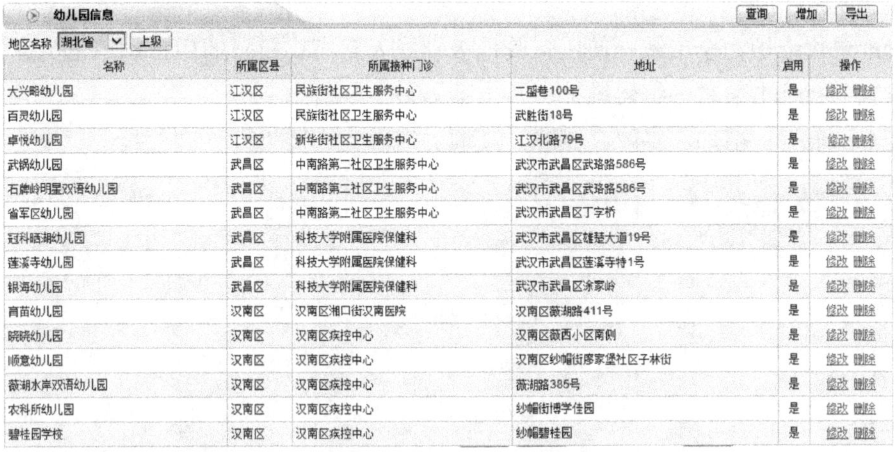

名称	所属区县	所属接种门诊	地址	启用	操作
大兴路幼儿园	江汉区	民族街社区卫生服务中心	二曜巷100号	是	修改 删除
百灵幼儿园	江汉区	民族街社区卫生服务中心	武胜街18号	是	修改 删除
卓悦幼儿园	江汉区	新华街社区卫生服务中心	江汉北路79号	是	修改 删除
武锅幼儿园	武昌区	中南路第二社区卫生服务中心	武汉市武昌区武珞路586号	是	修改 删除
石牌岭明星双语幼儿园	武昌区	中南路第二社区卫生服务中心	武汉市武昌区武珞路586号	是	修改 删除
省军区幼儿园	武昌区	中南路第二社区卫生服务中心	武汉市武昌区丁字桥	是	修改 删除
冠科晒湖幼儿园	武昌区	科技大学附属医院保健科	武汉市武昌区雄楚大道19号	是	修改 删除
莲溪寺幼儿园	武昌区	科技大学附属医院保健科	武汉市武昌区莲溪寺特1号	是	修改 删除
银海幼儿园	武昌区	科技大学附属医院保健科	武汉市武昌区涂家岭	是	修改 删除
育苗幼儿园	汉南区	汉南区湘口街汉南医院	汉南区薇湖路411号	是	修改 删除
晓晓幼儿园	汉南区	汉南区疾控中心	汉南区薇西小区南侧	是	修改 删除
顺意幼儿园	汉南区	汉南区疾控中心	汉南区纱帽街廖家堡社区子林街	是	修改 删除
薇湖水岸双语幼儿园	汉南区	汉南区疾控中心	薇湖路385号	是	修改 删除
农科所幼儿园	汉南区	汉南区疾控中心	纱帽街博学佳园	是	修改 删除
碧桂园学校	汉南区	汉南区疾控中心	纱帽碧桂园	是	修改 删除

图 2–64　幼儿园信息

点击“增加”，进入新增页面（图 2–65）。

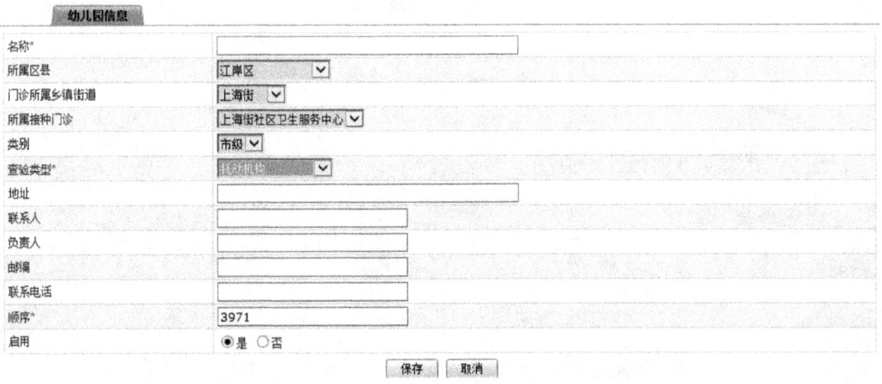

图 2–65　新增页面

名称：录入幼儿园的名称，允许输入的最大长度为 25 个字。（必填）

所属区县：下拉菜单，为即将添加的幼儿园选择所归属区县。

门诊所属乡镇街道：下拉菜单，为即将添加的幼儿园选择所归属乡镇街道。

所属接种门诊：下拉菜单，为即将添加的幼儿园选择所归属接种门诊。

类别：下拉菜单，选择所属类别，值域为市级、区级、乡级、村级、私人、其他。

查验类型：下拉菜单，选择所属查验类型，值域为托幼机构、幼儿园。（必填）

地址：输入即将添加的幼儿园的地址，允许输入的最大长度为 25 个字。

联系人：输入即将添加的幼儿园的联系人。

负责人：输入即将添加的幼儿园的负责人。

邮编：输入即将添加的幼儿园的邮编。

联系电话：输入即将添加的幼儿园的联系电话。

顺序：录入此条记录的顺序，只允许输入数字。（必填）

启用：单选按钮，用来标注该记录是否启用。如果启用，之后的模块如用到幼儿园信息，将会显示此记录；如果不启用，之后的模块如用到幼儿园信息，将不会显示此记录。

（5）学校信息

此模块由管理单位维护，全市统一使用，其他级别或无此模块权限的用户均不可见此模块。

此模块的位置为：基本信息→编码维护→基本编码→学校信息。

此模块的基本功能有：增加、修改、删除、查询、导出（图 2–66）。

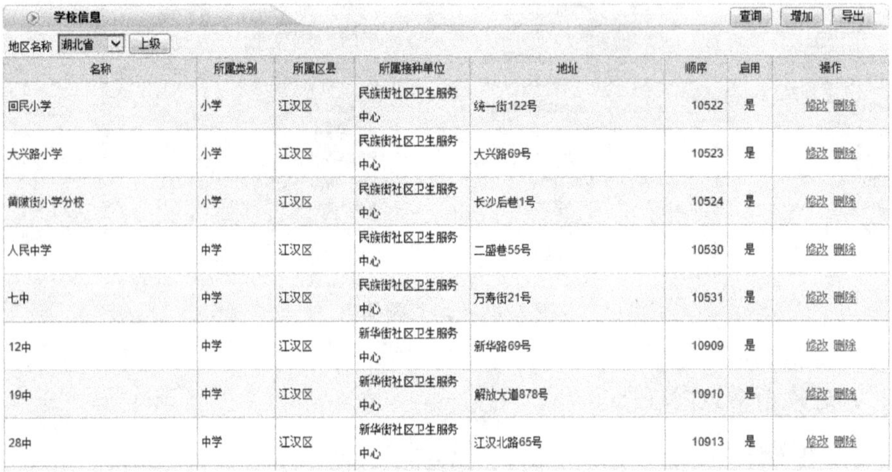
学校信息　查询　增加　导出
地区名称　湖北省　上级

名称	所属类别	所属区县	所属接种单位	地址	顺序	启用	操作
回民小学	小学	江汉区	民族街社区卫生服务中心	统一街122号	10522	是	修改 删除
大兴路小学	小学	江汉区	民族街社区卫生服务中心	大兴路69号	10523	是	修改 删除
黄陂街小学分校	小学	江汉区	民族街社区卫生服务中心	长沙后巷1号	10524	是	修改 删除
人民中学	中学	江汉区	民族街社区卫生服务中心	二盛巷55号	10530	是	修改 删除
七中	中学	江汉区	民族街社区卫生服务中心	万寿街21号	10531	是	修改 删除
12中	中学	江汉区	新华街社区卫生服务中心	新华路69号	10909	是	修改 删除
19中	中学	江汉区	新华街社区卫生服务中心	解放大道878号	10910	是	修改 删除
28中	中学	江汉区	新华街社区卫生服务中心	江汉北路65号	10913	是	修改 删除

图 2–66　学校信息

点击“增加”，进入新增页面（图 2–67）。

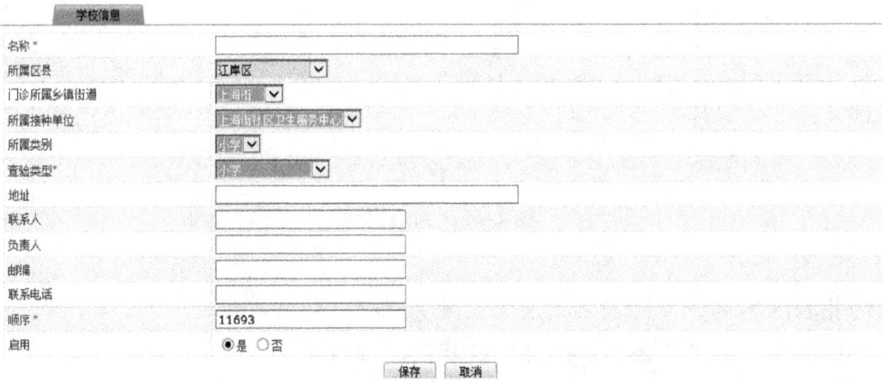

图 2–67　新增页面

名称：录入学校的名称，允许输入的最大长度为 25 字。（必填）

所属区县：下拉菜单，为即将添加的学校选择所归属区县。

门诊所属乡镇街道：下拉菜单，为即将添加的学校选择所归属乡镇街道。

所属接种单位：下拉菜单，为即将添加的学校选择所归属接种单位。

所属类别：下拉菜单，选择所属类别，值域为小学、中学、大学。

查验类型：下拉菜单，选择所属查验类型，值域为小学、初中。（必填）

地址：输入即将添加的学校的地址，允许输入的最大长度为 25 个字。

联系人：输入即将添加的学校的联系人。

负责人：输入即将添加的学校的负责人。

邮编：输入即将添加的学校的邮编。

联系电话：输入即将添加的学校的联系电话。

顺序：录入此条记录的顺序，只允许输入数字。（必填）

启用：单选按钮，用来标注该记录是否启用。如果启用，之后的模块如用到学校信息，将会显示此记录；如果不启用，之后的模块如用到学校信息，将不会显示此记录。

（6）冷链设备类别

此模块由管理单位维护，其他级别或无此模块权限的用户均不可见此模块。

此模块的位置为：基本信息→编码维护→基本编码→冷链设备类别。

此模块的基本功能有：增加、修改、删除、查询（图 2-68）。

冷链设备类别　增加

名称	计量单位	低值品	顺序	启用	操作
冷藏车	立方	否	1	是	修改 删除
疫苗运输车	立方	否	2	是	修改 删除
低温冷库	立方	否	3	是	修改 删除
普通冷库	立方	否	4	是	修改 删除
低温冰箱	升	否	5	是	修改 删除
普通冰箱	升	否	6	是	修改 删除
冰衬冰箱	升	否	6	是	修改 删除
备用发电机	-	否	7	是	修改 删除
备用制冷机组	-	否	8	是	修改 删除
冷藏运输箱	升	否	9	是	修改 删除
冷藏包	-	是	10	是	修改 删除
温度计		是	14	是	修改 删除

图 2-68　冷链设备类别

1）增加

点击“增加”，进入新增页面（图 2-69）。

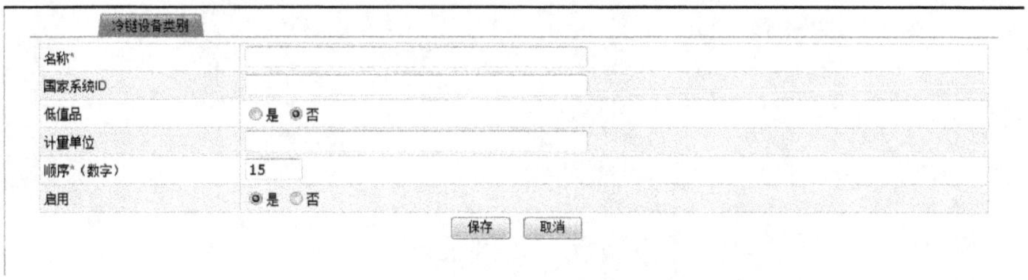

图 2-69　新增页面

名称：录入冷链设备的名称，允许输入的最大长度为 25 个字。（必填）

国家系统 ID：录入国家系统 ID。

低值品：单选按钮，选择此冷链设备是否为低值品。默认为否。

计量单位：录入冷链设备的计量单位。

顺序：输入此条记录的顺序，只允许输入数字。（必填）

启用：单选按钮，用来标注该记录是否启用。如果启用，之后的模块如用到冷链设备类别，将会显示此记录；如果不启用，之后的模块如用到冷链设备类别，将不会显示此记录。

保存：按钮，保存记录，点击后回到查询页面。

取消：按钮，不保存记录，点击后回到查询页面。

2）修改

点击相应记录后的“修改”，进入修改页面。与增加页面相同：修改相应记录信息，点击“保存”按钮，保存当前记录；点击“取消”按钮，取消相应改动。

3）删除

点击相应记录后的“删除”，会弹出提示框（图 2–70），提示是否删除。点击“确定”按钮，删除成功，返回查询页面，且查询页面将会减少一条记录；点击“取消”按钮，删除失败，返回查询页面，且查询页面显示的记录不会减少。

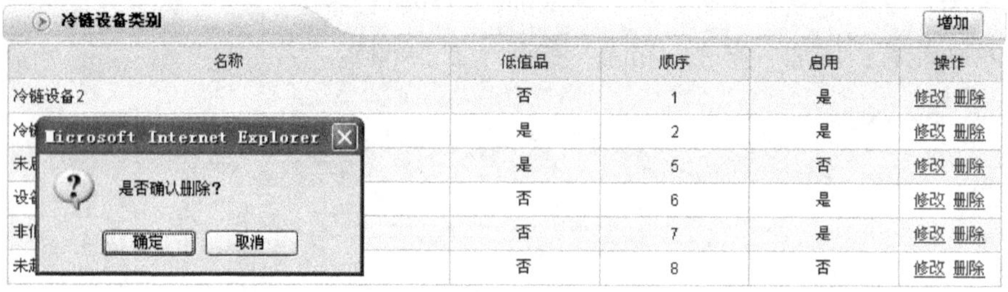

图 2–70　删除提示

4）查询

因为此模块无查询条件，所以当进入此模块时，即为查询页面。此页面显示所有的记录。

（7）接种途径

此模块由管理单位维护，其他级别或无此模块权限的用户均不可见此模块。

此模块的位置为：基本信息→编码维护→基本编码→接种途径。

此模块的基本功能有：增加、修改、删除、查询（图 2–71）。

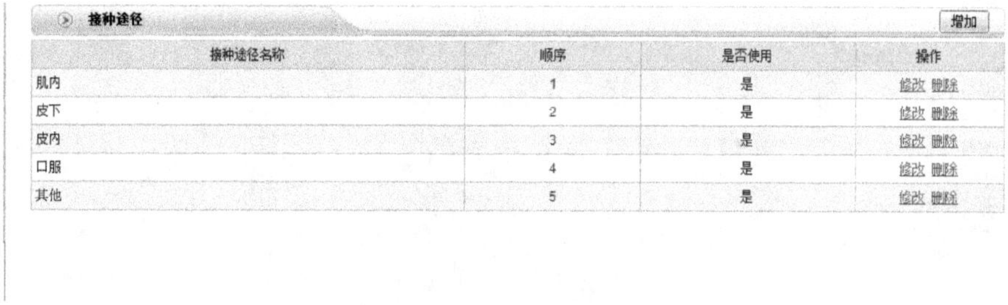

图 2–71　接种途径

点击“增加”，进入新增页面（图 2–72）。

接种途径名称：输入接种途径的名称，允许输入的最大长度为 25 个字。（必填）

顺序：输入接种部位的顺序，只允许输入数字，允许输入的最大长度为 4 位数（必填）。添加新记录时，自动搜索最大的顺序加 1，为新记录的顺序。

是否启用：单选按钮，选择此接种部位是否启用。默认为启用。

保存：按钮，保存记录，点击后回到查询页面。

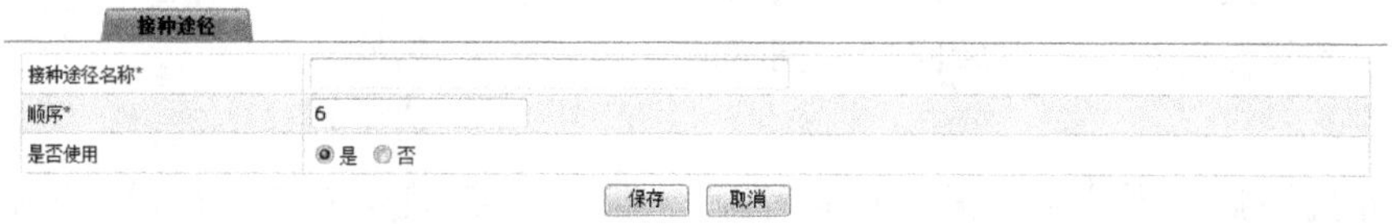

图 2–72　新增页面

取消：按钮，不保存记录，点击后回到查询页面。

（8）报表定义表

此模块由管理单位维护，其他级别或无此模块权限的用户均不可见此模块。

此模块的位置为：基本信息→编码维护→基本编码→报表定义表。

此模块的基本功能有：增加、修改、删除、查询。已经被下载的数据，不允许删除，只可修改(图 2–73)。

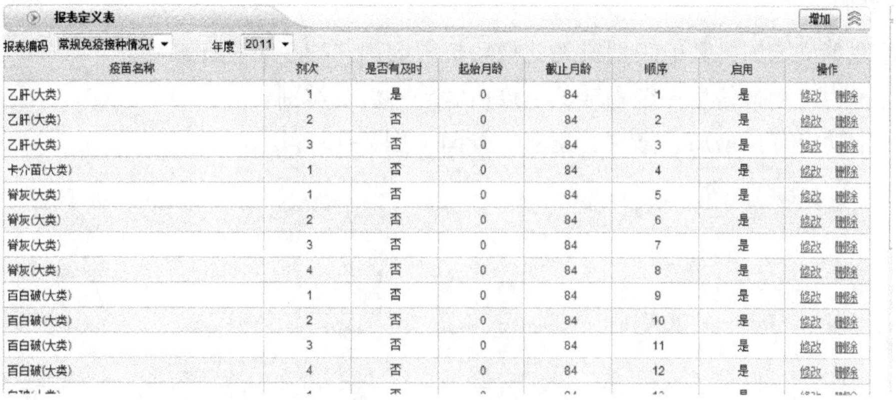

报表定义表　增加

报表编码 常规免疫接种情况6　年度 2011

疫苗名称	剂次	是否有及时	起始月龄	截止月龄	顺序	启用	操作
乙肝(大类)	1	是	0	84	1	是	修改 删除
乙肝(大类)	2	否	0	84	2	是	修改 删除
乙肝(大类)	3	否	0	84	3	是	修改 删除
卡介苗(大类)	1	否	0	84	4	是	修改 删除
脊灰(大类)	1	否	0	84	5	是	修改 删除
脊灰(大类)	2	否	0	84	6	是	修改 删除
脊灰(大类)	3	否	0	84	7	是	修改 删除
脊灰(大类)	4	否	0	84	8	是	修改 删除
百白破(大类)	1	否	0	84	9	是	修改 删除
百白破(大类)	2	否	0	84	10	是	修改 删除
百白破(大类)	3	否	0	84	11	是	修改 删除
百白破(大类)	4	否	0	84	12	是	修改 删除

图 2–73　报表定义表

选择“报表编码”的类型，值域为常规免疫接种情况 6 –1、第二类疫苗接种情况 6 –2。

点击“增加”，进入新增页面（图 2–74）。

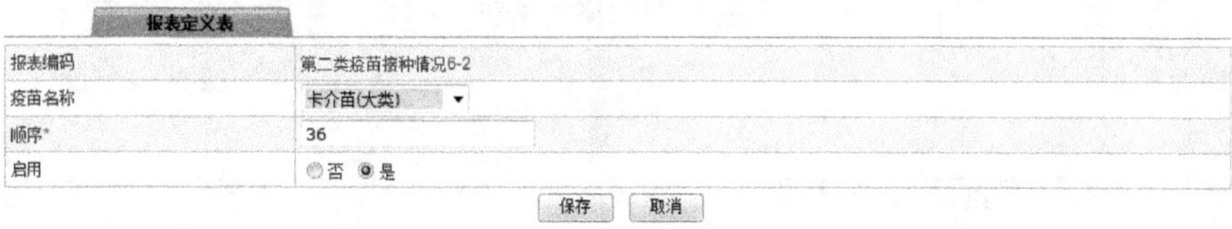

图 2–74　新增页面

以第二类疫苗接种情况 6 –2 为例来讲解。

报表编码：显示为查询页面选择的报表编码，不可编辑。

疫苗名称：下拉菜单，值域为所有的大类疫苗和非大类疫苗，大类疫苗后加“（大类）”来区别。选择大类疫苗后，就不可以选择相应非大类疫苗，反之亦然。

顺序：输入此记录的顺序（必填）。默认为最大的顺序然后加 1。

启用：单选按钮，选择此接种部位是否启用。默认为启用。

保存：按钮，保存记录，点击后回到查询页面。

取消：按钮，不保存记录，点击后回到查询页面。

注意事项：

若选择某“年度”后发现该年度报表未定义过，此时，若报表定义与以往没有变化，那么不必重新增加每条，只需在“被复制年度”中选择一个已经定义过报表的年度，点击“复制”按钮，将会把选定年度的报表定义复制到本年度（图 2–75）。

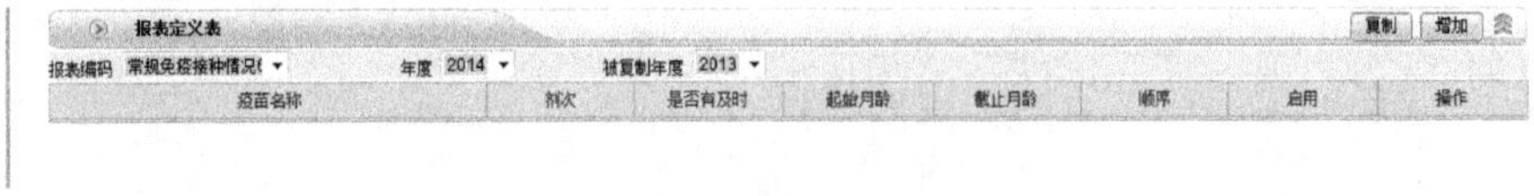

图 2–75　复制报表定义表

2. 疫苗编码

疫苗编码包括 3 个子模块：疫苗类别、疫苗管理、免疫程序表。

（1）疫苗类别

此模块由管理单位维护，其他级别或无此模块权限的用户均不可见此模块。

此模块的位置为：基本信息→编码维护→疫苗编码→疫苗类别。

此模块的基本功能有：增加、修改、删除、查询（图 2–76）。

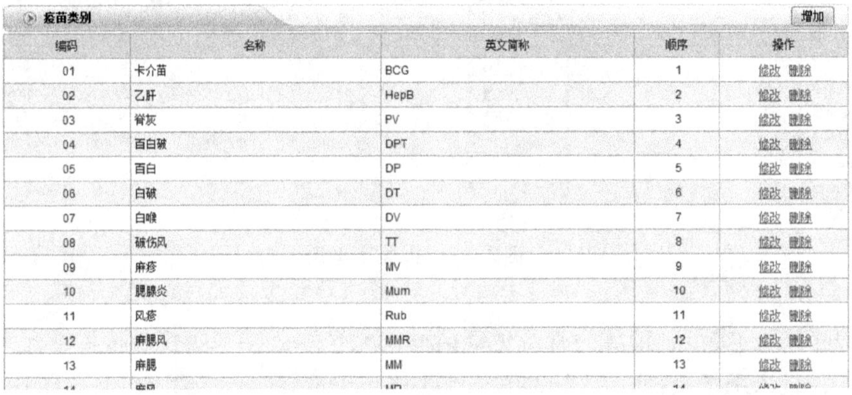

疫苗类别　增加

编码	名称	英文简称	顺序	操作
01	卡介苗	BCG	1	修改 删除
02	乙肝	HepB	2	修改 删除
03	脊灰	PV	3	修改 删除
04	百白破	DPT	4	修改 删除
05	百白	DP	5	修改 删除
06	白破	DT	6	修改 删除
07	白喉	DV	7	修改 删除
08	破伤风	TT	8	修改 删除
09	麻疹	MV	9	修改 删除
10	腮腺炎	Mum	10	修改 删除
11	风疹	Rub	11	修改 删除
12	麻腮风	MMR	12	修改 删除
13	麻腮	MM	13	修改 删除

图 2–76　疫苗类别

1）增加

点击“增加”，进入新增页面（图 2–77）。

编码：输入疫苗的名称，必须输入两位编码。（必填）

名称：输入疫苗的名称，允许输入的最大长度为 20 个字。（必填）

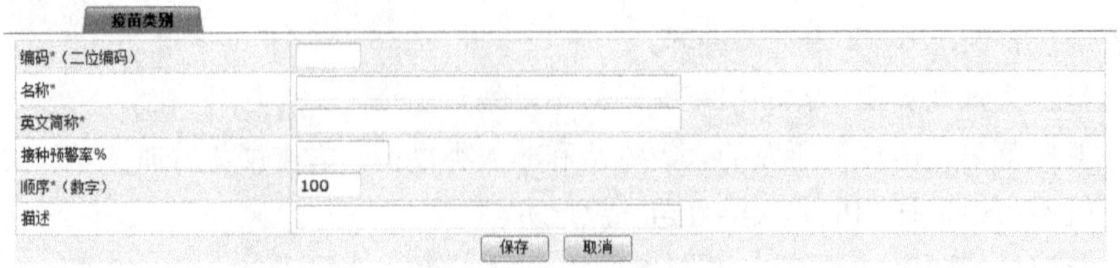

图 2–77　新增页面

英文简称：输入疫苗的英文简称，允许输入的最大长度为 10 个字。（必填）

顺序：输入此条记录的顺序，只允许输入数字。（必填）

描述：输入关于此疫苗的描述，允许输入的最大长度为 25 个字。

保存：按钮，保存记录，点击后回到查询页面。

取消：按钮，不保存记录，点击后回到查询页面。

注意事项：

“编码”字段决定记录的唯一性，记录重复会提示系统错误。点击“返回”，返回查询页面。

2）修改

点击相应记录后的“修改”，进入修改页面。与增加页面相同：修改相应记录信息，点击“保存”按钮，保存当前记录；点击“取消”按钮，取消相应改动。

3）删除

点击相应记录后的“删除”，会弹出提示框（图 2-78），提示是否删除。点击“确定”按钮，删除成功，返回查询页面，且查询页面将会减少一条记录；点击“取消”按钮，删除失败，返回查询页面，且查询页面显示的记录不会减少。

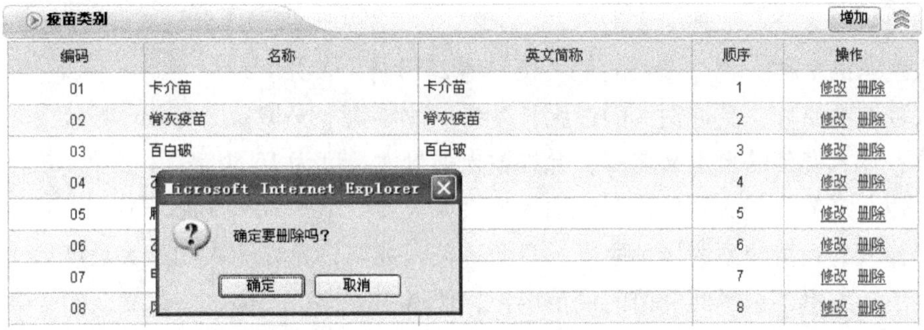

图 2-78　删除提示

4）查询

因为此模块无查询条件，所以当进入此模块时，即为查询页面。此页面显示所有的记录。

（2）疫苗管理

此模块由管理单位维护，其他级别或无此模块权限的用户均不可见此模块。

此模块的位置为：基本信息→编码维护→疫苗编码→疫苗管理。

此模块的基本功能有：增加、修改、删除、查询。已经被下载的数据，不允许删除，只可修改(图 2-79)。

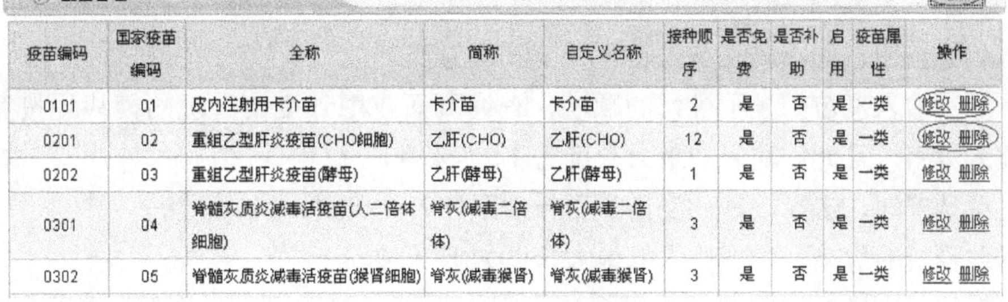

疫苗编码	国家疫苗编码	全称	简称	自定义名称	接种顺序	是否免费	是否补助	启用	疫苗属性	操作
0101	01	皮内注射用卡介苗	卡介苗	卡介苗	2	是	否	是	一类	修改 删除
0201	02	重組乙型肝炎疫苗(CHO細胞)	乙肝(CHO)	乙肝(CHO)	12	是	否	是	一类	修改 删除
0202	03	重組乙型肝炎疫苗(酵母)	乙肝(酵母)	乙肝(酵母)	1	是	否	是	一类	修改 删除
0301	04	脊髓灰质炎减毒活疫苗(人二倍体細胞)	脊灰(减毒二倍体)	脊灰(减毒二倍体)	3	是	否	是	一类	修改 删除
0302	05	脊髓灰质炎减毒活疫苗(猴肾细胞)	脊灰(减毒猴肾)	脊灰(减毒猴肾)	3	是	否	是	一类	修改 删除

图 2-79　疫苗管理

1）增加

点击“增加”，进入新增页面（图 2-80）。

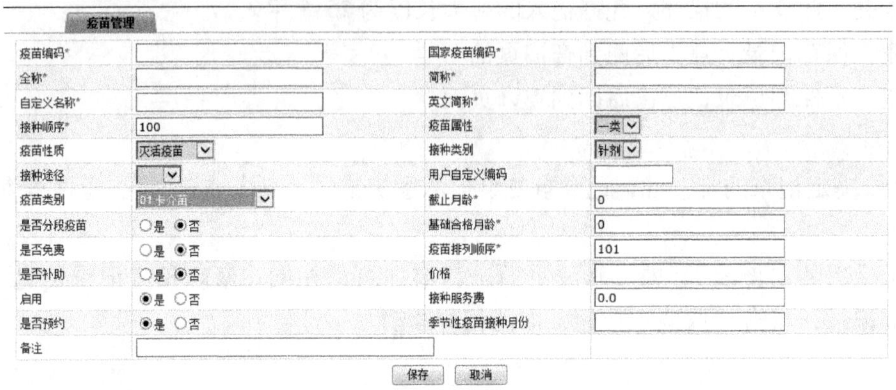

图 2-80　新增页面

疫苗编码：输入疫苗的编码，必须输入 4 位编码。（必填）

国家疫苗编码：输入疫苗的现国家编码。（必填）

全称：输入疫苗的全称，允许输入的最大长度为 25 个字。（必填）

简称：输入疫苗的简称，允许输入的最大长度为 15 个字。（必填）

自定义名称：输入疫苗的自定义名称，允许输入的最大长度为 15 个字。（必填）

英文简称：输入疫苗的英文简称，允许输入的最大长度为 10 个字。（必填）

接种顺序：输入此疫苗的预约接种顺序，只允许输入数字，允许输入的最大长度为 4 位数。（必填）

疫苗属性：下拉菜单，选择此疫苗的疫苗属性，值域为一类、二类。

疫苗性质：下拉菜单，选择此疫苗的疫苗性质，值域为灭活疫苗、减毒活疫苗、多糖疫苗、重组疫苗、其他。

接种类别：下拉菜单，选择此疫苗的接种类别，值域为针剂、口服。

接种途径：下拉菜单，选择此疫苗的接种途径，值域为肌内、皮下、皮内、口服、其他。

用户自定义编码：输入此疫苗的用户自定义编码，只允许输入 1 位的数字和大写字母。

疫苗类别：下拉菜单，选择此疫苗的所属类别。

截止月龄：输入此疫苗的截止月龄，默认为 0，只允许输入数字，允许输入的最大长度为 3 位数字。（必填）

是否分段疫苗：单选按钮，选择此疫苗是否为分段疫苗，默认为否。

基础合格月龄：输入此疫苗的基础全程合格月龄，默认为 0，只允许输入数字，允许输入的最大长度为 3 位数字。（必填）

是否免费：单选按钮，选择此疫苗是否免费，默认为否。

疫苗排列顺序：输入疫苗的显示排列的顺序，查询页面或用到疫苗管理的模块均按照此字段来排列疫苗，只允许输入数字，且允许输入的最大长度为 4。（必填）

是否补助：单选按钮，选择接种此疫苗是否补助医务人员费用，默认为否。

价格：输入此疫苗的价格，允许输入的最大长度为 10 位数。

启用：单选按钮，用来标注此记录是否启用，默认为是。如果启用，之后的模块如用到疫苗管理，将会显示此记录；如果不启用，之后的模块如用到疫苗管理，将不会显示此记录。

接种服务费：输入此疫苗的接种服务费，默认为 0，允许输入的最大长度为 10 位数。

是否预约：单选按钮，选择此疫苗是否预约，默认为是。

季节性疫苗接种月份：输入季节性疫苗的接种月份。在一年中规定某几个月份接种的疫苗，设置和定义各个月份出生新生儿的疫苗安排在哪个月份接种，用 12 位字符表示，如 9、10、11 月接种的季节性疫苗：999AAAABBBB9。

备注：输入此疫苗的备注信息，允许输入的最大长度为 50 个字。

保存：按钮，保存记录，点击后回到查询页面。

取消：按钮，不保存记录，点击后回到查询页面。

注意事项：

“疫苗编码”决定记录的唯一性，记录重复会提示系统错误。点击“返回”，返回查询页面。

2）修改

点击相应记录后的“修改”，进入修改页面。与增加页面相同：修改相应记录信息，点击“保存”按钮，保存当前记录；点击“取消”按钮，取消相应改动。

3）删除

点击相应记录后的“删除”，会弹出提示框（图 2-81），提示是否删除。点击“确定”按钮，删除成功，返回查询页面，且查询页面将会减少一条记录；点击“取消”按钮，删除失败，返回查询页面，且查询页面显示的记录不会减少。

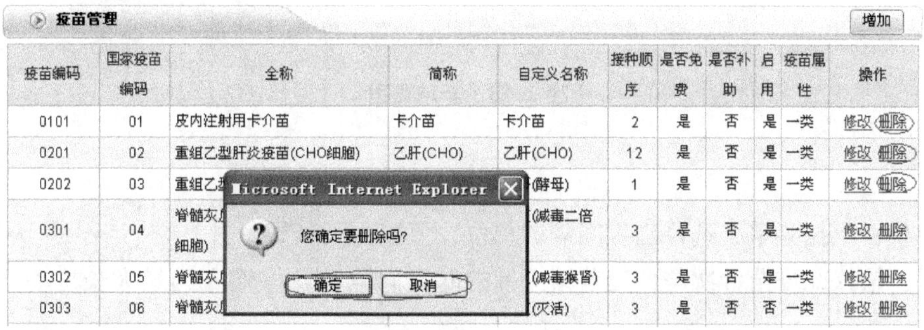

图 2-81　删除提示

4）查询

因为此模块无查询条件，所以当进入此模块时，即为查询页面。此页面显示所有的记录。

（3）免疫程序表

此模块由管理单位维护，其他级别或无此模块权限的用户均不可见此模块。

此模块的位置为：基本信息→编码维护→疫苗编码→免疫程序表。

此模块的基本功能有：增加、打印、导出、修改、删除、查询（图 2-82）。

1）增加

点击“增加”，进入新增页面（图 2-83）。

疫苗名称：下拉菜单，选择一个疫苗，疫苗取自“疫苗管理”。

接种类别：下拉菜单，选择此疫苗的接种类别，值域为基础、加强、强化、应急、防疾需要。

针次：输入疫苗的针次，允许输入的最大长度为 3 位数，只允许输入数字。（必填）

出生间隔：输入此接种该疫苗针次与出生日期的间隔，允许输入的最大长度为 3 位数，只允许输入

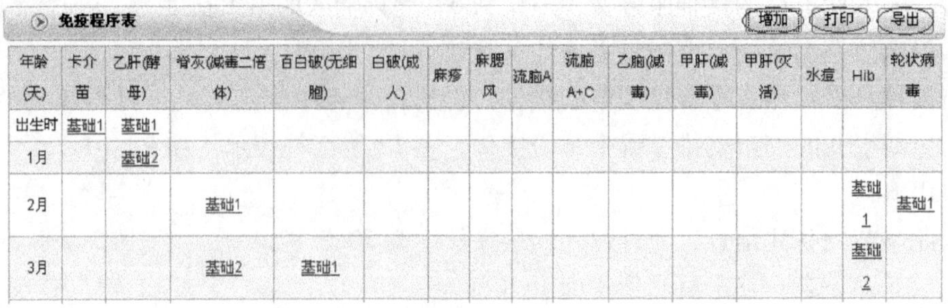

年龄(天)	卡介苗	乙肝(酵母)	脊灰(减毒二倍体)	百白破(无细胞)	白破(成人)	麻疹	麻腮风	流脑A	流脑A+C	乙脑(减毒)	甲肝(减毒)	甲肝(灭活)	水痘	Hib	轮状病毒
出生时	基础1	基础1													
1月		基础2													
2月			基础1											基础1	基础1
3月			基础2	基础1										基础2	

图 2-82　免疫程序表

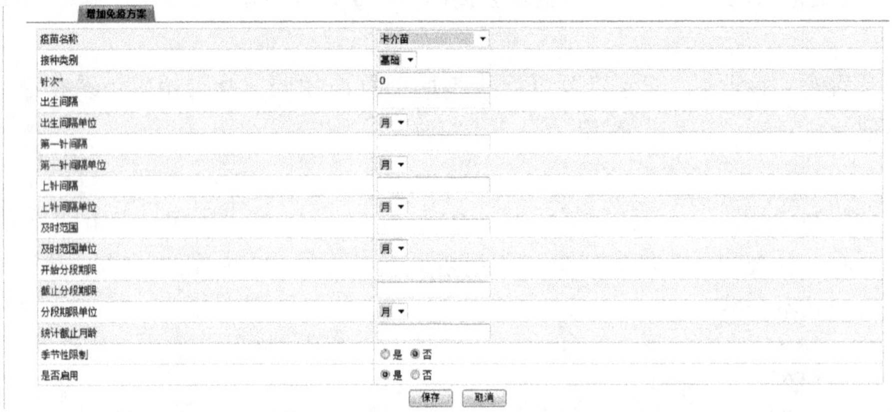

图 2-83　新增页面

数字。

出生间隔单位：下拉菜单，选择出生间隔的单位，值域为天、周、月、季、年。默认为月。

第一针间隔：输入此疫苗针次与此疫苗第一针的时间间隔，允许输入的最大长度为 3 位数，只允许输入数字。

第一针间隔单位：下拉菜单，选择此疫苗针次与第一针间隔的单位，值域为天、周、月、季、年。默认为月。

上针间隔：输入此疫苗针次与此疫苗上一针的时间间隔，允许输入的最大长度为 3 位数，只允许输入数字。

上针间隔单位：下拉菜单，选择此疫苗针次与上针间隔的单位，值域为天、周、月、季、年。默认为月。

及时范围：输入此疫苗针次的及时范围，允许输入的最大长度为 3 位数，只允许输入数字。

及时范围单位：下拉菜单，选择此疫苗针次的及时范围的单位，值域为天、周、月、季、年。默认为月。

开始分段期限：输入开始分段期限，允许输入的最大长度为 3 位数，只允许输入数字。

截止分段期限：输入截止分段期限，允许输入的最大长度为 3 位数，只允许输入数字。

分段期限单位：下拉菜单，选择此疫苗针次的分段期限单位，值域为天、周、月、季、年。默认为月。

统计截止月龄：输入统计时的截止月龄，允许输入的最大长度为 3 位数，只允许输入数字。

季节性限制：单选按钮，选择此疫苗针次是否有季节性限制，默认为否。

是否启用：单选按钮，选择此疫苗针次是否启用，默认为是。如果启用，之后的模块如用到免疫程序表，将会显示此记录；如果不启用，之后的模块如用到免疫程序表，将不会显示此记录。

保存：按钮，保存记录，点击后回到查询页面。

取消：按钮，不保存记录，点击后回到查询页面。

注意事项：

相同疫苗的针次不能重复，记录重复会提示系统错误。点击“返回”，返回查询页面。

2）修改

点击相应记录后的“修改”，进入修改页面。“疫苗名称”“接种类别”“针次”不可编辑，其他与增加页面相同：修改相应记录信息，点击“保存”按钮，保存当前记录；点击“取消”按钮，取消相应改动。

3）删除

点击相应记录后的“删除”，会弹出提示框（图 2–84），提示是否删除。点击“确定”按钮，删除成功，返回查询页面，且查询页面将会减少一条记录；点击“取消”按钮，删除失败，停在当前页面。

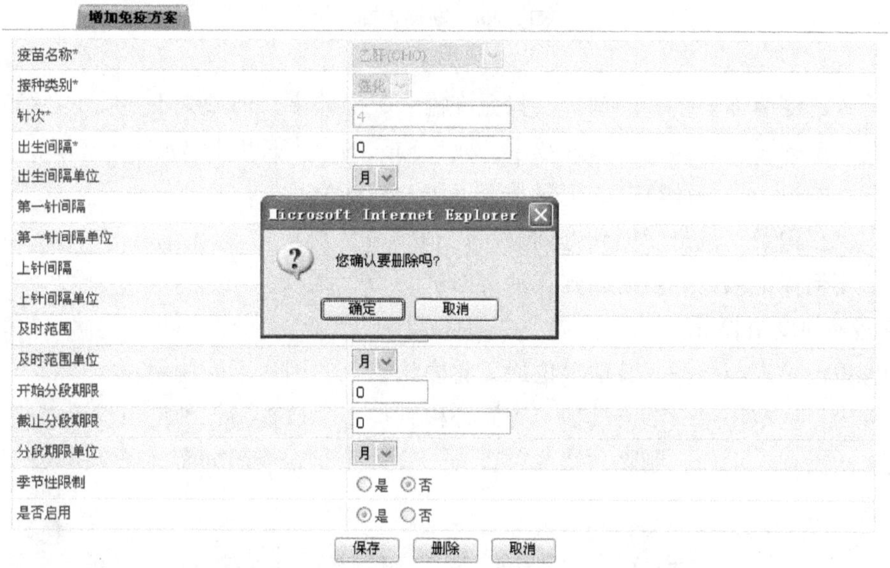

图 2–84　删除提示

3. 查漏补种维护

查漏补种维护包括 4 个子模块：查漏补种疫苗设置、学校查漏补种疫苗设置、强化查漏补种设置、强化查漏补种疫苗。

（1）查漏补种疫苗设置

此模块由管理单位录入与维护，其他单位或无此模块权限的用户不能使用。

此模块的位置为：基本信息→编码维护→查漏补种维护→查漏补种疫苗设置。

此模块的基本功能有：增加、修改、删除、查询。首页面即为查询页面（图 2–85）。

点击“增加”，进入新增页面（图 2–86）。

疫苗名称：下拉菜单，选择疫苗，值域为 2 位大类疫苗。新增时，只显示未添加记录的疫苗；修改时，“疫苗名称”不可更改，不可编辑。

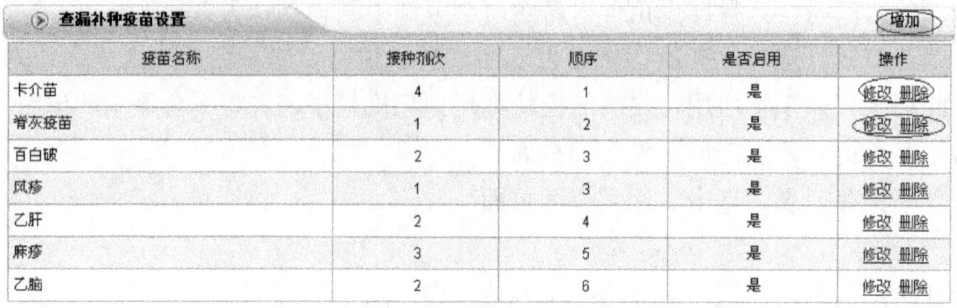

查漏补种疫苗设置 增加

疫苗名称	接种剂次	顺序	是否启用	操作
卡介苗	4	1	是	修改 删除
脊灰疫苗	1	2	是	修改 删除
百白破	2	3	是	修改 删除
风疹	1	3	是	修改 删除
乙肝	2	4	是	修改 删除
麻疹	3	5	是	修改 删除
乙脑	2	6	是	修改 删除

图 2-85 查漏补种疫苗设置

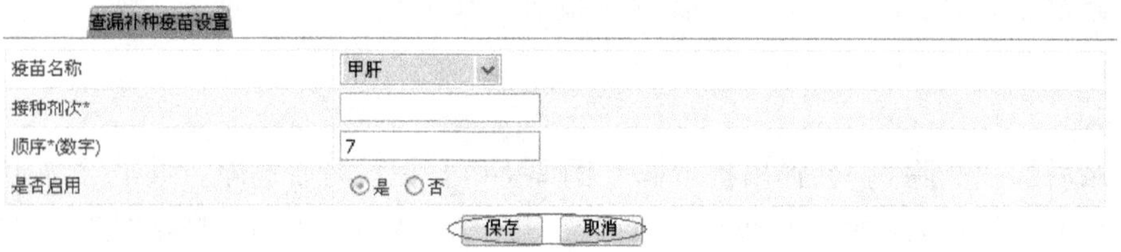

图 2-86 新增页面

接种剂次：输入此疫苗需要接种的剂次。只允许输入 1 位数字，值域为 1 ~ 8。（必填）

顺序：输入此疫苗的顺序，只允许输入数字，允许输入的最大长度为 3 位。（必填）

是否启用：单选按钮，选择此疫苗的记录是否启用。默认为是。

保存：按钮，保存记录，点击后回到查询页面。

取消：按钮，不保存记录，点击后回到查询页面。

（2）学校查漏补种疫苗设置

此模块由管理单位录入与维护，其他单位或无此模块权限的用户不能使用。

此模块的位置为：基本信息→编码维护→查漏补种维护→学校查漏补种疫苗设置。

此模块的基本功能有：增加、删除、修改、查询。首页面即为查询页面（图 2-87）。

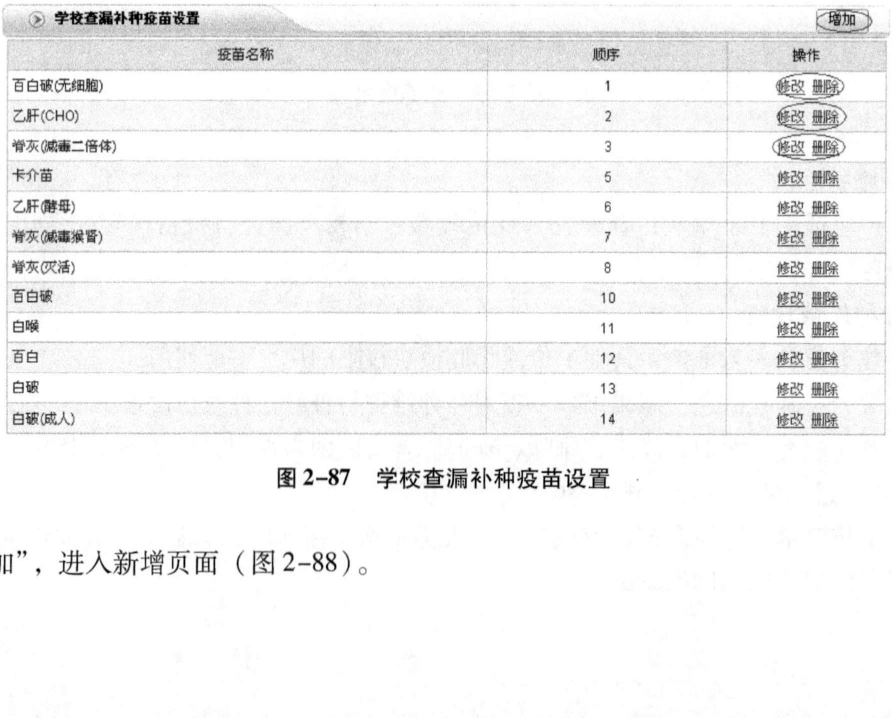

学校查漏补种疫苗设置 增加

疫苗名称	顺序	操作
百白破(无细胞)	1	修改 删除
乙肝(CHO)	2	修改 删除
脊灰(减毒二倍体)	3	修改 删除
卡介苗	5	修改 删除
乙肝(酵母)	6	修改 删除
脊灰(减毒猴肾)	7	修改 删除
脊灰(灭活)	8	修改 删除
百白破	10	修改 删除
白喉	11	修改 删除
百白	12	修改 删除
白破	13	修改 删除
白破(成人)	14	修改 删除

图 2-87 学校查漏补种疫苗设置

点击“增加”，进入新增页面（图 2-88）。

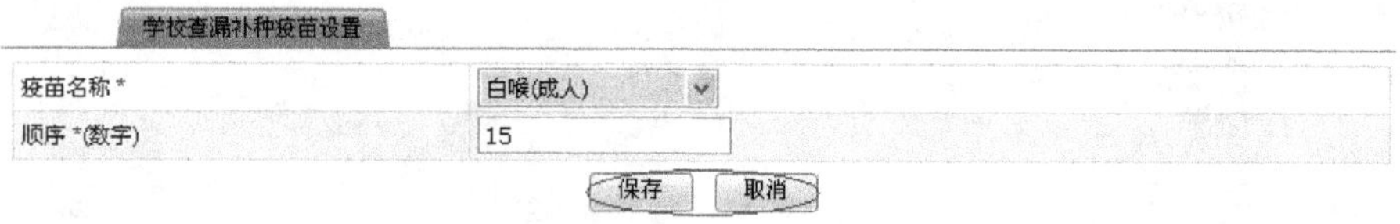

图 2-88　新增页面

疫苗名称：下拉菜单，选择疫苗。值域为 4 位中类疫苗（必填）。新增时，只显示未添加记录的疫苗；修改时，“疫苗名称”不可更改，不可编辑。

顺序：输入此疫苗的顺序，只允许输入数字，允许输入的最大长度为 3 位数。(必填)

保存：按钮，保存记录，点击后回到查询页面。

取消：按钮，不保存记录，点击后回到查询页面。

（3）强化查漏补种设置

此模块由管理单位录入与维护，其他单位或无此模块权限的用户不能使用。

此模块的位置为：基本信息→编码维护→查漏补种维护→强化查漏补种设置。

此模块的基本功能有：增加、修改、删除、查询。首页面即为查询页面（图 2-89）。

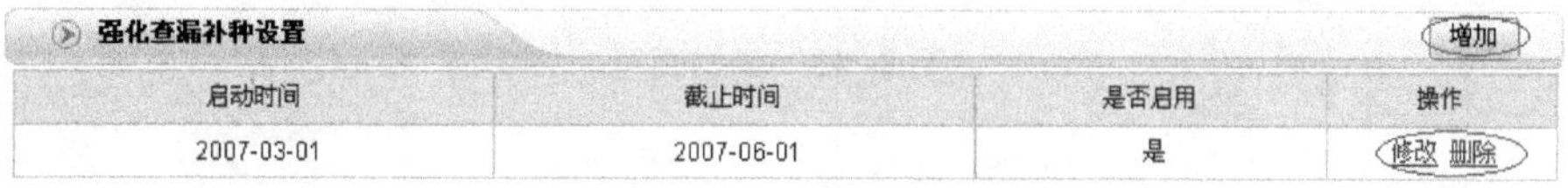

图 2-89　强化查漏补种设置

点击“增加”，进入新增页面（图 2-90）。

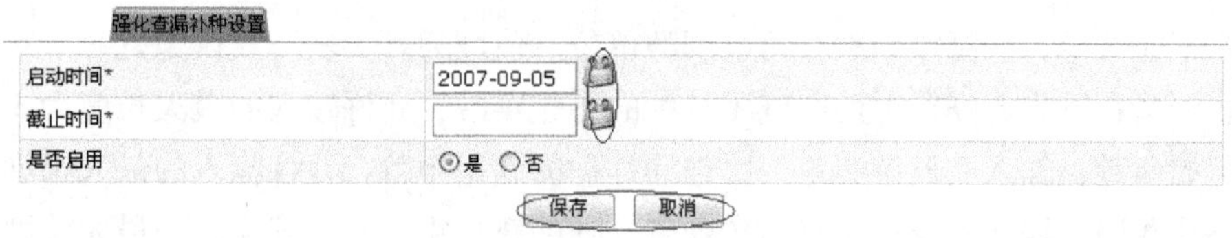

图 2-90　新增页面

启动时间：点击日期控件，选择启动时间。(必填)

截止时间：点击日期控件，选择截止时间。(必填)

是否启用：单选按钮，选择此条记录是否使用。默认为是。

保存：按钮，保存记录，点击后回到查询页面。

取消：按钮，不保存记录，点击后回到查询页面。

（4）强化查漏补种疫苗

此模块由管理单位录入与维护，其他单位或无此模块权限的用户不能使用。

此模块的位置为：基本信息→编码维护→查漏补种维护→强化查漏补种疫苗。

此模块的基本功能有：增加、修改、删除、查询。首页面即为查询页面（图 2-91）。

选择相应的启动时间，点击“增加”，进入新增页面（图 2-92）。

疫苗名称：下拉菜单，选择疫苗的名称，值域为 2 位大类疫苗。新增时，只显示未添加记录的疫苗；修改时，“疫苗名称”不可更改，不可编辑。

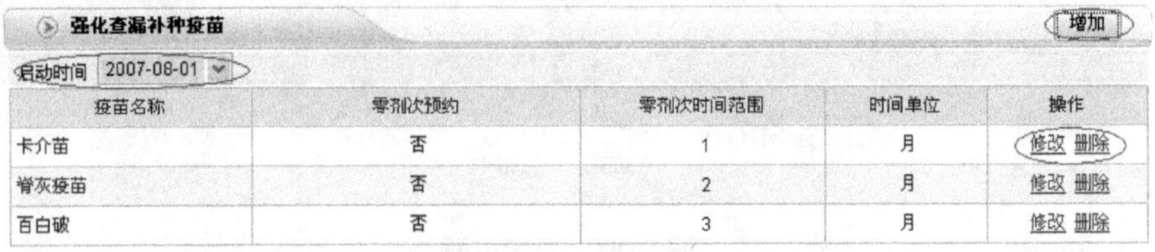

疫苗名称	零剂次预约	零剂次时间范围	时间单位	操作
卡介苗	否	1	月	修改 删除
脊灰疫苗	否	2	月	修改 删除
百白破	否	3	月	修改 删除

图 2–91　强化查漏补种疫苗

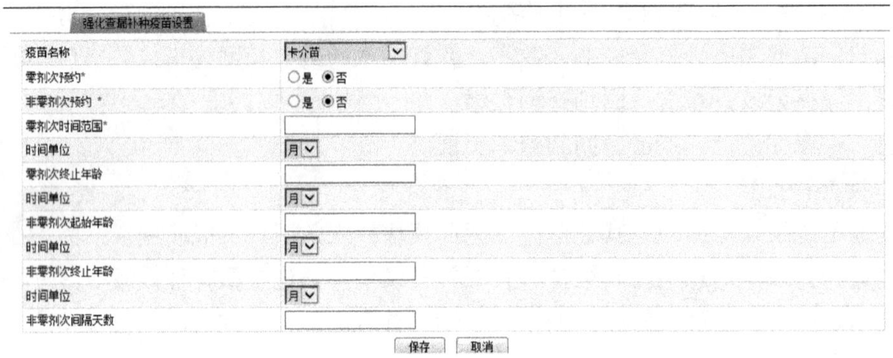

图 2–92　新增页面

零剂次预约：单选按钮，选择此疫苗零剂次是否预约。（必填）

非零剂次预约：单选按钮，选择此疫苗非零剂次是否预约。（必填）

零剂次时间范围：输入此疫苗的零剂次时间范围，允许输入的最大长度为 3 位数。只允许输入数字。（必填）

时间单位：下拉菜单，选择零剂次时间范围的单位。值域为月、岁。默认为月。

零剂次终止年龄：输入此疫苗零剂次查漏补种的终止年龄，允许输入的最大长度为 3 位数。

非零剂次起始年龄：输入此疫苗非零剂次查漏补种的起始年龄，允许输入的最大长度为 3 位数。

非零剂次终止年龄：输入此疫苗非零剂次查漏补种的终止年龄，允许输入的最大长度为 3 位数。

非零剂次间隔天数：输入此疫苗非零剂次查漏补种的间隔天数，允许输入的最大长度为 3 位数。

保存：按钮，保存记录，点击后回到查询页面。

取消：按钮，不保存记录，点击后回到查询页面。

注意事项：

“启动时间”需要在“强化查漏补种设置”模块中增加过后，才会有显示。

4. 疾病监测维护

疾病监测维护包括 6 个子模块：监测单位信息、监测疾病名称、监测单位监测疾病、疾病年龄分析设置、疾病相关职业分析设置、主动监测科室设置。

（1）监测单位信息

此模块由管理单位录入与维护，其他单位或无此模块权限的用户不能使用。

此模块的位置为：基本信息→编码维护→疾病监测维护→监测单位信息。

此模块的基本功能有：增加、修改、删除、查询。首页面即为查询页面（图 2–93）。

点击“增加”，进入新增页面（图 2–94）。

医院名称：输入即将添加的医院名称，允许输入的最大长度为 25 个字。（必填）

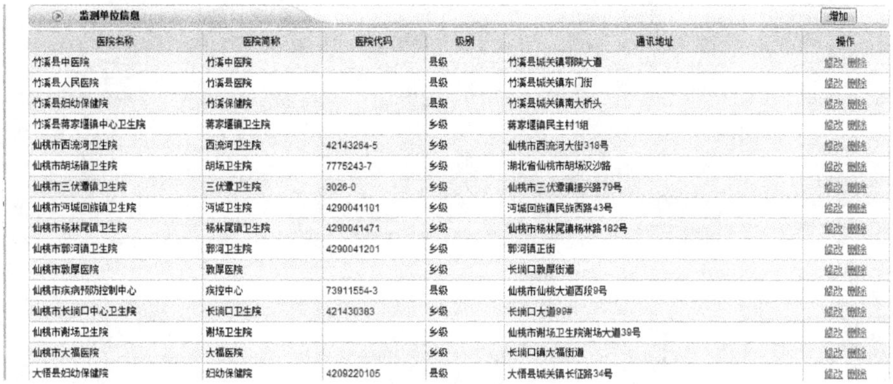

监测单位信息　增加

医院名称	医院简称	医院代码	级别	通讯地址	操作
竹溪县中医院	竹溪中医院		县级	竹溪县城关镇鄂陕大道	修改 删除
竹溪县人民医院	竹溪县医院		县级	竹溪县城关镇东门街	修改 删除
竹溪县妇幼保健院	竹溪保健院		县级	竹溪县城关镇南大桥头	修改 删除
竹溪县蒋家堰镇中心卫生院	蒋家堰镇卫生院		乡级	蒋家堰镇民主村1组	修改 删除
仙桃市西流河卫生院	西流河卫生院	42143264-5	乡级	仙桃市西流河大街318号	修改 删除
仙桃市胡场镇卫生院	胡场卫生院	7775243-7	乡级	湖北省仙桃市胡场汉沙路	修改 删除
仙桃市三伏潭镇卫生院	三伏潭卫生院	3026-0	乡级	仙桃市三伏潭镇振兴路79号	修改 删除
仙桃市沔城回族镇卫生院	沔城卫生院	4290041101	乡级	沔城回族镇民族西路43号	修改 删除
仙桃市杨林尾镇卫生院	杨林尾镇卫生院	4290041471	乡级	仙桃市杨林尾镇杨林路182号	修改 删除
仙桃市郭河镇卫生院	郭河卫生院	4290041201	乡级	郭河镇正街	修改 删除
仙桃市敦厚医院	敦厚医院		乡级	长埫口敦厚街道	修改 删除
仙桃市疾病预防控制中心	疾控中心	73911554-3	县级	仙桃市仙桃大道西段9号	修改 删除
仙桃市长埫口中心卫生院	长埫口卫生院	421430383	乡级	长埫口大道99#	修改 删除
仙桃市谢场卫生院	谢场卫生院		乡级	仙桃市谢场卫生院谢场大道39号	修改 删除
仙桃市大福医院	大福医院		乡级	长埫口镇大福街道	修改 删除
大悟县妇幼保健院	妇幼保健院	4209220105	县级	大悟县城关镇长征路34号	修改 删除

图 2–93　监测单位信息

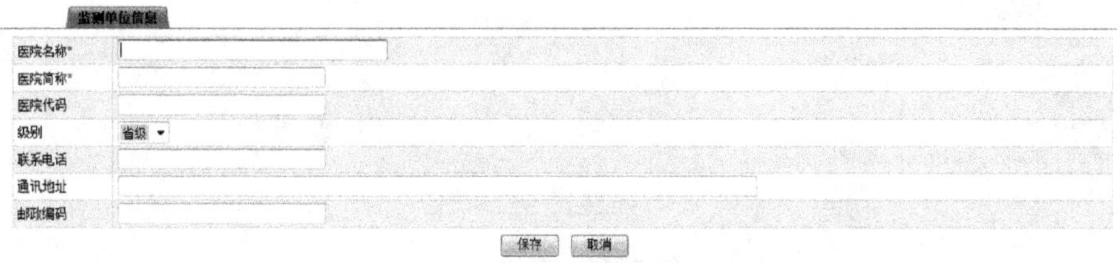

图 2–94　新增页面

医院简称：输入即将添加的医院简称。（必填）

医院代码：输入即将添加的医院代码。

级别：下拉菜单，选择医院所属级别，值域为省级、市级、区县级、乡级、村级、其他。

联系电话：输入即将添加的医院的联系电话。

通讯地址：输入即将添加的医院的通信地址。

邮政编码：输入即将添加的医院的邮政编码。

保存：按钮，保存记录，点击后回到查询页面。

取消：按钮，不保存记录，点击后回到查询页面。

（2）监测疾病名称

此模块由管理单位录入与维护，其他单位或无此模块权限的用户不能使用。

此模块的位置为：基本信息→编码维护→疾病监测维护→监测疾病名称。

此模块的基本功能有：增加、修改、删除、查询。首页面即为查询页面（图 2–95）。

点击“增加”，进入新增页面（如图 2–96）

疾病名称：录入疾病的名称，允许输入的最大长度为 25 个字。（必填）

疾病简称：录入疾病的简称，允许输入的最大长度为 25 个字。（必填）

对应报告卡编码：录入对应报告卡编码。（必填）

对应自定义编码：下拉菜单，选择对应自定义编码。（必填）

是否自动替换：单选按钮，用来标注是否自动替换。默认为是。

是否启用：单选按钮，用来标注该记录是否启用。默认为是。

保存：按钮，保存记录，点击后回到查询页面。

取消：按钮，不保存记录，点击后回到查询页面。

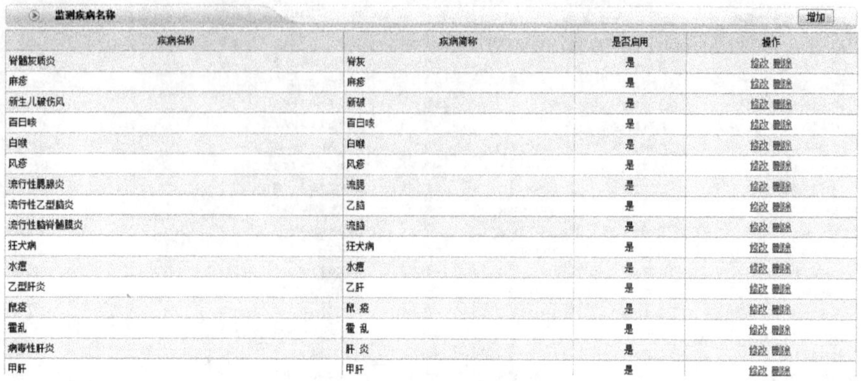

疾病名称	疾病简称	是否启用	操作
脊髓灰质炎	脊灰	是	修改 删除
麻疹	麻疹	是	修改 删除
新生儿破伤风	新破	是	修改 删除
百日咳	百日咳	是	修改 删除
白喉	白喉	是	修改 删除
风疹	风疹	是	修改 删除
流行性腮腺炎	流腮	是	修改 删除
流行性乙型脑炎	乙脑	是	修改 删除
流行性脑脊髓膜炎	流脑	是	修改 删除
狂犬病	狂犬病	是	修改 删除
水痘	水痘	是	修改 删除
乙型肝炎	乙肝	是	修改 删除
鼠疫	鼠 疫	是	修改 删除
霍乱	霍 乱	是	修改 删除
病毒性肝炎	肝 炎	是	修改 删除
甲肝	甲肝	是	修改 删除

图 2–95　监测疾病名称

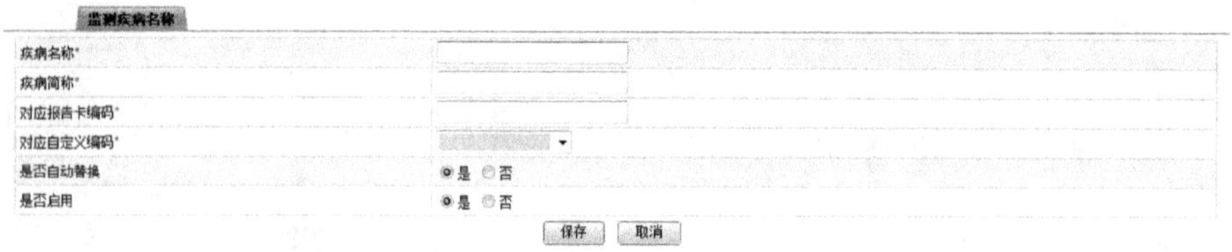

图 2–96　新增页面

（3）监测单位监测疾病

本模块为以后升级预留模块，暂时无法使用。

（4）疾病年龄分析设置

此模块由管理单位录入与维护，其他单位或无此模块权限的用户不能使用。

此模块的位置为：基本信息→编码维护→疾病监测维护→疾病年龄分析设置。

此模块的基本功能有：增加、修改、删除、查询。首页面即为查询页面（图 2–97）。

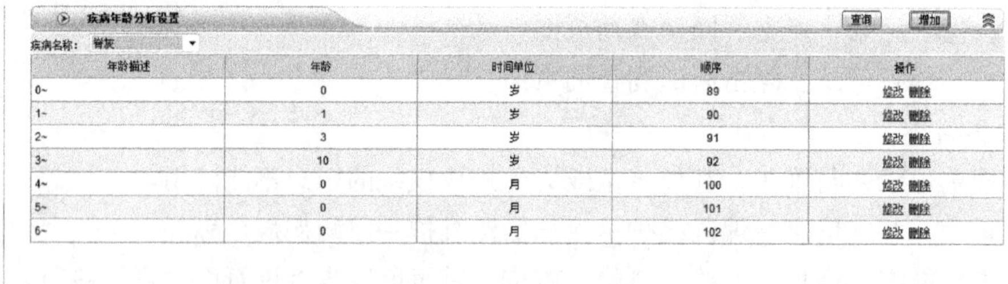

年龄描述	年龄	时间单位	顺序	操作
0~	0	岁	89	修改 删除
1~	1	岁	90	修改 删除
2~	3	岁	91	修改 删除
3~	10	岁	92	修改 删除
4~	0	月	100	修改 删除
5~	0	月	101	修改 删除
6~	0	月	102	修改 删除

图 2–97　疾病年龄分析设置

选择相应的“疾病名称”，点击“增加”，进入新增页面（图 2–98）。

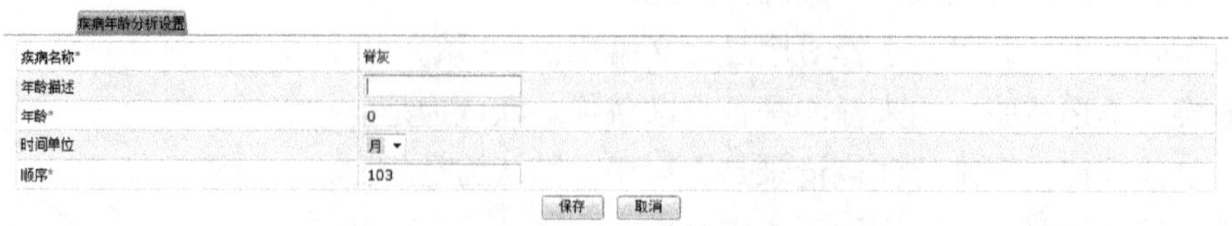

图 2–98　新增页面

疾病名称：显示为查询页面选择的疾病名称，不可编辑。

年龄描述：输入即将添加的年龄描述。

年龄：输入即将添加的年龄，允许输入的最大长度为 3 位数，只允许输入数字。（必填）

时间单位：下拉菜单，选择时间单位，值域为月、岁。

顺序：录入此条记录的顺序，只允许输入数字。（必填）

保存：按钮，保存记录，点击后回到查询页面。

取消：按钮，不保存记录，点击后回到查询页面。

（5）疾病相关职业分析设置

此模块由管理单位录入与维护，其他单位或无此模块权限的用户不能使用。

此模块的位置为：基本信息→编码维护→疾病监测维护→疾病相关职业分析设置。

此模块的基本功能有：增加、修改、删除、查询。首页面即为查询页面（图 2–99）。

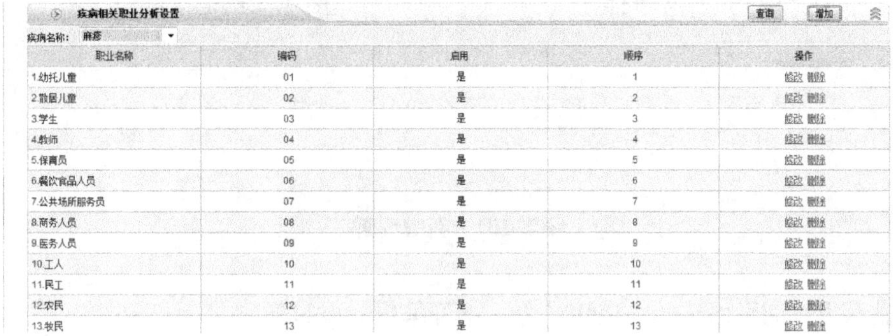

职业名称	编码	启用	顺序	操作
1.幼托儿童	01	是	1	修改 删除
2.散居儿童	02	是	2	修改 删除
3.学生	03	是	3	修改 删除
4.教师	04	是	4	修改 删除
5.保育员	05	是	5	修改 删除
6.餐饮食品人员	06	是	6	修改 删除
7.公共场所服务员	07	是	7	修改 删除
8.商务人员	08	是	8	修改 删除
9.医务人员	09	是	9	修改 删除
10.工人	10	是	10	修改 删除
11.民工	11	是	11	修改 删除
12.农民	12	是	12	修改 删除
13.牧民	13	是	13	修改 删除

图 2–99　疾病相关职业分析设置

选择相应的“疾病名称”，点击“增加”，进入新增页面（图 2–100）。

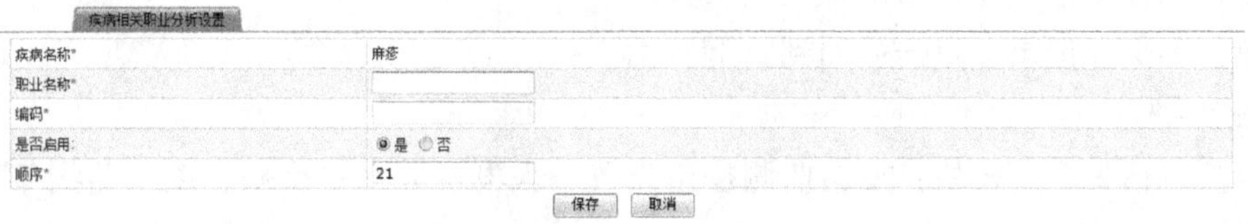

图 2–100　新增页面

疾病名称：显示为查询页面选择的疾病名称，不可编辑。（必填）

职业名称：输入即将添加的职业名称。（必填）

编码：输入即将添加的编码，允许输入的最大长度为 2 位数，只允许输入数字。（必填）

是否启用：单选按钮，用来标注该记录是否启用。默认为是。

顺序：录入此条记录的顺序，允许输入的最大长度为 3 位数，只允许输入数字。（必填）

保存：按钮，保存记录，点击后回到查询页面。

取消：按钮，不保存记录，点击后回到查询页面。

（6）主动监测科室设置

此模块由管理单位录入与维护，其他单位或无此模块权限的用户不能使用。

此模块的位置为：基本信息→编码维护→疾病监测维护→主动监测科室设置。

此模块的基本功能有：增加、修改、删除、查询。首页面即为查询页面（图 2–101）。

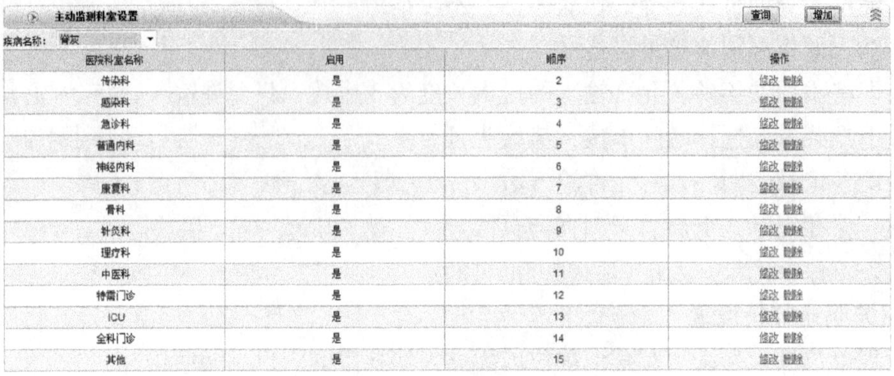

主动监测科室设置　查询　增加

疾病名称：脊灰

医院科室名称	启用	顺序	操作
传染科	是	2	修改 删除
感染科	是	3	修改 删除
急诊科	是	4	修改 删除
普通内科	是	5	修改 删除
神经内科	是	6	修改 删除
康复科	是	7	修改 删除
骨科	是	8	修改 删除
针灸科	是	9	修改 删除
理疗科	是	10	修改 删除
中医科	是	11	修改 删除
特需门诊	是	12	修改 删除
ICU	是	13	修改 删除
全科门诊	是	14	修改 删除
其他	是	15	修改 删除

图 2–101　主动监测科室设置

选择相应的“疾病名称”，点击“增加”，进入新增页面（图 2–102）。

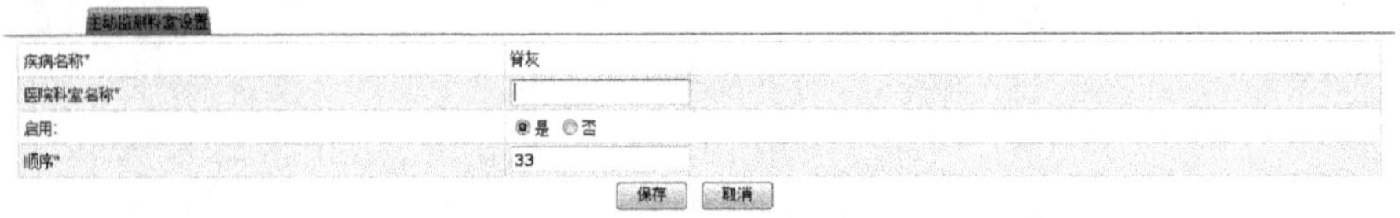

主动监测科室设置

疾病名称*	脊灰
医院科室名称*	
启用:	是 否
顺序*	33

保存　取消

图 2–102　新增页面

疾病名称：显示为查询页面选择的疾病名称，不可编辑。（必填）
医院科室名称：输入即将添加的医院科室名称。（必填）
启用：单选按钮，用来标注该记录是否启用。默认为是。
顺序：录入此条记录的顺序，只允许输入数字。（必填）
保存：按钮，保存记录，点击后回到查询页面。
取消：按钮，不保存记录，点击后回到查询页面。

5. 免疫监测维护

免疫监测维护包括 3 个子模块：疫苗监测疫苗设置、人群抗体水平疾病、疫苗监测年龄设置。

（1）疫苗监测疫苗设置

此模块由管理单位录入与维护，其他单位或无此模块权限的用户不能使用。

此模块的位置为：基本信息→编码维护→免疫监测维护→疫苗监测疫苗设置。

此模块的基本功能有：增加、修改、删除、查询。首页面即为查询页面（图 2–103）。

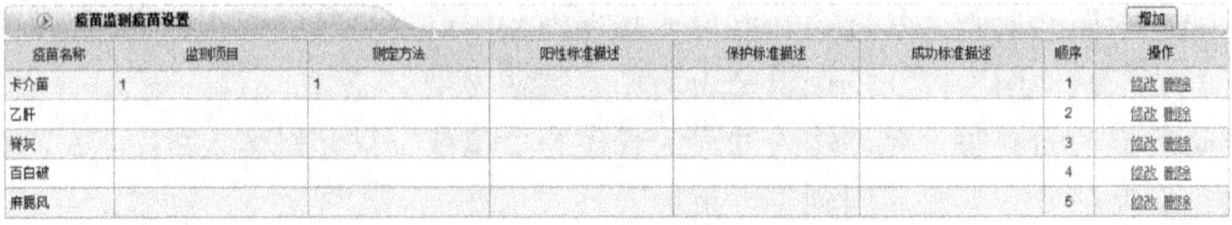

疫苗监测疫苗设置　增加

疫苗名称	监测项目	测定方法	阳性标准描述	保护标准描述	成功标准描述	顺序	操作
卡介苗	1	1				1	修改 删除
乙肝						2	修改 删除
脊灰						3	修改 删除
百白破						4	修改 删除
麻腮风						5	修改 删除

图 2–103　疫苗监测疫苗设置

（2）人群抗体水平疾病

此模块由管理单位录入与维护，其他单位或无此模块权限的用户不能使用。

此模块的位置为：基本信息→编码维护→免疫监测维护→人群抗体水平疾病。

此模块的基本功能有：增加、修改、删除、查询。首页面即为查询页面（图 2–104）。

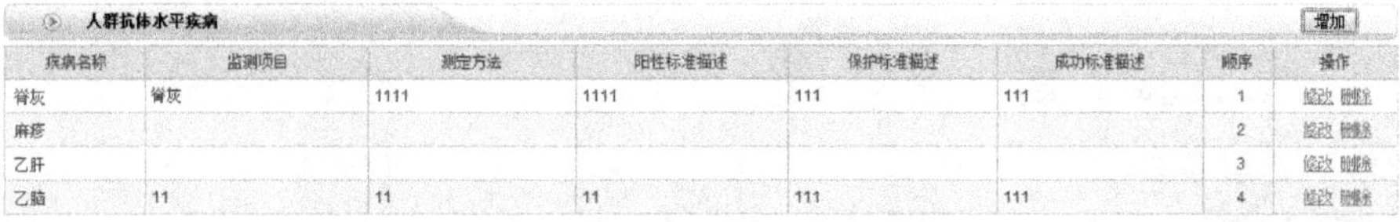

人群抗体水平疾病　增加

疾病名称	监测项目	测定方法	阳性标准描述	保护标准描述	成功标准描述	顺序	操作
脊灰	脊灰	1111	1111	111	111	1	修改 删除
麻疹						2	修改 删除
乙肝						3	修改 删除
乙脑	11	11	11	111	111	4	修改 删除

图 2–104　人群抗体水平疾病

（3）疫苗监测年龄设置

此模块由管理单位录入与维护，其他单位或无此模块权限的用户不能使用。

此模块的位置为：基本信息→编码维护→免疫监测维护→疫苗监测年龄设置。

此模块的基本功能有：增加、修改、删除、查询。首页面即为查询页面（图 2–105）。

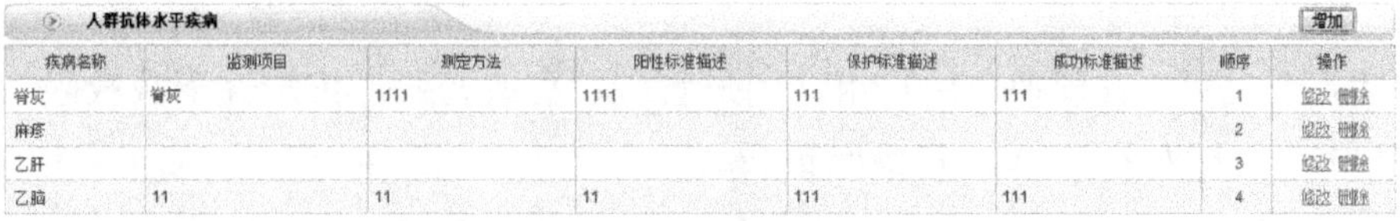

人群抗体水平疾病　增加

疾病名称	监测项目	测定方法	阳性标准描述	保护标准描述	成功标准描述	顺序	操作
脊灰	脊灰	1111	1111	111	111	1	修改 删除
麻疹						2	修改 删除
乙肝						3	修改 删除
乙脑	11	11	11	111	111	4	修改 删除

图 2–105　疫苗监测年龄设置

选择相应的“疾病名称”，点击“增加”，进入新增页面（图 2–106）。

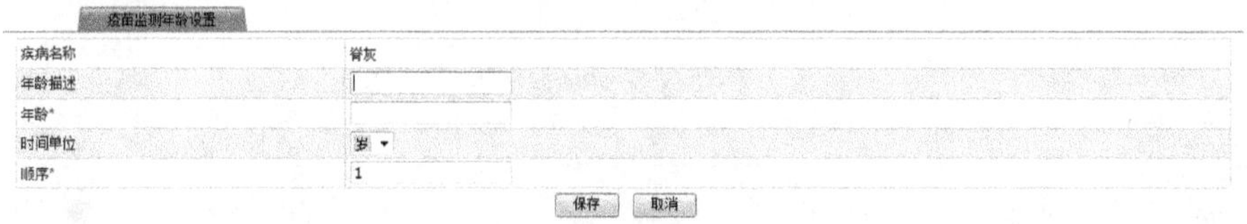

疫苗监测年龄设置

疾病名称	脊灰
年龄描述	
年龄*	
时间单位	岁
顺序*	1

保存　取消

图 2–106　新增页面

疾病名称：仅显示在查询页面选择的疾病名称，不可编辑。（必填）

年龄描述：输入即将添加的年龄描述。

年龄：输入即将添加的年龄。（必填）

时间单位：下拉菜单，选择时间单位，值域为月、岁。

顺序：录入此条记录的顺序，只允许输入数字。（必填）

保存：按钮，保存记录，点击后回到查询页面。

取消：按钮，不保存记录，点击后回到查询页面。

6. IPV 设置

此模块由管理单位维护，其他单位或无此模块权限的用户不能使用。

此模块的位置为：基本信息→编码维护→IPV 设置（图 2–107）。

启动日期：从“该日”开始，符合条件的个案第一剂次 IPV 免费。

出生日期：第一剂次 IPV 免费的开始出生日期。

免费 IPV 疫苗：本地区确定的第一剂次 IPV 免费的品种。

IPV 与 OPV 混合接种，并且 4 岁前接种第四剂次 IPV，需继续接种 4 岁 OPV。

如果前四剂次混合接种 OPV 和 IPV，并且 4 岁之前第四剂次接种的是 IPV，则是否需要继续接

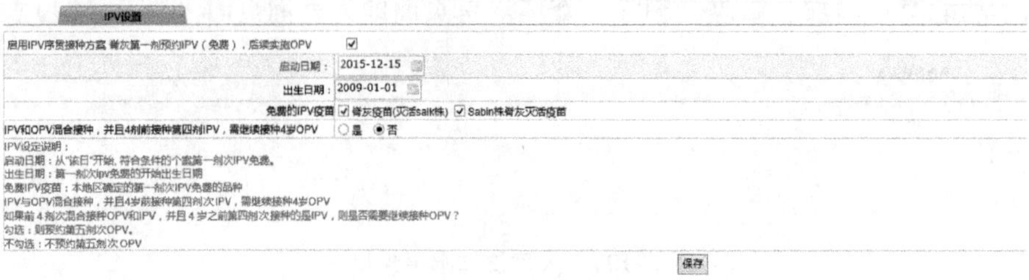

图 2–107　IPV 设置

种 OPV？

勾选：则预约第五剂次 OPV。

不勾选：不预约第五剂次 OPV。

（六）系统设置

系统设置包括 8 个模块：管理平台用户组、用户管理、更改密码、灾难性下载权限、上传授权、用户访问日志、用户 CA 信息列表、CA 用户情况报表。

1. 管理平台用户组

此模块仅省级管理员可见，主要用于对用户进行组别分配。

此模块的位置为：基本信息→系统设置→管理平台用户组。

此模块的主要功能有：增加、修改、权限、删除（图 2–108）。

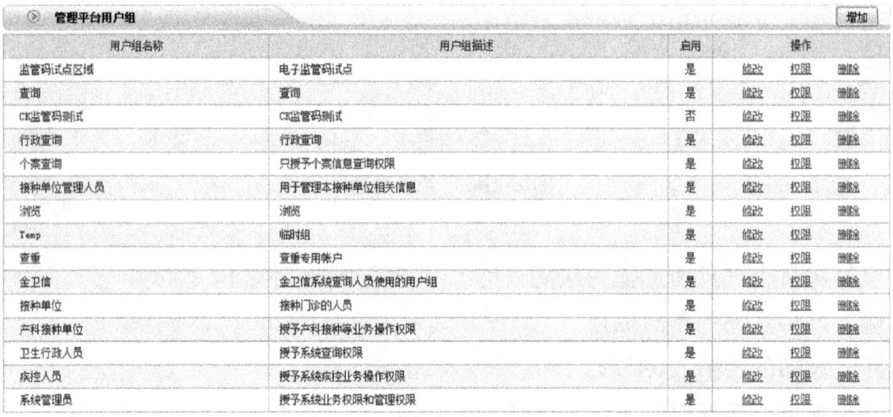

管理平台用户组　增加

用户组名称	用户组描述	启用	操作		
监管码试点区域	电子监管码试点	是	修改	权限	删除
查询	查询	是	修改	权限	删除
CK监管码测试	CK监管码测试	否	修改	权限	删除
行政查询	行政查询	是	修改	权限	删除
个案查询	只授予个案信息查询权限	是	修改	权限	删除
接种单位管理人员	用于管理本接种单位相关信息	是	修改	权限	删除
浏览	浏览	是	修改	权限	删除
Temp	临时组	是	修改	权限	删除
查重	查重专用帐户	是	修改	权限	删除
金卫信	金卫信系统查询人员使用的用户组	是	修改	权限	删除
接种单位	接种门诊的人员	是	修改	权限	删除
产科接种单位	授予产科接种等业务操作权限	是	修改	权限	删除
卫生行政人员	授予系统查询权限	是	修改	权限	删除
疾控人员	授予系统疾控业务操作权限	是	修改	权限	删除
系统管理员	授予系统业务权限和管理权限	是	修改	权限	删除

图 2–108　管理平台用户组

增加新的用户组，填写用户组名称和用户组描述之后，保存即可，如需修改或删除，点击“修改”“删除”按钮即可（图 2–109）。

权限：为每个用户组赋予不同的权限，勾选之后代表该用户组的所有用户有权限使用此模块(图2–110)。

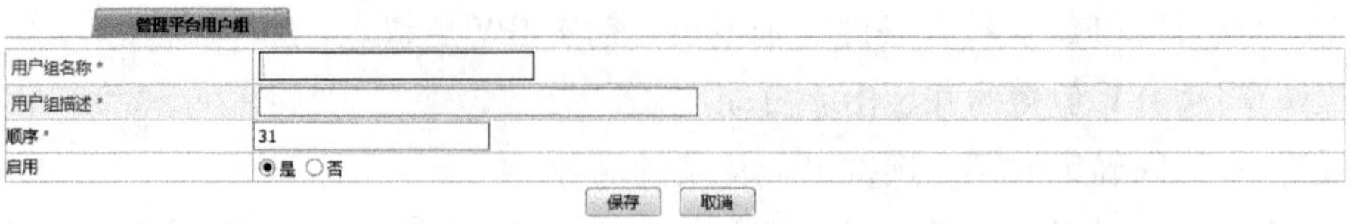

图 2–109　用户组新增

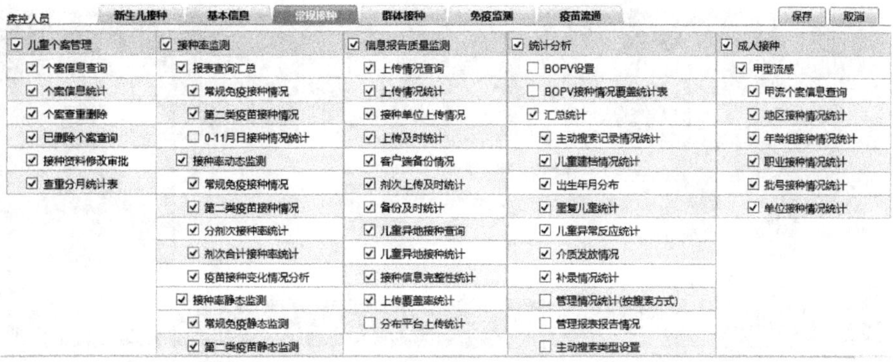

图 2–110　用户组权限设置

2. 用户管理

此模块是区疾病预防控制中心和市疾病预防控制中心管理员才能管理的模块。

此模块的位置为：基本信息→系统设置→用户管理。

此模块的基本功能有：初始化、增加、修改、删除、查询。首页面即为查询页面（图 2–111）。

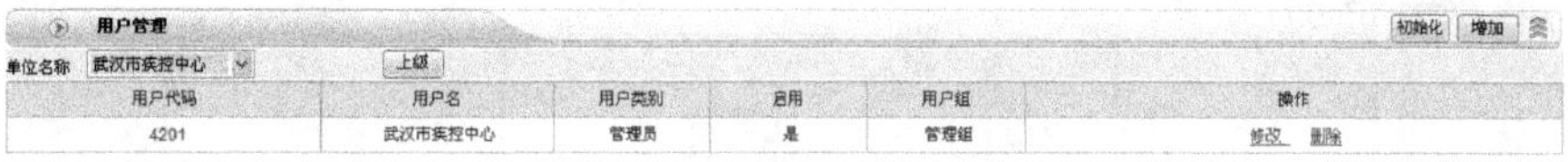

图 2–111　用户管理

区市级用户均可管理下级单位的用户信息，其他级别的用户不可见此模块。

允许导出儿童个案权限，只有省级管理员可以管理，其他级别的管理员暂看不到该模块的赋值(图 2–112)。

图 2–112　用户管理

3. 更改密码

此模块任何级别的用户均可见，可修改自己的密码。点击进入，将会修改密码，如果长时间不修改密码，系统将会提示：“您的密码已经 × ×天没有更新了”（图 2–113）。用户名也设有有效期，如果用户名到期，需联系上级管理员进行延长。

4. 灾难性下载权限

此模块的主要功能是为接种门诊赋予灾难性下载权限。如果门诊不慎将数据丢失，可使用灾难下载

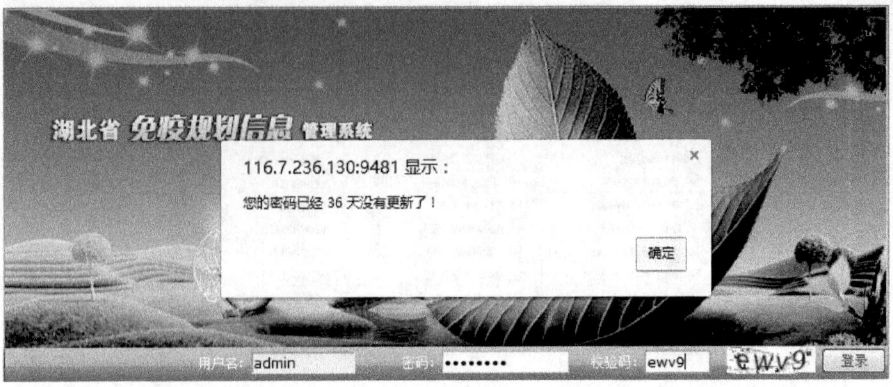

图 2–113　定期修改密码提醒

功能重新下载数据。

此模块的位置为：基本信息→系统设置→灾难性下载权限。

此模块的主要功能有：查询、授权、取消授权（图 2–114）。

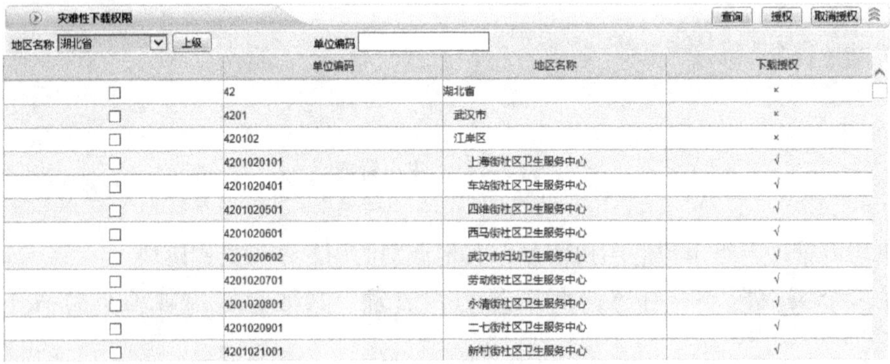

灾难性下载权限　　查询　授权　取消授权

地区名称 湖北省　上级　单位编码

	单位编码	地区名称	下载授权
□	42	湖北省	×
□	4201	武汉市	×
□	420102	江岸区	×
□	4201020101	上海街社区卫生服务中心	√
□	4201020401	车站街社区卫生服务中心	√
□	4201020501	四维街社区卫生服务中心	√
□	4201020601	西马街社区卫生服务中心	√
□	4201020602	武汉市妇幼卫生服务中心	√
□	4201020701	劳动街社区卫生服务中心	√
□	4201020801	永清街社区卫生服务中心	√
□	4201020901	二七街社区卫生服务中心	√
□	4201021001	新村街社区卫生服务中心	√

图 2–114　灾难性下载权限

5. 上传授权

此模块的主要功能是为接种门诊赋予上传权限。

此模块的位置为：基本信息→系统设置→上传授权。

此模块的主要功能有：查询、授权、取消授权（图 2–115）。

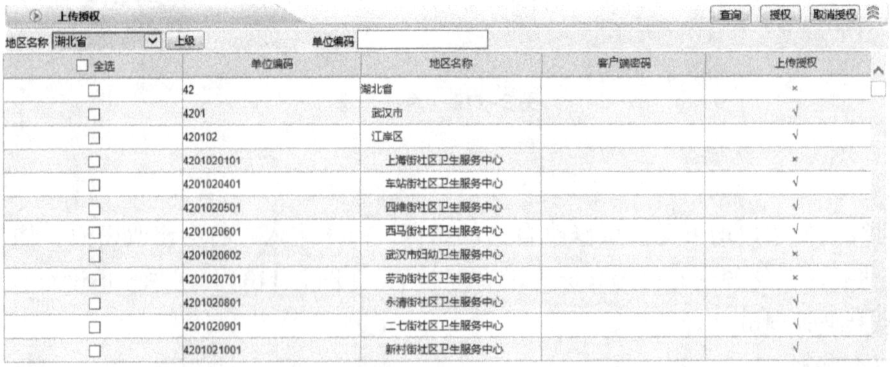

上传授权　　查询　授权　取消授权

地区名称 湖北省　上级　单位编码

□ 全选	单位编码	地区名称	客户端密码	上传授权
□	42	湖北省		×
□	4201	武汉市		√
□	420102	江岸区		√
□	4201020101	上海街社区卫生服务中心		×
□	4201020401	车站街社区卫生服务中心		√
□	4201020501	四维街社区卫生服务中心		√
□	4201020601	西马街社区卫生服务中心		√
□	4201020602	武汉市妇幼卫生服务中心		×
□	4201020701	劳动街社区卫生服务中心		×
□	4201020801	永清街社区卫生服务中心		√
□	4201020901	二七街社区卫生服务中心		√
□	4201021001	新村街社区卫生服务中心		√

图 2–115　上传授权

6. 用户访问日志

此模块的主要功能是查询用户访问平台的记录。

此模块的位置为：基本信息→系统设置→用户访问日志。

此模块的主要功能有：查询、导出。通过选择“地区名称”“用户名”“登录时间”等查询用户的登录情况（图 2–116）。

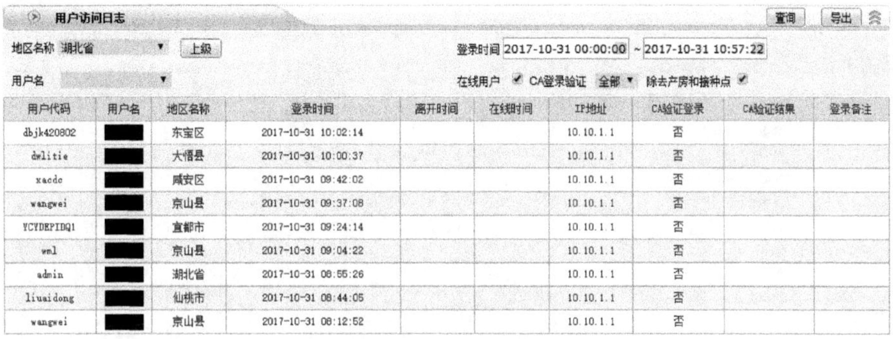

用户代码	用户名	地区名称	登录时间	离开时间	在线时间	IP地址	CA验证登录	CA验证结果	登录备注
dbjk420802	[redacted]	东宝区	2017-10-31 10:02:14			10.10.1.1	否		
dwlitie	[redacted]	大悟县	2017-10-31 10:00:37			10.10.1.1	否		
xacdc	[redacted]	咸安区	2017-10-31 09:42:02			10.10.1.1	否		
wangwei	[redacted]	京山县	2017-10-31 09:37:08			10.10.1.1	否		
YCYDEPIDQ1	[redacted]	宜都市	2017-10-31 09:24:14			10.10.1.1	否		
wml	[redacted]	京山县	2017-10-31 09:04:22			10.10.1.1	否		
admin	[redacted]	湖北省	2017-10-31 08:55:26			10.10.1.1	否		
liuaidong	[redacted]	仙桃市	2017-10-31 08:44:05			10.10.1.1	否		
wangwei	[redacted]	京山县	2017-10-31 08:12:52			10.10.1.1	否		

图 2–116　用户访问日志

7. 用户 CA 信息列表

此模块的主要功能是开启用户的 CA 验证功能。开启 CA 的用户在登录平台时会提示进行 CA 绑定，绑定完成后，在后续进行登录时需先插入 CA，之后通过用户密码和 CA 口令进行登录。

此模块的位置为：基本信息→系统设置→用户 CA 信息列表。

此模块的主要功能有：批量开通、启用、取消绑定（图 2–117）。

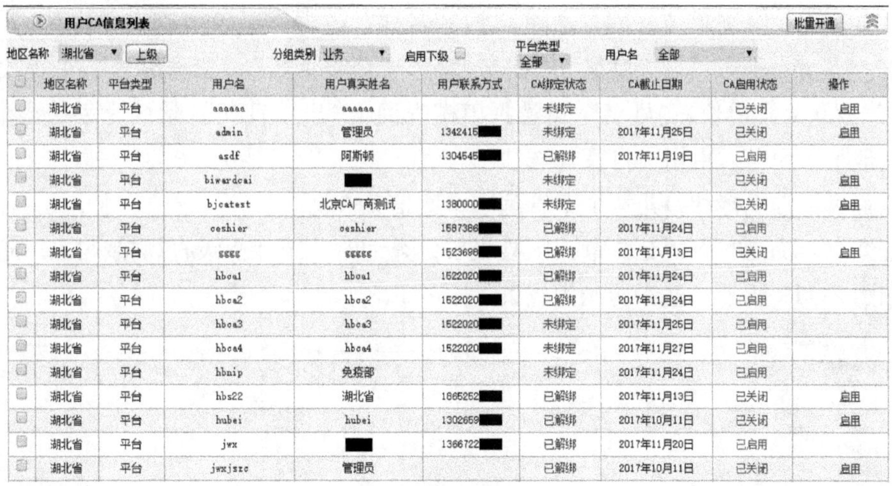

	地区名称	平台类型	用户名	用户真实姓名	用户联系方式	CA绑定状态	CA截止日期	CA启用状态	操作
	湖北省	平台	aaaaaa	aaaaaa		未绑定		已关闭	启用
	湖北省	平台	admin	管理员	1342415[redacted]	未绑定	2017年11月25日	已关闭	启用
	湖北省	平台	asdf	阿斯顿	1304545[redacted]	已解绑	2017年11月19日	已启用	
	湖北省	平台	biwardcai	[redacted]		未绑定		已关闭	启用
	湖北省	平台	bjcatest	北京CA厂商测试	1380000[redacted]	未绑定		已关闭	启用
	湖北省	平台	ceshier	ceshier	1587386[redacted]	已解绑	2017年11月24日	已启用	
	湖北省	平台	gggg	ggggg	1523698[redacted]	已解绑	2017年11月13日	已关闭	启用
	湖北省	平台	hbca1	hbca1	1522020[redacted]	已解绑	2017年11月24日	已启用	
	湖北省	平台	hbca2	hbca2	1522020[redacted]	已解绑	2017年11月24日	已启用	
	湖北省	平台	hbca3	hbca3	1522020[redacted]	未绑定	2017年11月25日	已启用	
	湖北省	平台	hbca4	hbca4	1522020[redacted]	未绑定	2017年11月27日	已启用	
	湖北省	平台	hbnip	免疫部		未绑定	2017年11月24日	已启用	
	湖北省	平台	hbs22	湖北省	1865252[redacted]	已解绑	2017年11月13日	已关闭	启用
	湖北省	平台	hubei	hubei	1302659[redacted]	已解绑	2017年10月11日	已关闭	启用
	湖北省	平台	jwx	[redacted]	1366722[redacted]	已解绑	2017年11月20日	已启用	
	湖北省	平台	jwxjszc	管理员		已解绑	2017年10月11日	已关闭	启用

图 2–117　用户 CA 信息列表

批量开通：批量开通用户的 CA 认证功能。

启用：单个启用用户的 CA 认证功能。

取消绑定：取消用户的 CA 绑定。

8. CA 用户情况报表

此模块的主要功能是查询用户的 CA 功能开启情况。

此模块的位置为：基本信息→系统设置→CA 用户情况报表。

此模块的主要功能有：查询、导出（图 2-118）。

CA用户情况报表　导出

地区名称 湖北省 上级

地区名称	用户数	CA绑定数	启用数
湖北省	36	26	13
武汉市	16	13	0
黄石市	5	3	0
十堰市	4	3	0
宜昌市	5	1	0
襄阳市	1	1	0
鄂州市	1	1	0
荆门市	1	1	0
孝感市	1	1	0
荆州市	1	1	0
黄冈市	4	4	0
咸宁市	3	3	0
随州市	1	1	0
恩施州	2	2	0
省直辖	2	2	0
统计总数	83	63	13

图 2-118　CA 用户情况报表

三、常规接种

常规接种包括 5 个模块：儿童个案管理、接种率监测、信息报告质量监测、统计分析、成人接种。

（一）儿童个案管理

儿童个案管理包括 5 个子模块：个案信息查询、个案信息统计、儿童信息查重删除、已删除个案查询、接种资料修改审批、查重分月统计表。

1. 个案信息查询

此模块由区县及以上级别单位使用，通过“地区名称”选择下级单位查询，也可通过“姓名”“性别”“出生日期”“儿童编码”“母亲姓名”“父亲姓名”“免疫卡号”“票据编号”来查找儿童。

“地区名称”默认为本单位，“姓名”可选择模糊查询，“出生日期”默认为系统当前日期前 1 个月内出生儿童，其他默认为空，由用户自行勾选。

此模块的位置为：常规接种→儿童个案管理→个案信息查询。

市级单位查询时，统计本市所有儿童；区县级单位查询时，统计下级直属接种门诊的儿童。

查询页面如图 2-119 所示，基本功能为查询。

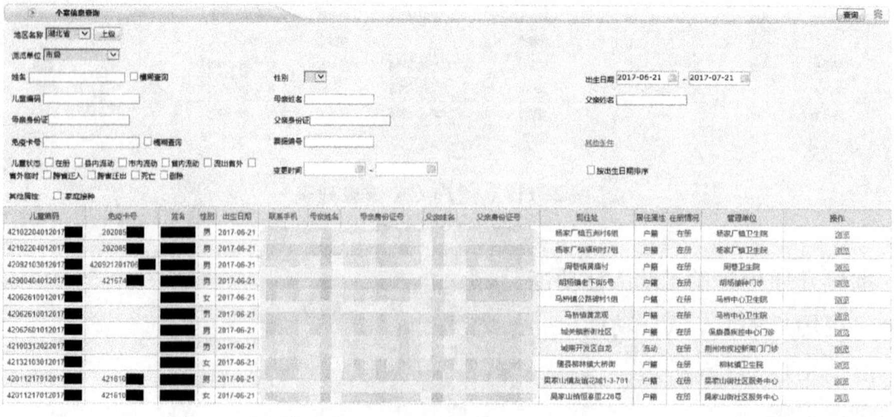

图 2-119　个案信息查询

注意事项：

如果在查询过程中，还有其他更详细的条件需要限制，可点击“其他条件”为查询设置更精确的范围限制。

该模块只有具有导出权限的用户才可以导出，导出权限由省级管理员进行分配。

2. 个案信息统计

此模块由区县及以上级别单位使用，通过“地区名称”选择下级单位查询，通过“出生日期”选择某年龄段，以及勾选“儿童状态”来查询该地区此年龄段儿童的居住信息。

“地区名称”默认为本单位，“儿童状态”默认勾选在册、县内流动、市内流动、省内流动、流出省外、省外临时、跨省迁入、跨省迁出，其他默认为空。

此模块的位置为：常规接种→儿童个案管理→个案信息统计。

市级单位查询时，统计本市所有儿童；区县级单位查询时，统计下级直属接种门诊的儿童。（包含客户端建卡和平台建卡的所有儿童数量）

查询页面如图 2–120 所示，基本功能为查询、打印、导出。

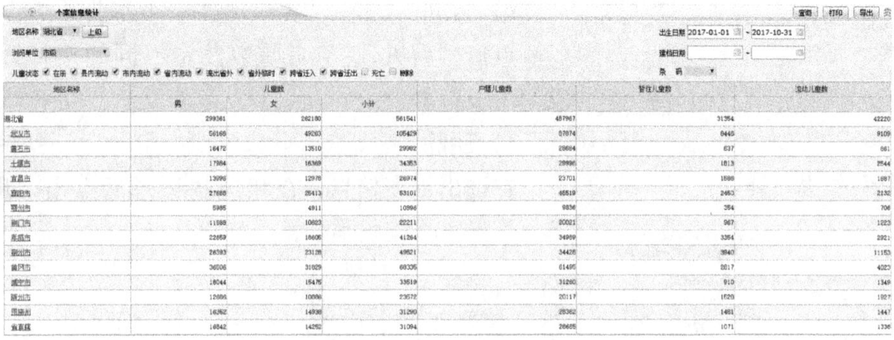

图 2–120　个案信息统计

1）查询

改变“地区名称”“出生日期”条件后，点击“查询”按钮，将显示相应信息。

市级单位查询时，“地区名称”可选择下级区县单位，查询后显示其相应的数据。

区县级单位查询时，“地区名称”可选择直属下级接种门诊，查询后显示其相应的数据。

2）导出

查询出所有的结果后，点击“导出”按钮，将弹出导出提示。

点击“打开”，在当前打开；点击“保存”，可保存文件到任意位置；点击“取消”，将取消导出“Excel”文件。

3. 儿童信息查重删除

此模块由区县及以上级别单位使用，用来查询、维护本辖区所有重复儿童的信息。

此模块的位置为：常规接种→儿童个案管理→儿童信息查看删除。

查询页面如图 2–121 所示，基本功能为查询、导出、合并、浏览、删除。

1）查询

“出生日期”“儿童性别”为默认必选项，“儿童姓名”“母亲姓名”和“父亲姓名”至少选择一个（也可同时选择），若同时取消“儿童姓名”“母亲姓名”和“父亲姓名”，点击“查询”按钮，会弹出重新选择提示（图 2–122）。

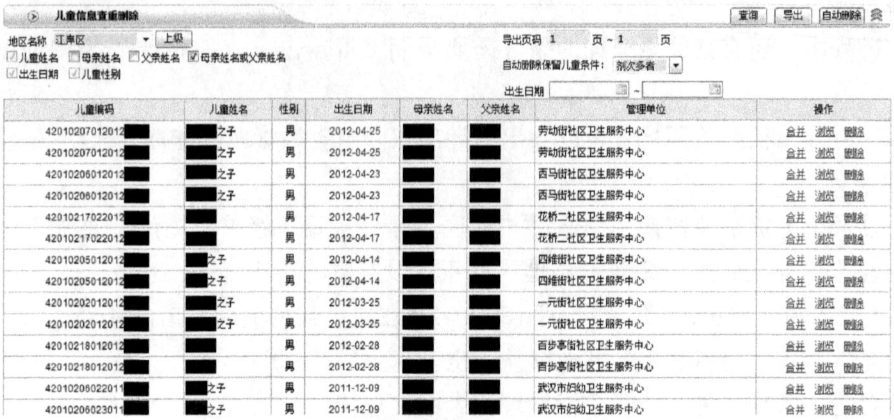

图 2–121　儿童信息查重删除

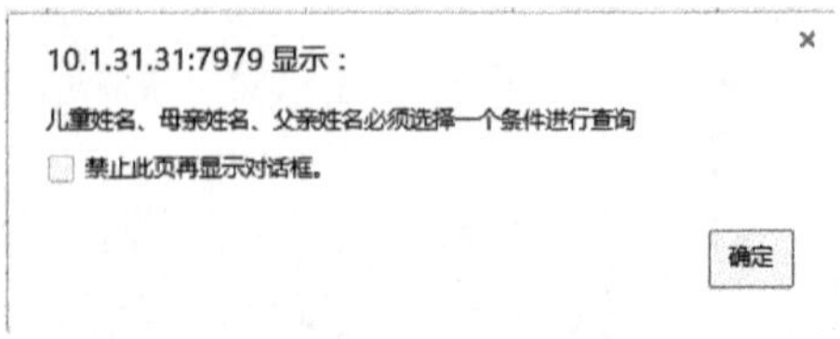

图 2–122　选择提示

必选项 + 可选项，共同决定查询结果。

2）合并

点击“合并”，合并重复儿童不同的接种针次和基本资料（图 2–123）。

3）删除

查询出重复信息，在相应的记录后点击“删除”，如果有

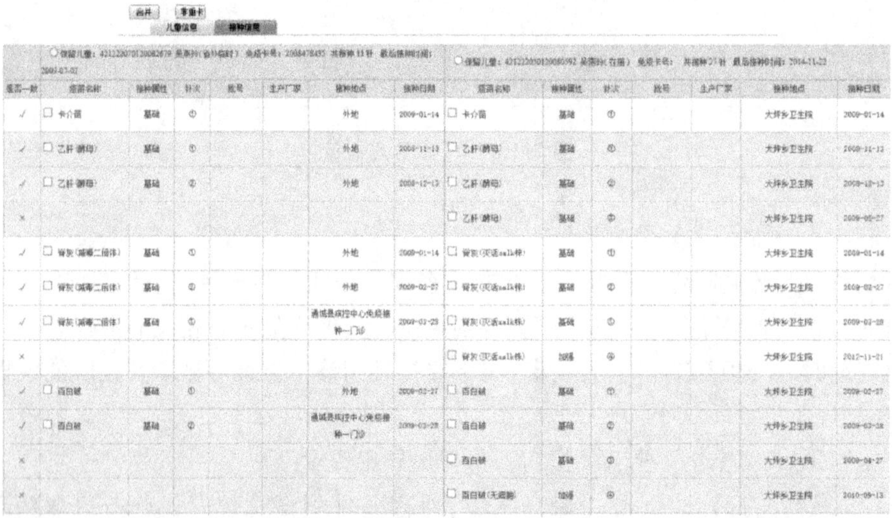

图 2–123　合并儿童信息

3 条或 3 条以上的重复记录，则不再显示此条重复信息；如果只有 2 条重复记录，则不再显示这 2 条重复信息。

4）非重卡标识

如果确定查出的重卡为非重卡，如双胞胎的情况，可以为该对儿童标识非重卡，后期查重删除过程中将不会再查到该对儿童。

注意事项：

平台查重时，“出生日期”“儿童性别”为默认必选项，如果疾控单位查重时不显示重卡，那么需要

儿童管理单位在客户端上将这两张卡的基本信息改为一样后再上传，上传后第二天再进行查重。

4. 已删除个案查询

此模块由区县及以上级别单位使用，用来查询本辖区所有已删除儿童的信息（删除时该儿童所在的管理单位）。

此模块的位置为：常规接种→儿童个案管理→已删除个案查询。

查询页面如图 2–124 所示，基本功能为查询。

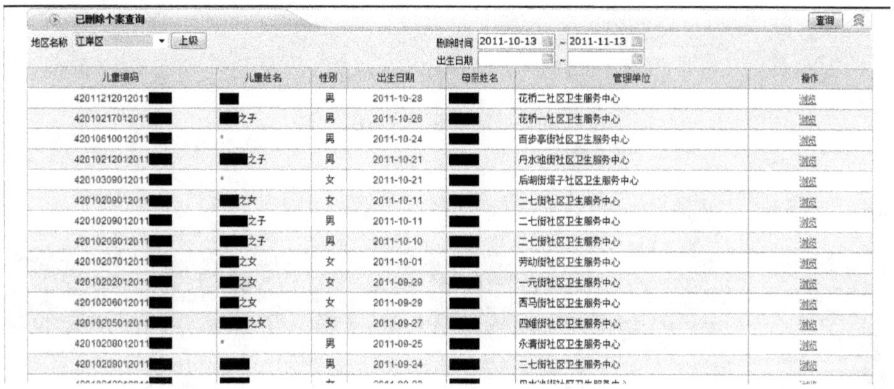

图 2–124　已删除个案查询

通过选择“地区名称”“删除日期”“出生日期”查询条件，查询所选范围内已被删除的儿童个案。

5. 接种资料修改审批

此模块由区县及以上级别单位使用，用来浏览、审核本辖区所有需要修改的接种资料。

此模块的位置为：常规接种→儿童个案管理→接种资料修改审批。

查询页面如图 2–125 所示，基本功能为查询、导出、浏览、审核。

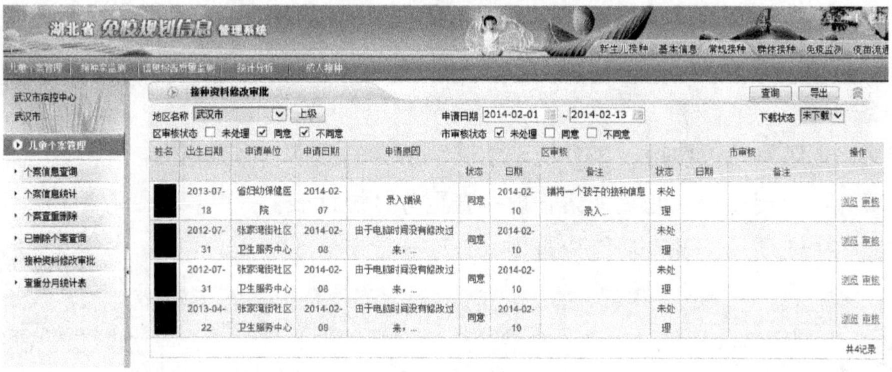

图 2–125　接种资料修改审批

功能说明：

区县级单位通过此模块浏览、审核门诊单位的疫苗修改申请，并提交区县的审核意见和调查文件。

市级单位通过此模块浏览门诊单位的疫苗修改申请和区县级的审核意见、调查文件。

以市级疾控单位为例：

市级疾控单位在该模块能够查询到辖区所有门诊提交的针次修改申请记录，点击“浏览”可以查看申请门诊提交的原因和区县级单位的审核意见及调查文件（图 2-126）。

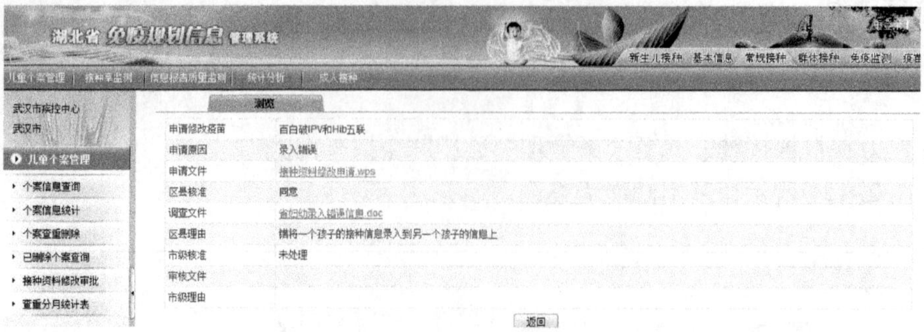

图 2-126 浏览界面

确认申请信息后，点击“审核”，进入“审核”界面（图 2-127）。

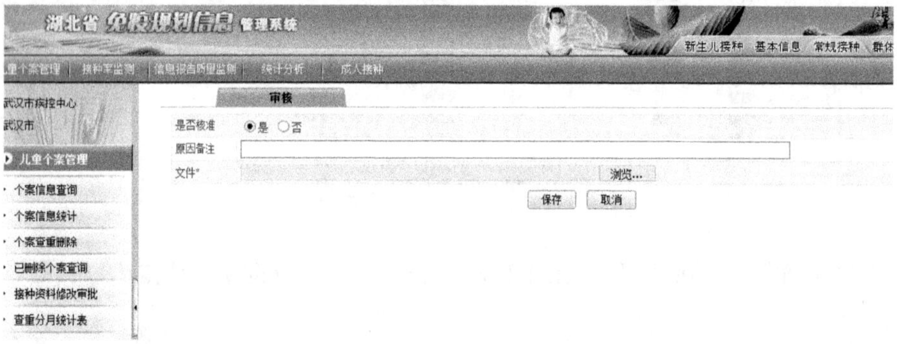

图 2-127 审核界面

是否核准：单选按钮，选择是否允许修改针次。

原因备注：输入是否核准的简要原因。

文件：点击“浏览”，选择需要上传的附件。（必填）

6. 查重分月统计表

此模块由市级以上级别单位使用，按月统计本辖区所有的重卡查重情况。

此模块的位置为：常规接种→儿童个案管理→查重分月统计表。

查询页面如图 2-128 所示，基本功能为查询、打印、导出。

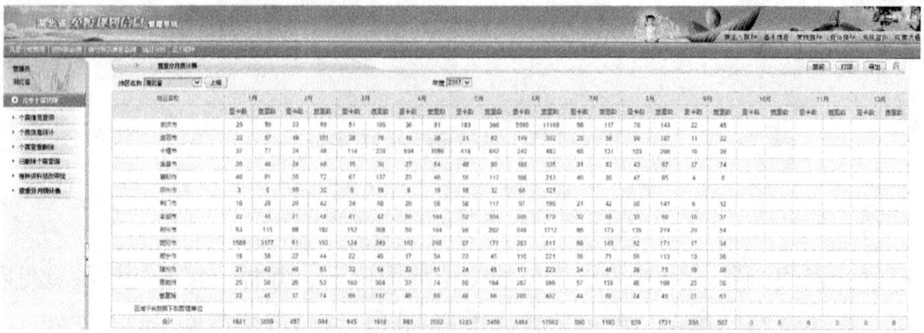

图 2-128 查重分月统计表

注意事项：

如果一个个案重复了 5 次，那么重卡数记为 1，查重数记为 5。

（二）接种率监测

接种率监测包括 3 个模块：报表查询汇总、接种率动态监测、接种率静态监测。

1. 报表查询汇总

报表查询汇总包括 3 个子模块：常规免疫接种情况、第二类免疫接种情况 6－2、0－11 月龄儿童日接种情况统计。

（1）常规免疫接种情况

此模块的位置为：常规接种→接种率监测→报表查询汇总→常规免疫接种情况。

此模块的基本功能有：查询、退报、打印、导出（图 2–129）。

通过选择“地区名称”“年度”“浏览单位”“居住属性”查询条件，按地区显示儿童常规免疫接种情况。

注意事项：

本报表和客户端 6－1 报表相对应，显示的是每月客户端上传的 6－1 报表数据。

退报功能可以退回客户端上传的报表。

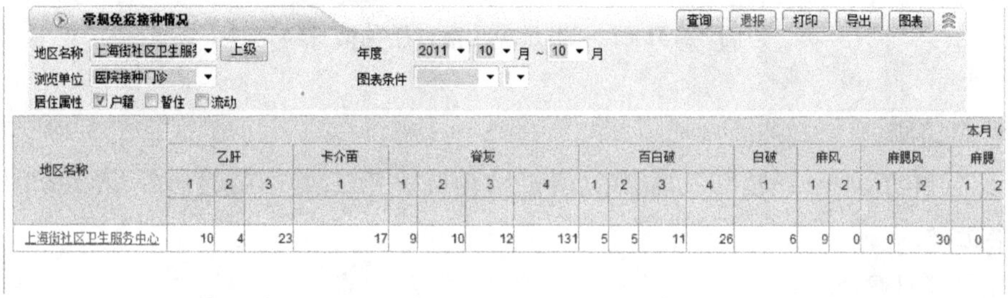

图 2–129　常规免疫接种情况

（2）第二类免疫接种情况 6－2

此模块的位置为：常规接种→接种率监测→报表查询汇总→第二类免疫接种情况 6－2。

此模块的基本功能有：查询、退报、打印、导出（图 2–130）。

通过选择“地区名称”“年度”“浏览单位”“居住属性”查询条件，按地区显示儿童第二类疫苗接种情况。

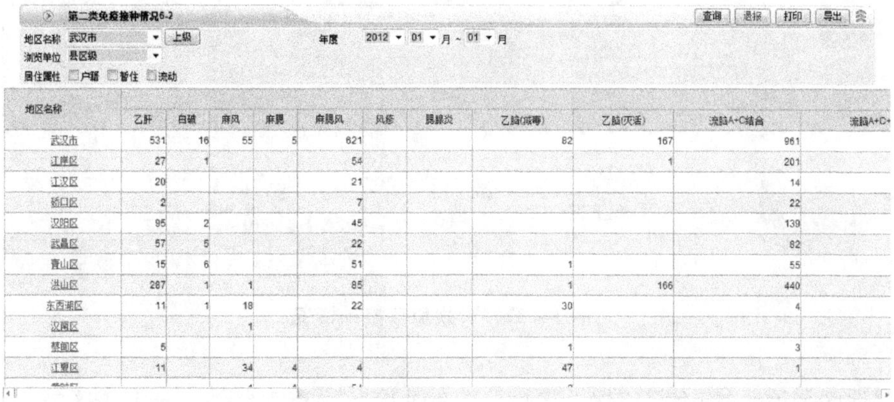

图 2–130　第二类免疫接种情况 6－2

注意事项：

本报表和客户端 6 – 2 报表相对应，显示的是每月客户端上传的 6 – 2 报表数据。

退报功能可以退回客户端上传的报表。

（3）0 – 11 月龄儿童日接种情况统计

此模块由省级单位使用，位置为：常规接种→接种率监测→报表查询汇总→0 – 11 月龄儿童日接种情况统计。

此模块的基本功能有：查询、打印、导出（图 2–131）。

通过选择“接种起止日期”查询条件，按日期显示 0 – 11 月龄儿童乙肝、百白破和免疫规划疫苗合计接种情况。

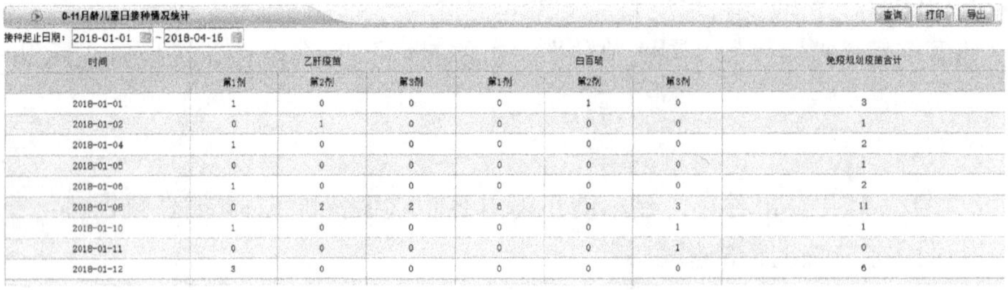

时间	乙肝疫苗			白百破			免疫规划疫苗合计
	第1剂	第2剂	第3剂	第1剂	第2剂	第3剂	
2018-01-01	1	0	0	0	1	0	3
2018-01-02	0	1	0	0	0	0	1
2018-01-04	1	0	0	0	0	0	2
2018-01-05	0	0	0	0	0	0	1
2018-01-06	1	0	0	0	0	0	2
2018-01-08	0	2	2	6	0	3	11
2018-01-10	1	0	0	0	0	1	1
2018-01-11	0	0	0	0	0	1	0
2018-01-12	3	0	0	0	0	0	6

图 2–131　0 – 11 月龄儿童日接种情况统计

2. 接种率动态监测

接种率动态监测包括 4 个子模块：常规免疫接种情况、第二类疫苗接种情况、分剂次接种率统计、剂次合计接种率统计。

（1）常规免疫接种情况

此模块的位置为：常规接种→接种率监测→接种率动态监测→常规免疫接种情况。

此模块的基本功能有：查询、打印、导出（图 2–132）。

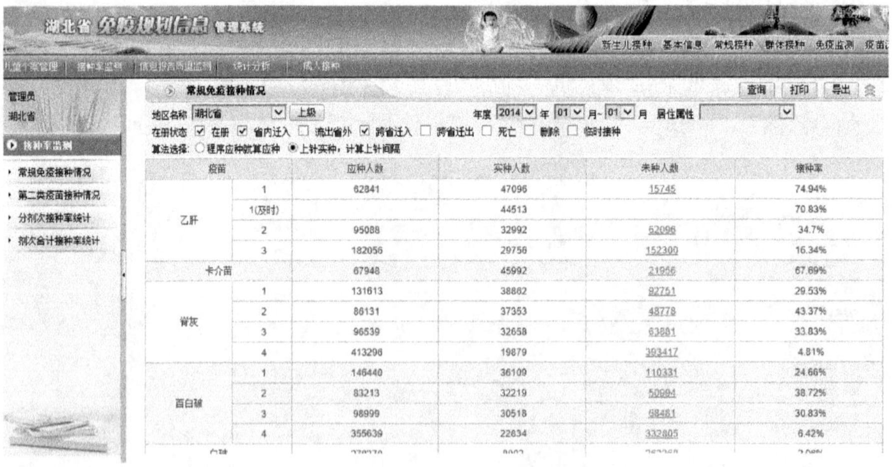

疫苗		应种人数	实种人数	未种人数	接种率
乙肝	1	62841	47096	15745	74.94%
	1(及时)		44513		70.83%
	2	95088	32992	62096	34.7%
	3	182056	29756	152300	16.34%
卡介苗		67948	45992	21956	67.69%
脊灰	1	131613	38862	92751	29.53%
	2	86131	37353	48778	43.37%
	3	96539	32658	63881	33.83%
	4	413296	19879	393417	4.81%
百白破	1	146440	36109	110331	24.66%
	2	83213	32219	50994	38.72%
	3	98999	30518	68481	30.83%
	4	355639	22834	332805	6.42%

图 2–132　常规免疫接种情况

通过选择“地区名称”“年度”“居住属性”“在册状态”查询条件，查询该区域某月份常规疫苗的应种、实种、未种情况，即单月的接种率。

注意事项：

“地区名称”默认为本单位，“年度”默认为本年度前一个月。

应种数为该区域、该月份应种的儿童数，实种数包含本单位接种和其他单位接种的针次。

（2）第二类疫苗接种情况

此模块的位置为：常规接种→接种率监测→接种率动态监测→第二类疫苗接种情况。

此模块的基本功能有：查询、打印、导出（图 2–133）。

通过选择“地区名称”“年度”“居住属性”查询条件，查询该区域某月份第二类疫苗接种情况。

注意事项：

“地区名称”默认为本单位，“年度”默认为本年度前一个月。

统计结果按管理单位来计算。

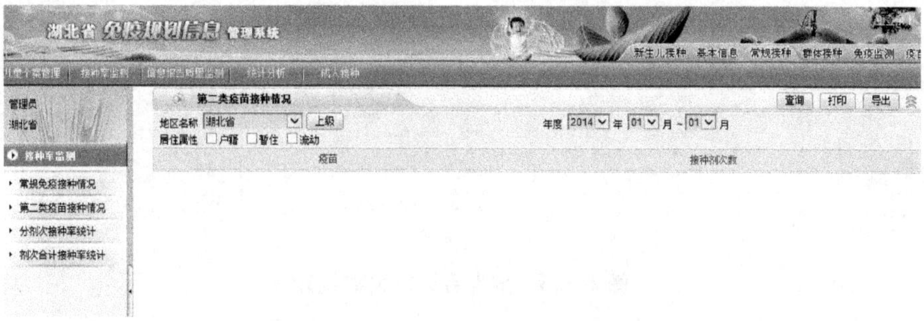

图 2–133　第二类疫苗接种情况

（3）分剂次接种率统计

此模块的位置为：常规接种→接种率监测→接种率动态监测→分剂次接种率统计。

此模块的基本功能有：查询、打印、导出（图 2–134）。

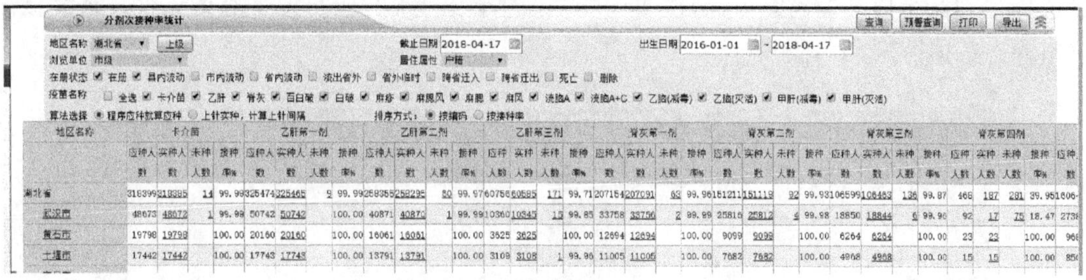

图 2–134　分剂次接种率统计

通过选择“地区名称”“截止日期”“出生日期”“浏览单位”“居住属性”“在册状态”“疫苗名称”查询条件，查询该区域选定疫苗各剂次应种、实种、未种人数和接种率。

注意事项：

“地区名称”为要查询的区域范围“截止日期”为要查询的截止时间段，“出生日期”为要查询的儿童年龄段。

当所有条件都勾选时，查询的是截止时间内该地区所选年龄段儿童的疫苗各剂次应种、实种、未种人数和接种率，应种和实种都是按管理单位来计算。

(4) 剂次合计接种率统计

此模块的位置为：常规接种→接种率监测→接种率动态监测→剂次合计接种率统计。

此模块的基本功能有：查询、打印、导出（图 2-135）。

通过选择“地区名称”“接种日期”“出生日期”“浏览单位”“居住属性”“在册状态”“疫苗名称”查询条件，查询该区域选定疫苗合剂次应种、实种人数和接种率。

注意事项：

“地区名称”为要查询的区域范围，“接种日期”为要查询的接种时间段。

当所有条件都勾选时，查询的是该地区所选年龄段儿童在选定接种日期内各疫苗合剂次应种、实种人数和接种率。

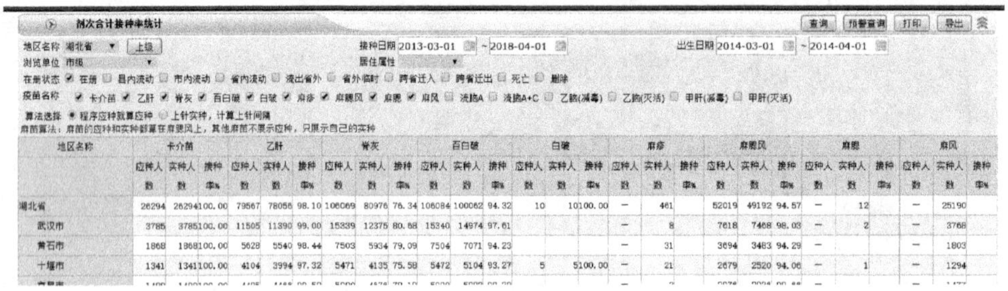

图 2-135 剂次合计接种率统计

3. 接种率静态监测

接种率静态监测包括 3 个子模块：常规免疫静态监测、第二类疫苗静态监测、对比分析。

(1) 常规免疫静态监测

此模块的位置为：常规接种→接种率监测→接种率静态监测→常规免疫静态监测。

此模块的基本功能有：查询、打印、导出（图 2-136）。

通过选择“地区名称”“年度”“居住属性”“浏览单位”“在册状态”查询条件，查询该区域选定常规各疫苗静态数据情况。

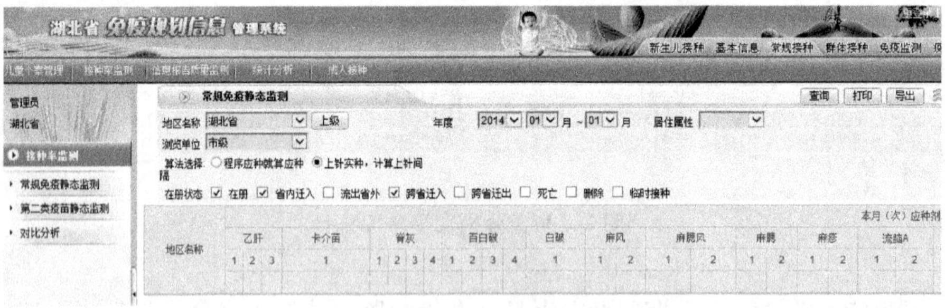

图 2-136 常规免疫静态监测

(2) 第二类疫苗静态监测

此模块的位置为：常规接种→接种率监测→接种率静态监测→第二类疫苗静态监测。

此模块的基本功能有：查询、打印、导出（图 2-137）。

通过选择“地区名称”“年度”“浏览单位”查询条件，查询该区域选定第二类疫苗静态数据情况。

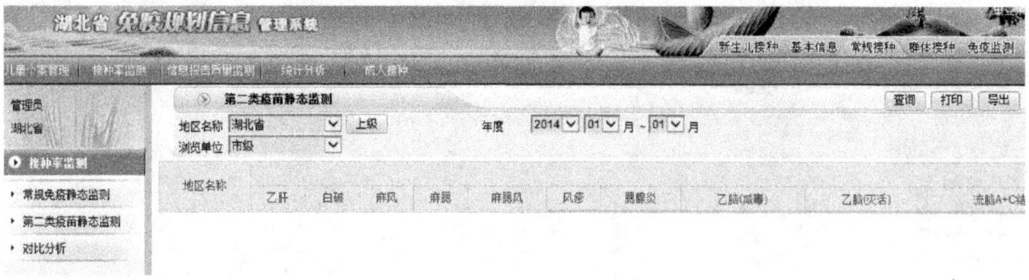

图 2–137　第二类疫苗静态监测

（3）对比分析

此模块的位置为：常规接种→接种率监测→接种率静态监测→对比分析。

此模块的基本功能有：查询、打印、导出（图 2–138）。

通过选择“地区名称”“年”“月”“浏览单位”“居住属性”“疫苗名称”查询条件，对比报表汇总和静态监测中各疫苗的应种、实种人数。

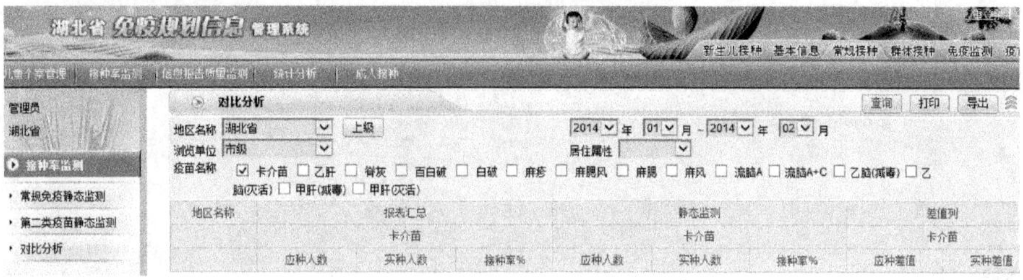

图 2–138　对比分析

（三）信息报告质量监测

信息报告质量监测包括 11 个模块：每日上传情况查询、上传情况统计、接种单位上传情况、单位上传及时性统计、客户端备份情况、剂次上传及时统计、备份及时统计、儿童异地接种查询、儿童异地接种统计、接种信息完整性统计、上传覆盖率统计。

1. 每日上传情况查询

此模块由区县及以上级别单位使用，市级单位可通过“地区名称”选择下级单位进行查询。

此模块的位置为：常规接种→信息报告质量监测→每日上传情况查询。

通过选择“地区名称”“上传日期”“浏览单位”查询条件，按地区查询该区域客户端的每日应上传、成功上传情况和上传时间等信息（图 2–139）。

注意事项：

“出生日期”默认为当天，“地区名称”默认为本单位。设置了超平均百分比数后超值情况将以红色显示。

2. 上传情况统计

此模块由区县及以上级别单位使用，市级单位可通过“地区名称”选择下级单位进行查询。

此模块的位置为：常规接种→信息报告质量监测→上传情况统计。

通过选择“地区名称”“上传日期”“浏览单位”查询条件，按地区查询所选时间段内客户端的每日应上传、成功上传情况和上传频数等信息（图 2–140）。

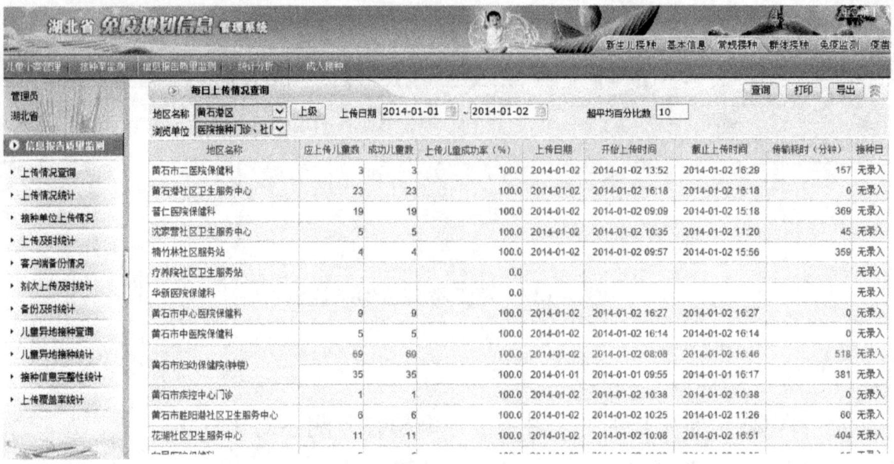

图 2-139　每日上传情况查询

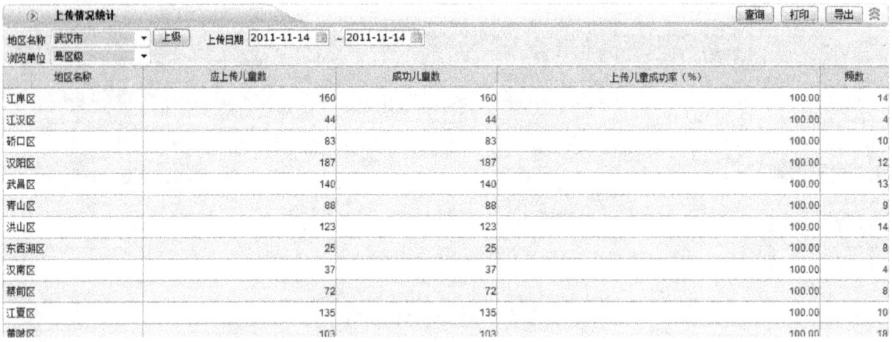

图 2-140　上传情况统计

注意事项：

“出生日期”默认为当天，“地区名称”默认为本单位。

频数，即上传的次数，每个门诊每日上传频数只记 1 次，只在有数据上传的时候频数才会加 1，如果当天无数据上传，则频数不会加 1。

3. 接种单位上传情况

此模块由区县级以上级别单位使用，市级单位可通过“地区名称”选择下级单位进行查询。

此模块的位置为：常规接种→信息报告质量监测→接种单位上传情况。

通过选择“地区名称”“上传日期”“浏览单位”查询条件，按地区查询所选时间段内客户端的上传单位数、上传儿童变更情况及上传成功情况（图 2-141）。

注意事项：

“出生日期”默认为当天，“地区名称”默认为本单位。

4. 单位上传及时性统计

此模块由区县及以上级别单位使用，市级单位可通过“地区名称”选择下级单位进行查询。

此模块的位置为：常规接种→信息报告质量监测→单位上传及时性统计。

通过选择“地区名称”“截止上传日期”“浏览单位”和填写上传及时天数等查询条件，按地区查询及时上传单位数和及时率（图 2-142）。

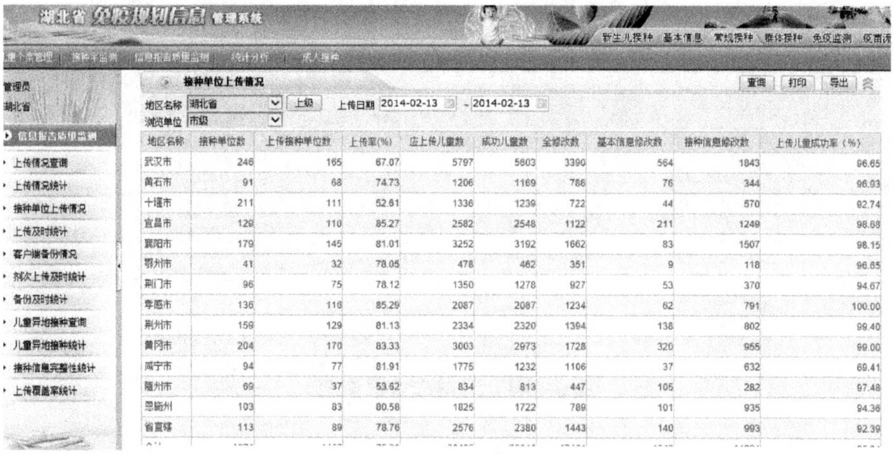

地区名称	接种单位数	上传接种单位数	上传率(%)	应上传儿童数	成功儿童数	全修改数	基本信息修改数	接种信息修改数	上传儿童成功率（%）
武汉市	246	165	67.07	5797	5603	3390	564	1843	96.65
黄石市	91	68	74.73	1206	1169	786	76	344	96.93
十堰市	211	111	52.61	1336	1239	722	44	570	92.74
宜昌市	129	110	85.27	2582	2548	1122	211	1249	98.68
襄阳市	179	145	81.01	3252	3192	1662	83	1507	98.15
鄂州市	41	32	78.05	478	462	351	9	118	96.65
荆门市	96	75	78.12	1350	1278	927	53	370	94.67
孝感市	136	116	85.29	2087	2087	1234	62	791	100.00
荆州市	159	129	81.13	2334	2320	1394	138	802	99.40
黄冈市	204	170	83.33	3003	2973	1728	320	955	99.00
咸宁市	94	77	81.91	1775	1232	1106	37	632	69.41
随州市	69	37	53.62	834	813	447	105	282	97.48
恩施州	103	83	80.58	1825	1722	789	101	935	94.36
省直辖	113	89	78.76	2576	2380	1443	140	993	92.39

图 2-141　接种单位上传情况

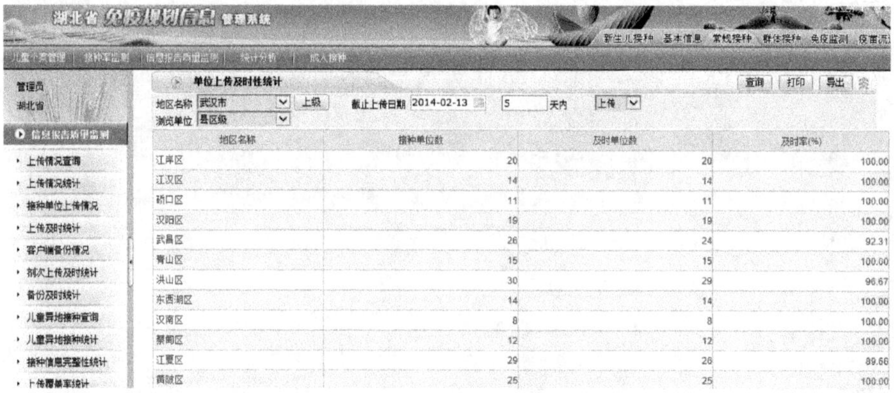

地区名称	接种单位数	及时单位数	及时率(%)
江岸区	20	20	100.00
江汉区	14	14	100.00
硚口区	11	11	100.00
汉阳区	19	19	100.00
武昌区	26	24	92.31
青山区	15	15	100.00
洪山区	30	29	96.67
东西湖区	14	14	100.00
汉南区	8	8	100.00
蔡甸区	12	12	100.00
江夏区	29	26	89.66
黄陂区	25	25	100.00

图 2-142　单位上传及时性统计

注意事项：

“地区名称”默认为本单位，下拉菜单中可选择上传和未上传，默认为上传。

及时率 = 及时单位数/接种单位数

5. 客户端备份情况

此模块由区县及以上级别单位使用，市级单位可通过“地区名称”选择下级单位进行查询。

此模块的位置为：常规接种→信息报告质量监测→客户端备份情况。

通过选择“地区名称”“备份日期”“浏览单位”查询条件，按地区查询客户端的备份数和成功备份次数（图 2-143）。

注意事项：

“地区名称”默认为本单位，“备份日期”默认范围为当前日期前五天至今日。

客户端上传备份顺序：应先备份，再上传。

备份率 = 客户端备份数/客户端单位数

成功备份率 = 成功备份次数/备份次数

6. 剂次上传及时统计

此模块由区县及以上级别单位使用，市级单位可通过“地区名称”选择下级单位进行查询。

客户端备份情况　　查询　打印　导出

地区名称 宜昌市　上级　备份日期 2011-11-09 ~ 2011-11-14

浏览单位 县区级

地区名称	客户端单位数	客户端备份数	备份率(%)	备份次数	成功备份次数	成功备份率(%)
西陵区	13	13	100.00	46	46	100.00
伍家岗区	5	5	100.00	22	22	100.00
点军区	5	3	60.00	4	4	100.00
猇亭区	1	1	100.00	4	4	100.00
夷陵区	14	14	100.00	40	40	100.00
远安县	8	8	100.00	27	27	100.00
兴山县	9	8	88.89	23	23	100.00
秭归县	13	9	69.23	25	25	100.00
长阳土家族自治县	12	12	100.00	29	29	100.00
五峰土家族自治县	10	10	100.00	24	24	100.00
宜都市	13	12	92.31	39	39	100.00
当阳市	14	14	100.00	30	30	100.00

图 2-143　客户端备份情况

此模块的位置为：常规接种→信息报告质量监测→剂次上传及时统计。

通过选择"地区名称""接种日期""浏览单位"和填写上传及时天数查询条件，按地区查询客户端接种剂次的及时上传情况（图 2-144）。

注意事项：

"地区名称"默认为本单位，"接种日期"默认为当前月份。

剂次上传及时统计　　查询　打印　导出

地区名称 黄陂区　上级　5　天内上传　接种日期 2011-10-01 ~ 2011-10-05

浏览单位 医院接种门诊

地区名称	剂次数	及时上传剂次数	剂次上传及时率
前川街卫生院	198	99	50.00
环城社区卫生服务中心	268	130	48.51
鲁台社区卫生服务中心	54	21	38.89
蔡店乡卫生院	90	47	52.22
姚集镇卫生院	31	12	38.71
长岭镇中心卫生院	103	35	33.98
王河镇卫生院	45	18	40.00
王河镇卫生院长堰分院	57	25	43.86
木兰乡卫生院	18	2	11.11
蔡榨镇卫生院	48	20	41.67
六指街中心卫生院	15	6	40.00
六指街卫生院甘棠分院	35	10	28.57
罗汉街卫生院	60	20	33.33
罗汉街卫生院研子门诊	34	29	85.29

图 2-144　剂次上传及时统计

7. 备份及时统计

此模块由区县及以上级别单位使用，市级单位可通过"地区名称"选择下级单位进行查询。

此模块的位置为：常规接种→信息报告质量监测→备份及时统计。

通过选择"地区名称""备份截止日期""浏览单位"和填写及时备份期限查询条件，按地区查询客户端的及时备份情况（图 2-145）。

注意事项：

"地区名称"默认为本单位，"备份截止日期"默认为统计当天。

客户端上传备份顺序：应先备份，再上传。

及时率 = 及时备份数/客户端单位数

8. 儿童异地接种查询

此模块由区县及以上级别单位使用，市级单位可通过"地区名称"选择下级单位进行查询。

此模块的位置为：常规接种→信息报告质量监测→儿童异地接种查询。

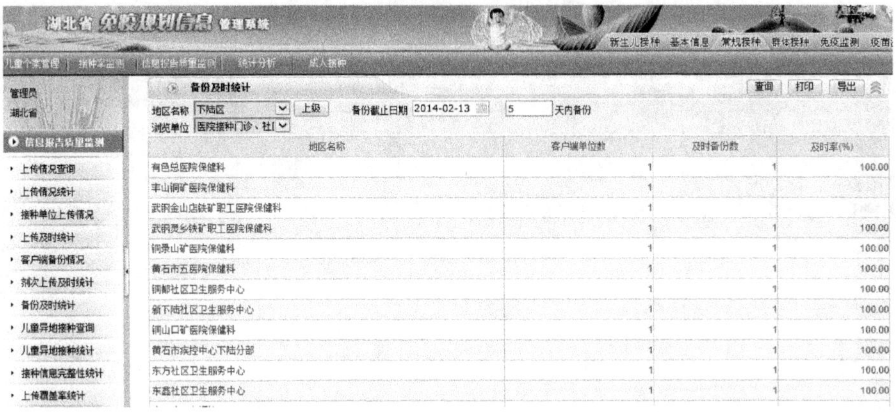

图 2–145　备份及时统计

通过选择“地区名称”和“下载日期”查询条件，按地区查询该日期内客户端每日异地儿童迁入情况（图 2–146）。

注意事项：

“地区名称”默认为本单位，“下载日期”默认范围为本日。

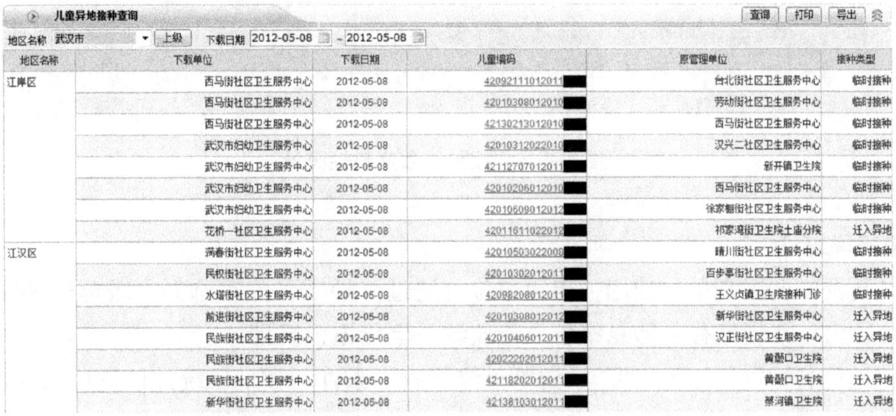

图 2–146　儿童异地接种查询

9. 儿童异地接种统计

此模块由区县及以上级别单位使用，市级单位可通过“地区名称”选择下级单位进行查询。

此模块的位置为：常规接种→信息报告质量监测→儿童异地接种统计。

通过选择“地区名称”“下载日期”“浏览单位”查询条件，按地区统计该日期内客户端下载异地儿童数量（图 2–147）。

注意事项：

“地区名称”默认为本单位，“下载日期”默认范围为本日。

10. 接种信息完整性统计

此模块由区县及以上级别单位使用，市级单位可通过“地区名称”选择下级单位进行查询。

此模块的位置为：常规接种→信息报告质量监测→接种信息完整性统计。

通过选择“地区名称”“接种日期”“浏览单位”查询条件，按地区统计该日期内客户端所上传的接

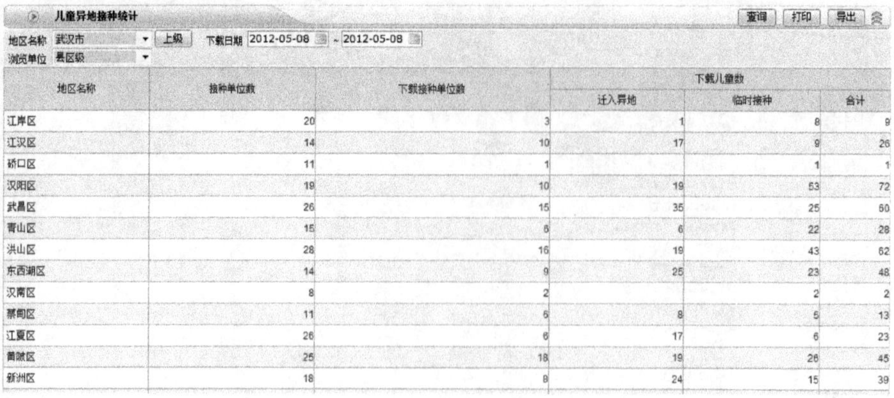

儿童异地接种统计 查询 打印 导出
地区名称 武汉市 上级 下载日期 2012-05-08 ~ 2012-05-08
浏览单位 县区级

地区名称	接种单位数	下载接种单位数	下载儿童数		
			迁入异地	临时接种	合计
江岸区	20	3	1	8	9
江汉区	14	10	17	9	26
硚口区	11	1		1	1
汉阳区	19	10	19	53	72
武昌区	26	15	35	25	60
青山区	15	6	6	22	28
洪山区	28	16	19	43	62
东西湖区	14	9	25	23	48
汉南区	8	2		2	2
蔡甸区	11	6	8	5	13
江夏区	26	6	17	6	23
黄陂区	25	18	19	26	45
新洲区	18	8	24	15	39

图 2–147 儿童异地接种统计

种信息各项完整情况（图 2–148）。

注意事项：

“地区名称”默认为本单位，“接种日期”默认范围为上一月。

由于本报表所要统计的数据比较复杂和庞大，所以查询需要较长时间。

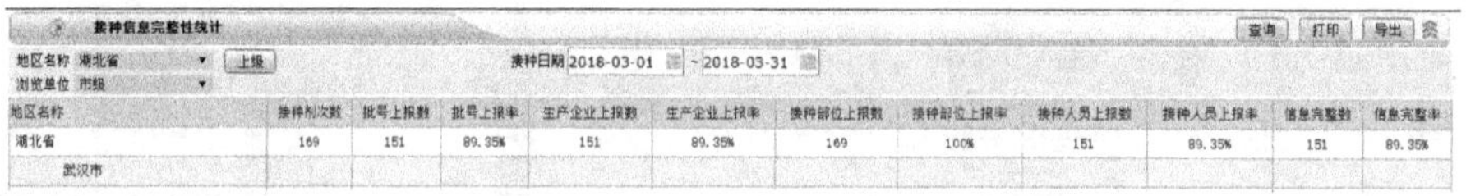

接种信息完整性统计 查询 打印 导出
地区名称 湖北省 上级 接种日期 2018-03-01 ~ 2018-03-31
浏览单位 市级

地区名称	接种剂次数	批号上报数	批号上报率	生产企业上报数	生产企业上报率	接种部位上报数	接种部位上报率	接种人员上报数	接种人员上报率	信息完整数	信息完整率
湖北省	169	151	89.35%	151	89.35%	169	100%	151	89.35%	151	89.35%
武汉市											

图 2–148 接种信息完整性统计

11. 上传覆盖率统计

此模块由区县及以上级别单位使用，市级单位可通过“地区名称”选择下级单位进行查询。

此模块的位置为：常规接种→信息报告质量监测→上传覆盖统计。

通过选择“地区名称”“上传日期”“浏览单位”查询条件，按地区统计该日期内客户端上传接种单位数和上传覆盖率（图 2–149）。

注意事项：

“地区名称”默认为本单位，“上传日期”默认范围为当前日期前五天至今日。

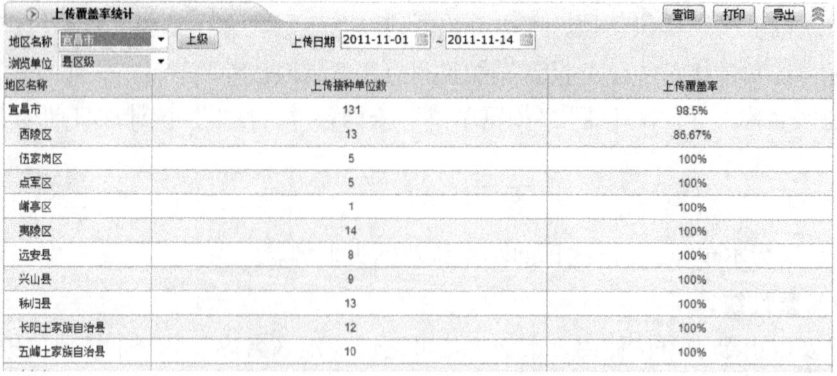

上传覆盖率统计 查询 打印 导出
地区名称 宜昌市 上级 上传日期 2011-11-01 ~ 2011-11-14
浏览单位 县区级

地区名称	上传接种单位数	上传覆盖率
宜昌市	131	98.5%
西陵区	13	86.67%
伍家岗区	5	100%
点军区	5	100%
猇亭区	1	100%
夷陵区	14	100%
远安县	8	100%
兴山县	9	100%
秭归县	13	100%
长阳土家族自治县	12	100%
五峰土家族自治县	10	100%

图 2–149 上传覆盖率统计

（四）统计分析

统计分析包括 3 个模块：汇总统计、分析评价、疫苗接种情况统计。

1. 汇总统计

汇总统计包括 6 个子模块：儿童建档情况统计、出生年月分布、重复儿童统计、儿童异常反应统计、介质发放情况、补录情况统计。

（1）儿童建档情况统计

此模块由区县及以上级别单位查询统计，市级单位可通过“地区名称”选择下级单位查询。

此模块的位置为：常规接种→统计分析→汇总统计→儿童建档情况统计。

查询页面如图 2–150 所示，基本功能为查询、打印、导出。

通过选择“地区名称”“出生日期”“浏览单位”“建档日期”“产科建档及时天数”“客户端及时天数”和勾选“儿童状态”“居住属性”查询条件，按地区统计该日期内客户端建卡儿童数和产科推送的儿童数。

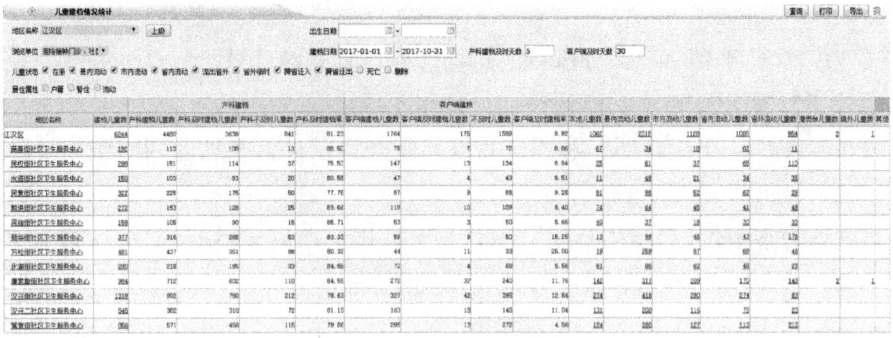

图 2–150　儿童建档情况统计

注意事项：

“地区名称”默认为本单位，“出生日期”默认为空，“建档日期”默认范围为上月当日到本月当日，客户端建档及时天数为 30 天。

产科建档儿童数：产科单位建档后推送到本单位的儿童数。

客户端建档儿童数：本地客户端建档儿童数。

（2）出生年月分布

此模块由区县及以上级别单位分“年度”查询统计，市级单位可通过“地区名称”选择下级单位查询。

此模块的位置为：常规接种→统计分析→汇总统计→出生年月分布。

查询页面如图 2–151 所示，基本功能为查询、打印、导出。

通过选择“地区名称”“年度”“浏览单位”和勾选“户籍属性”“在册状态”查询条件，按地区分月列出该年度儿童出生情况。

注意事项：

“地区名称”默认为本单位，“年度”默认为本年。

“居住属性”为下拉菜单，值域为全部、户籍、暂住和流动。

（3）重复儿童统计

此模块由区县及以上级别单位查询统计，市级单位可通过“地区名称”选择下级单位查询。

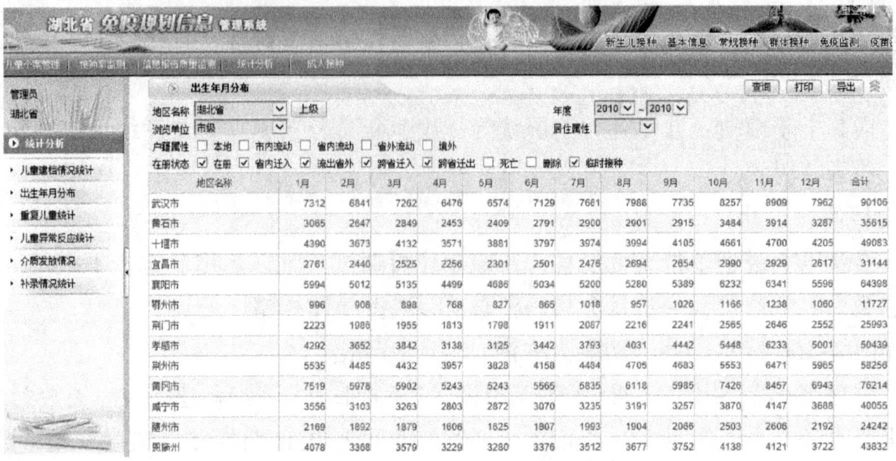

地区名称	1月	2月	3月	4月	5月	6月	7月	8月	9月	10月	11月	12月	合计
武汉市	7312	6841	7262	6476	6574	7129	7661	7988	7735	8257	8909	7962	90106
黄石市	3065	2647	2849	2453	2409	2791	2900	2901	2915	3484	3914	3287	35615
十堰市	4390	3673	4132	3571	3881	3797	3974	3994	4105	4661	4700	4205	49083
宜昌市	2761	2440	2525	2256	2301	2501	2476	2694	2654	2990	2929	2617	31144
襄阳市	5994	5012	5135	4499	4686	5034	5200	5280	5389	6232	6341	5596	64398
鄂州市	996	908	898	768	827	865	1018	957	1026	1166	1238	1060	11727
荆门市	2223	1986	1955	1813	1798	1911	2087	2216	2241	2565	2646	2552	25993
孝感市	4292	3652	3842	3138	3125	3442	3793	4031	4442	5448	6233	5001	50439
荆州市	5535	4485	4432	3957	3828	4158	4484	4705	4683	5553	6471	5965	58256
黄冈市	7519	5978	5902	5243	5243	5565	5835	6118	5985	7426	8457	6943	76214
咸宁市	3556	3103	3263	2803	2872	3070	3235	3191	3257	3870	4147	3688	40055
随州市	2169	1892	1879	1606	1625	1807	1993	1904	2066	2503	2606	2192	24242
恩施州	4078	3368	3579	3229	3280	3376	3512	3677	3752	4138	4121	3722	43832

图 2-151　出生年月分布

此模块的位置为：常规接种→统计分析→汇总统计→重复儿童统计。

查询页面如图 2-152 所示，基本功能为查询、打印、导出。

通过选择“地区名称”“出生日期”和勾选重复儿童查询条件，按地区列出该年龄段儿童重复情况。

注意事项：

“地区名称”默认为本单位，“出生日期”默认为空，即为所有年龄段，“统计重卡率”默认不勾选。

重复儿童条件默认勾选儿童姓名、出生日期、儿童性别。

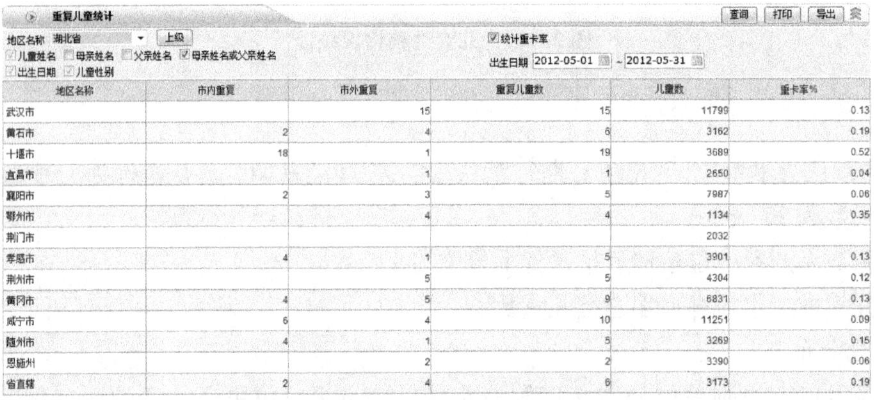

地区名称	市内重复	市外重复	重复儿童数	儿童数	重卡率%
武汉市		15	15	11799	0.13
黄石市	2	4	6	3162	0.19
十堰市	18	1	19	3689	0.52
宜昌市		1	1	2650	0.04
襄阳市	2	3	5	7987	0.06
鄂州市		4	4	1134	0.35
荆门市				2032	
孝感市	4	1	5	3901	0.13
荆州市		5	5	4304	0.12
黄冈市	4	5	9	6831	0.13
咸宁市	6	4	10	11251	0.09
随州市	4	1	5	3269	0.15
恩施州		2	2	3390	0.06
省直辖	2	4	6	3173	0.19

图 2-152　重复儿童统计

（4）儿童异常反应统计

此模块由区县及以上级别单位查询统计，市级单位可通过“地区名称”选择下级单位查询。

此模块的位置为：常规接种→统计分析→汇总统计→儿童异常反应统计。

查询页面如图 2-153 所示，基本功能为查询、打印、导出。

通过选择“地区名称”“浏览单位”“接种日期”查询条件，按地区查询所选接种时间段内儿童异常反应的数量。

注意事项：

“地区名称”默认为本单位，“接种日期”默认为上月 1 日到本月 1 日。

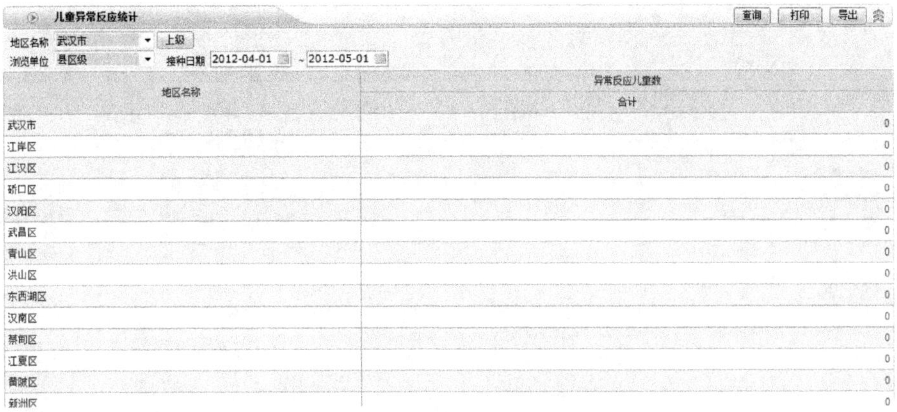

图 2–153　儿童异常反应统计

（5）介质发放情况

此模块由区县及以上级别单位查询统计，市级单位可通过“地区名称”选择下级单位查询。

此模块的位置为：常规接种→统计分析→汇总统计→介质发放情况。

查询页面如图 2–154 所示，基本功能为查询、导出。

通过选择“地区名称”“出生日期”“发放时间”和勾选“在册状态”“户口类型”查询条件，按地区查询符合所选条件的儿童免疫介质发放情况。

注意事项：

目前，免疫介质主要分为磁卡、条码 2 类。

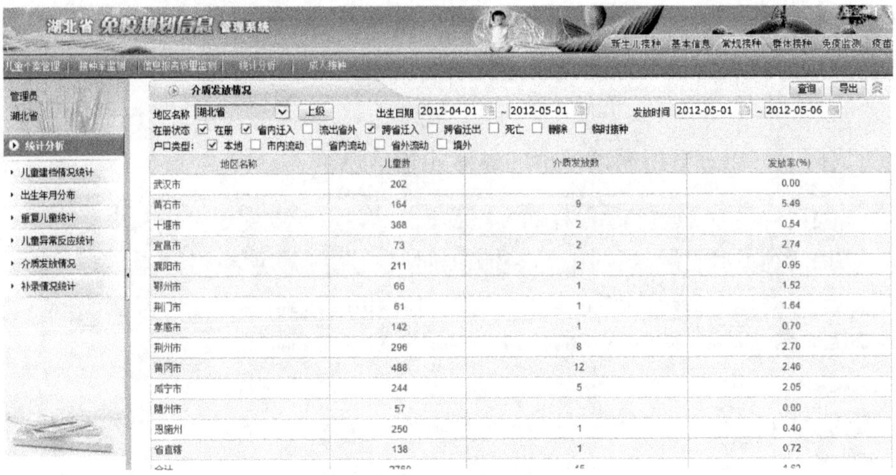

图 2–154　介质发放情况

（6）补录情况统计

此模块由区县及以上级别单位查询统计，市级单位可通过“地区名称”选择下级单位查询。

此模块的位置为：常规接种→统计分析→汇总统计→补录情况统计。

查询页面如图 2–155 所示，基本功能为查询、打印、导出。

通过选择“地区名称”“间隔天数”“出生日期”“接种日期”“疫苗类型”“疫苗名称”查询条件，按地区统计符合所选条件的儿童接种针次补录情况。

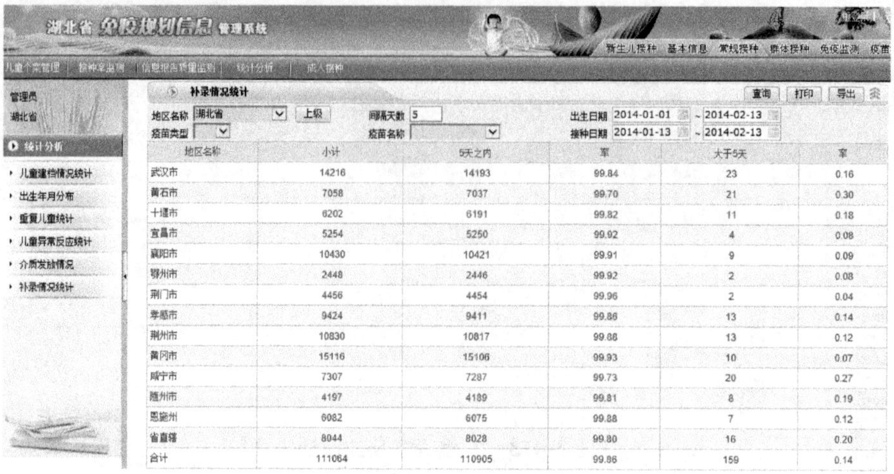

地区名称	小计	5天之内	率	大于5天	率
武汉市	14216	14193	99.84	23	0.16
黄石市	7058	7037	99.70	21	0.30
十堰市	6202	6191	99.82	11	0.18
宜昌市	5254	5250	99.92	4	0.08
襄阳市	10430	10421	99.91	9	0.09
鄂州市	2448	2446	99.92	2	0.08
荆门市	4456	4454	99.96	2	0.04
孝感市	9424	9411	99.86	13	0.14
荆州市	10830	10817	99.88	13	0.12
黄冈市	15116	15106	99.93	10	0.07
咸宁市	7307	7287	99.73	20	0.27
随州市	4197	4189	99.81	8	0.19
恩施州	6082	6075	99.88	7	0.12
省直辖	8044	8028	99.80	16	0.20
合计	111064	110905	99.86	159	0.14

图 2-155　补录情况统计

2. 分析评价

分析评价包括 5 个子模块：接种评价统计表、全程合格接种统计表、全程接种统计表、不合格接种分类汇总表、不及时接种汇总表。

（1）接种评价统计表

此模块由区县及以上级别单位查询统计，市级单位可通过“地区名称”选择下级单位查询。

此模块的位置为：常规接种→统计分析→分析评价→接种评价统计表。

查询页面如图 2-156 所示，基本功能为查询、打印、导出。

通过选择“地区名称”“出生日期”“居住属性”“浏览单位”“疫苗名称”“剂次”和勾选“在册状态”查询条件，按地区对符合查询条件的儿童接种剂次做出评价。

注意事项：

点击查询出的数据，可以查看所属该评价的具体儿童信息。

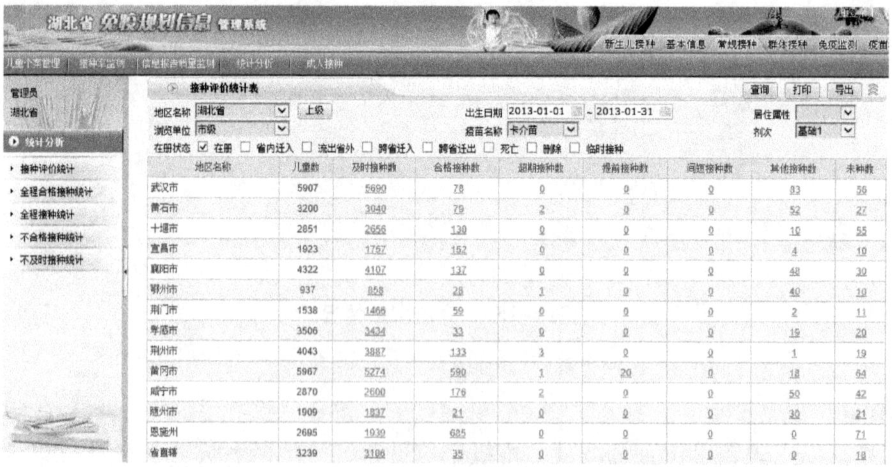

地区名称	儿童数	及时接种数	合格接种数	超期接种数	提前接种数	间短接种数	其他接种数	未种数
武汉市	5907	5690	78	0	0	0	83	56
黄石市	3200	3040	79	2	0	0	52	27
十堰市	2851	2656	130	0	0	0	10	55
宜昌市	1923	1757	152	0	0	0	4	10
襄阳市	4322	4107	137	0	0	0	48	30
鄂州市	937	858	28	1	0	0	40	10
荆门市	1538	1466	59	0	0	0	2	11
孝感市	3506	3434	33	0	0	0	19	20
荆州市	4043	3887	133	3	0	0	1	19
黄冈市	5967	5274	590	1	20	0	18	64
咸宁市	2870	2600	176	2	0	0	50	42
随州市	1909	1837	21	0	0	0	30	21
恩施州	2695	1939	685	0	0	0	0	71
省直辖	3239	3186	35	0	0	0	0	18

图 2-156　接种评价统计表

（2）全程合格接种统计表

此模块由区县及以上级别单位查询统计，市级单位可通过“地区名称”选择下级单位查询。

此模块的位置为：常规接种→统计分析→分析评价→全程合格接种统计表。

查询页面如图 2–157 所示，基本功能为查询、打印、导出。

通过选择“地区名称”“出生日期”“查询类别”“浏览单位”“居住属性”和勾选“在册状态”“疫苗名称”查询条件，按地区统计符合查询条件的儿童疫苗接种合格数及合格率。

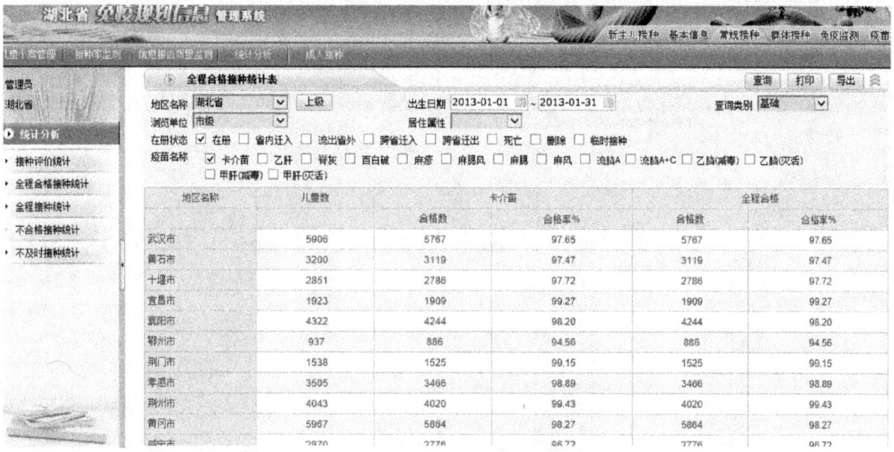

图 2–157　全程合格接种统计表

（3）全程接种统计表

此模块由区县及以上级别单位查询统计，市级单位可通过“地区名称”选择下级单位查询。

此模块的位置为：常规接种→统计分析→分析评价→全程接种统计表。

查询页面如图 2–158 所示，基本功能为查询、打印、导出。

通过选择“地区名称”“出生日期”“查询类别”“浏览单位”“居住属性”和勾选“在册状态”“疫苗名称”查询条件，按地区统计符合查询条件的儿童疫苗接种数及接种率。

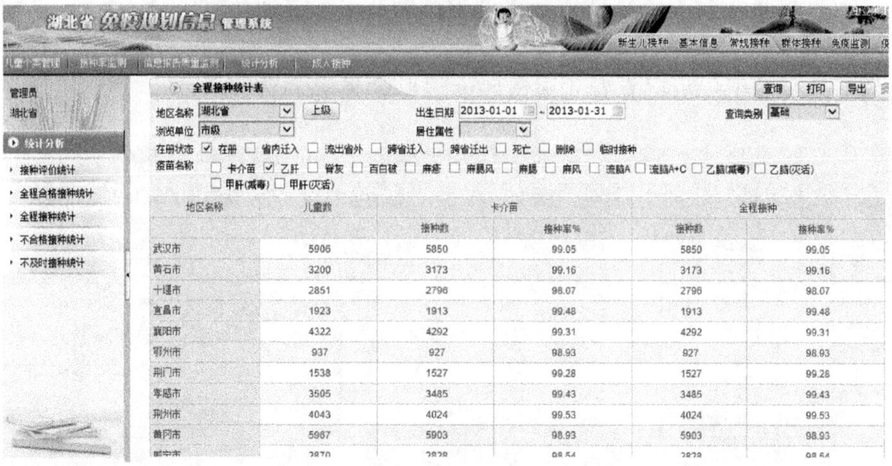

图 2–158　全程接种统计表

（4）不合格接种分类汇总表

此模块由区县及以上级别单位查询统计，市级单位可通过“地区名称”选择下级单位查询。

此模块的位置为：常规接种→统计分析→分析评价→不合格接种分类汇总表。

查询页面如图 2–159 所示，基本功能为查询、打印、导出。

通过选择“地区名称”“出生日期”“居住属性”“浏览单位”“疫苗名称”“剂次”“截止日期”和勾选“在册状态”查询条件，按地区统计符合查询条件的儿童不合格接种剂次。

注意事项：

点击查询出的不合格数据，可以查看所属该评价的具体儿童信息。

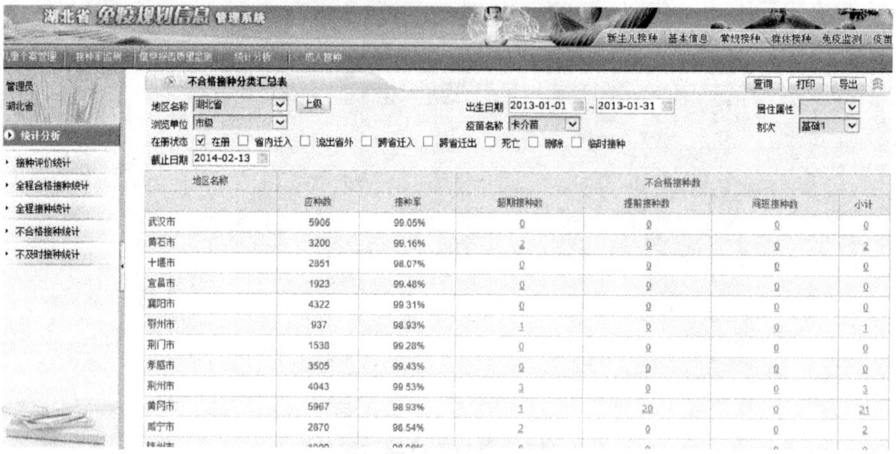

图 2–159 不合格接种分类汇总表

（5）不及时接种汇总表

此模块由区县及以上级别单位查询统计，市级单位可通过“地区名称”选择下级单位查询。

此模块的位置为：常规接种→统计分析→分析评价→不及时接种汇总表。

查询页面如图 2–160 所示，基本功能为查询、打印、导出。

通过选择“地区名称”“出生日期”“居住属性”“浏览单位”“疫苗名称”“剂次”“截止日期”和勾选“在册状态”查询条件，按地区统计符合查询条件的儿童不及时接种剂次。

注意事项：

点击查询出的不及时数据，可以查看所属该评价的具体儿童信息。

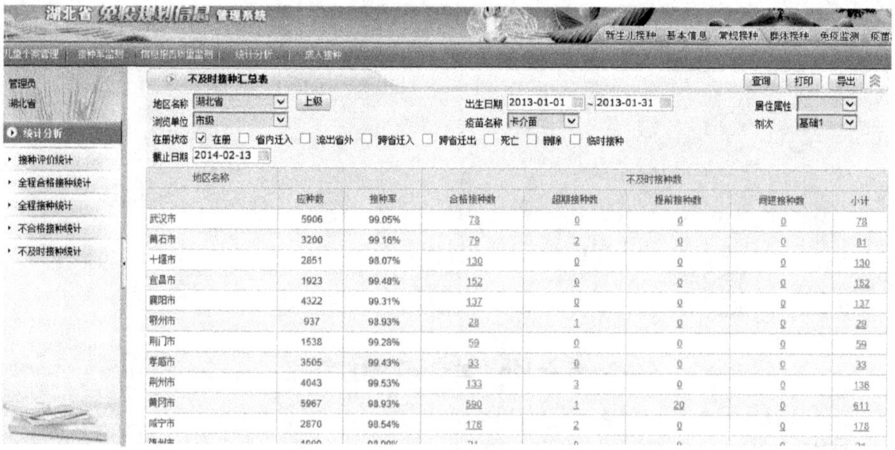

图 2–160 不及时接种汇总表

3. 疫苗接种情况统计

疫苗接种情况统计包括 3 个子模块：疫苗实种情况统计，疫苗批号跟踪报表，接种门诊、接种人员接种剂次统计。

（1）疫苗实种情况统计

此模块由区县及以上级别单位查询统计，市级单位可通过“地区名称”选择下级单位查询。

此模块的位置为：常规接种→统计分析→疫苗接种情况统计→疫苗实种情况统计。

查询页面如图 2–161 所示，基本功能为查询、导出。

通过选择“地区名称”“接种日期”“浏览单位”“出生日期”“生产厂家”“批号”和勾选“在册状态”“疫苗类别”“疫苗名称”等查询条件，按地区统计所选疫苗的实种情况。

注意事项：

由于本报表的统计条件比较复杂，在统计时建议填写上疫苗生产厂家和批号，以提高查询效率。

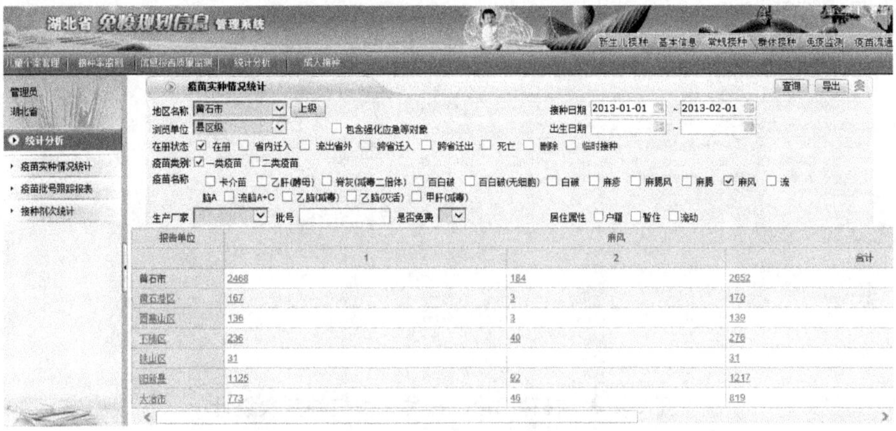

图 2–161　疫苗实种情况统计

（2）疫苗批号跟踪报表

此模块由区县及以上级别单位查询统计，市级单位可通过“地区名称”选择下级单位查询。

此模块的位置为：常规接种→统计分析→疫苗接种情况统计→疫苗批号跟踪报表。

查询页面如图 2–162 所示，基本功能为查询、导出。

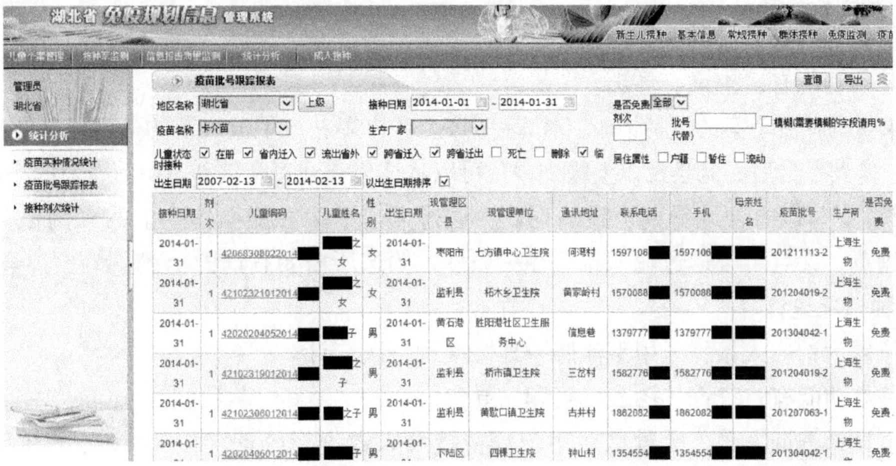

图 2–162　疫苗批号跟踪报表

通过选择“地区名称”“接种日期”“是否免费”“疫苗名称”“生产厂家”“出生日期”，填写“剂次”“批号”并勾选“儿童状态”“居住属性”查询条件，查询符合条件的儿童信息和疫苗批号、厂家。

注意事项：

由于本报表的统计条件比较复杂，在统计时建议填写上疫苗生产厂家、剂次和批号，以提高查询效率。

如忘记疫苗批号某部分时，可勾选“模糊”，并在输入批号时用“％”代替需要模糊的字段。

点击查询结果中的儿童编码，可自动链接到具体的儿童个案。

（3）接种门诊、接种人员接种剂次统计

此模块由区县及以上级别单位查询统计，市级单位可通过“地区名称”选择下级单位查询。

此模块的位置为：常规接种→统计分析→疫苗接种情况统计→接种门诊、接种人员接种剂次统计。

查询页面如图 2–163 所示，基本功能为查询、打印、导出。

通过选择“地区名称”“出生日期”“浏览单位”“接种日期”和勾选“疫苗名称”查询条件，按地区统计各地疫苗的接种情况。

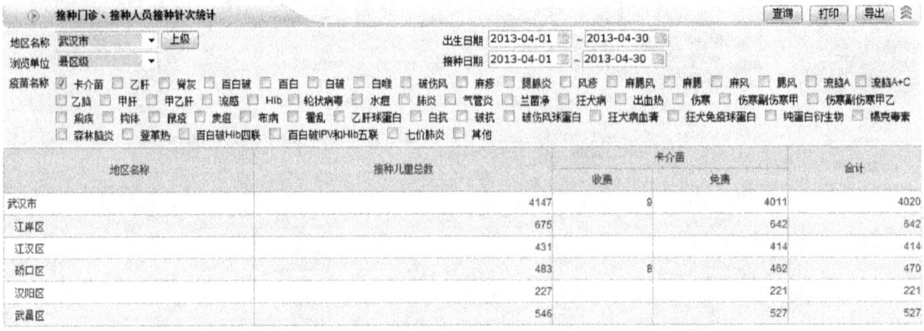

图 2–163　接种门诊、接种人员接种剂次统计

（五）成人接种

成人接种包括 1 个模块：甲型流感。

甲型流感包括 6 个子模块：甲流个案信息查询、地区接种情况统计、年龄组接种情况统计、职业接种情况统计、批号分布、单位接种情况统计。

甲型流感下所有模块都必须要区县及以上级别单位才有权限进行查询。

1. 甲流个案信息查询

此模块的位置为：成人接种→甲型流感→甲流个案信息查询。

此模块的基本功能有：查询、导出。

此模块用来查询甲流个案的接种记录（图 2–164）。客户端进行甲流疫苗的信息录入以后，通过上传下载将接种记录上传到平台后，区县及以上级别单位可以从这里查到每个接种过甲流疫苗的个案的详细信息。

点击“查询”，可以方便地看到个案的列表，通过点击个案右侧操作栏里的“浏览”按钮，进行个案详细信息的浏览，并且可以通过输入各个相关条件，筛选所需要查询的个案。

2. 地区接种情况统计

此模块的位置为：成人接种→甲型流感→地区接种情况统计。

此模块的基本功能有：查询、图表、打印、导出。

此模块通过选择查询条件，分地区对甲流疫苗接种人数进行统计（图 2–165），并且可以通过点击“图表”按钮，生成图表，以便于直观反应报表情况（图 2–166）。

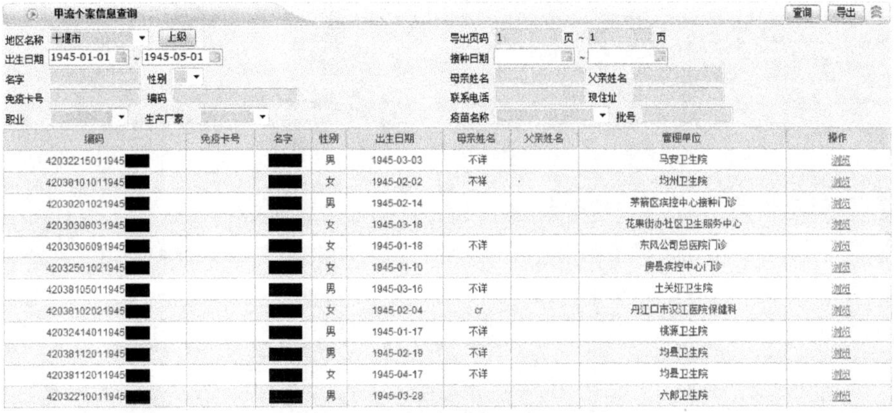

图 2–164　甲流个案信息查询

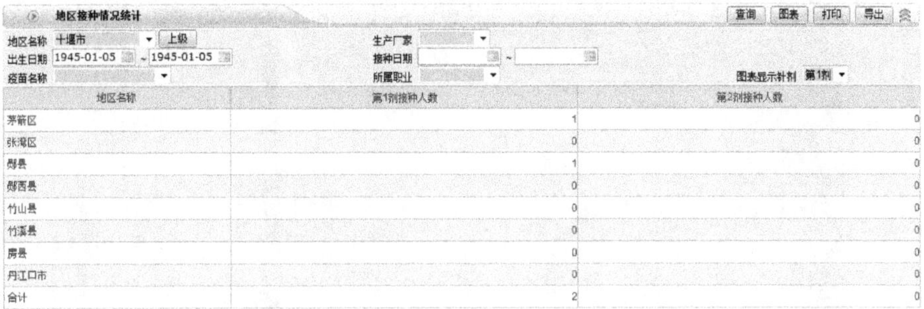

图 2–165　地区接种情况统计

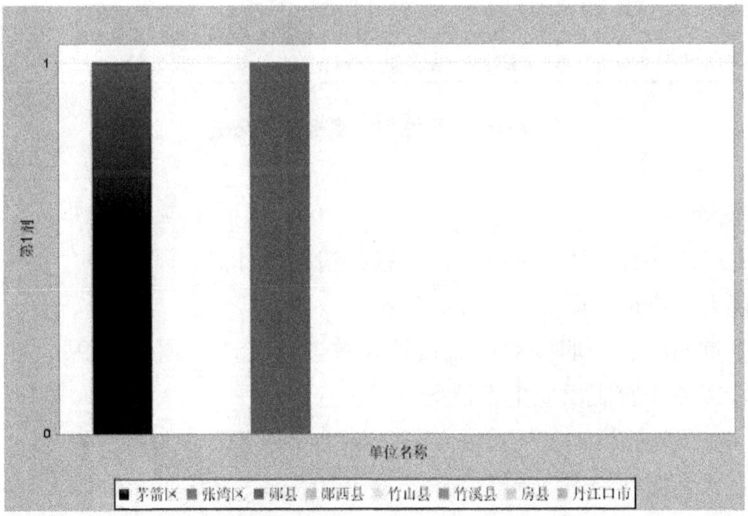

图 2–166　甲流地区接种情况统计

3. 年龄组接种情况统计

此模块的位置为：成人接种→甲型流感→年龄组接种情况统计。

此模块的基本功能有：查询、图表、打印、导出。

此模块通过选择查询条件，分年龄段对甲流接种人数进行统计（图 2–167），并且可以通过点击“图表”按钮，生成图表，以便于直观地反应报表情况（图 2–168）。

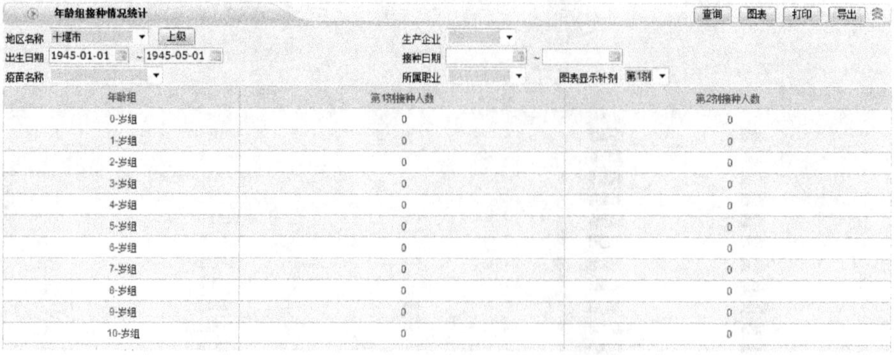

图 2–167　年龄组接种情况统计

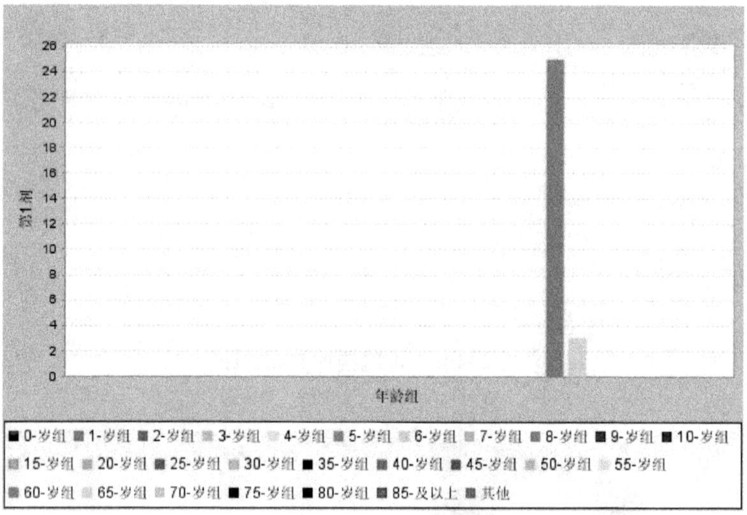

图 2–168　甲流年龄组接种情况统计

4. 职业接种情况统计

此模块的位置为：成人接种→甲型流感→职业接种情况统计。

此模块的基本功能有：查询、图表、打印、导出。

此模块通过选择查询条件，分职业对甲流接种人数进行统计（图 2–169），并且可以通过点击“图表”按钮，生成图表，以便于直观反应报表情况。

5. 批号分布

此模块的位置为：成人接种→甲型流感→批号分布。

此模块的基本功能有：查询、图表、打印、导出。

此模块通过选择查询条件，分疫苗批号对甲流接种人数进行统计（图 2–170），并且可以通过点击“图表”按钮，生成图表，以便于直观反应报表情况。

6. 单位接种情况统计

此模块的位置为：成人接种→甲型流感→单位接种情况统计。

此模块的基本功能有：查询、图表、打印、导出。

此模块通过选择查询条件，分受种者单位类型对甲流接种人数进行统计（图 2–171），并且可以通过

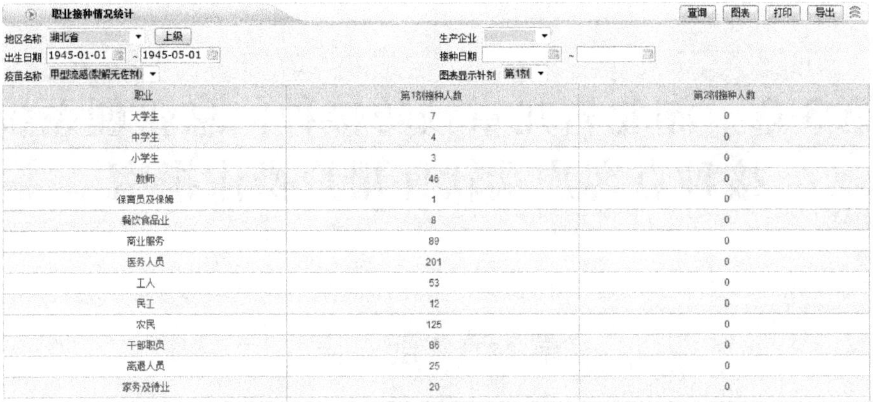

职业	第1剂接种人数	第2剂接种人数
大学生	7	0
中学生	4	0
小学生	3	0
教师	46	0
保育员及保姆	1	0
餐饮食品业	8	0
商业服务	89	0
医务人员	201	0
工人	53	0
民工	12	0
农民	125	0
干部职员	86	0
离退人员	25	0
家务及待业	20	0

图 2-169　职业接种情况统计

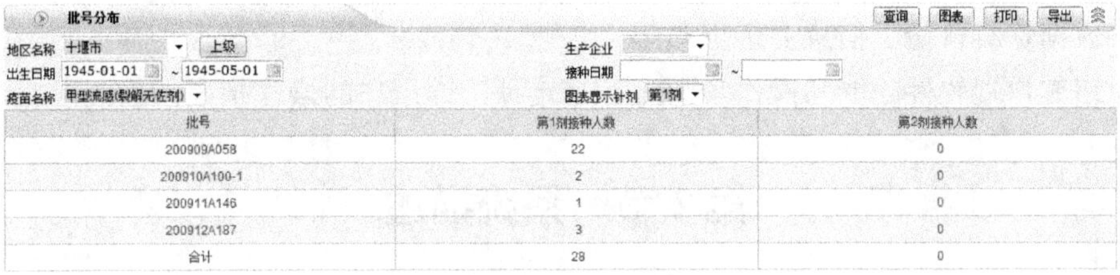

批号	第1剂接种人数	第2剂接种人数
200909A058	22	0
200910A100-1	2	0
200911A146	1	0
200912A187	3	0
合计	28	0

图 2-170　批号分布

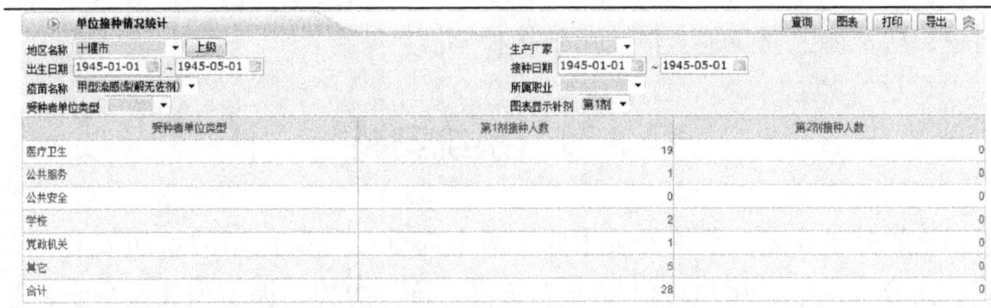

受种者单位类型	第1剂接种人数	第2剂接种人数
医疗卫生	19	0
公共服务	1	0
公共安全	0	0
学校	2	0
党政机关	1	0
其它	5	0
合计	28	0

图 2-171　单位接种情况统计

点击“图表”按钮，生成图表，以便于直观反应报表情况。

四、群体接种

本模块为以后升级预留模块，功能暂时未开通。

五、免疫监测

本模块为以后升级预留模块，功能暂时未开通。

六、疫苗流通

本模块为以后升级预留模块，功能暂时未开通。

第3章　湖北省儿童预防接种信息管理系统接种点客户端软件用户操作指南

第1节　前　言

儿童预防接种信息管理系统接种点客户端软件是根据我国免疫规划工作的需要，结合基层预防接种工作需求和卫生部门的管理要求，研制开发的适合基层门诊和乡级预防接种工作管理的信息管理系统。

本系统主要完成儿童预防接种信息的管理，包括：接种疫苗登记、接种针次登记、预约、未种通知、报表统计分析、数据资料备份、信息上传下载等。

本章详细介绍客户端软件功能和操作步骤等，是接种门诊用户的操作指南。

第2节　系统描述

儿童预防接种信息管理系统通过使用现代先进的电脑管理来替代传统落后的手工管理模式，可在最大程度上避免错种、漏种，极大地方便了医生进行日常接种工作，并可以很轻松地实现儿童一地建卡、多地接种，更方便管理和监控流动人口及临时户口人群儿童的免疫接种情况，解决手工模式下操作复杂的流动人口接种问题，从整体上提高了全体儿童的接种率。

第3节　系统安装

本节主要介绍系统的分步安装。系统安装主要分两个部分：一是程序的解压安装，二是数据库的安装。系统提供“安装向导”功能，用户可以按照“安装向导”的相关提示完成整个安装过程。

一、软件安装

在日常工作进行之前，需先查看客户端是否为最新版（图3-1），其辨识标识为：在启动客户端时，登录界面会显示版本号。如不是最新版，需升级后再使用。

客户端软件安装包、升级包可以从金卫信（系统提供商）网站——儿童免疫规划之家（http://fw.childjia.com）下载。具体安装步骤如下。

（一）运行下载的客户端安装文件

运行下载的安装文件，系统自动运行儿童预防接种信息管理系统接种点客户端软件的安装程序，进入程序安装的第一步——欢迎界面（图3-2）。

（二）设置安装路径

点击“下一步”按钮，进入程序安装的第二步——安装目录选择界面，系统默认安装在d:\Cybermax\Jhmy，点击“浏览”按钮，可以选择其他安装位置（图3-3）。

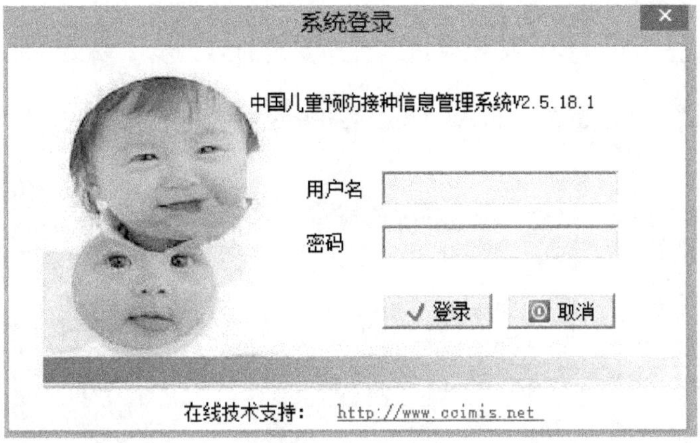

图 3-1　登录界面

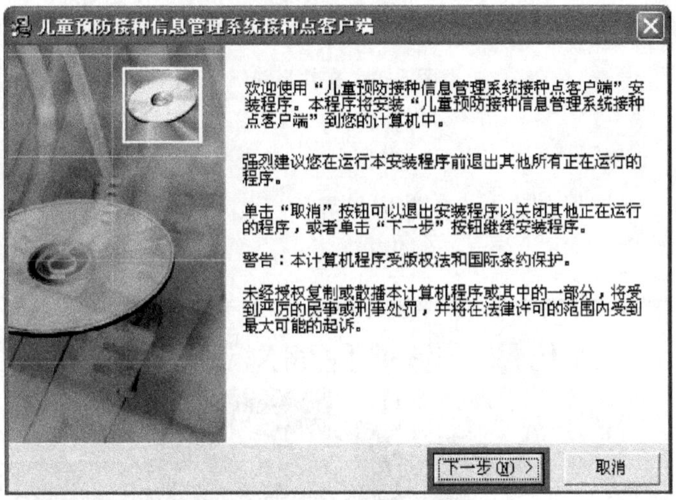

图 3-2　欢迎界面

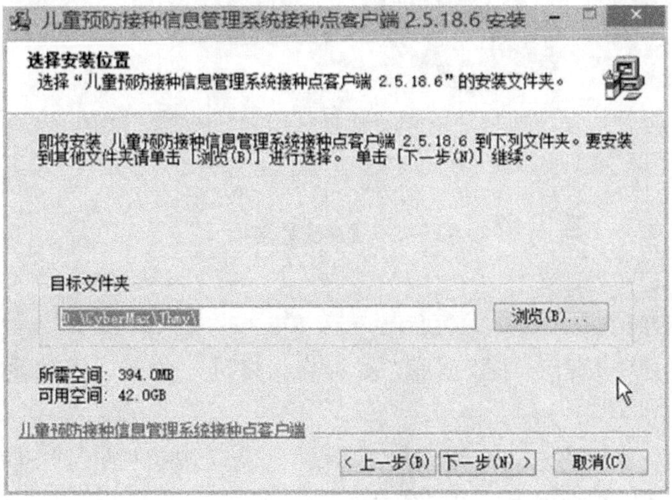

图 3-3　安装目录选择

（三）系统文件的解压和复制

选好安装目录后，点击“下一步”按钮，进入程序安装的第三步——文件复制界面（图 3-4）。

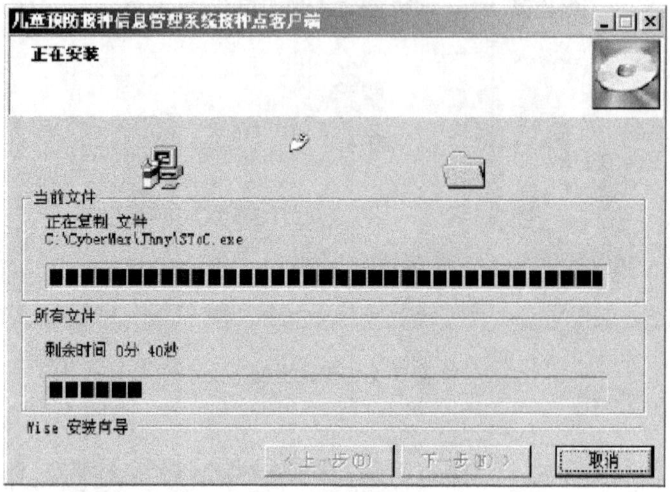

图 3-4　文件复制

（四）数据库安装

系统文件复制完成后，系统将自动进入安装向导界面（图 3-5），点击“下一步”按钮，进入系统数据库安装界面（图 3-6）。

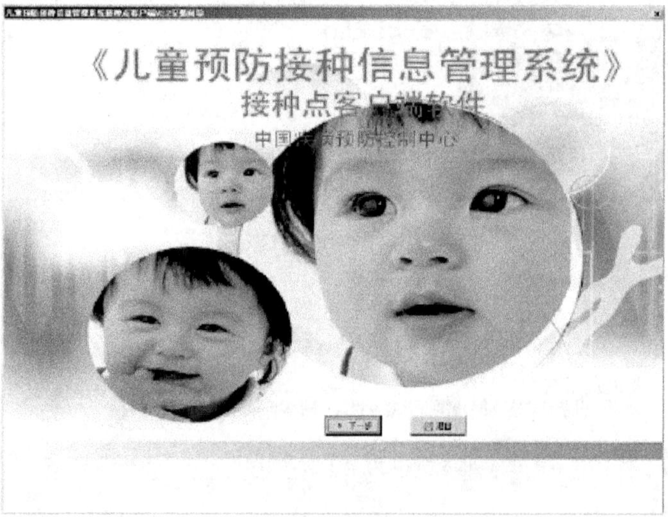

图 3-5　程序安装向导

（五）检测数据库是否存在或是否正常运行

安装程序自动检测电脑中是否存在数据库。如存在，将进入数据库参数设置界面，否则需安装数据库。

点击“下一步”按钮，系统将自动检测用户是否安装数据引擎 MSDE 或 SQL Server，以及是否正常运行。根据系统检测出的结果会有相应的提示信息。

1. 若系统检测到用户未安装 MSDE 或 SQL Server，则提示用户安装 MSDE 或 SQL Server（图 3-7）。

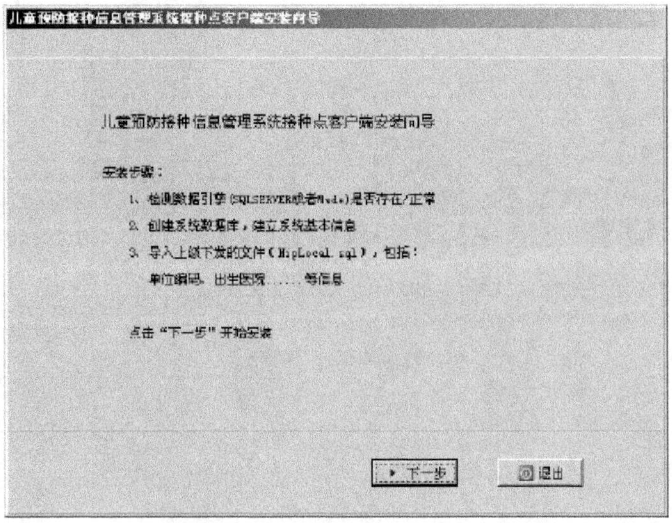

图 3-6　数据库安装向导

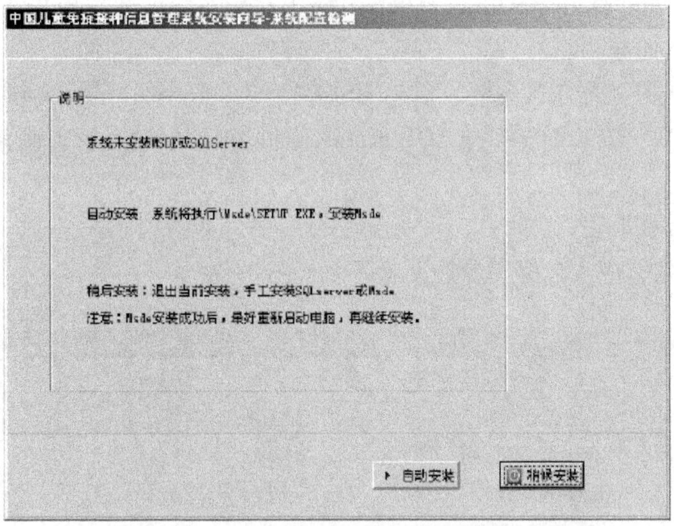

图 3-7　提示安装 MSDE 或 SQL Server

①点击“自动安装”按钮，系统开始安装 MSDE 或 SQL Server，同时弹出一系列信息框。

②点击“稍候安装”按钮，退出当前的安装，用户可以手工安装 MSDE 或 SQL Server。

③安装完成后，如果提示重新启动操作系统，一定要点“确定”，重新启动操作系统。重启后手动运行安装目录 C:\Cybermax\Nip 下的 NipSetUp.exe 文件，再次出现图 3-5 对话框，点击“下一步”按钮，重新按照以上步骤进行安装。

2. 若系统检测到用户已安装 MSDE 或 SQL Server，但未启动运行，则会提示用户启动 MSDE 或 SQL Server（图 3-8）。

①点击“启动”按钮，系统自动启动 MSDE 或 SQL Server 服务。正常启动后，系统将提示“MSDE 或 SQL Server 已启动”，点击“下一步”按钮，进入数据库参数设置。

②如果系统提示“MSDE 或 SQL Server 启动失败”，可能是 MSDE 或 SQL Server 已经损坏，需要卸载

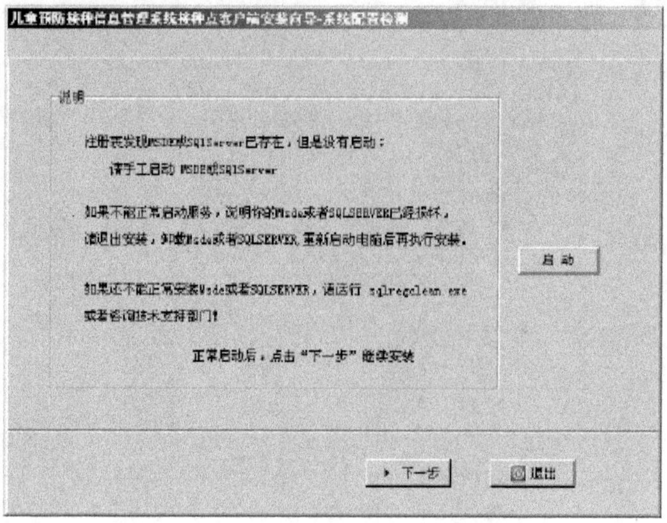

图 3-8　提示启动 MSDE 或 SQL Server

MSDE 或 SQL Server（注意：做好 MSDE 或 SQL Server 上相应系统的数据备份工作），并重新安装 MSDE 或 SQL Server，再执行本向导。

③如果以上两种情况还不能正常安装、启动 MSDE 或 SQL Server，请咨询技术支持部门。

3. 若系统检测到用户已安装 MSDE 或 SQL Server，且已正常启动运行，则系统直接跳到数据库参数设置界面。

（六）数据库连接参数设置

点击“下一步”按钮，进入数据库参数设置界面（图 3-9）。

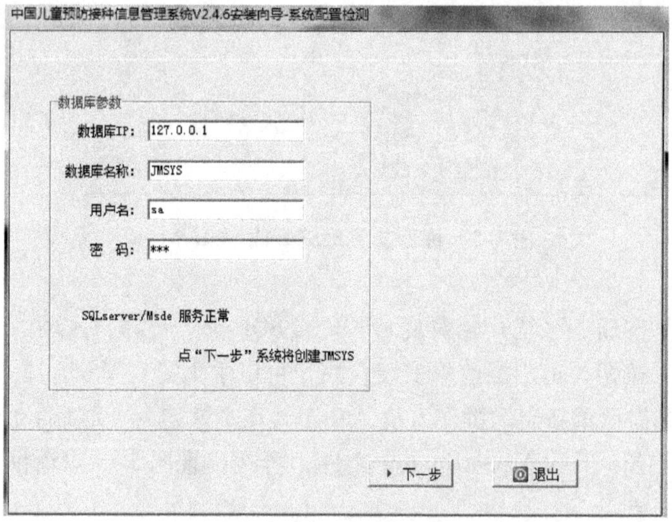

图 3-9　数据库参数设置

在图 3-9 中，数据库 IP、数据库名称、用户名和密码等，系统已设有默认值，用户一般不用修改，只需点击“下一步”即可。

（七）创建系统数据库，建立系统基本信息

首次安装本系统则创建数据库，再次安装有两种情况，分别为清除历史数据和不清除历史数据直接进入基本配置。

1. 点击“下一步”按钮，系统自动检测用户 SQL Server 数据库中是否存在 jmsys 库。

（1）若系统检测到用户已有 jmsys 数据库，则弹出已经存在数据库文件 jmsys，是否删除该文件重新创建的确认信息（图 3-10）。

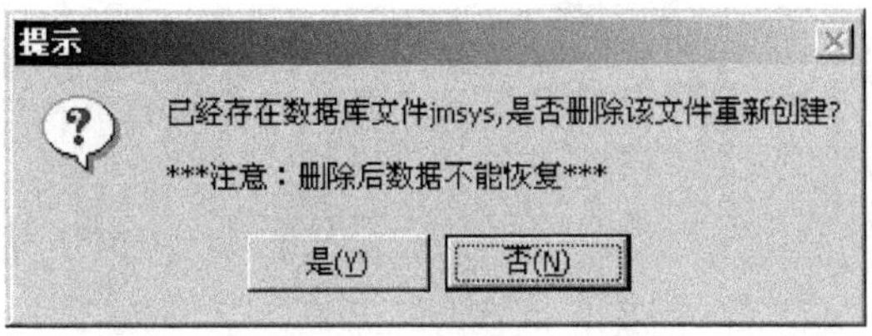

图 3-10　数据库删除提示信息

①点击“是”按钮，删除历史数据库，并创建新的数据库及基础数据（图 3-11）。注意：点击“是”按钮后，原有数据库 jmsys 中的所有数据都将被删除，且不能恢复，因此，用户要慎重考虑。

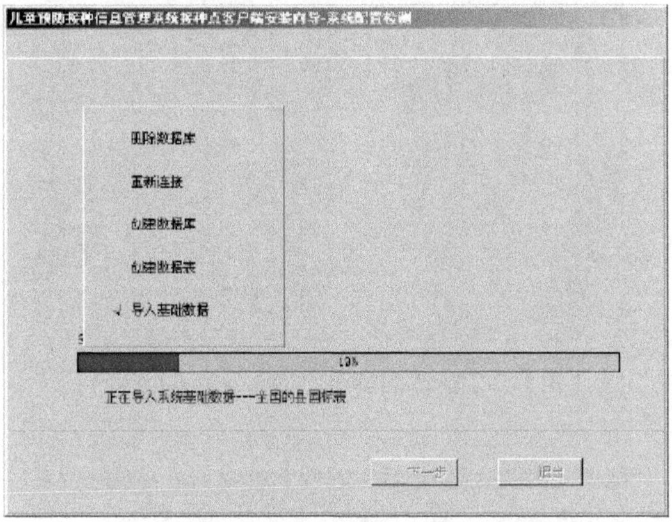

图 3-11　删除历史数据库、创建新数据库

②点击“否”按钮，则跳过数据库的创建，进入下一步安装。

（2）若系统检测到用户没有 jmsys 数据库，则进入创建 jmsys 数据库界面。

2. jmsys 数据库创建成功后，弹出成功创建 jmsys 数据库信息框（图 3-12）。

点击“下一步”按钮，进入获取 NipLocal. sql 文件界面（图 3-13）。点击“获取文件”按钮，查找到对应的 NipLocal. sql 文件后，点击“打开”按钮，系统自动装载 NipLocal. sql 中的数据；如用户已安装过基础数据，则可以跳过此步骤。点击“下一步”按钮，系统提示安装完成（图 3-14）。

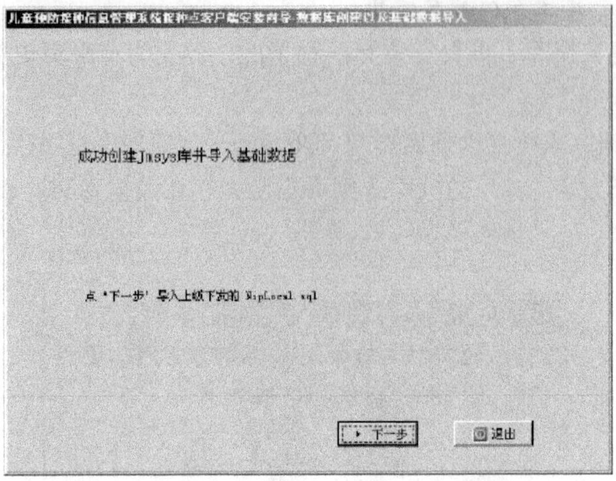

图 3-12　成功创建 jmsys 数据库

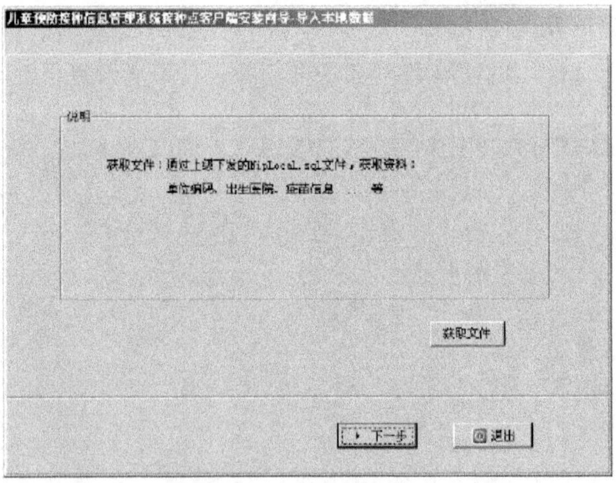

图 3-13　获取市级提供的 NipLocal. sql 文件

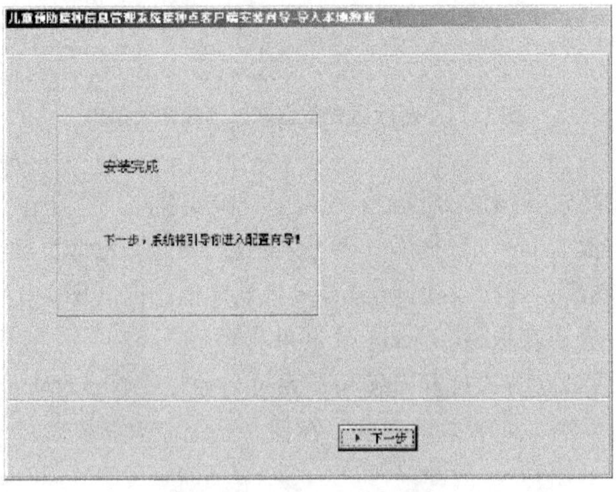

图 3-14　数据库安装完成

二、软件登录

系统安装完成后，将自动在桌面上创建快捷图标，同时也会在“开始”菜单中创建快捷方式(图3-15)。

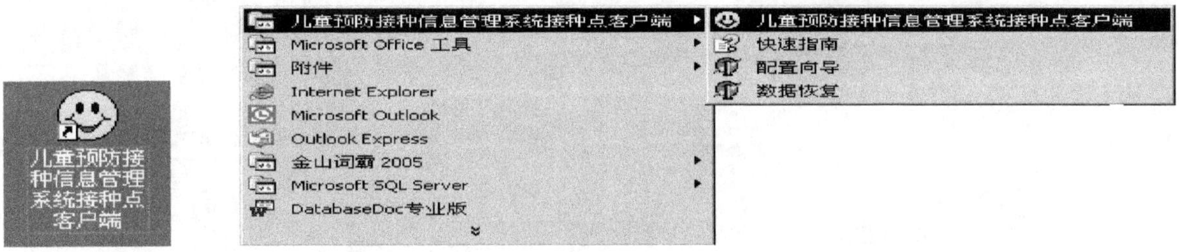

图 3–15　快捷方式

三、系统登录

计算机启动后，数据引擎也将随之启动，在桌面的右下角出现相应图标。

系统启动有两种方法：

方法一（桌面图标）：直接用鼠标双击桌面上的快捷图标；

方法二（“开始”菜单）：单击左下角“开始”菜单→程序→儿童预防接种信息管理系统接种点客户端→儿童预防接种信息管理系统接种点客户端。

系统启动后，出现如图 3–16 所示的登录界面。

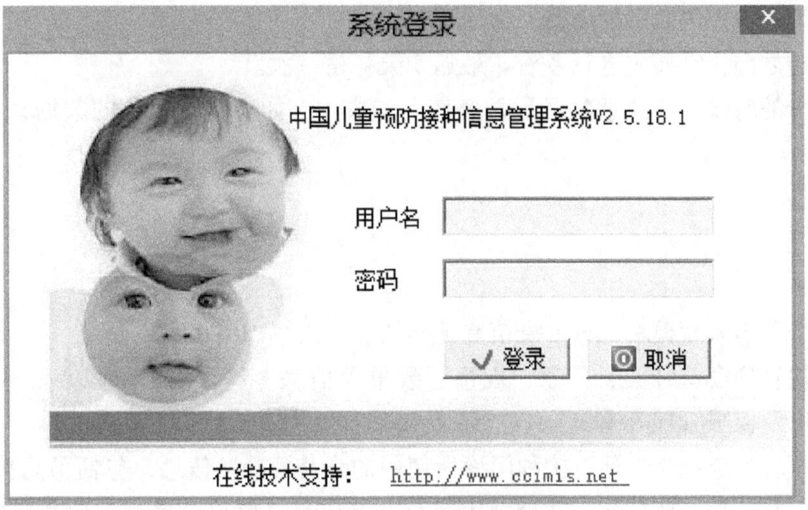

图 3–16　系统登录界面

在系统登录界面中，用户正确输入“用户名”“密码”后，点击“登录”按钮，将进入儿童预防接种信息管理系统接种点客户端软件的主界面（图 3–17）；点击“取消”按钮，则将直接退出。

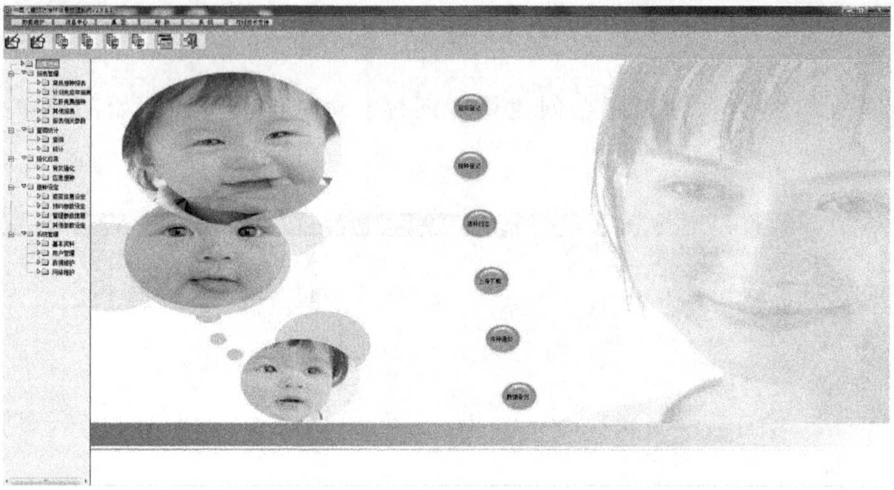

图 3–17 客户端主界面

第 4 节 日常接种

儿童预防接种信息管理系统接种点客户端软件分为六大功能，分别为疫苗登记、接种登记、接种日志、主动搜索、数据备份、上传下载。

疫苗登记：登录软件之后，首先要做的事情就是进行疫苗登记，把当日可能要用到的疫苗信息，都登记到软件中去。

接种登记：日常的接种登记工作。

接种日志：查询本接种点的疫苗接种记录。

主动搜索：查询客户端中儿童的疫苗未种情况。

数据备份：上传之前，需要先进行备份。最迟 5 天备份一次。

上传下载：上传的时候，要注意数据是否全部上传成功，如有不能上传的数据，需要联系金卫信进行远程查看。

一、疫苗登记

（一）功能介绍

疫苗登记包含疫苗出入库模块、日常疫苗登记模块。

疫苗出入库模块管理疫苗种类、厂家、规格、数量等信息，包含疫苗的盘点、入库、出库、退货、报损、出库查询，以及权限管理等模块。

日常疫苗登记模块是登记当日预防接种门诊所使用的疫苗及冷链信息，包括预防接种日当天的冰箱、冷藏包运转环境，以及接种疫苗名称、批号、生产企业等信息。该部分登记的信息将链接到预防接种登记部分，在预防接种登记时，只要选择接种某种疫苗，将自动生成所登记疫苗的批号、生产企业等信息，并为打印处方提供相关数据。该功能项还可以绘制某月室内温度、冰箱温度、冷藏包温度等示意图。

（二）模块说明

以下分别对疫苗出入库模块和日常疫苗登记模块做详细说明。

1. 疫苗出入库模块

疫苗出入库管理模块包括入库、出库、退货、报损、盘点、出入库查询、疫苗销存月报、库存查询、权限管理等模块。

（1）入库

接种点每次进新疫苗时，都必须先做入库，否则当日疫苗登记将没有疫苗。

使用流程：有新疫苗入库→核对新入库疫苗的数量、批号、厂家等→“疫苗出入库”→“入库”，录入疫苗种类、数量、批号、厂家等信息→“保存”。

入库有两种方式，分别为使用电子模板批量导入和手动录入。

方法一：使用电子模板批量导入（适用于疫苗种类较多时）。

首先导出电子模板。进入系统后，选择疫苗登记，点击“疫苗出入库”，点击“入库”，选择“导出模板”（图 3-18）。

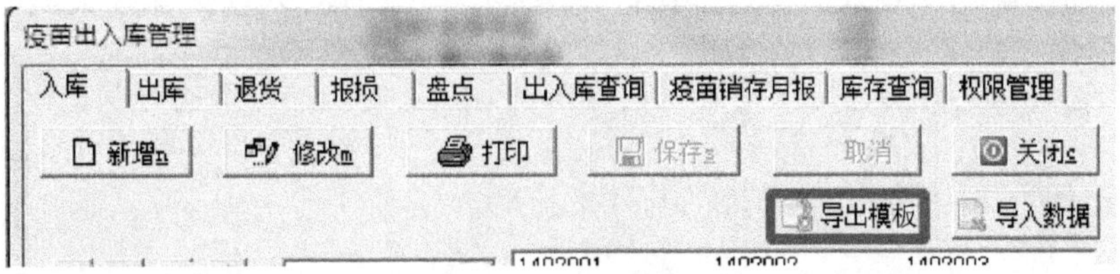

图 3-18　导出模板

将导出的“疫苗入库导入文件”放到桌面上，系统提示“疫苗入库 Excel 模板导出成功!!”，点“是”。

打开桌面上的 Excel 文件——疫苗入库导入文件，录入相关疫苗信息数据。

注意事项：

①如图 3-19 所示，栏目“疫苗名称”“生产企业”“计量单位”“疫苗单位”都需要点击方框中的下拉菜单，进行相关信息的选择，而不能直接填写信息；否则会出现错误提示（图 3-20）。

②填写表中的“效期”和“生产日期”时，年月日都必须用间隔符“-”隔开，如“2013-01-01”“2015-12-14”，如图 3-21 所示；否则导入表到系统时，会出现乱码。

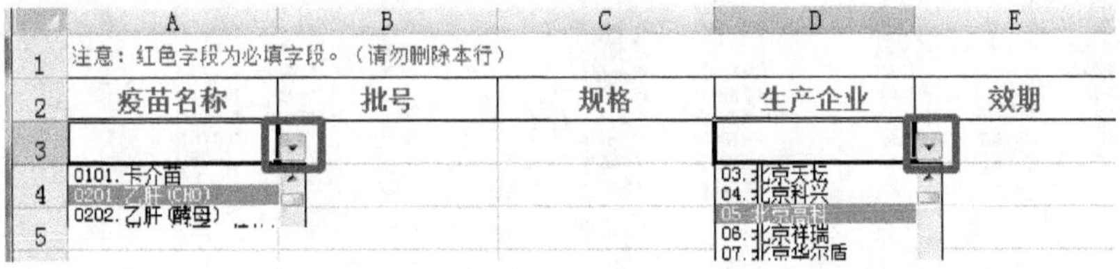

图 3-19　选择相关信息

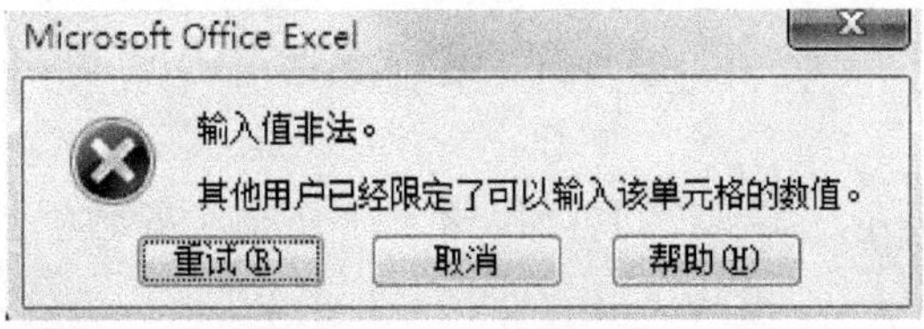

图 3-20　错误提示

效期	入库数量	批签发号	计量单位	疫苗单位	生产日期
2013-01-01					2015-12-14

图 3-21　“效期”和“生产日期”填写

把疫苗入库导入文件导入软件中去。进入系统后，选择疫苗登记，点击“入库”，点击“导入数据”，如图 3–22 所示。

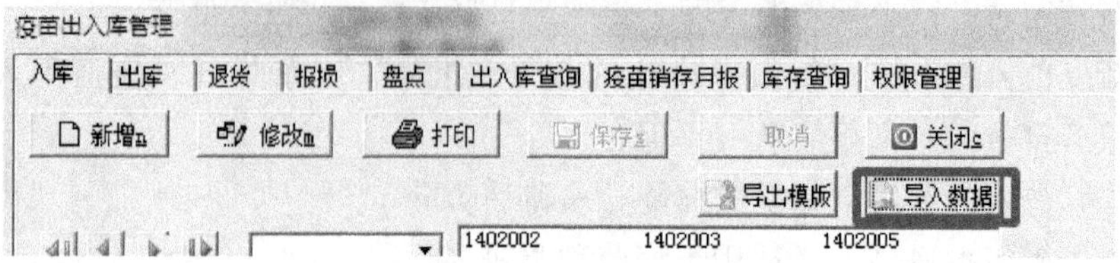

图 3–22　导入数据

选择刚刚填写完的疫苗入库导入文件，如图 3–23 所示。（文件导入前要保存关闭，否则不能导入）

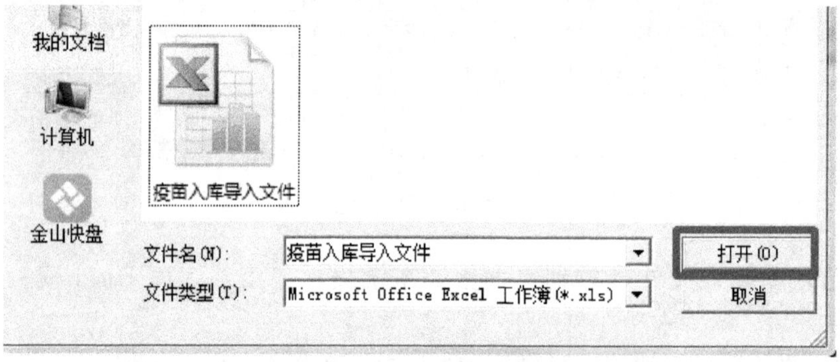

图 3–23　打开疫苗入库导入文件

导入前，需要先点“abc 验证”，进行逻辑验证，然后再点“导入”，如图 3–24 所示。

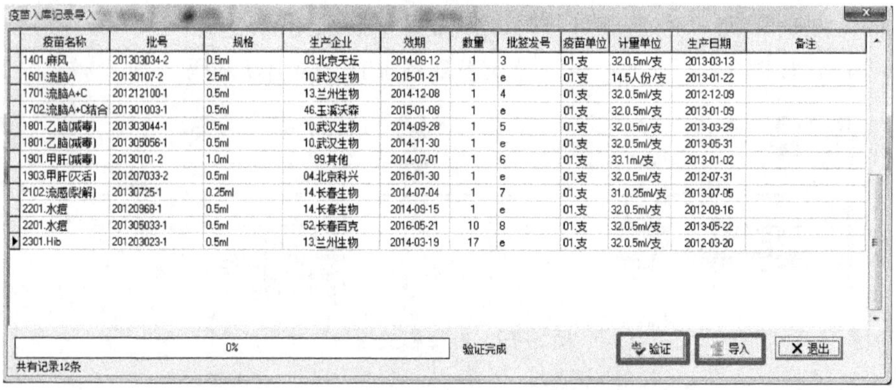

图 3–24　导入前验证

数据全部导入后，会出现提示“导入完成，共导入：×××条数据！”，点击“确定”，如图 3–25 所示。

注意：如导入数据时出现如图 3–26 所示的提示，则有可能是第二次导入该文件，或者该文件中某些疫苗信息已经存在，需要在导入前仔细核对，避免数据重复。

方法二：手动录入疫苗信息（适用于疫苗种类较少时）。

进入系统后，选择疫苗登记，点击“疫苗出入库”→“入库”→“新增”，如图 3–27 所示。然后，点下拉菜单选择入库日期。

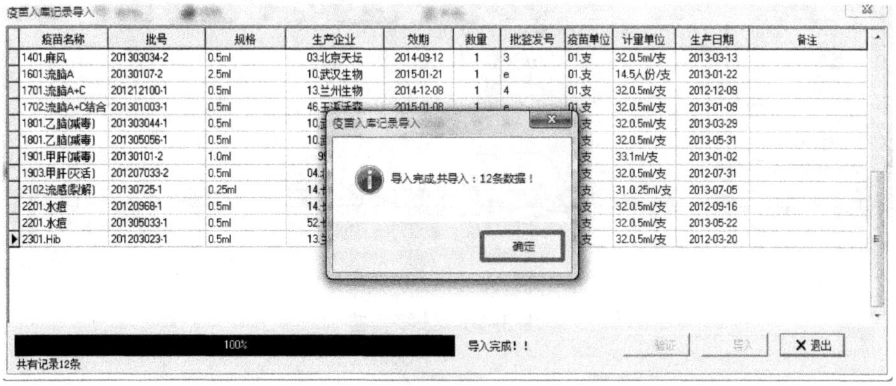

图 3-25　导入完成提示

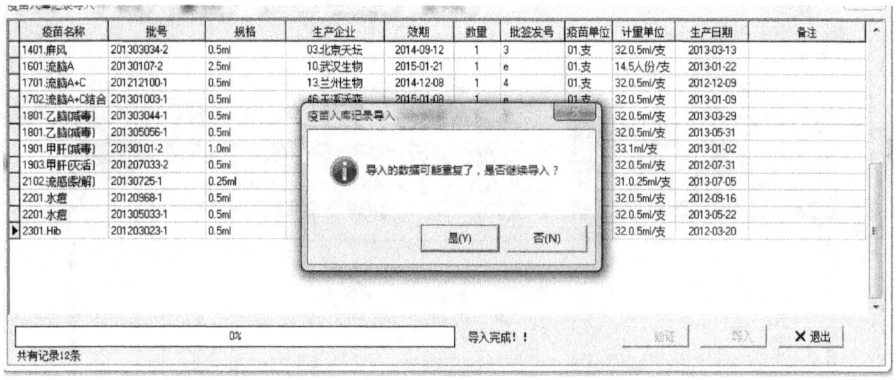

图 3-26　导入重复提示

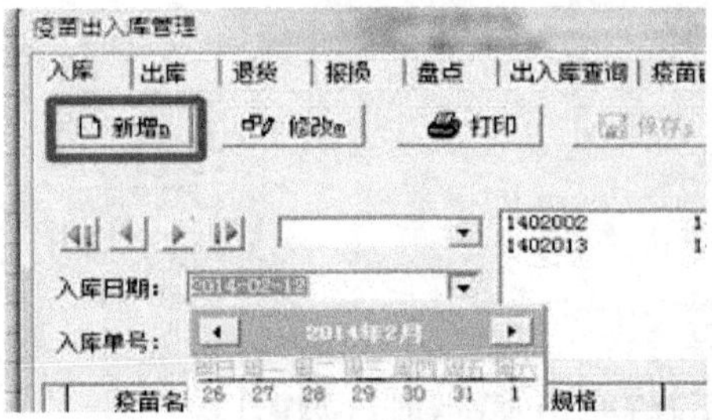

图 3-27　新增

点击“疫苗名称”右边的下拉菜单选择疫苗，并依次输入批号、规格、生产企业、效期、批签发号等信息，如图 3-28 所示。

若要增加其他疫苗，直接回车到下一行或者使用键盘的向下键“↓”进入下一行，再按以上操作步骤选择疫苗，并依次输入相关信息。

当疫苗都依次录入单据中后，点击“保存”按钮即可。

小技巧：可以点批号栏后面的“…”按钮，直接选择相应的批号，自动填写由上级单位录入好的相应疫苗信息，之后只需要录入相应入库数量即可，能减少录入错误概率，如图 3-29 所示。

注意：如不小心录入错误疫苗信息，需要在疫苗使用前进行更正。如已录入儿童接种信息中，那么将不能进行单据的修改。

修改方法：点击如图 3-30 所示的方框中的下拉菜单，找出盘点的日期，在右边的单据编号中找到那张错误的单据。

点击“修改”按钮，就可以修改错误疫苗信息了。修改完后，点击“保存”按钮即可。

（2）出库

每天下班前，都需要做一次出库，统计当天接种消耗的疫苗，然后录入系统中去。

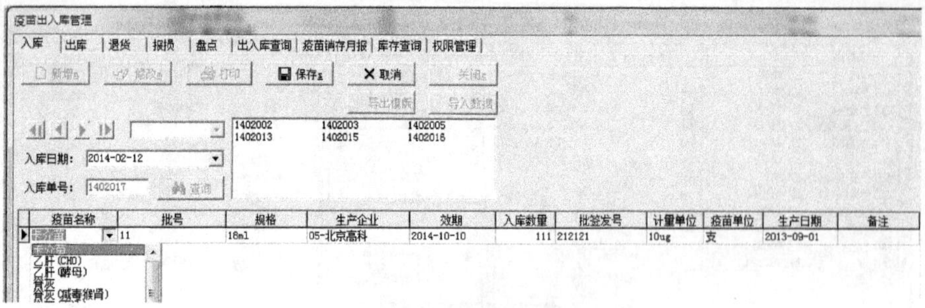

图 3-28　选择疫苗

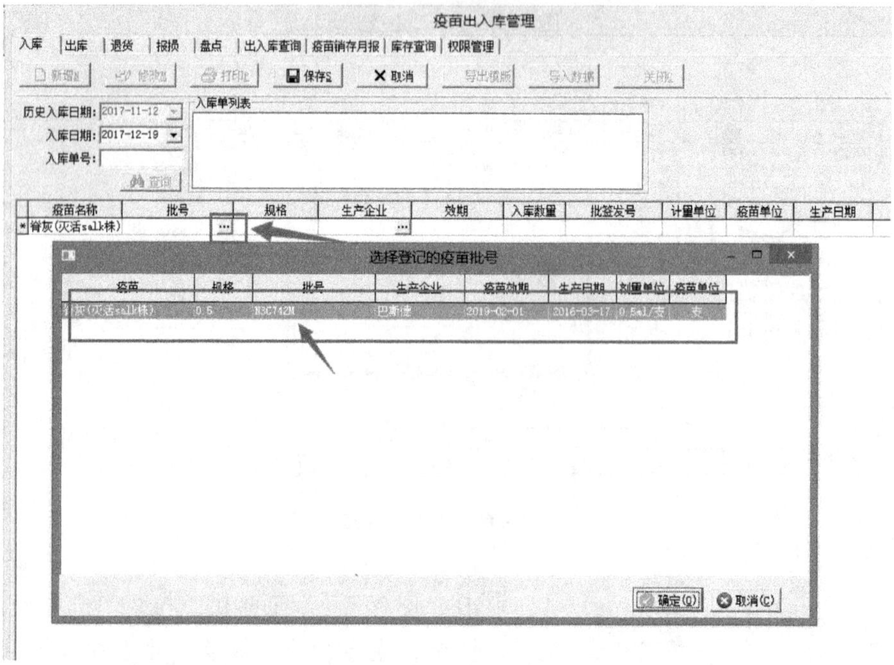

图 3-29　直接选择相应的批号

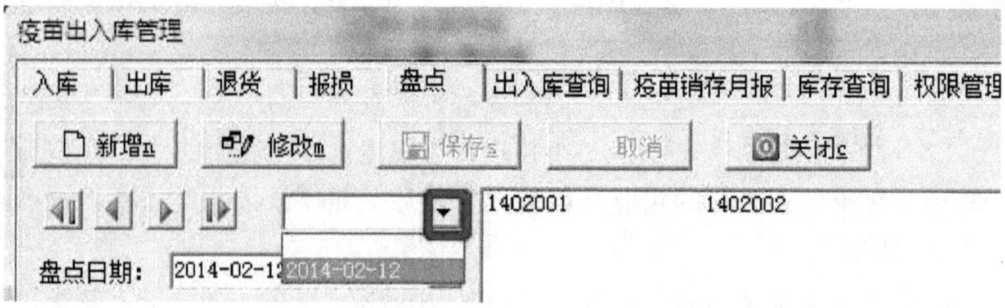

图 3-30　盘点日期

使用流程："疫苗登记"→"疫苗出入库"→"出库"→"新增"→在弹出的"疫苗消耗"表中核对疫苗的单位人份数，并核对接种人次数和核算数→"校验"→"确认出库"→"保存"。

方法：进入系统后，选择"疫苗登记"，点击"疫苗出入库"中的"出库"，点击"新增"。软件会自动统计当天疫苗消耗，之后再到弹出的"疫苗消耗"模块中，核对接种人次数和核算数，调整疫苗单位人份数，如图 3–31 所示。

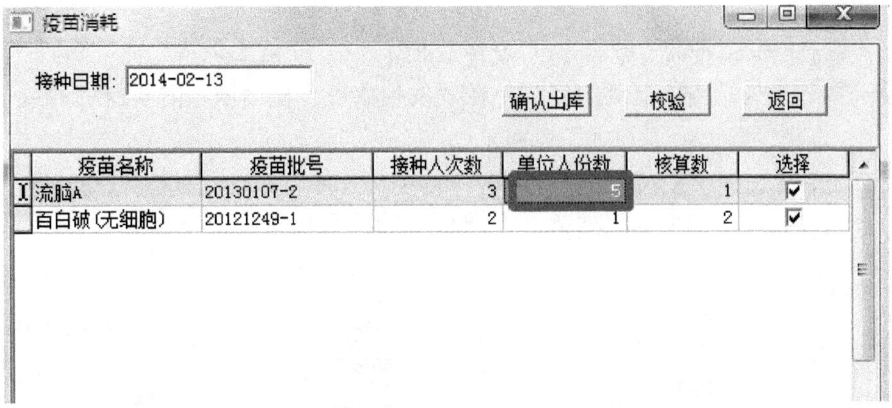

图 3–31　疫苗消耗

核对并修改好单位人份数后，先点击“校验”，然后点击“确认出库”。之后，再次确认疫苗批号、生产企业，消耗疫苗人次及消耗疫苗数量是否正确，点击“保存”，如图 3–32 所示。

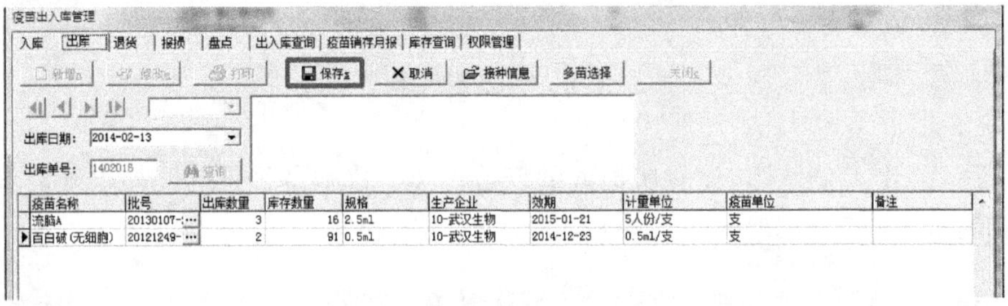

图 3–32　保存

如果想手动输入疫苗消耗，可以点击“多苗选择”，在弹出的疫苗选择框中，勾选消耗的疫苗，然后在“发生数量”中填写消耗的疫苗数（注意分清疫苗批号、生产企业），之后点击“确认”，再点击“保存”即可，如图 3–33 所示。

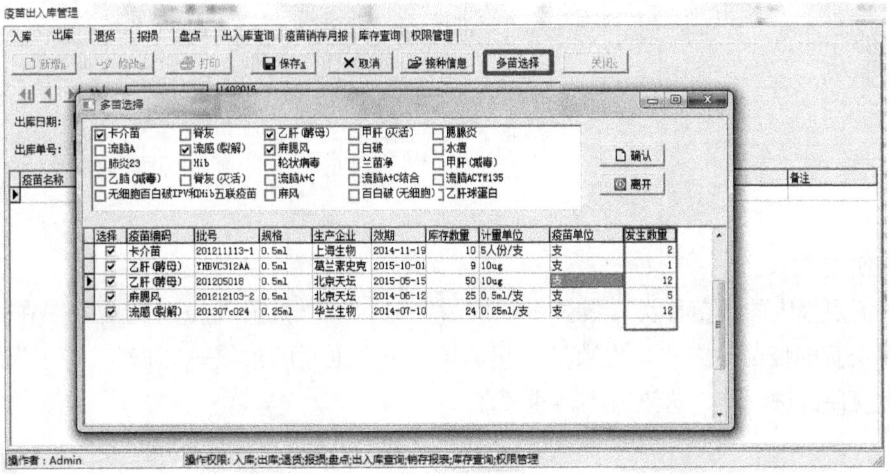

图 3–33　多苗选择

（3）退货

疫苗过期时使用。

使用流程：清点过期疫苗种类、数量→“疫苗登记”→“疫苗出入库”→“退货”→“新增”→在弹出的“多苗选择”里勾选需要退货的疫苗→在“发生数量”里面填写需要退货的数量→“确认”→“保存”。

方法：进入系统后，选择“疫苗登记”，点击“疫苗出入库”中的“退货”，点击“新增”，在弹出的“多苗选择”栏里面勾选需要退货的疫苗，在“发生数量”里填写数量（核对批号、生产企业），如图 3–34 所示。

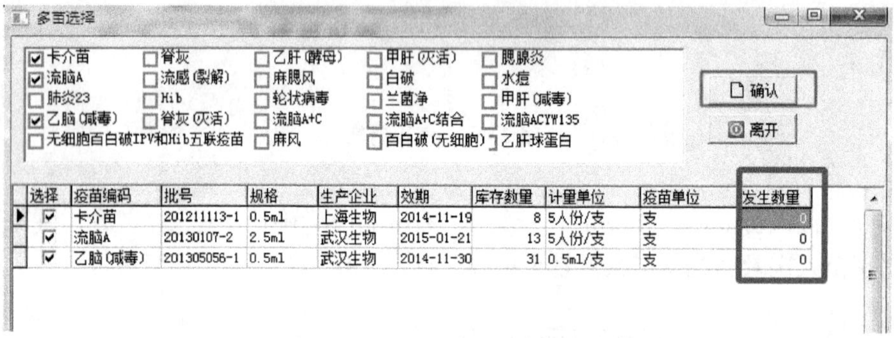

图 3–34　多苗选择

数量填写完后，点击“确认”，核对所输入的疫苗种类、数量是否正确，如正确，点击“保存”即可，如图 3–35 所示。

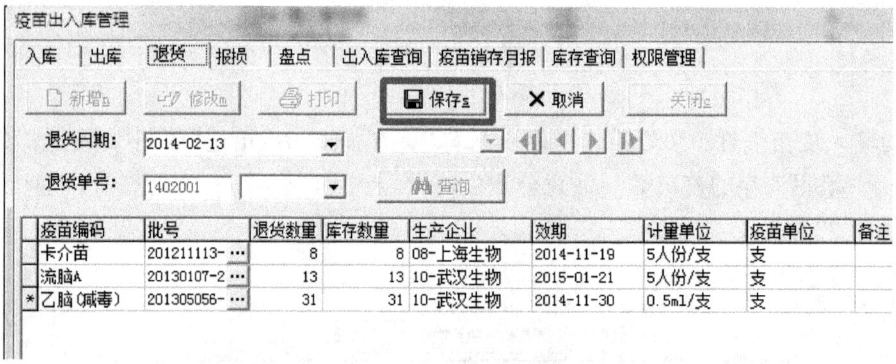

图 3–35　保存

（4）报损

疫苗报废时使用。

使用流程：清点报废的疫苗种类、数量→“疫苗登记”→“报损”→“新增”→在弹出的“多苗选择”里勾选需要退货的疫苗→在“发生数量”里面填写需要退货的数量→“确认”→“保存”。

方法与退货使用方法一样，这里就不再重复了。

（5）盘点

首次使用疫苗出入库管理模块时使用。需要先对冰箱、冷库、冷链包等存储设备中的疫苗进行盘点，把相关的数据都录入系统中。

使用流程：先盘点冰箱、冷库的疫苗→“疫苗登记”→“疫苗出入库”→“盘点”，录入疫苗种类、数量等各种信息→“保存”。

方法：进入系统后，选择“疫苗登记”，点击“疫苗出入库”中的“盘点”栏，点击“新增”，点击“盘点日期”后面的下拉菜单，选择盘点的日期。然后进行疫苗的输入，点击“疫苗名称”右边的下拉菜单，选择疫苗，并依次输入批号、库存数量、规格、批签发号、生产企业、效期等信息。疫苗名称、生产企业、效期、生产日期等可以直接点下拉菜单选择，如图 3-36 所示。

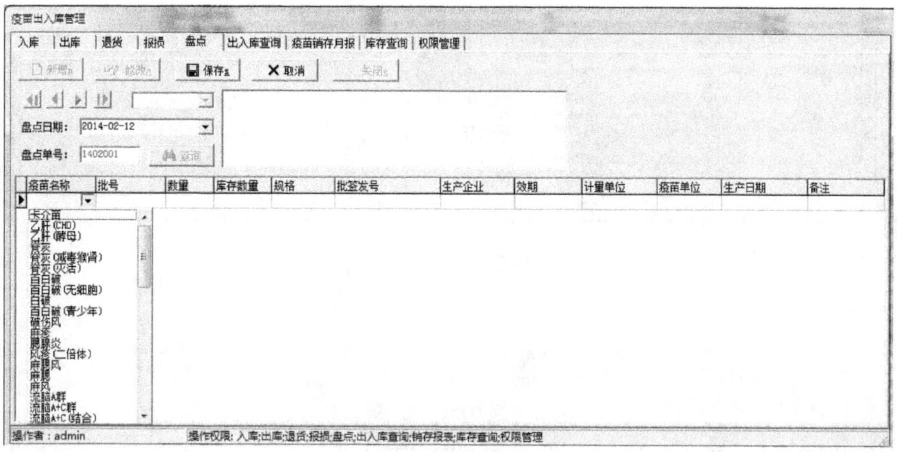

图 3-36　盘点

若要增加其他疫苗，直接回车到下一行或者使用键盘的向下键“↓”进入下一行，再按以上操作步骤选择疫苗，并依次输入相关信息。

当盘点的疫苗都依次录入单据中后，点击“保存”即可。

（6）出入库查询

对录入的每种疫苗的出入库进行查看。

使用流程：“疫苗登记”→“疫苗出入库”→“出入库查询”→选择相关查询条件，勾选需要查询的疫苗→“查询”。

方法：进入系统后，选择“疫苗登记”，点击“疫苗出入库”中的“出入库查询”。在各种查询条件中进行选择（查询日期是指录入日期），勾选需要查询疫苗，选择生产企业等，然后点击“查询”，就可以查询疫苗相关信息。点击“导出”，可以把查询出来的信息保存为 Excel 表格，如图 3-37 所示。

（7）疫苗销存月报

每月进行一次疫苗销存统计。必须有出入库、退货、报损单据才能统计。

使用流程：日常做好“疫苗出入库”中的入库、出库、退货、报损等单据→“疫苗登记”→“疫苗出入库”→“疫苗销存月报”→选择相关年、月→“统计”，如图 3-38 所示。

删除：删除当月报表。

导出 Excel：导出统计出来的数据。

关闭：退出模块。

（8）库存查询

查询录入疫苗库存。

使用流程：“疫苗登记”→“疫苗出入库”→“库存查询”→选择相关查询条件→“查询”，如图 3-39 所示。

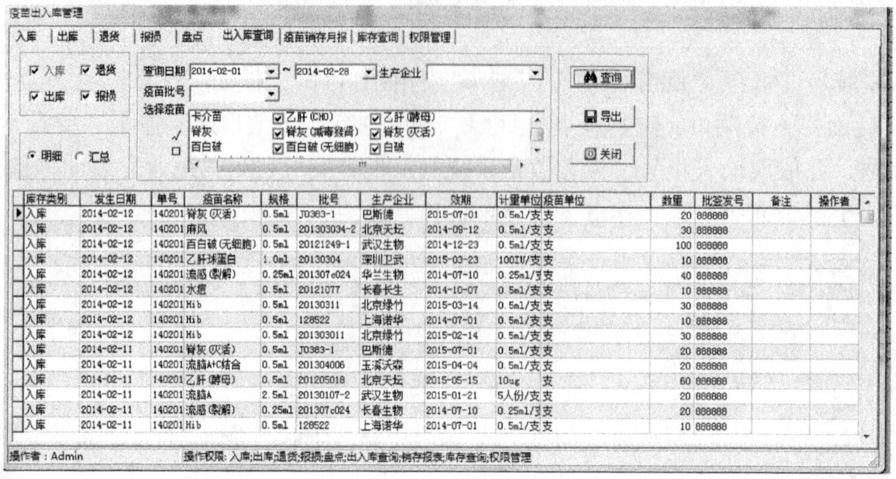

图 3–37 出入库查询

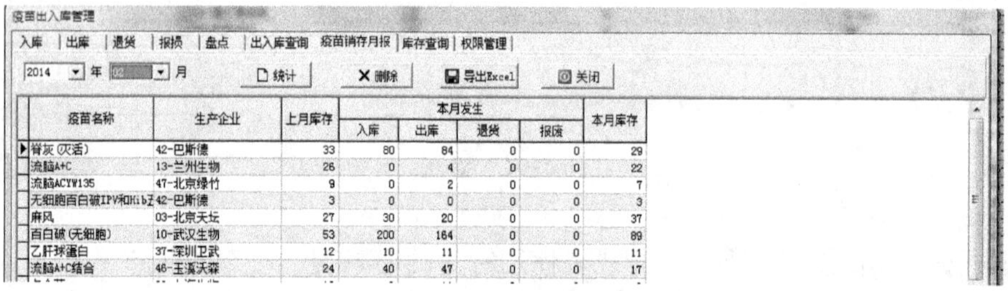

图 3–38 疫苗销存月报

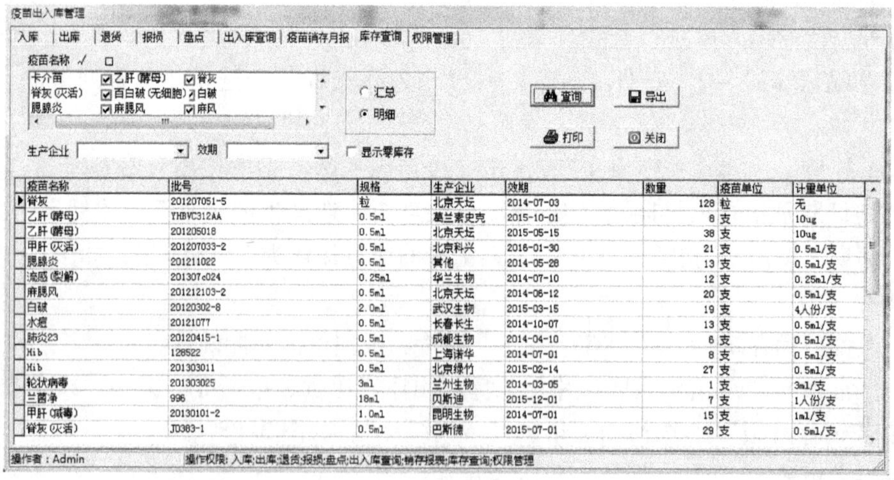

图 3–39 库存查询

疫苗名称：“√”全选；“□”全部取消。

汇总：显示疫苗名称、生产企业、总数。

明细：显示疫苗名称、批号、规格、生产企业、效期、数量、疫苗相关规格等信息。

显示零库存：勾选后，库存为 0 的疫苗都将显示出来。

导出：导出查询出来的信息。

打印：打印查询出来的信息。

关闭：退出模块。

（9）权限管理

分配疫苗出入库的操作权限。必须用管理员账号进入才能操作（一般为 system）。

方法：先给每个软件操作员设置一个账号（系统管理中的用户管理设置）→“疫苗登记”→“疫苗出入库”→“权限管理”→给相应的用户赋予权限，在“□”中打“√”→“关闭”，如图 3-40 所示。

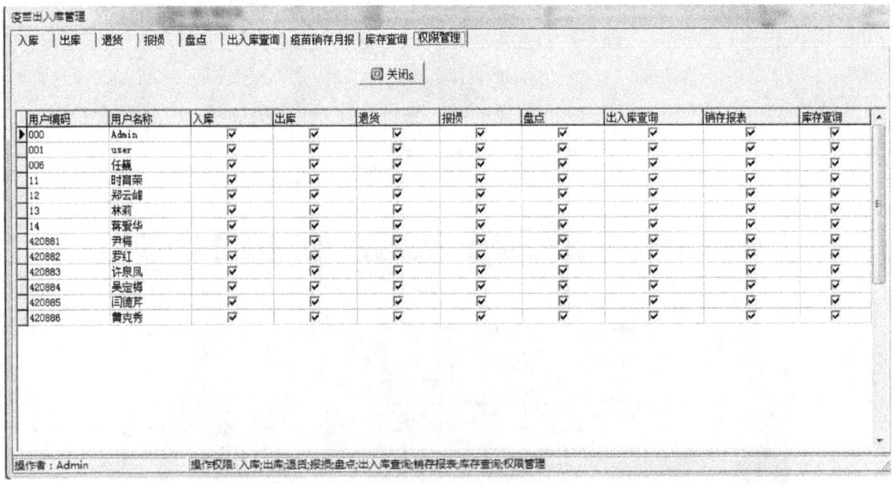

图 3-40　权限管理

2. 日常疫苗登记模块

日常疫苗登记模块是登记当日预防接种门诊所使用的疫苗及冷链信息，包括预防接种日当天的冰箱、冷藏包运转环境，以及接种疫苗名称、批号、生产企业等信息。该部分登记的信息将链接到预防接种登记部分，并为打印处方提供相关数据。该功能项还可以绘制某月室内温度、冰箱温度、冷藏包温度等示意图。

使用流程：每天上班接种前→“疫苗登记”→“新增”→“是”，从库存中调取疫苗信息→选择当天需要用到的疫苗→“确定”。

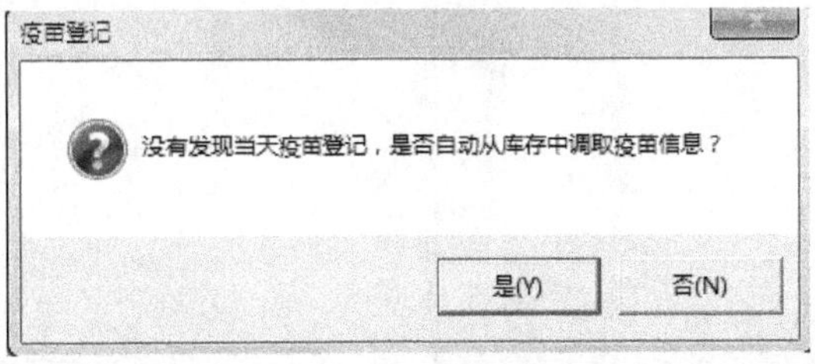

图 3-41　疫苗登记提示

方法：进入系统后，点击“疫苗登记”中的“新增”，弹出提示“没有发现当天疫苗登记，是否自动从库存中调取疫苗信息?”选择“是”，如图 3-41 所示。

勾选当天需要用的疫苗，如图 3-42 所示。在“领苗数”中填写从冷库中领用的当天所需疫苗数。选择完后，点击“确定”。

还需要仔细修改二类疫苗的价格，否则打印的处方单、知情同意书、预约单里面的价格都会有问题。

将当天使用疫苗的所有信息核实完成后，点击工具条上的“保存”按钮，出现“选择默认疫苗批号”窗口。勾选“批号设置”选项卡（图 3-43）中的“默认值”，选中即表示当天此疫苗默认接种该批号，当一种疫苗有两种批号时，应选择短效期批号的疫苗；在“其他设置”选项卡（图 3-44）中勾选“接种位置”和“接种医生”，即当天接种时默认该医生接种该部位，点击“确定”，完成疫苗登记工作。

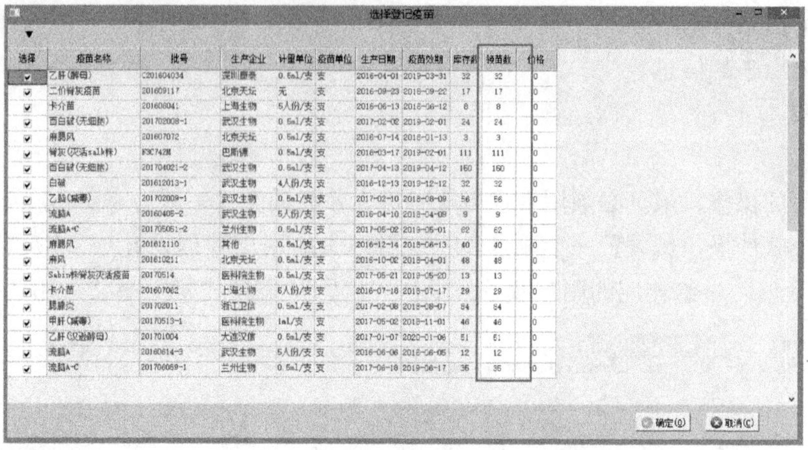

图 3-42　选择登记疫苗

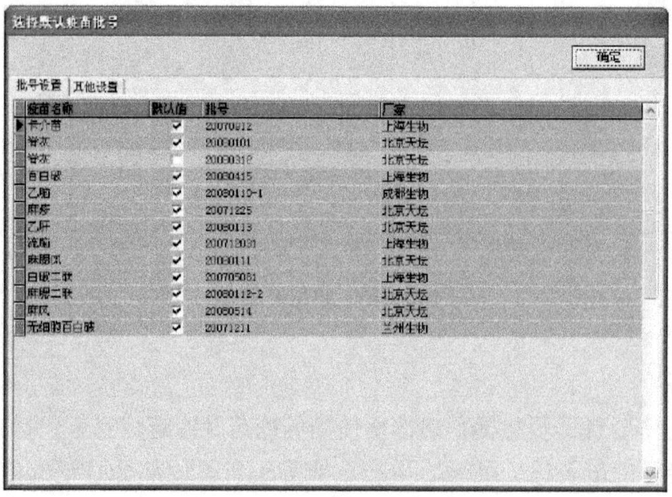

图 3-43　选择默认疫苗批号

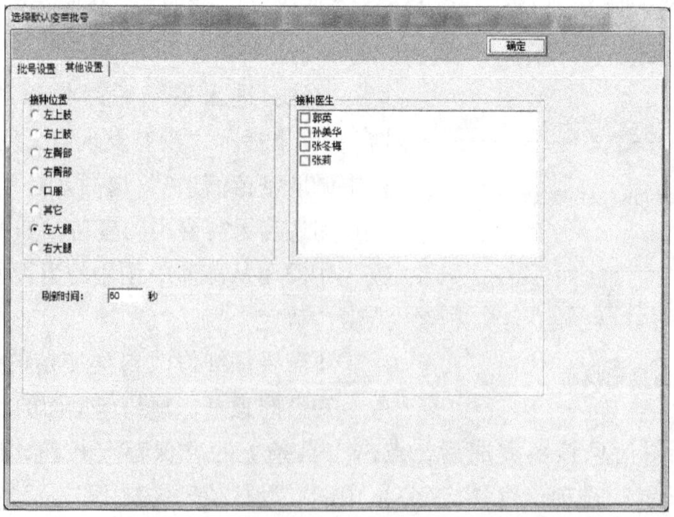

图 3-44　其他设置

此后在接种登记录入时，当天所设置的疫苗登记会自动关联到接种信息中。

如当天的疫苗登记已经做完，可以点击“疫苗登记”界面上方的“关闭”按钮，即退出疫苗登记操作界面，回到系统主界面。

注意事项：

①各输入框间可以通过“Enter”键（回车键）或“Tab”键进行切换。

②疫苗批号、生产企业不能直接进行修改，必须先修改出入库单、库存单后，重新做疫苗登记。

③要删除疫苗登记信息，点击界面上方中的“删除”，系统将弹出提示框，如图 3-45 所示。点击“是”即删除当天的疫苗登记记录，点击“否”则取消删除操作。

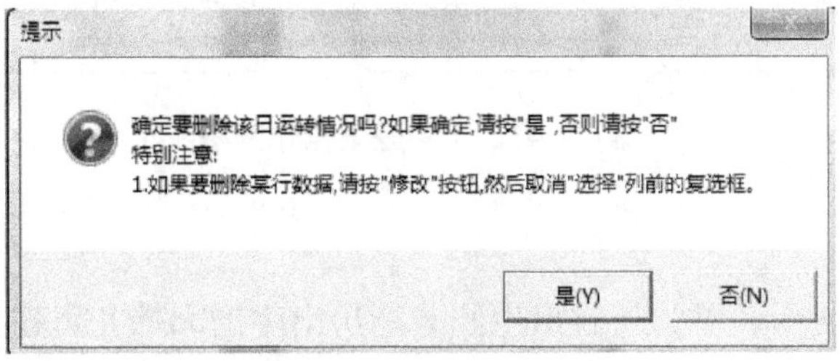

图 3-45　疫苗登记删除提示

a. 在删除和修改疫苗登记时，只能对当天的记录进行操作。

b. 删除疫苗列表中某行疫苗数据与删除某日的疫苗登记不同，请注意参考上述说明进行操作。

④翻页键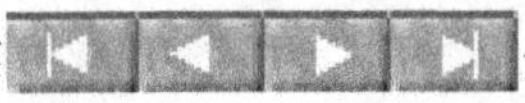分别对应为首记录、前翻、后翻、尾记录翻页键，用来查找、浏览某一天的疫苗登记数据。

⑤疫苗出入库里面的价格是针对每个疫苗批号、生产企业的价格，如果此处的价格设置不正确，会影响接种登记中处方单、知情同意书、预约单里面的疫苗价格。

二、接种登记

（一）功能介绍

接种登记是每次接种日预防接种人员的主要工作内容之一，主要完成儿童建档、基本资料录入和修改、预防接种针次录入和修改、预约单打印、处方打印及儿童预防接种证（卡）打印等，并为常规接种报表提供数据来源（图 3-46）。

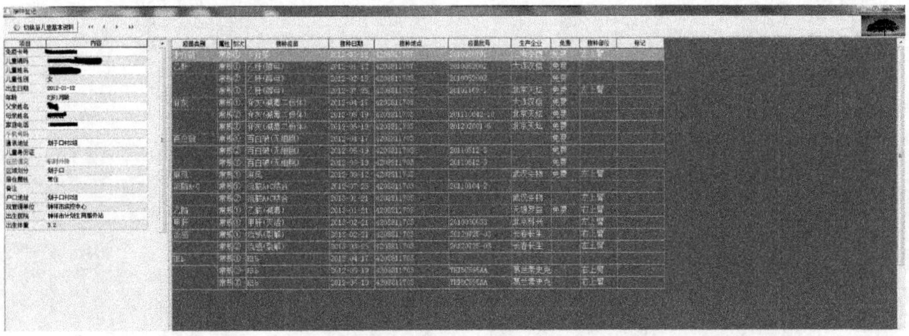

图 3-46　接种登记

（二）操作流程（图 3-47）

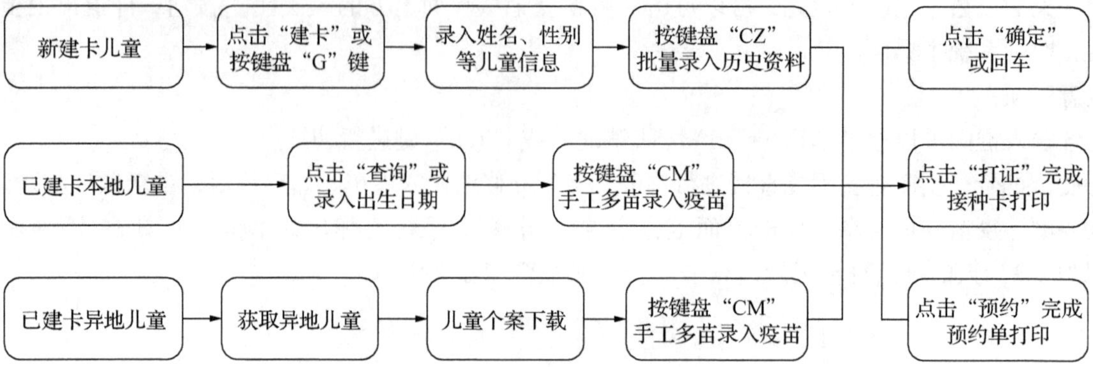

图 3-47　接种登记操作流程

（三）常用按钮

建卡：新增儿童预防接种卡，可为外省出生和非产房出生的无档儿童建立预防接种卡。

修改：修改所选疫苗的接种地点、批号、生产企业、接种医师、接种部位、接种途径等。

手工：录入儿童预防接种信息，即进行预防接种登记。

变更：修改儿童的出生日期、区域划分（居住地）、在册情况、居住属性（常住、暂住、流动）。

查询：查询满足某特定条件的儿童。

发卡：发放儿童免疫金卡。

预约：显示、打印儿童全程或下次预防接种预约单。

预约：未种针次的预约接种。

异常：体检异常信息的记录。

打证：显示、打印儿童预防接种证（卡）。

切换：在儿童基本资料和儿童预防接种登记界面进行切换。

退出：退出接种登记界面，返回至系统主界面。

（四）操作步骤

进入系统后，点击左边功能结构框中的“日常接种”，再点击右侧的“接种登记”（图 3-48）。若当

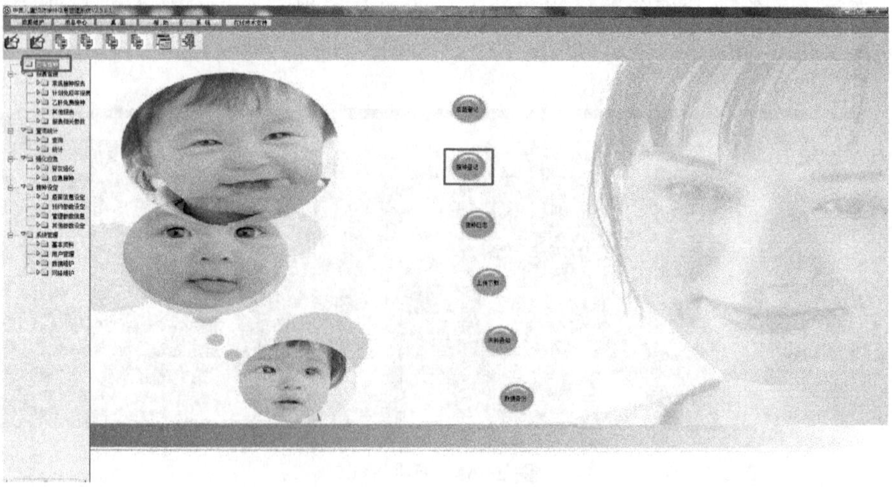

图 3-48　接种登记

天还未做过疫苗登记，则弹出提示对话框“没有登记当日疫苗信息”（图 3-49）。点击“进入疫苗登记”，将进入疫苗登记界面，点击“稍后登记”进入预防接种登记界面。

1. 新生儿区域划分

客户端如果有新生儿未进行区域划分，在进入接种登记时，会弹出信息提示“有新下载的新生儿，请及时变更区域划分!”(图 3-50)。

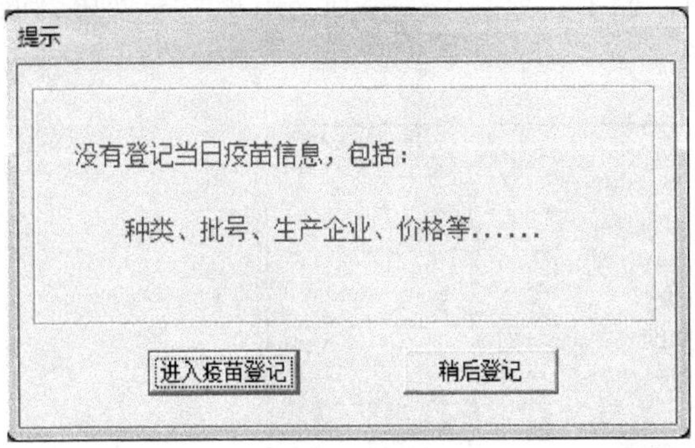

图 3-49　提示

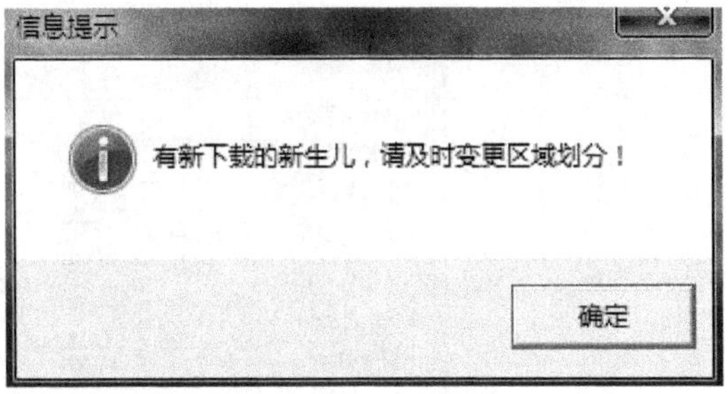

图 3-50　信息提示

点击“确定”，对新推送过来的新生儿进行区域划分。

直接右键点击新生儿，把其划分到相应的“区域划分”里面（图 3-51）。

注意：该操作是强制要求，只有做完区域划分，才能退出该界面进行后续的接种操作。

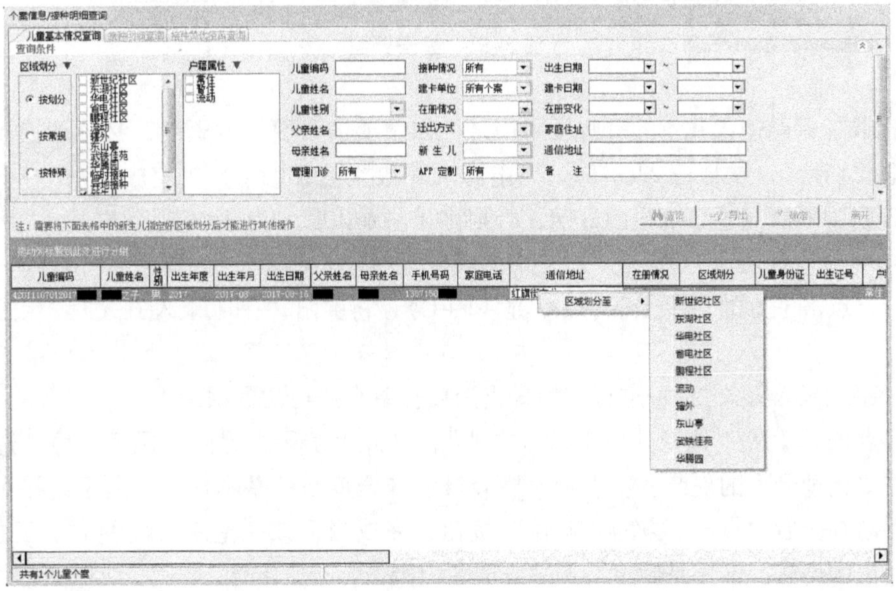

图 3-51　区域划分

2. 儿童预防接种的操作方法

（1）点击“接种登记”进入接种登记主界面

每页界面即为 1 名儿童的预防接种卡，界面左边部分为儿童的基本信息，右边部分为儿童的接种疫苗信息，界面底部为功能按钮。

（2）建卡

进入界面后，点击下方的“建卡”（快捷键 Alt + G），弹出“新增儿童信息”的窗口（图 3-52），依次输入儿童姓名、性别、出生日期等信息后，点击“确定”完成儿童的新增。

注意事项：

① 2011 年以后出生的儿童，只有外省出生和非产房出生的儿童能在客户端中建卡。如果在其他单位建过卡，应通过获取异地儿童的方法导入到本客户端中，而不是建新卡，否则会出现重卡现象，而影响接种率。

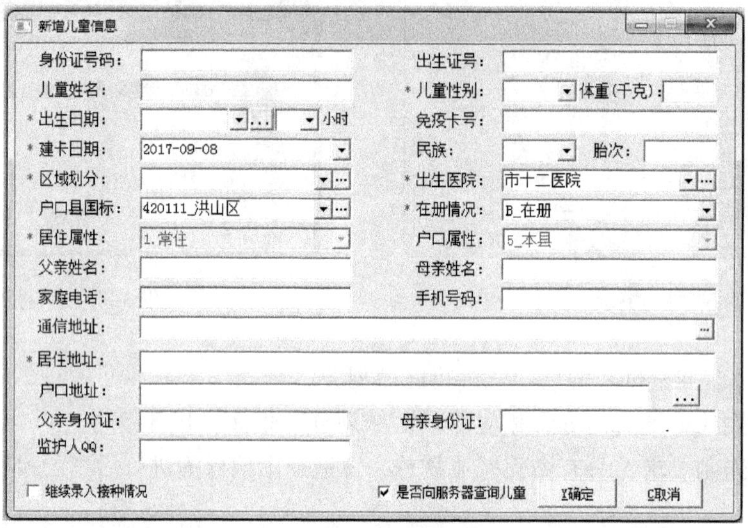

图 3-52　建卡界面

②通过“建卡”只能输入儿童的一些常用信息，如想要输入更多的资料，必须切换到儿童基本资料界面，通过点击“切换”（快捷键 Alt + T），点击修改（快捷键 Alt + E）来完成。

③“出生日期”不能超过系统当前日期，否则将无法录入，* 为必填项。

（3）预防接种信息录入

进入界面后，点击下方的“手工”（快捷键 Alt + C），将弹出“手工录入方式”“手工多苗录入”等菜单供选择。

选择使用“手工录入方式”，可进行接种日当天接种单个疫苗的数据录入。

操作方法：点击“手工”选择“手工录入方式”，进入手工录入界面（图 3-53）。选择冷链登记疫苗菜单，双击需要接种录入的疫苗，左边录入栏会自动补全疫苗的基本信息，剩下的接种医师、接种部位等接种信息手动补全后，点击下方的“确认”按钮，完成当天该儿童疫苗接种的手工录入操作。（注意：选择冷链登记的疫苗，前提是做过当天的疫苗登记操作，否则下方不会显示疫苗信息）

选择使用“手工多苗录入”，可进行接种日当天接种多个疫苗的数据录入，更方便用户操作。

操作方法：点击“手工”，选择“手工多苗录入”，进入多苗录入界面（图 3-54）。“接种日期”可以选择接种的时间，系统默认为当天日期。选择“接种疫苗”时，点击接种疫苗信息框后的下拉菜单，在选择框中勾选，选完后点击“确定”即可，也可直接输入疫苗名称代码，如在“接种疫苗”栏输入“BC”，表示当天接种脊灰、百白破 2 种疫苗，系统自动将当天“疫苗登记”中登记的疫苗相关信息（如疫苗批号、生产企业、接种医师、接种部位等）显示在下方的疫苗信息框中，无须手工录入，用户仔细核对相应数据，确认无误后，点击下方的“确定”按钮，完成当天该儿童疫苗接种的多苗录入操作。

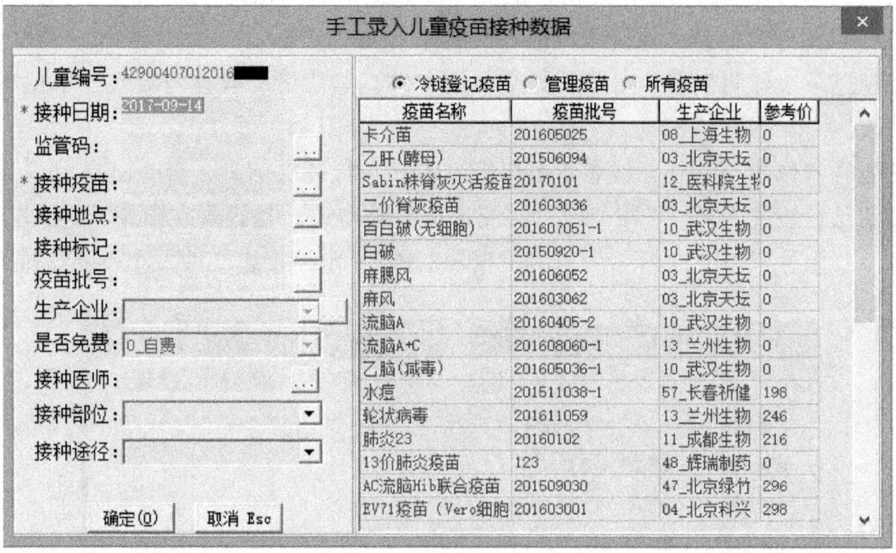

图 3–53　手工录入

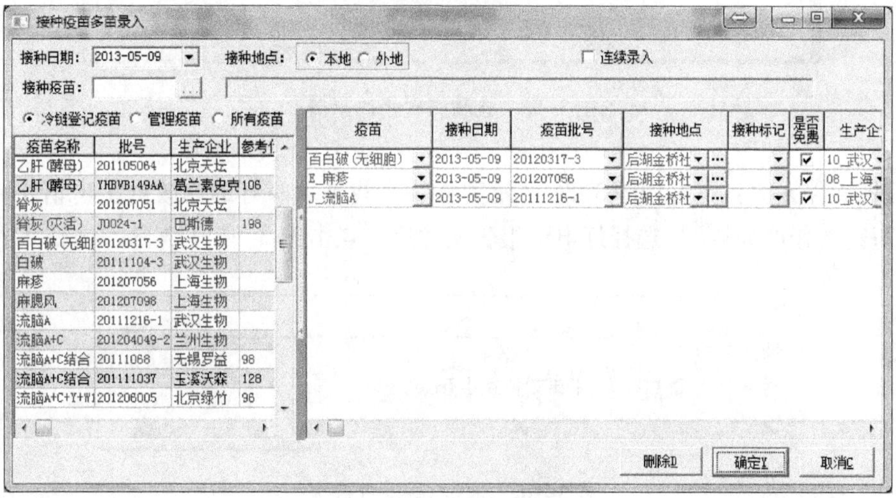

图 3–54　多苗录入

注意事项：

疫苗批号、生产企业、接种部位、接种医师为必填项，如未填写，则不能保存。在录入接种途径时，如果接种疫苗与选择的默认接种途径不匹配，会弹出错误，并提示正确的接种途径。

（4）针次数据修改

如果错误录入了数据，需要修改的话，按照以下操作进行：

1）录入过程中修改接种记录信息的操作方法

直接在疫苗接种信息框中进行修改即可。

2）录入完成后修改接种记录信息的操作方法（删除接种信息方法类似）

①若录入完成后发现错误，要修改儿童的接种记录，必须在录入该针次 7 天内，在儿童接种登记主界面，找到该儿童，选中要修改的针次，点击下方“修改”按钮，或者双击要修改的某一行针次信息，

进入该疫苗针次的编辑修改框。修改该疫苗针次的相应数据后，点击“确定”按钮，完成修改操作，点击“取消”按钮，取消修改信息，保持原数据，回到界面。

②如果已经超过录入日期 7 天，则必须提交申请文件，等待市、区县两级疾控单位审核，待审核通过后，才允许修改。

点击下方功能区“修改”按钮，或者双击要修改的某一行针次信息，会跳出提示“×××疫苗××-×-×录入日期已经超过 7 天，如需修改，需要向服务器申请，是否现在申请?”点击“是”，弹出申请窗口（图 3-55）。填写“修改原因”后将申请报告上传。（申请报告文件大小不能超过 5 M）

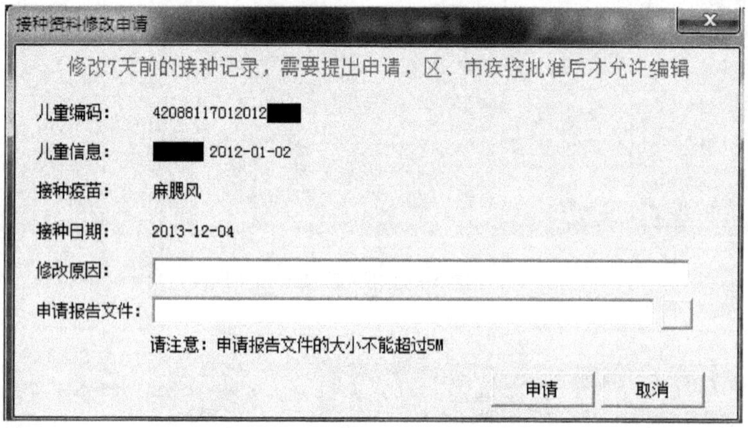

图 3-55　接种资料修改申请

上传申请报告文件方法：点击如图 3-56 所示的方块，找到填写好的修改针次申请文件，点“打开”（图 3-57）。填写完“修改原因”，选择好申请报告文件后，点击图 3-57 下方的“申请”按钮即可。

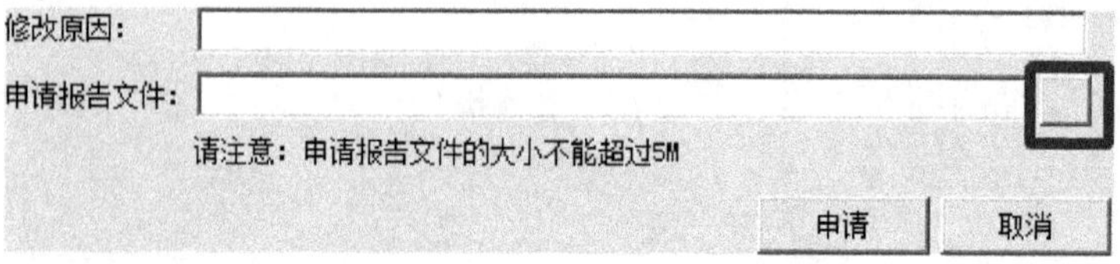

图 3-56　申请报告文件选择

③待市、区县两级疾控单位审核通过后，就可以下载更新许可，然后更改针次信息。

接种登记主界面，点击鼠标右键，选择“接种资料修改申请查询”菜单，进入接种资料修改申请查询界面，点击“网上更新”按钮，即可下载最新的审批信息，然后根据上级单位审核意见进行修改（图 3-58）。

说明：为了信息的安全和真实性，接种单位对非本地的接种记录是无法申请修改的。

（5）修改儿童姓名等基本资料的操作方法

点击接种登记界面下方的“切换”按钮，进入儿童基本资料界面，点击界面下方的“修改”按钮，鼠标移至需要修改的栏目，录入正确的信息后，点击“保存”按钮（快捷键 Alt + S），点击“切换”按钮返回儿童接种登记界面。

删除某个儿童预防接种卡的操作方法（只能删除本地建卡，且该资料没被其他单位迁入过）：

点击接种登记界面上方的 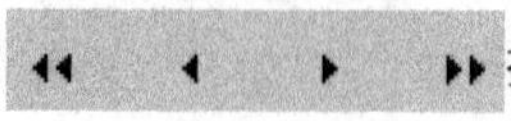 按钮，或通过“查询”操作，找到要删除的某个儿童

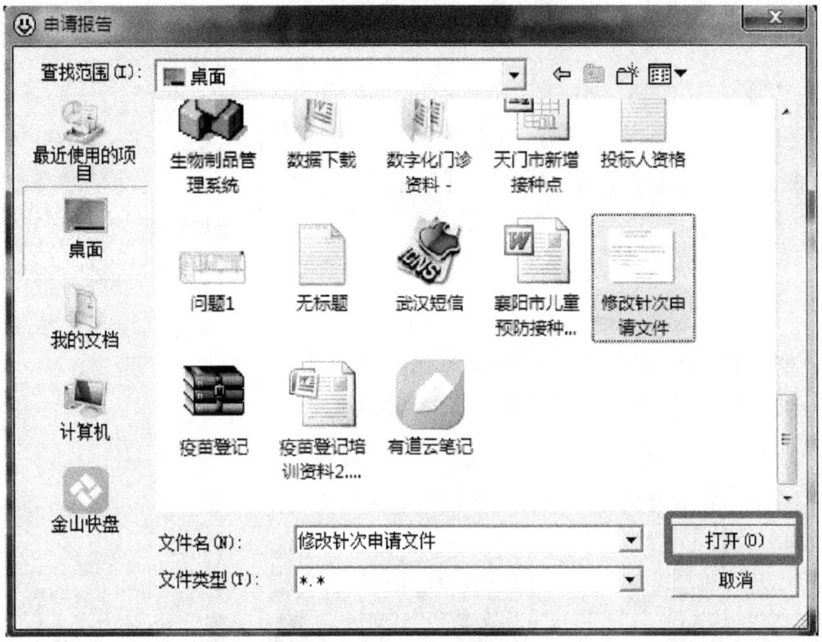

图 3-57　申请报告

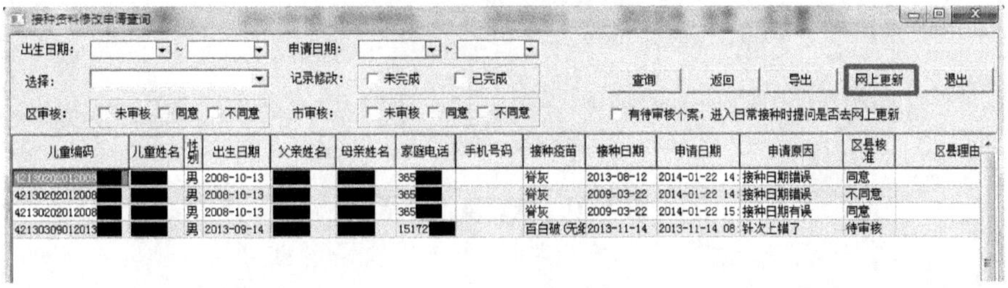

图 3-58　接种资料申请修改查询

后，点击“切换”按钮，进入儿童基本资料界面（图 3-59），点击界面下方的“删除”按钮（快捷键 Alt + D），即可删除该名儿童的接种卡，包括基本资料及接种情况，因此，应谨慎操作。

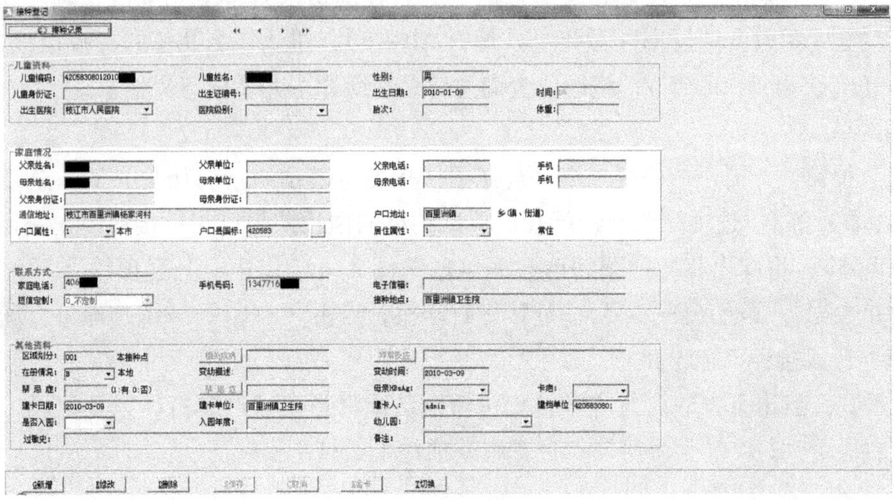

图 3-59　儿童基本资料

（6）变更出生日期、区域划分、在册情况、居住属性的操作方法

点击界面下方的“变更”按钮（快捷键 Alt + D），将弹出变更信息框，修改完相应信息后，点击“确定”按钮完成操作，点击“取消”按钮将取消变更信息，回到界面处（如图 3-60）。

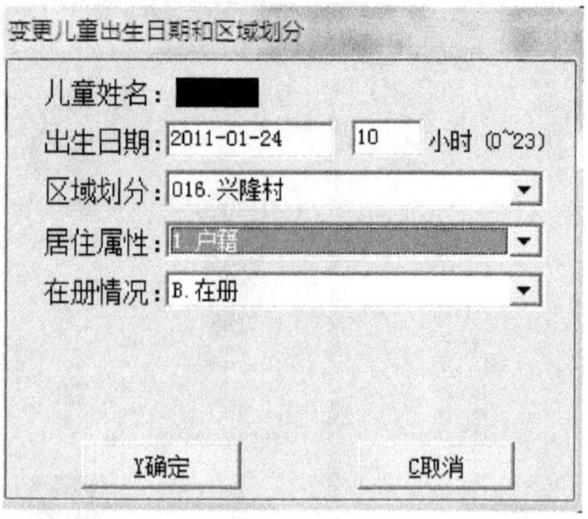

图 3-60　儿童资料变更

（7）查询

1）快速查询

根据儿童出生日期，在接种登记界面直接键入 8 位出生日期（如 20090101），按“Enter”键。在查询窗口将显示出生日期为该日的所有儿童信息（图 3-61）。

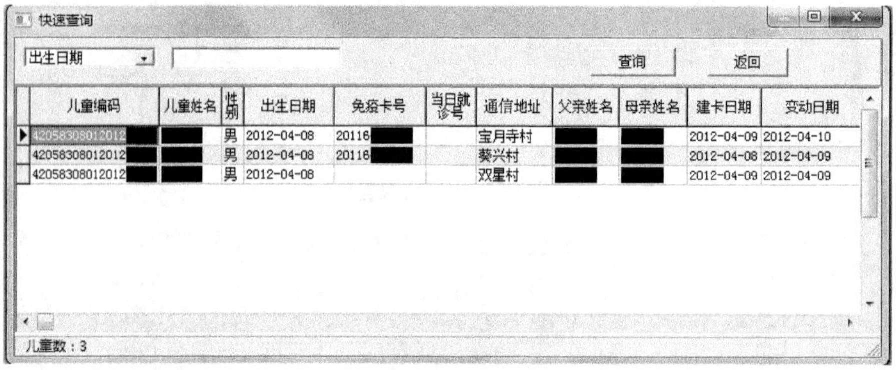

图 3-61　快速查询结果

2）多条件查询

如快速查询查不到某儿童的预防接种证（卡），可能该儿童的预防接种证（卡）上录入的出生日期与实际日期不一致。此时，应点击下方查询的按钮（快捷键 Alt + E），将弹出“儿童接种情况查询”窗口，选择、输入儿童任意的查询条件（儿童编码、儿童姓名、出生日期等），点击右边的“查询”，系统自动将满足条件的儿童基本情况列在下方的信息框中。当查询结果有多个儿童信息时，选中要查看的儿童后，双击鼠标左键或者点击“返回”按钮（快捷键 Alt + B），进入该名儿童的“疫苗接种登记”界面；点击“取消”按钮（快捷键 Alt + C），将退出查询窗口，返回原来儿童信息界面。

（8）打印预约单

点击“预约”按钮，此时系统将弹出多个选择项［包括全程预约（含历史）W、全程预约（不含历史）P、简单预约单 X 等］。选中简单预约单（简单预约单的预约期限可在：接种设定→预约参数设定→接种管理设定中设置），将弹出相应的预约单数据信息（图 3-62）。选中全程预约（不含历史）的预约单，进入“预约单数据”界面（图 3-63）。连接好打印机，点击“打印”按钮，即可打印出预约单。点击“退出”按钮，返回接种登记界面。

如需个性化设置，点击下方的“打印设置”按钮，系统将弹出预约单打印设置界面，可以通过设置上/下边距、左/右边距、行高、字号等项，自行调整预约单的打印格式。

（9）打印处方单

点击“处方”按钮，系统将弹出多个选项［接种告知单、处方、处方（带预约单）等菜单］，选中

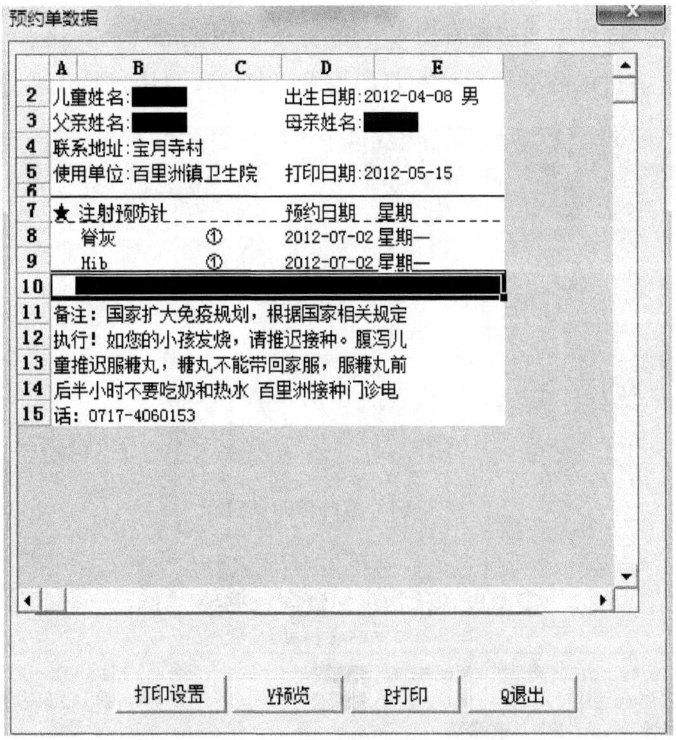

图 3–62　简单预约单（近 1 个月）

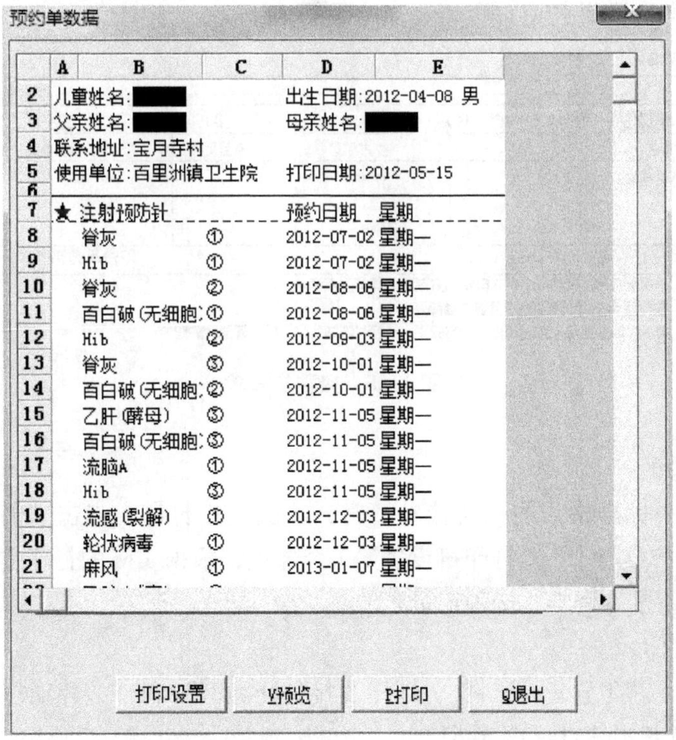

图 3–63　全程预约（不含历史）的预约单

接种告知单，将弹出相应的当天接种的信息（图 3–64），点击“打印”，可直接打印出接种告知单（图3–65）；点击“处方”，将打印当天接种疫苗的处方单（图 3–66），选择右边的收费项目，将会连同收费项目一起打印出来（右边的收费项目可在打印设置→收费项目中进行设置）。

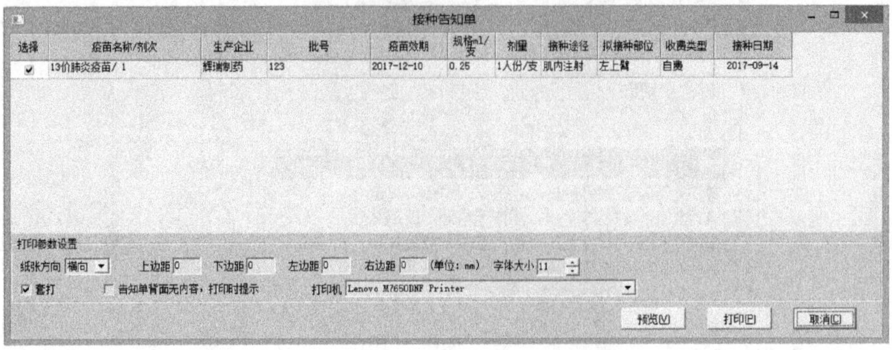

图 3–64　接种告知单打印

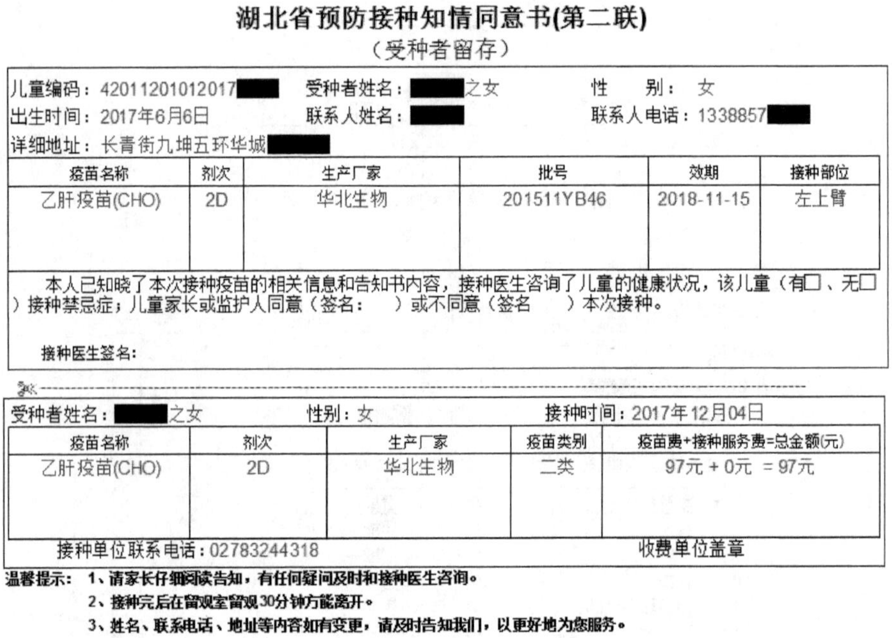

湖北省预防接种知情同意书(第二联)

（受种者留存）

儿童编码：42011201012017[redacted]　受种者姓名：[redacted]之女　性　别：女

出生时间：2017年6月6日　联系人姓名：[redacted]　联系人电话：1338857[redacted]

详细地址：长青街九坤五环华城[redacted]

疫苗名称	剂次	生产厂家	批号	效期	接种部位
乙肝疫苗(CHO)	2D	华北生物	201511YB46	2018-11-15	左上臂

本人已知晓了本次接种疫苗的相关信息和告知书内容，接种医生咨询了儿童的健康状况，该儿童（有□、无□）接种禁忌症；儿童家长或监护人同意（签名：　　）或不同意（签名　　）本次接种。

接种医生签名：

✂---

受种者姓名：[redacted]之女　性别：女　接种时间：2017年12月04日

疫苗名称	剂次	生产厂家	疫苗类别	疫苗费+接种服务费=总金额(元)
乙肝疫苗(CHO)	2D	华北生物	二类	97元 + 0元 = 97元

接种单位联系电话：02783244318　收费单位盖章

温馨提示：1、请家长仔细阅读告知，有任何疑问及时和接种医生咨询。

2、接种完后在留观室留观30分钟方能离开。

3、姓名、联系电话、地址等内容如有变更，请及时告知我们，以更好地为您服务。

图 3–65　接种告知单

（10）打印预防接种证

必须在使用国家统一标准格式的预防接种证时，才能直接打印。点击“打证”按钮，系统将弹出“预防接种证”“国家预防接种卡”“打印机设置”3 个选项，根据实际的打印情况进入相应的打印界面，选择需打印的内容（儿童基本资料、接种记录）。

1）儿童基本信息打印

调试好打印机，选择“儿童基本资料”，选择“接种证类型”和“接种证打印机”，点击窗口右下方“打印”按钮，打印儿童基本信息（图 3–67）。

2）儿童预防接种记录打印

调试好打印机，选择“儿童接种记录”，点击窗口右下方“打印”按钮，打印儿童预防接种记录。

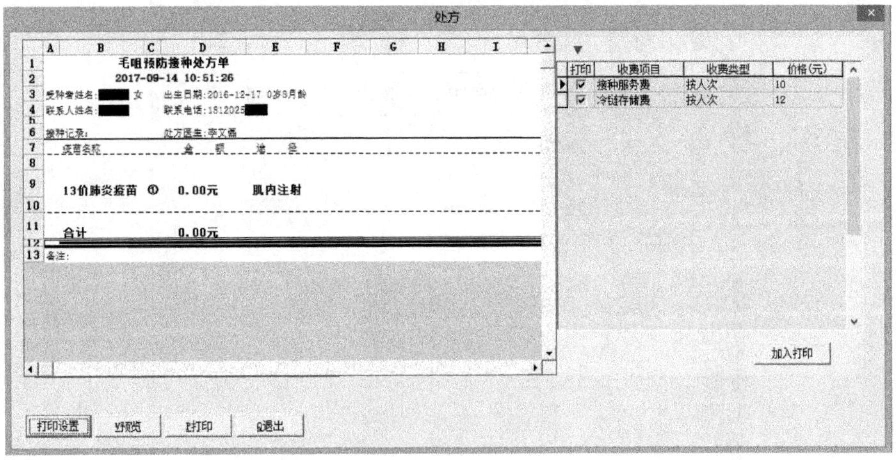

图 3–66　处方单打印

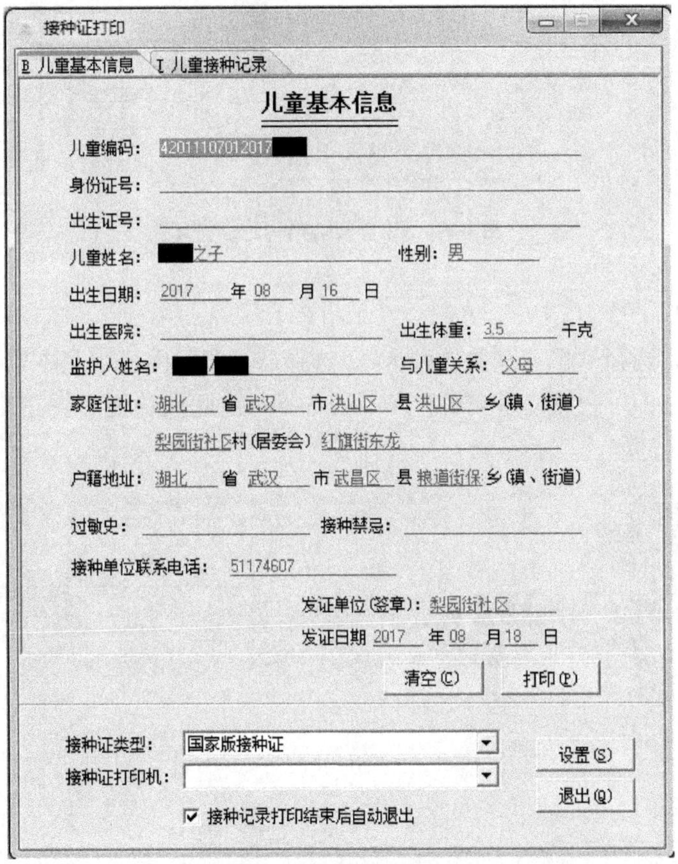

图 3–67　儿童基本信息打印

在打印儿童预防接种记录时，系统根据选择疫苗所在预防接种证的页数，自动提示用户翻页，如“请翻到接种记录（三），准备好后继续！”将该儿童的接种证翻到提示的页面后，放入打印机中，被选择的信息将打印到预防接种证上。点击“退出”按钮，返回到“接种登记”界面。打印时，系统自动勾选当天的接种记录，如要打印历史记录，需要手动勾选相应疫苗来选择打印该疫苗剂次（图 3–68）。

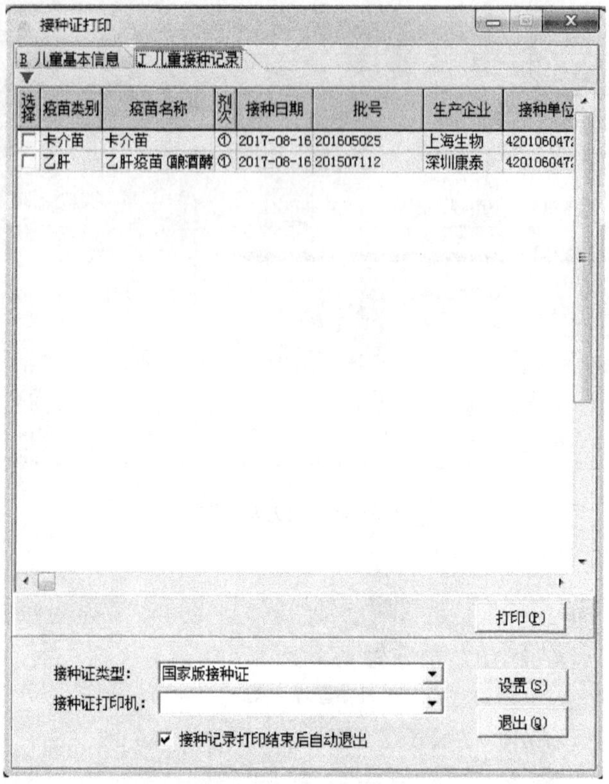

图 3–68 儿童预防接种记录打印

3）预防接种卡打印

点击“打证”按钮，选择“国家预防接种卡”，选择需打印的内容（基本资料、接种资料）。

点击“打印”按钮，即可根据提示完成打印（图 3–69）。此项功能必须在使用国家统一标准格式的预防接种卡时，才能直接打印。

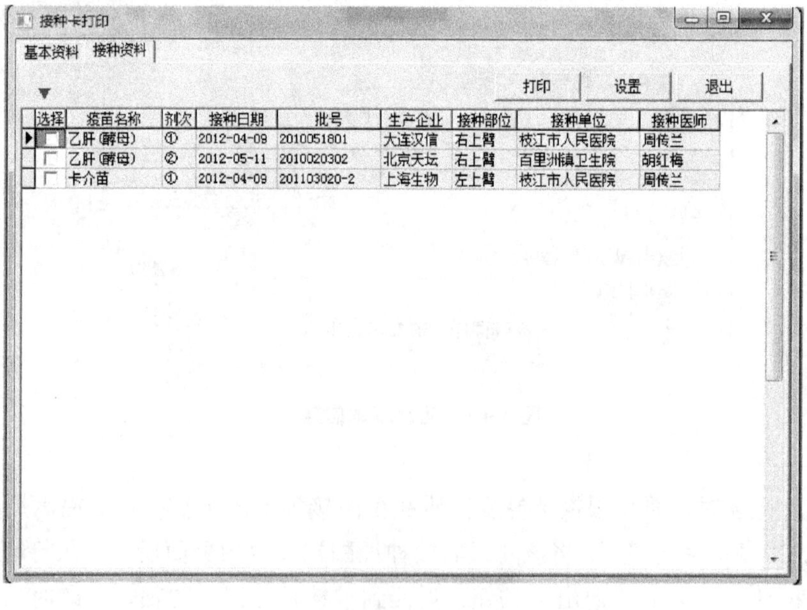

图 3–69 儿童预防接种卡打印

（11）获取异地儿童

在接种登记界面疫苗信息框中点击鼠标右键，在弹出的选项框中点击“获取异地儿童（本地服务器）”按钮，出现异地儿童个案下载对话框（图 3-70）。输入儿童编码、出生日期和免疫卡号或组合条件（儿童姓名、儿童性别、儿童出生日期、父母亲姓名），点击“下载”按钮，找到相应儿童后，再点击“导入”按钮，会弹出是否导入提示对话框（图 3-71），点击“是”后，弹出选项框为该异地儿童选择接种类型（图 3-72）。

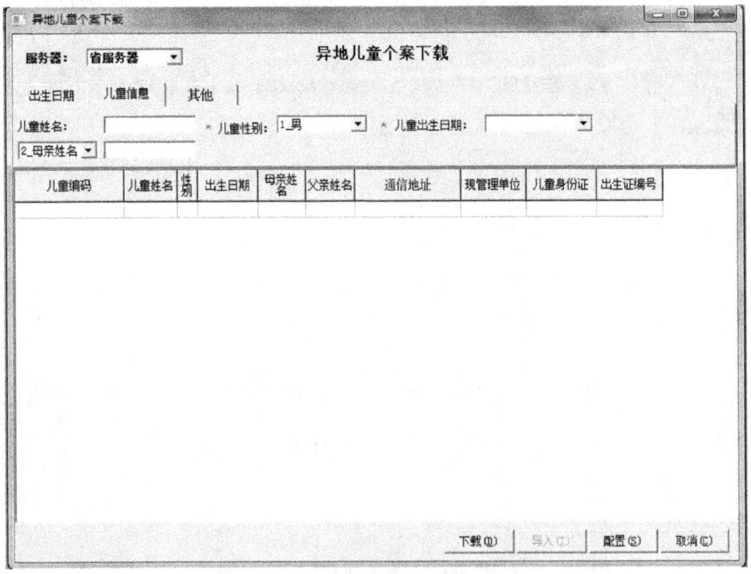

图 3-70　异地接种儿童个案下载

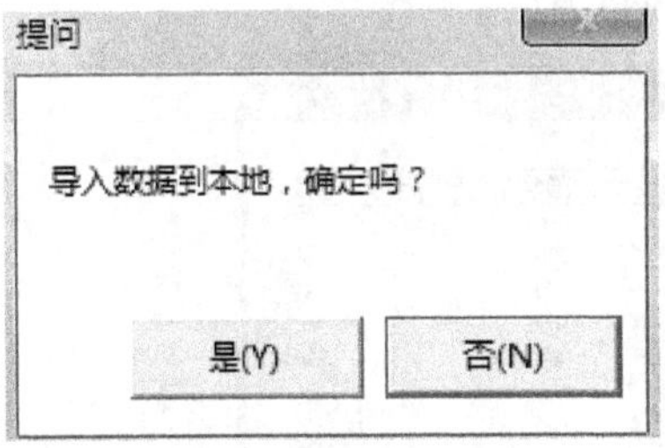

图 3-71　是否导入提示

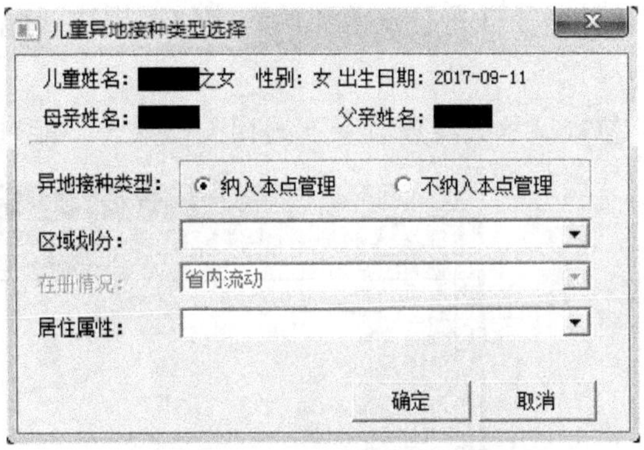

图 3-72　异地儿童接种类型选择

注意事项：

①导入儿童到本地的时候，需要问清楚家长是否长期到本地接种，如果不是，选择“不纳入本点管理”。如果选择“纳入本点管理”，那么日后需要对这个儿童的后续接种针次负责。

②如果客户端无法异地下载到该儿童个案，显示服务器无此个案，那么可能的原因有：

a. 产科接种点未建档；

b. 区县级疾控单位未对该儿童信息进行审核；

c. 管理单位（产科所推送的接种门诊）未上传下载该儿童信息；

d. 该儿童在查重过程中被删除。

（五）隐藏功能

在儿童预防接种信息管理系统接种点客户端软件的接种登记界面有一部分隐藏的功能，用户可以将鼠标移至接种登记界面右上角大树图片上查看并使用这些功能（图 3-73）。

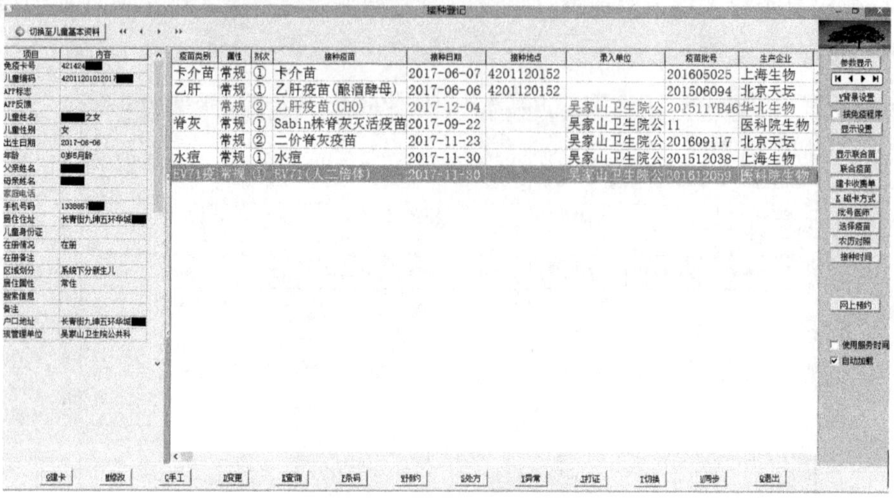

图 3-73　隐藏功能

（1）参数显示

点击“参数显示”按钮，能够看到本接种点的一些基本信息：疫苗信息（疫苗接种顺序、是否管理、是否预约、疫苗备注、是否免费等）、免疫程序信息（疫苗各剂次接种类别、出生间隔、上剂间隔、合格范围、起止月龄等）、综合参数（每日接种疫苗数量、接种间隔天数、例外疫苗、本接种点国家编码等）、疫苗接种途径（每种疫苗默认的接种途径）、其他信息（儿童总数、建卡数、外地流入数、发卡数等）（图 3-74）。

注意：参数显示只能查看系统的相关参数，不能进行修改或新增。

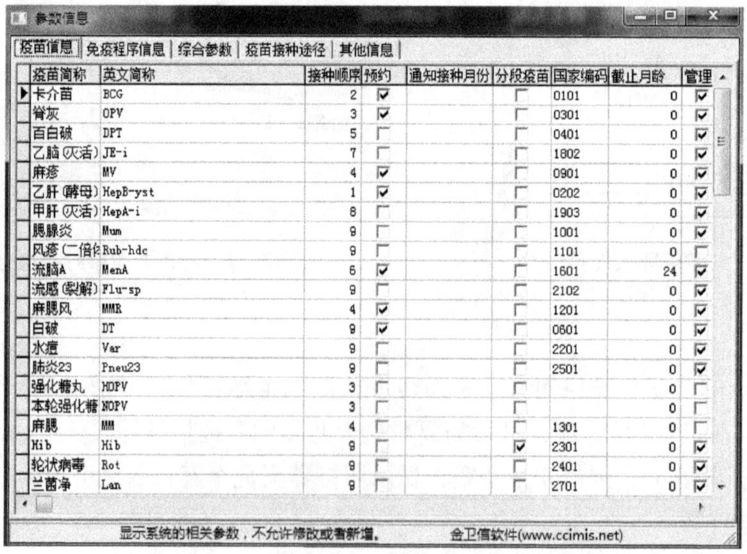

疫苗简称	英文简称	接种顺序	预约	通知接种月份	分段疫苗	国家编码	截止月龄	管理
卡介苗	BCG	2	☑		☐	0101	0	☑
脊灰	OPV	3	☑		☐	0301	0	☑
百白破	DPT	5	☐		☐	0401	0	☑
乙脑(灭活)	JE-i	7	☐		☐	1802	0	☑
麻疹	MV	4	☑		☐	0901	0	☑
乙肝(酵母)	HepB-yst	1	☑		☐	0202	0	☑
甲肝(灭活)	HepA-i	8	☐		☐	1903	0	☑
腮腺炎	Mum	9	☐		☐	1001	0	☑
风疹(二倍{	Rub-hdc	9	☐		☐	1101	0	☐
流脑A	MenA	6	☑		☐	1601	24	☑
流感(裂解)	Flu-sp	9	☐		☐	2102	0	☑
麻腮风	MMR	4	☑		☐	1201	0	☑
白破	DT	9	☑		☐	0601	0	☑
水痘	Var	9	☐		☐	2201	0	☑
肺炎23	Pneu23	9	☐		☐	2501	0	☑
强化糖丸	HOPV	3	☐		☐		0	☐
本轮强化糖	NOPV	3	☐		☐		0	☐
麻腮	MM	4	☐		☐	1301	0	☐
Hib	Hib	9	☐		☑	2301	0	☑
轮状病毒	Rot	9	☐		☐	2401	0	☑
兰菌净	Lan	9	☐		☐	2701	0	☑

图 3-74　参数信息

（2）背景设置

点击“背景设置”按钮，在弹出的窗口“颜色”选项卡中可对接种登记界面疫苗信息中字体的颜色、大小、背景色、行高等做调整；在“左边基本资料”选项卡中，可以对接种登记界面儿童基本资料栏显示的字段、行高、字体等做调整（图 3–75 和图 3–76）。

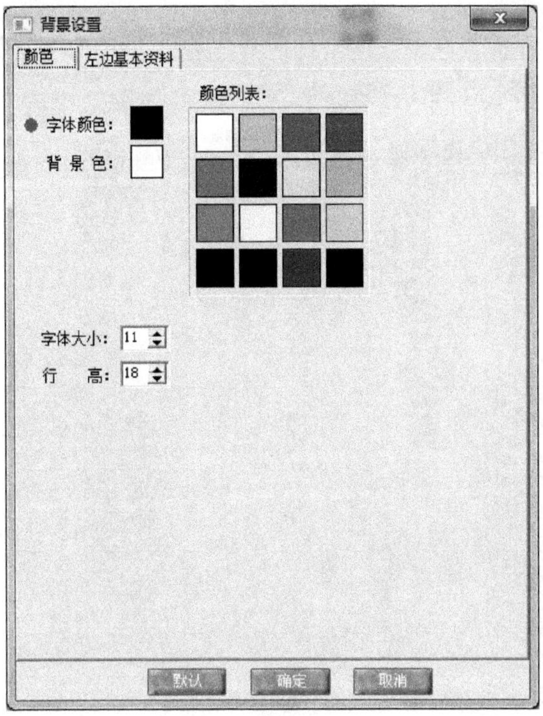

图 3–75　背景设置 – 颜色

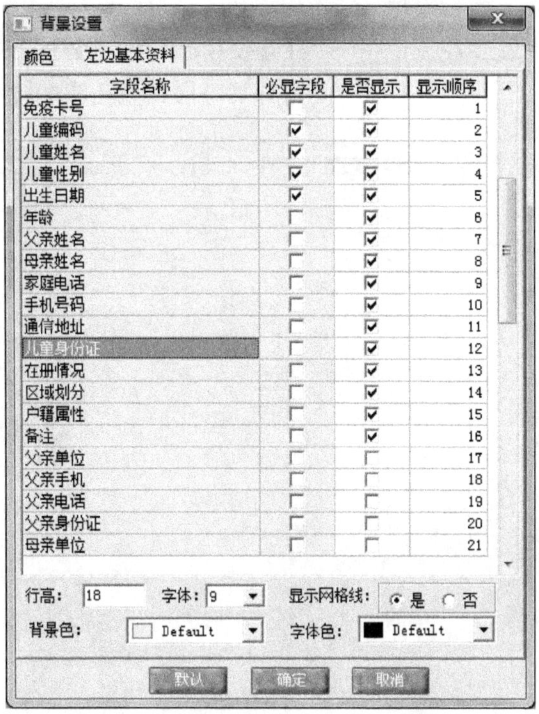

图 3–76　背景设置 – 左边基本资料

（3）按免疫程序

客户端中如果勾选该条件，接种登记界面将会显示该儿童的所有应种的一类疫苗，其中已种的、未种的、应种未种的都会以不同的方式显示出来，如图 3–77 所示。其中，红色代表应种未种，蓝色代表当日接种，没有疫苗信息的代表未种。

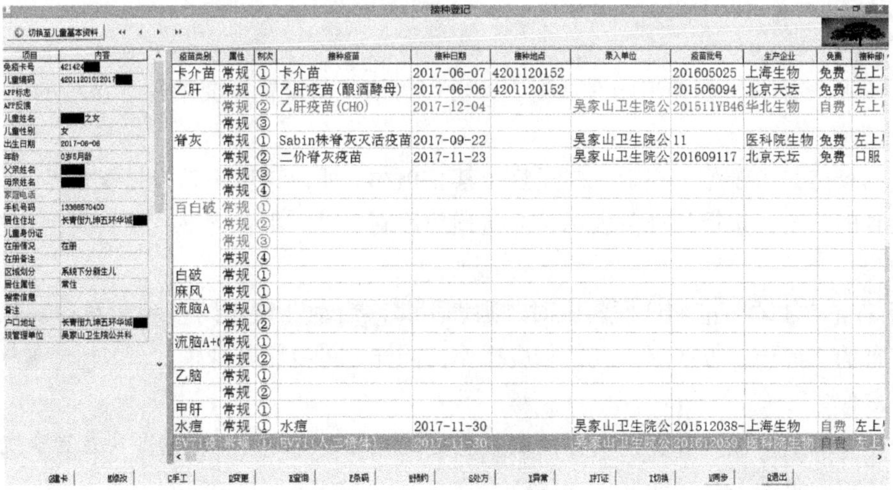

图 3–77　接种登记

（4）显示联合苗

客户端中如果有做过联合疫苗设置，那么在接种其中一针的时候，相应被联合的针次也默认为被接种。但是一般情况下，这些被联合未实种的疫苗在客户端上是隐藏的，此时，点击“显示联合苗”按钮，被联合的疫苗将会显示出来，并在标记栏中标注为被替代。

（5）联合疫苗

如果只需要对某一个儿童使用联合疫苗替代方案，在设置好联合疫苗替代方案后，点击“联合疫苗”按钮，即可将当前联合疫苗方案应用到该儿童的接种针次上（图3-78）。

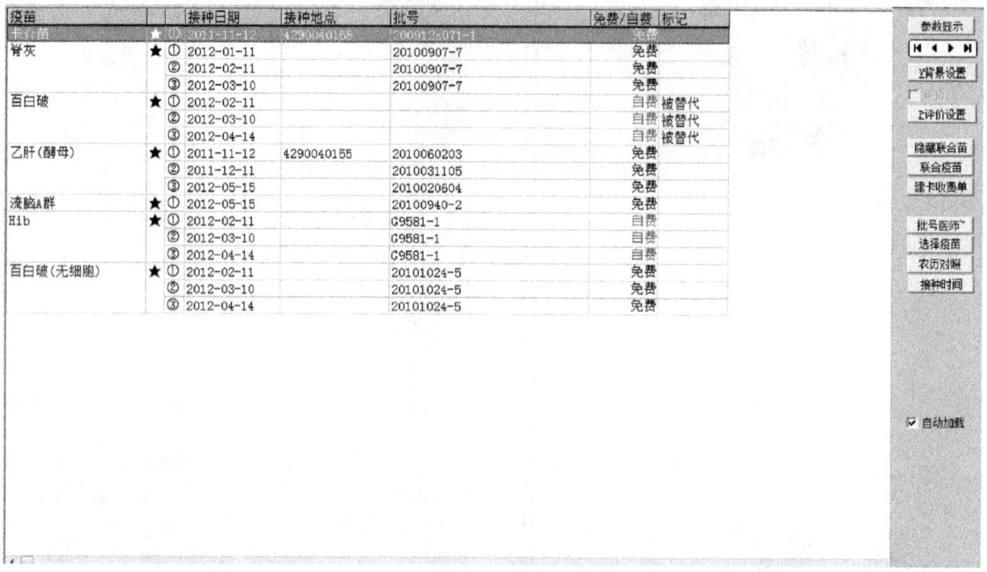

图 3-78　显示联合苗

（6）建卡收费单

对于需要来接种门诊首次建卡的儿童（外省出生、非产房出生等），可以通过点击“建卡收费单”按钮，来生成并打印该儿童的建卡收费单（图3-79）。

在设置选项卡中，可以修改各服务项目及费用。修改后点击“刷新”，会将修改后的内容显示在收费单中。

（7）选择疫苗

点击“选择疫苗”按钮，在弹出的对话框中，可以为该儿童设置需要接种、预约的疫苗及不需接种、预约的疫苗（图3-80）。

①选择接种的疫苗：由于相关规定，二类疫苗禁止预约，所以这里不选择二类疫苗。

②选择不接种的疫苗：选择的疫苗表示该儿童预约和刷卡时，不包含该疫苗，类似于禁忌。

（8）自动加载

当用鼠标将“自动加载”前的选框勾中时，则表示每次启动儿童预防接种信息管理系统时，系统将自动进入日常接种的主界面，方便用户进行相应操作；同样也可以将其取消。

（六）右键菜单

进入接种登记界面后，在接种登记主界面的空白处单击鼠标右键，会弹出一个菜单选项框，其中集合了日常工作中比较常见的一些功能（图3-81）。

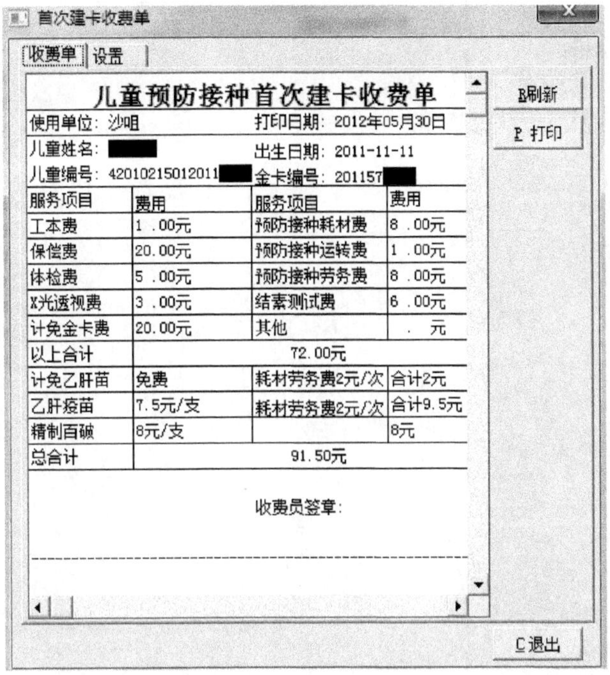

图 3–79　建卡收费单

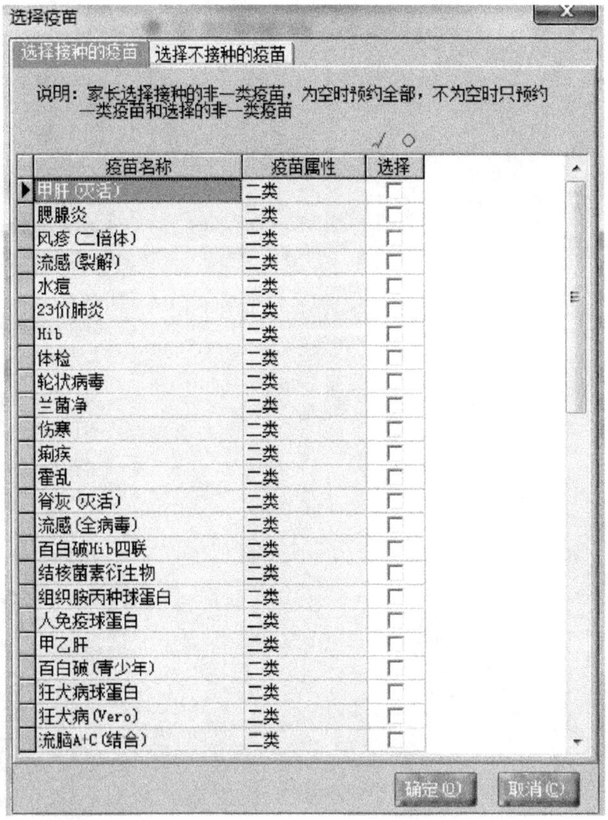

图 3–80　选择疫苗

（1）快速查询

“快速查询”功能可以让我们通过某些具有代表性的条件在客户端中快速查找相应儿童，如儿童编码、出生日期、儿童姓名等（图 3–82）。

（2）新增儿童

该功能即为“建卡”功能，详细操作方法同前述“儿童预防接种的操作方法”中的“建卡”。

（3）新增针次

该功能即为“预防接种信息录入”功能，详细操作方法同前述“预防接种信息录入”。

（4）修改针次

针对录入 7 天以内，本地接种的针次进行更正。如超过 7 天，则需要提交申请，待市、区县两级疾控中心审核通过后才允许修改。非本地接种针次不允许更正。详细操作方法同前述“儿童预防接种的操作方法”中的“针次数据修改”。

（5）删除针次

针对录入 7 天以内，本地接种的针次进行删除。如超过 7 天，则需要提交申请，待市、区县两级疾控中心审核通过后才允许修改。非本地接种针次不允许删除。操作方法与修改针次类似。

（6）接种资料修改申请查询

该功能是为了下载和查询“接种资料修改申请信息”审核情况。

（7）个案变更查询

该模块包含删除个案查询、剂次编辑记录、基本信息修改。

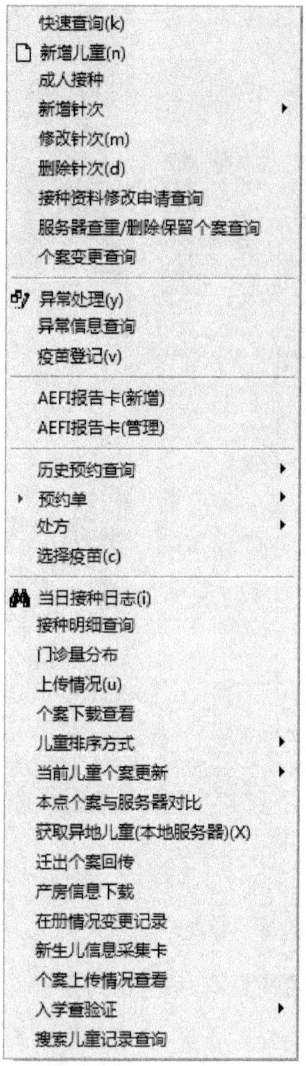

图 3–81 右键菜单

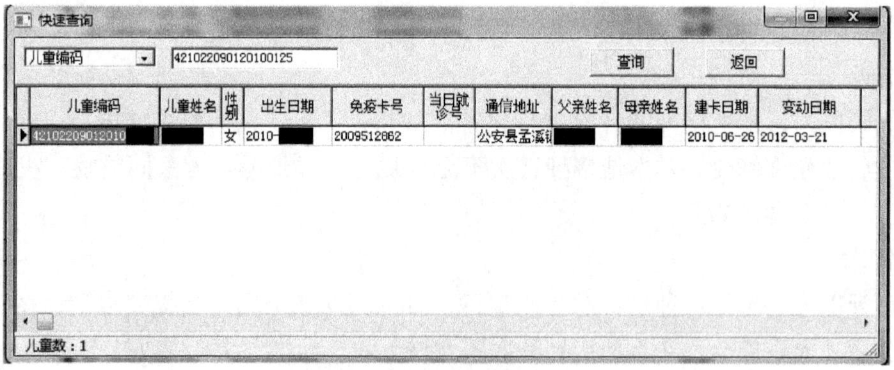

图 3–82 快速查询

删除个案查询能够查看本客户端上被删除儿童的详细信息，通过选择“出生日期”和“删除类型”可以查询固定出生时间段内被删除的儿童。“删除类型”中本地删除表示门诊在客户端上删除的儿童，服务器查重删除表示被疾控单位在省平台上删除的儿童（图 3–83）。

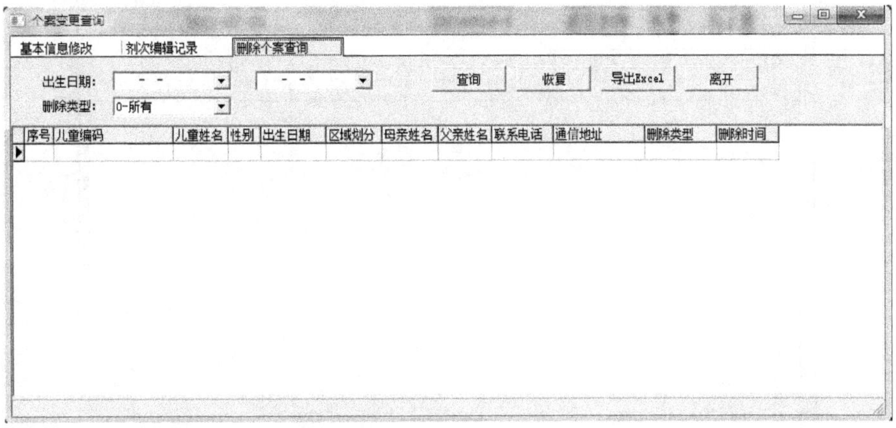

图 3–83　删除个案查询

剂次编辑记录能够查看本客户端上有过改动或者删除的针次记录，通过选择“编辑日期”和“接种日期”等条件，可以查询固定时间段内被修改或者删除的儿童针次（图 3–84）。

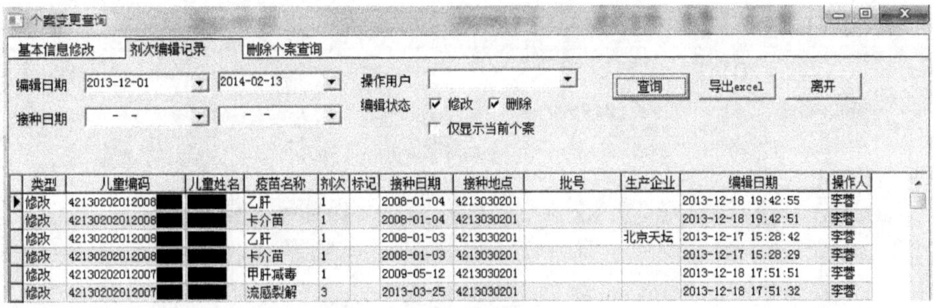

图 3–84　剂次编辑记录

基本信息修改能查看本客户端上修改过的儿童的基本资料信息，通过选择“出生日期”“编辑日期”和“操作用户”，填写“儿童编码”或“儿童姓名”等信息，可以查询某儿童被编辑的信息（图 3–85）。

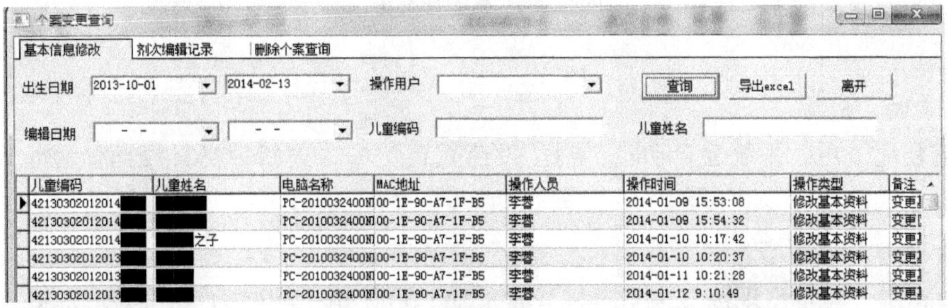

图 3–85　基本信息修改

（8）异常处理

如前来接种的儿童有禁忌证、发病史、过敏史、其他异常反应等，均可在异常处理功能中做记录，进入“异常处理”后，选择相应的异常选项卡为该儿童添加异常记录（图 3–86）。

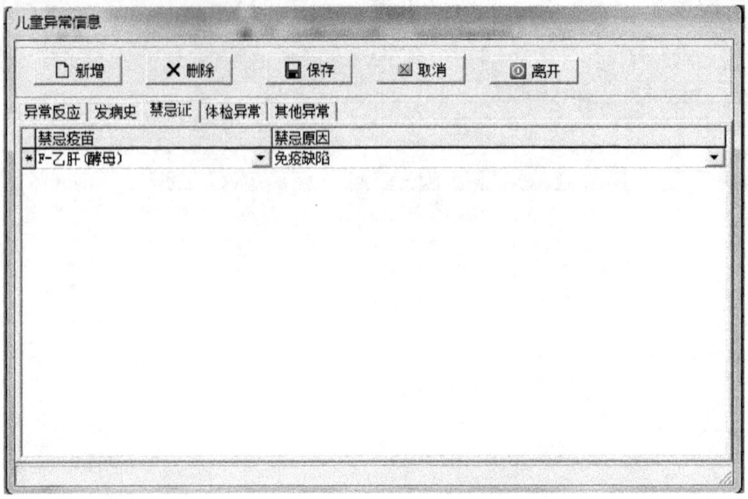

图 3-86　异常处理

（9）异常信息查询

该功能可查询出以往录入的异常信息（图 3-87）。

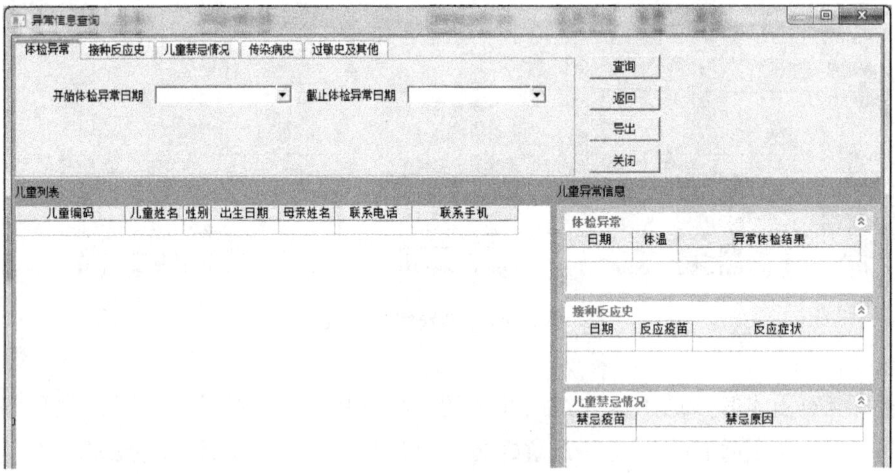

图 3-87　异常信息查询

（10）疫苗登记

点击“疫苗登记”后，系统会自动跳转到“疫苗登记”中，重新为当日疫苗做登记，详细操作方法同前述“一、疫苗登记”。

（11）AEFI 报告卡（新增）

如在接种过程中，儿童出现疑似预防接种异常反应，可使用此功能为该儿童新增 AEFI 报告卡，在填写时，* 为必填项（图 3-88）。

（12）AEFI 报告卡（管理）

查看以往录入的 AEFI 报告卡。选择“接种日期”“反应日期”“出生日期”及相关疫苗，就可查询出以往录入的 AEFI 报告（图 3-89）。

删除：删除选择的报告卡。

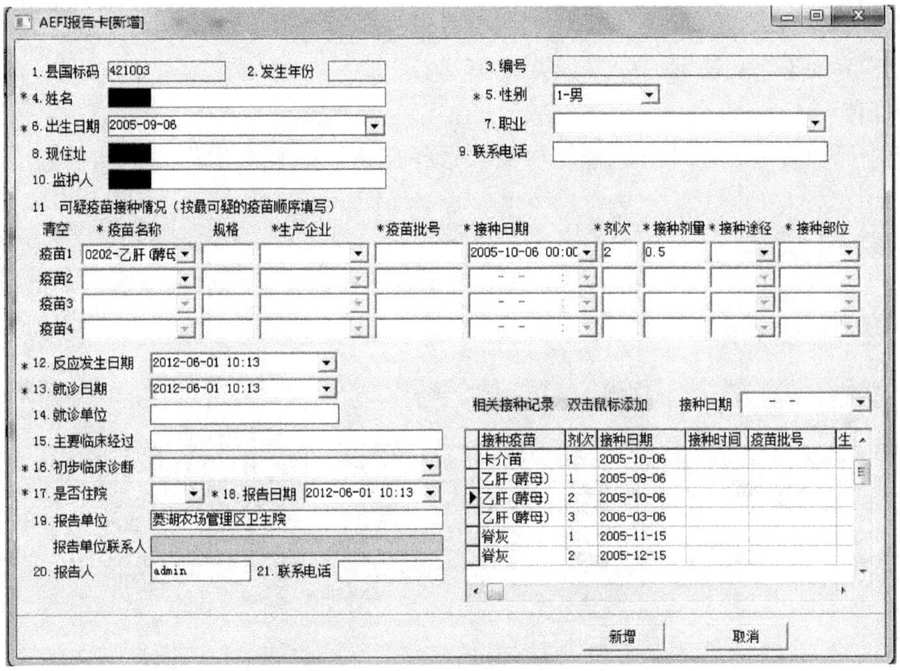

图 3–88　AEFI 报告卡（新增）

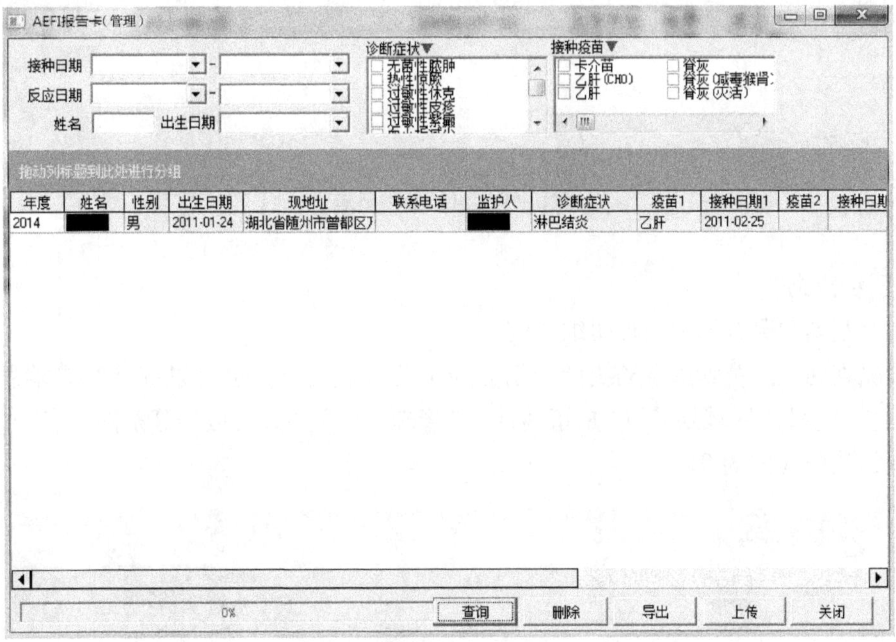

图 3–89　AEFI 报告卡（管理）

导出：导出统计出来的所有 AEFI 信息。

上传：上传 AEFI 报告。

关闭：退出模块。

（13）预约单

与接种登记主界面下方功能键“预约”类似。

（14）处方

与接种登记主界面下方功能键“处方”类似。

（15）选择疫苗

与接种登记主界面右上方图片下隐藏的功能“选择疫苗”一样。操作方法同前述“（五）隐藏功能”。

（16）当日接种日志

在此功能中，可以查看某一天的疫苗接种情况。选择“接种日期”后点击查询，可以查询客户端上所选日期当天的接种记录（图 3-90）。

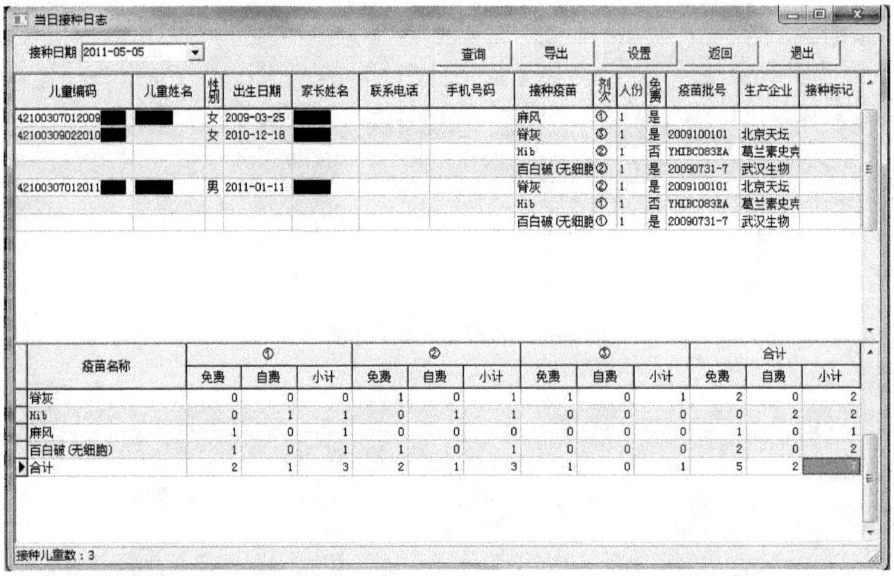

图 3-90　当日接种日志

（17）接种明细查询

该模块有儿童基本情况查询和接种明细查询。

儿童基本情况查询：系统默认自动统计未划分新生儿区域儿童，也可以统计客户端所有儿童基本资料，设置好“出生日期”“区域划分”“户籍属性”“管理门诊”“新生儿”等条件，点击“查询”即可。还可导出查询到的数据（图 3-91）。

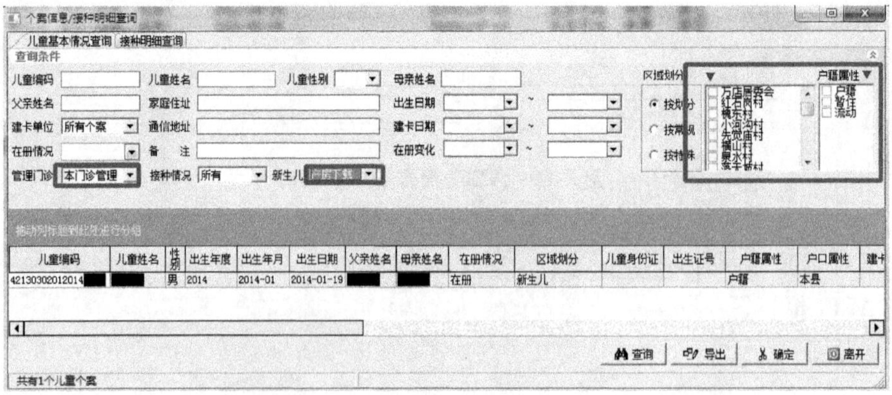

图 3-91　个案信息

接种明细查询：统计客户端所有儿童接种记录。设置好“接种日期”“出生日期”“接种地点”“接种属性”“区域划分”“户籍属性”等条件，点击“查询”即可。还可以导出统计出的信息（图 3-92）。

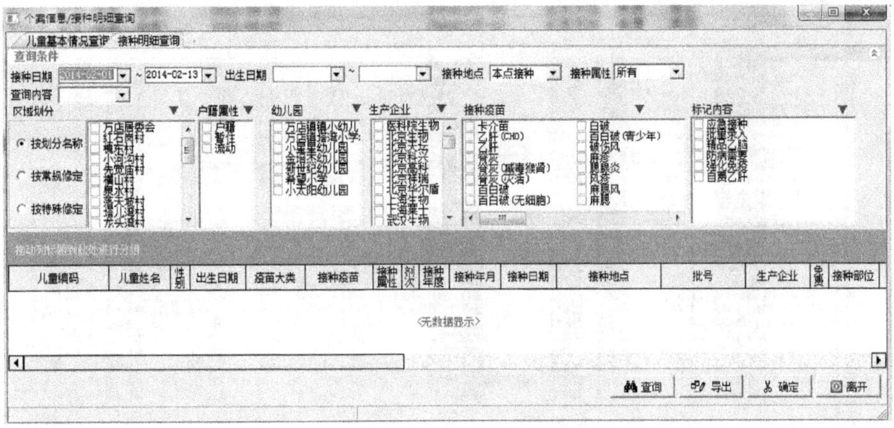

图 3-92　接种明细查询

（18）门诊量分布

通过选择“年度”“月份”后查询，可以列出该年度月份本接种点每天的接种针次数，方便今后对接种医生进行排班。在统计出的结果中，选中某日接种针次的数字后，点击“明细”按钮，或者双击该数字，就可以查看接种该针次的所有儿童信息（图 3-93）。

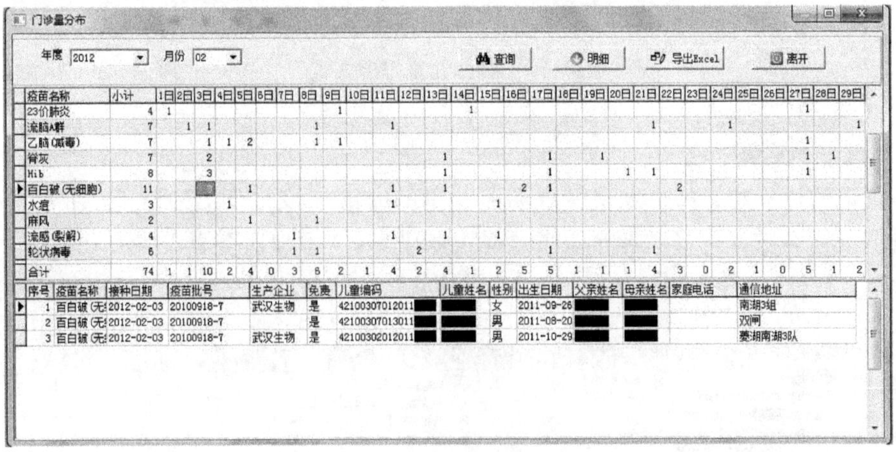

图 3-93　门诊量分布

（19）上传情况

该功能可以查看客户端上个案的上传和未上传情况（图 3-94）。

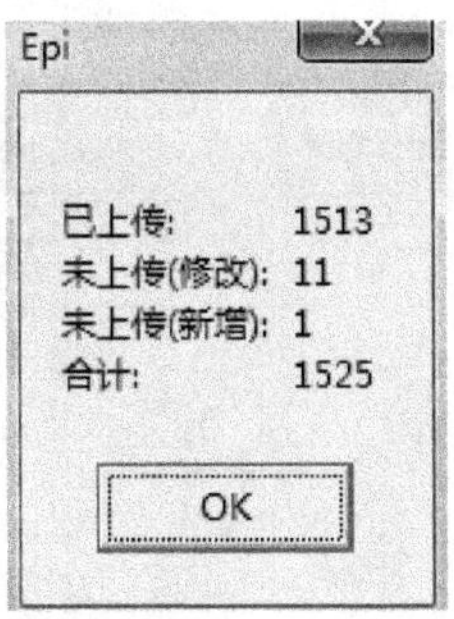

图 3-94　上传情况

（20）个案下载查看

通过选择“下载日期”和“下载类型”等条件，可以查看所选范围内本接种点从省平台上下载的儿童信息（图 3-95）。

（21）儿童排序方式

选择儿童排序方式（图 3-96），使用键盘上的功能键“PgUp”“PgDn”查看上一个或下一个儿童。

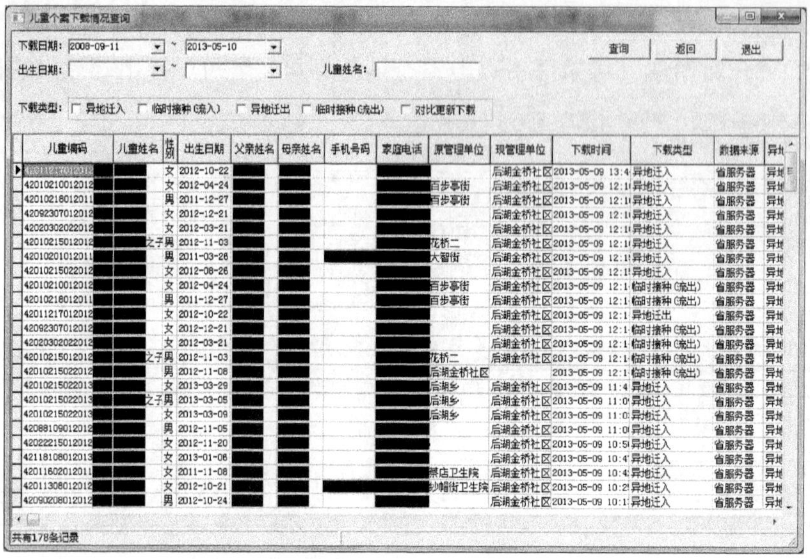

图 3–95　个案下载查看

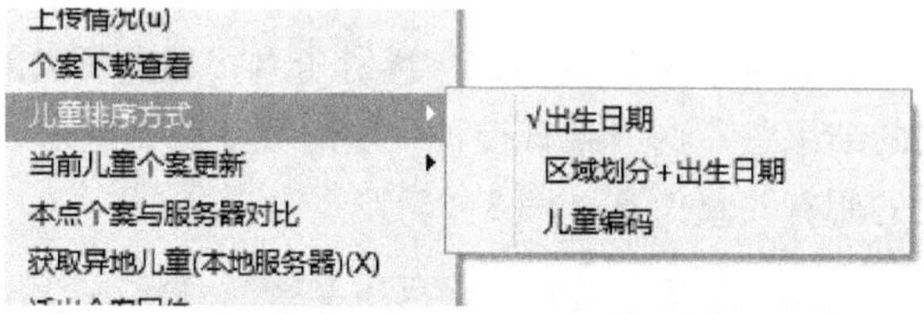

图 3–96　选择儿童排序方式

（22）当前儿童个案更新

在日常接种登记的过程中，如果发现客户端上儿童的针次与该儿童接种证上的针次不相同，可以在接种登记界面点击鼠标右键，选择“当前儿童个案更新”→“本地服务器”→“下载”，在弹出的个案更新对话框中点击“下载”“导入”。此时，我们便将该儿童的信息从省平台上下载更新了一次（图 3–97）。

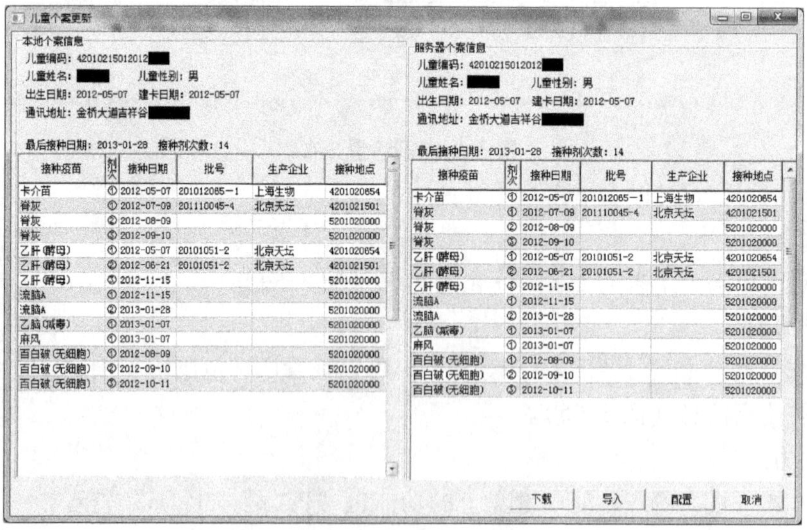

图 3–97　当前儿童个案更新

（23）获取异地儿童（本地服务器）（X）

通过该模块获取无卡无条码儿童接种信息。操作方法见前述“儿童预防接种的操作方法”中的“获取异地儿童”。

（24）迁出个案回传

下载本地有资料但不属于本地管理的这部分儿童，接种信息与平台同步。

选择同步时间范围，点击“个案更新”即可（图 3-98）。

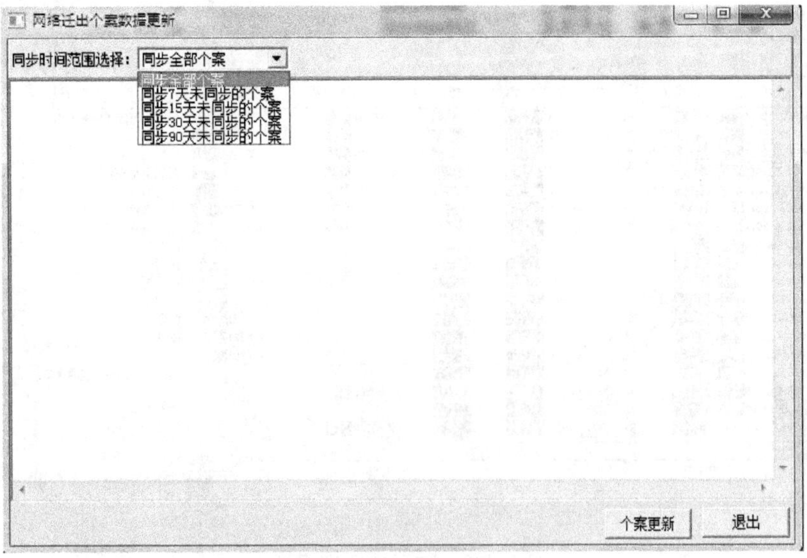

图 3-98　迁出个案回传

（25）产房信息下载

下载通过审核的新生儿信息（图 3-99）。

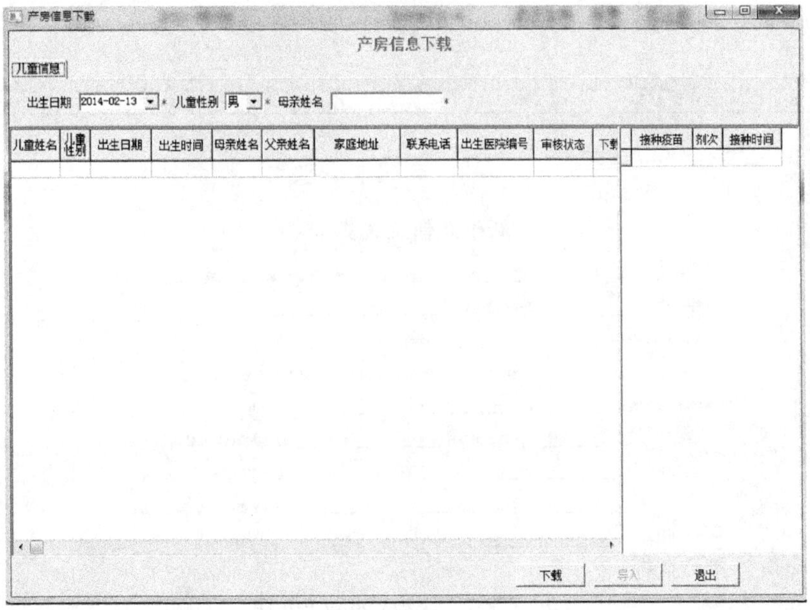

图 3-99　产房信息下载

（26）在册情况变更记录

该功能可以查看当前儿童在省里的流动情况及被其他单位获取的具体时间，还可以查询所有变更过在册情况的儿童，选择“出生日期”“变更日期”“现在册情况”等信息，点击“查询”即可（图 3-100）。

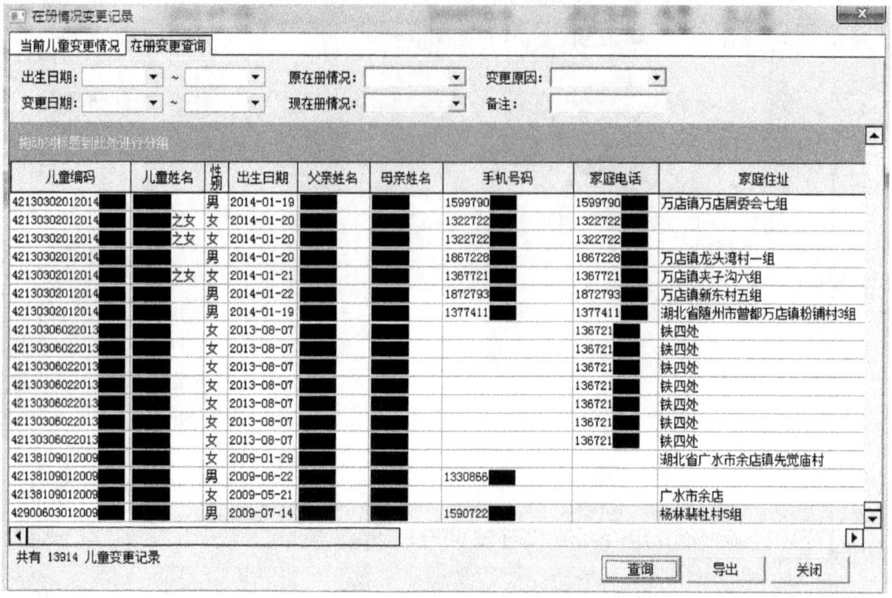

儿童编码	儿童姓名	性别	出生日期	父亲姓名	母亲姓名	手机号码	家庭电话	家庭住址
42130302012014[redacted]	[redacted]	男	2014-01-19	[redacted]	[redacted]	1599790[redacted]	1599790[redacted]	万店镇万店居委会七组
42130302012014[redacted]	[redacted]之女	女	2014-01-20	[redacted]	[redacted]	1322722[redacted]	1322722[redacted]	
42130302012014[redacted]	[redacted]之女	女	2014-01-20	[redacted]	[redacted]	1322722[redacted]	1322722[redacted]	
42130302012014[redacted]	[redacted]	男	2014-01-20	[redacted]	[redacted]	1867228[redacted]	1867228[redacted]	万店镇龙头湾村一组
42130302012014[redacted]	[redacted]之女	女	2014-01-21	[redacted]	[redacted]	1367721[redacted]	1367721[redacted]	万店镇夹子沟六组
42130302012014[redacted]	[redacted]	男	2014-01-22	[redacted]	[redacted]	1872793[redacted]	1872793[redacted]	万店镇新东村五组
42130302012014[redacted]	[redacted]	男	2014-01-19	[redacted]	[redacted]	1377411[redacted]	1377411[redacted]	湖北省随州市曾都万店镇粉铺村3组
42130306022013[redacted]	[redacted]	女	2013-08-07	[redacted]	[redacted]		136721[redacted]	铁四处
42130306022013[redacted]	[redacted]	女	2013-08-07	[redacted]	[redacted]		136721[redacted]	铁四处
42130306022013[redacted]	[redacted]	女	2013-08-07	[redacted]	[redacted]		136721[redacted]	铁四处
42130306022013[redacted]	[redacted]	女	2013-08-07	[redacted]	[redacted]		136721[redacted]	铁四处
42130306022013[redacted]	[redacted]	女	2013-08-07	[redacted]	[redacted]		136721[redacted]	铁四处
42130306022013[redacted]	[redacted]	女	2013-08-07	[redacted]	[redacted]		136721[redacted]	铁四处
42130306022013[redacted]	[redacted]	女	2013-08-07	[redacted]	[redacted]		136721[redacted]	铁四处
42138109012009[redacted]	[redacted]	女	2009-01-29	[redacted]	[redacted]			湖北省广水市余店镇先觉庙村
42138109012009[redacted]	[redacted]	男	2009-06-22	[redacted]	[redacted]	1330866[redacted]		
42138109012009[redacted]	[redacted]	女	2009-05-21	[redacted]	[redacted]			广水市余店
42900603012009[redacted]	[redacted]	男	2009-07-14	[redacted]	[redacted]	1590722[redacted]		杨林裴杜村5组

图 3-100　在册情况变更记录

（27）新生儿信息采集卡

该功能可以帮助门诊为需要在客户端上进行建卡的儿童，在建卡前收集其基本信息，方便进行后续录入，点击进入新生儿信息采集卡界面后，点击上方形如打印机的按钮，系统开始打印；点击“Close”按钮，将退出打印界面，回到接种登记界面（图 3-101）。

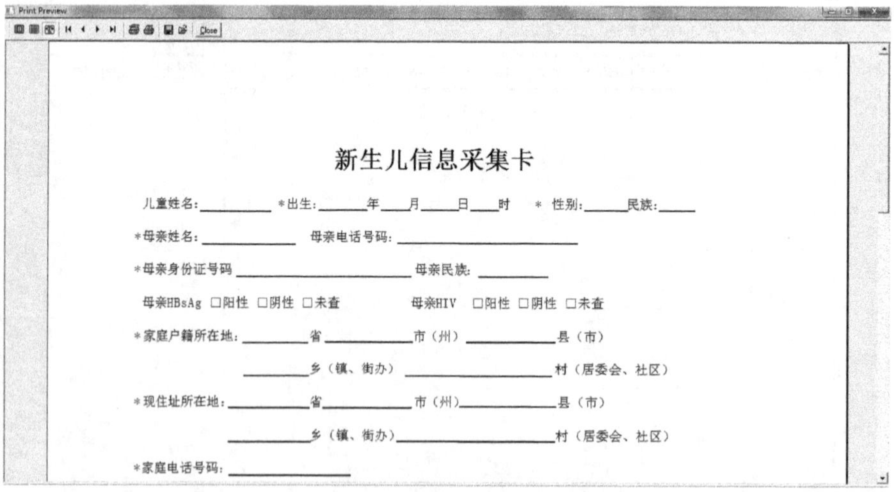

Print Preview

Close

新生儿信息采集卡

儿童姓名：________ *出生：______年____月____日____时　* 性别：______民族：______

*母亲姓名：__________　母亲电话号码：____________________

*母亲身份证号码 ____________________ 母亲民族：________

母亲HBsAg □阳性 □阴性 □未查　　母亲HIV □阳性 □阴性 □未查

*家庭户籍所在地：________省__________市（州）__________县（市）

________乡（镇、街办）______________村（居委会、社区）

*现住址所在地：________省__________市（州）__________县（市）

________乡（镇、街办）______________村（居委会、社区）

*家庭电话号码：____________

图 3-101　新生儿信息采集卡

（28）个案上传情况查看

查看每天上传个案情况。选择“上传日期”“服务器”条件，点击“查询”，就可以查看当天个案上传情况。下半部分显示上传出错儿童的具体信息（图 3–102）。

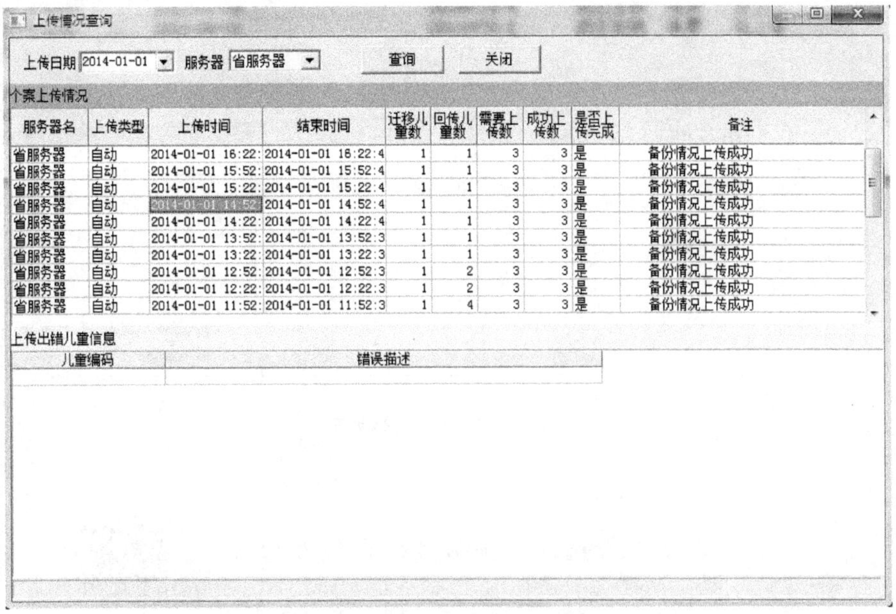

图 3–102　上次情况查询

（29）入学查验证

该模块是对适龄儿童进行接种证查验，分为个案查验、查找档案查验证、查验证系统。

个案查验：对客户端当前儿童进行接种证查验，点击当前儿童个案查验，进入查验证系统，如图 3–103 所示。点击“查验”，弹出查验界面（图 3–104），核对所有信息后，点击“立即查验”，如图 3–105 所示，显示查验结果并进行打印。

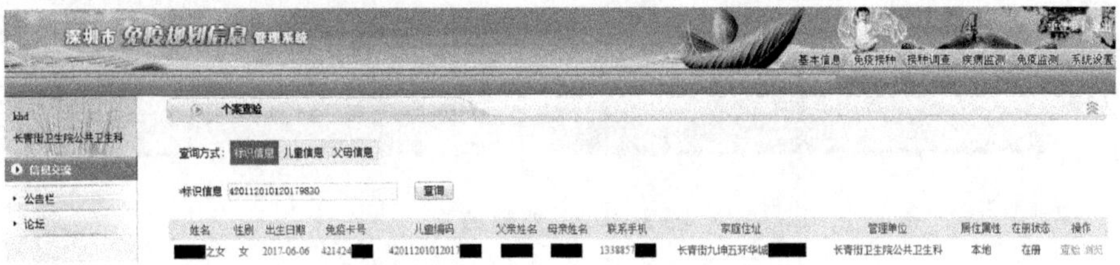

图 3–103　个案查验

查找档案查验证和查验证系统：直接进入查验界面，通过输入需查验儿童的信息来进行查验，如图3–106 所示。

（30）搜索儿童记录查询

该模块是对逾期未种儿童进行主动搜索后，对相关信息进行录入和查询。分为当前儿童搜索记录和儿童搜索记录查询。

当前儿童搜索记录：核实当前儿童逾期未种的具体情况以后，录入相关信息（图 3–107）。

儿童搜索记录查询：查询以往录入的儿童搜索记录，选择“出生日期”“搜索日期”填写“儿童编码”，点击“查询”即可（图 3–108）。

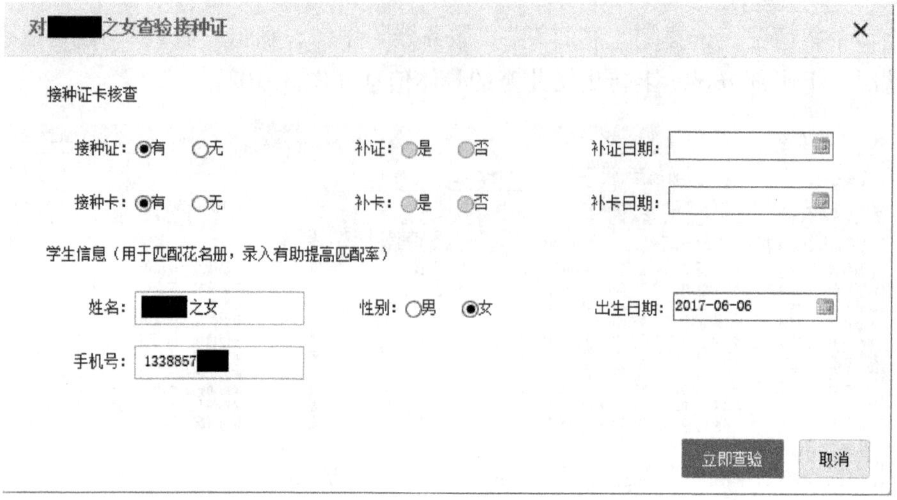
对[redacted]之女查验接种证

接种证卡核查

接种证：◉有 ○无　补证：○是 ○否　补证日期：

接种卡：◉有 ○无　补卡：○是 ○否　补卡日期：

学生信息（用于匹配花名册，录入有助提高匹配率）

姓名：[redacted]之女　性别：○男 ◉女　出生日期：2017-06-06

手机号：1338857[redacted]

立即查验　取消

图 3-104　查验接种证

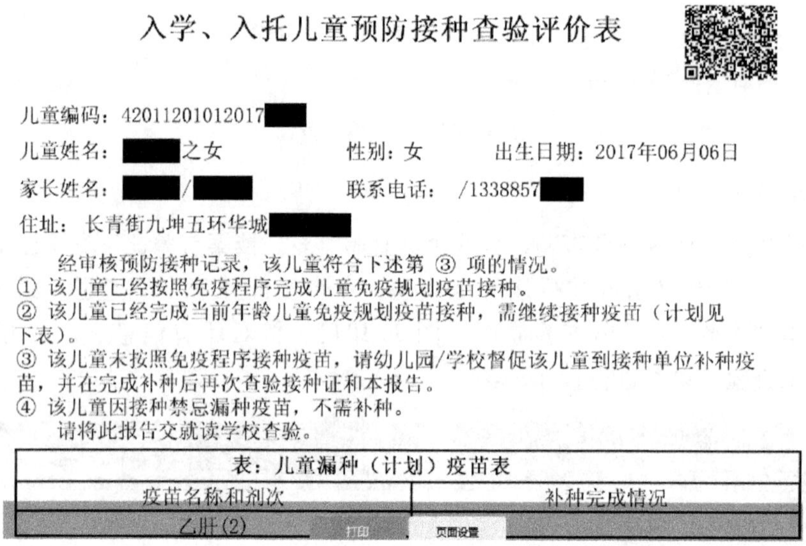
入学、入托儿童预防接种查验评价表

儿童编码：42011201012017[redacted]

儿童姓名：[redacted]之女　性别：女　出生日期：2017年06月06日

家长姓名：[redacted]/[redacted]　联系电话：/1338857[redacted]

住址：长青街九坤五环华城[redacted]

经审核预防接种记录，该儿童符合下述第 ③ 项的情况。

① 该儿童已经按照免疫程序完成儿童免疫规划疫苗接种。

② 该儿童已经完成当前年龄儿童免疫规划疫苗接种，需继续接种疫苗（计划见下表）。

③ 该儿童未按照免疫程序接种疫苗，请幼儿园/学校督促该儿童到接种单位补种疫苗，并在完成补种后再次查验接种证和本报告。

④ 该儿童因接种禁忌漏种疫苗，不需补种。

请将此报告交就读学校查验。

表：儿童漏种（计划）疫苗表	
疫苗名称和剂次	补种完成情况
乙肝(2)	

打印　页面设置

图 3-105　查验结果

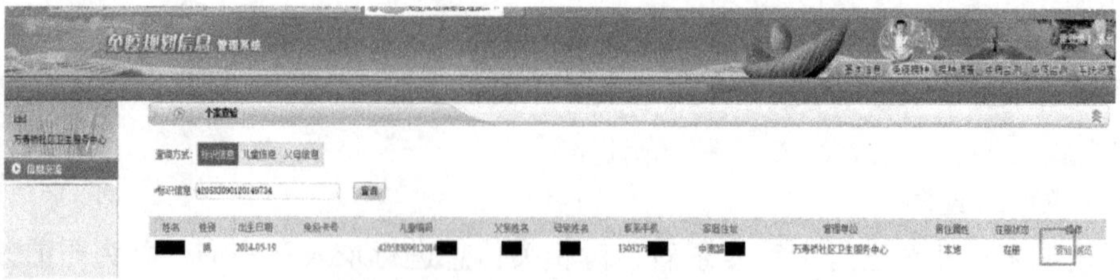

图 3-106　查验证系统

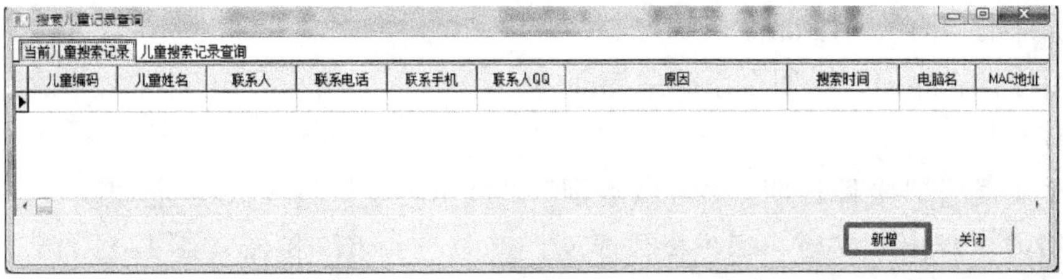

图 3-107　当前儿童搜索记录

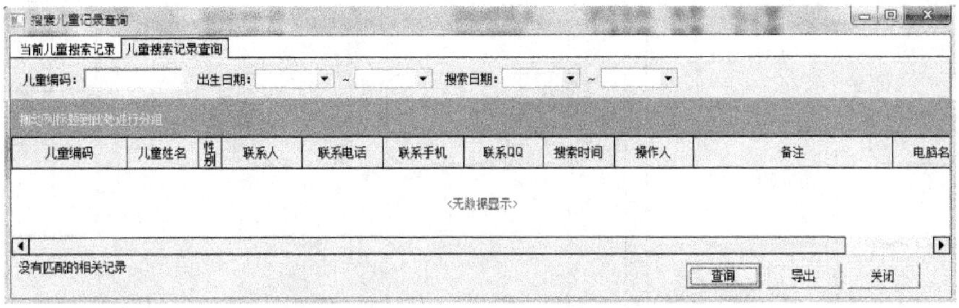

图 3-108　儿童搜索记录查询

三、接种日志

本部分主要介绍对接种日当天或某段时间内预防接种情况的汇总统计，形成接种日志，并可对统计汇总的结果进行打印和保存。

（一）功能介绍

统计接种日当天或某段期间内疫苗消耗、儿童建卡及接种明细等信息。

（二）按钮说明（图 3-109）

统计：统计满足设定条件的预防接种情况。

打印：打印统计的预防接种情况。

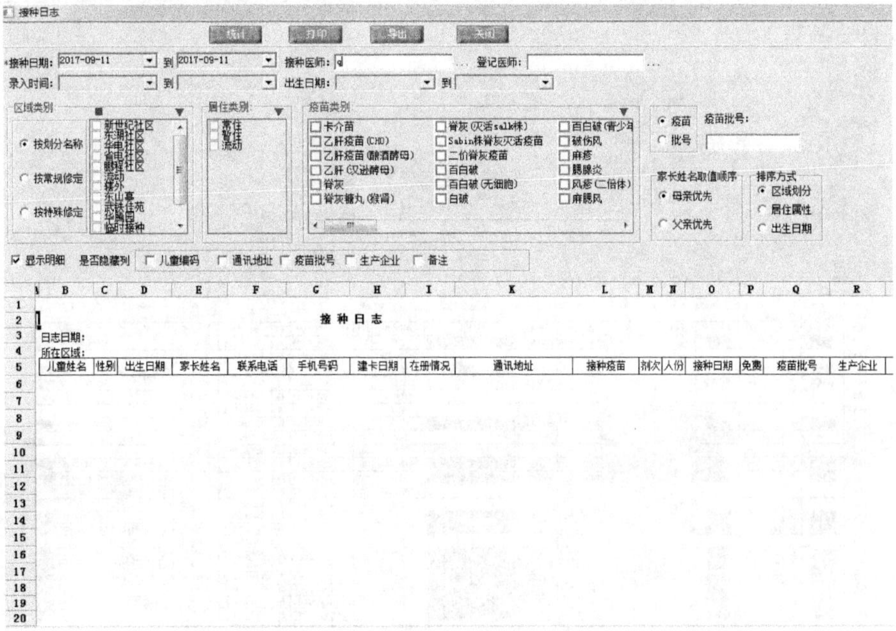

图 3-109　接种日志

导出：保存统计的预防接种情况为 Excel 文件。

关闭：退出接种日志界面，返回至系统主界面。

（三）操作流程

选择统计条件（根据“接种日期”“区域类别”“疫苗类别”等）→点击“统计”按钮→根据需求点击“打印”按钮或“导出”按钮→退出操作界面，点击“关闭”按钮（图 3-110）。

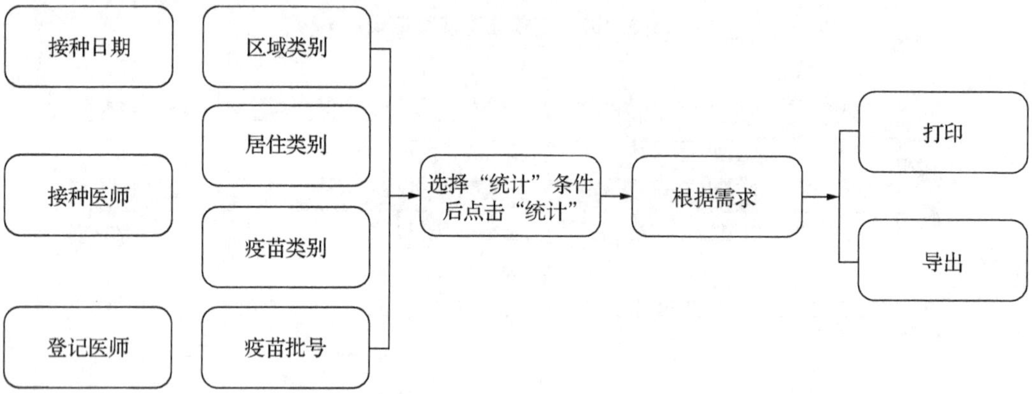

图 3-110　接种日志操作流程

（四）操作方法

（1）登录接种日志界面

进入软件系统后，点击“接种日志”，进入接种日志界面。

（2）汇总统计疫苗接种情况

进入界面后，先选择统计条件（包括“接种日期段”“接种医师”“登记医师”“区域类别”“居住类别”“疫苗类别”“疫苗批号”等），再点击上方的“统计”按钮，系统将自动统计满足选择条件的疫苗接种情况，如新建儿童数、疫苗消耗情况及儿童预防接种明细等，并将统计出的儿童基本情况显示在下方信息区中（图 3-111）。

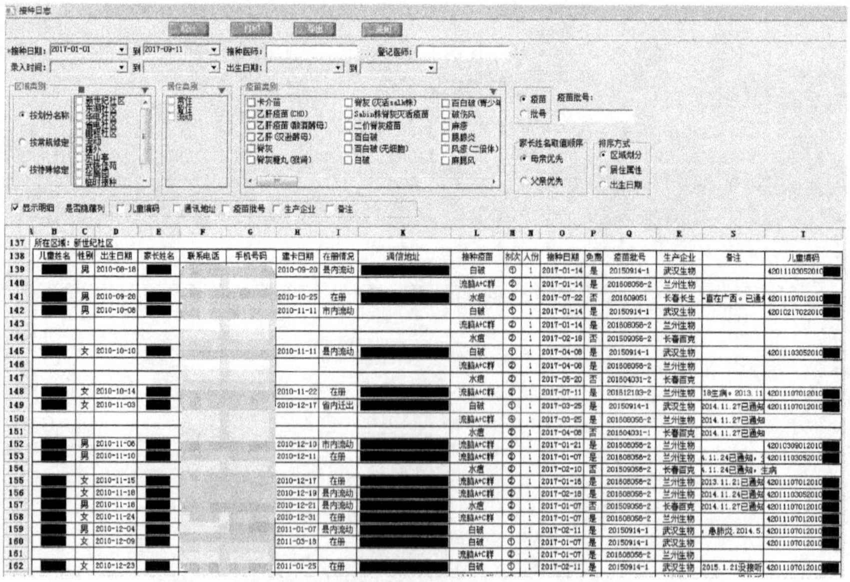

图 3-111　接种日志统计

（3）打印疫苗接种情况

统计完成后，若要打印疫苗接种情况明细，直接点击上方的“打印”按钮，进入接种日志一览表的打印窗口，点击“OK”按钮开始打印；点击“Preview”按钮，显示打印预览；点击“Cancel”按钮，则不打印，退出打印窗口，并回到接种日志界面（图 3-112）。

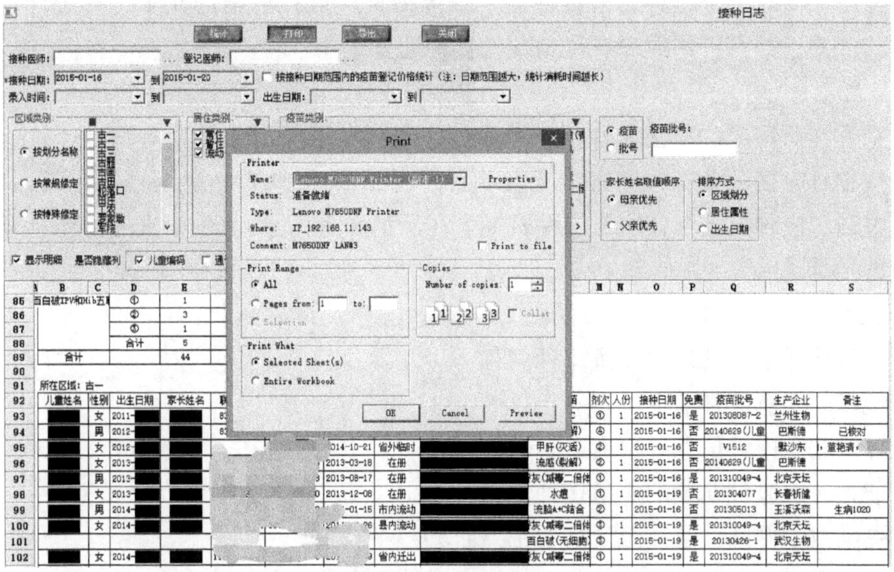

图 3-112　接种日志打印

（4）导出疫苗接种情况

统计完成后，点击上方的“导出”按钮，将弹出文件保存窗口，选择保存路径，输入文件名后，点击“保存”按钮，系统将自动把该日志文件以 Excel 文件形式保存到指定目录下；点击“取消”按钮，即取消保存，并回到接种日志界面（图 3-113）。

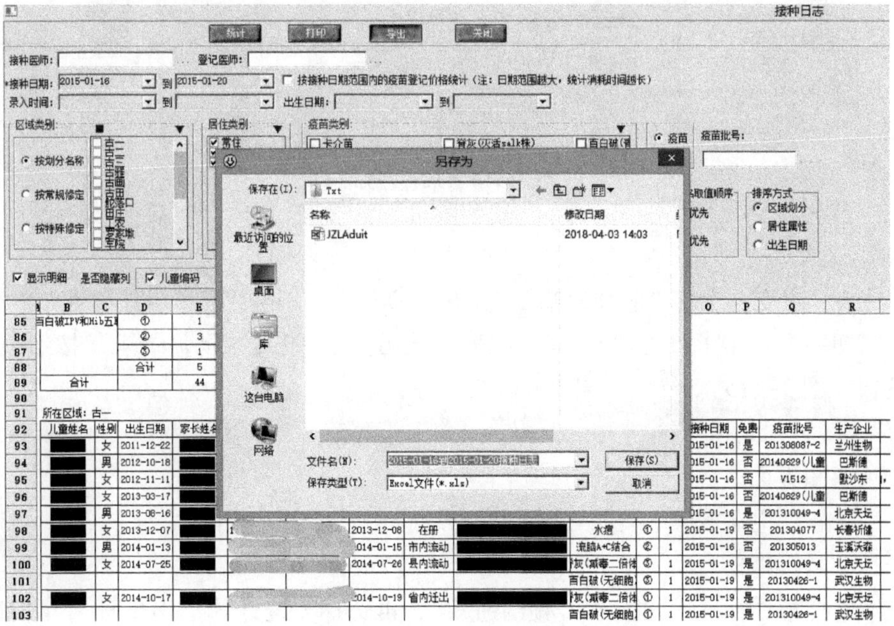

图 3-113　接种日志导出

（5）关闭界面

点击上方的“关闭”按钮，将退出接种日志界面。

四、主动搜索

本部分主要介绍如何对上个接种日未接种或下个接种日应接种疫苗的儿童进行统计汇总，实现儿童疫苗接种批量预约通知，并可打印或保存疫苗预约接种通知。

（一）功能介绍

根据区域类别、在册情况、居住属性、户口属性、疫苗类别及出生日期等选定条件，统计上个接种日未接种或下个接种日应接种儿童的基本情况及应种疫苗信息（包括儿童编号、儿童姓名、出生日期、父母姓名、联系电话、应种疫苗、针次、应种日期、在册情况等信息），实现儿童疫苗补种或应种预约通知及接种疫苗后的批量录入。

（二）按钮说明

统计：统计满足选择条件的未种儿童应种信息。

打印：打印统计的儿童应种信息。

导出：将统计的儿童应种信息导出成 Excel 文件。

批量录入：成批录入应种儿童的疫苗接种信息。

关闭：退出主动搜索界面，返回至系统的主界面。

补种通知：指选择统计日期为当天，截至上一个接种日应种未种的儿童。

应种通知：指选择统计日期为当天，下一个接种日应种的儿童（图 3–114）。

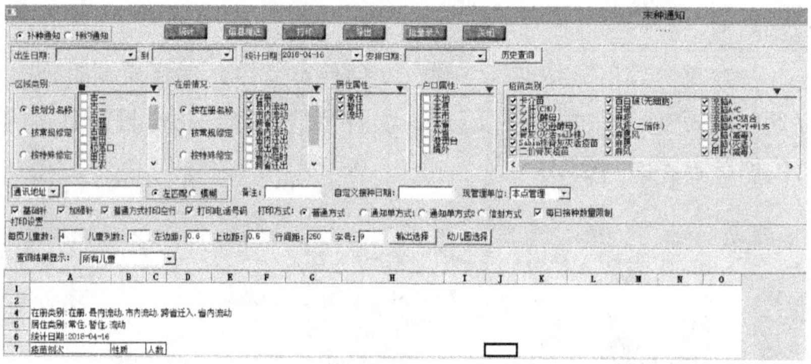

图 3–114　未种通知

（三）操作流程

选择统计条件（“补种通知”“应种通知”“出生日期”“区域类别”“居住属性”“疫苗类别”等）→点击“统计”按钮→根据需求点击“打印”按钮、“导出”按钮或“批量录入”按钮→退出操作界面点击“关闭”按钮（图 3–115）。

（四）操作方法

（1）进入未种通知界面

进入系统后，点击“主动搜索”，进入未种通知界面。

（2）统计未种儿童接种信息

进入界面后，先选择“补种通知”或“预约通知”，再选择要统计的“出生日期”“区域类别”“在册情况”“疫苗类别”等条件，点击上方的“统计”按钮，系统将自动统计满足条件的儿童基本资料及

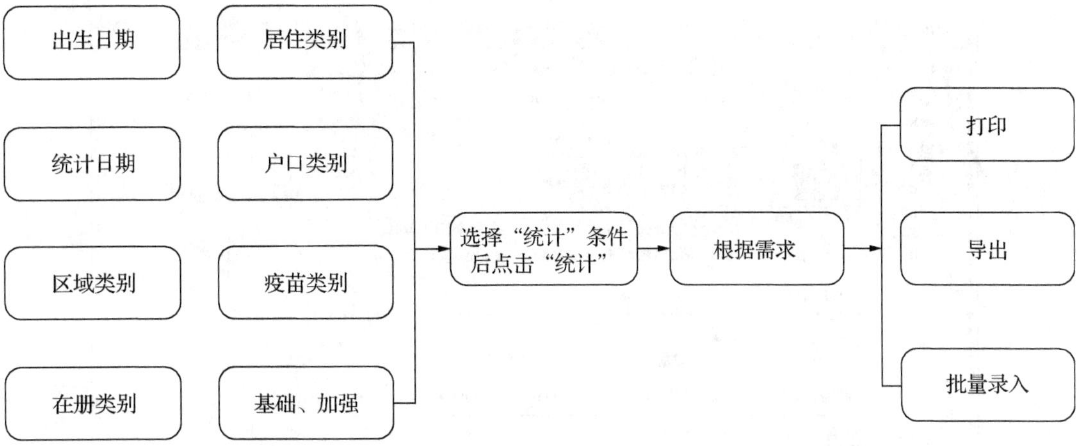

图 3-115　主动搜索操作流程

未接种疫苗信息，并将统计结果显示在下方信息区中（图 3-116）。

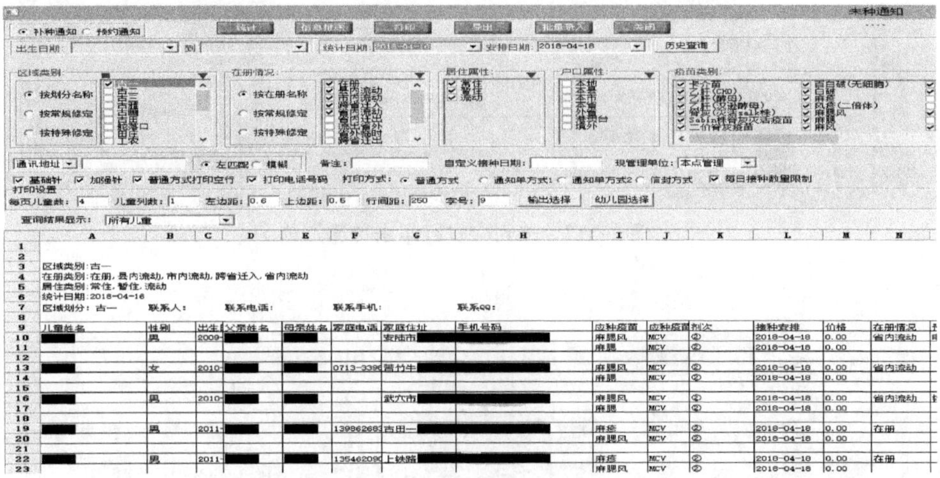

图 3-116　主动搜索统计界面

不直接或不完全承担预防接种工作任务的乡级防保组织和接种单位可用普通方式进行显示和打印，便于村级接种单位实施接种批量预约。

在统计过程中，按键盘上的“Esc”键将终止统计操作，弹出“你确定要中止当前统计吗?”的信息框，点击“是”按钮，则退出统计操作，点击“否”按钮，将继续统计数据。

（3）打印主动搜索中未种儿童预约通知信息

统计完成后，若要打印所统计的未种通知单，可以在打印方式处选择以普通方式、通知单方式或信封方式打印（图 3-117）。

直接点击上方的“打印”按钮，弹出打印窗口，点击“OK”按钮，开始打印；点击“Preview”按钮，显示打印预览；点击“Cancel”按钮，则不打印，退出打印窗口，并回到未种通知界面（图 3-118）。

（4）导出未种儿童预约接种信息

统计完成后，点击上方的“导出”按钮，将弹出文件保存窗口，选择保存路径，输入文件名后，点击“保存”按钮，系统将自动把该预防接种通知单以 Excel 文件形式保存到指定目录下；点击“取消”

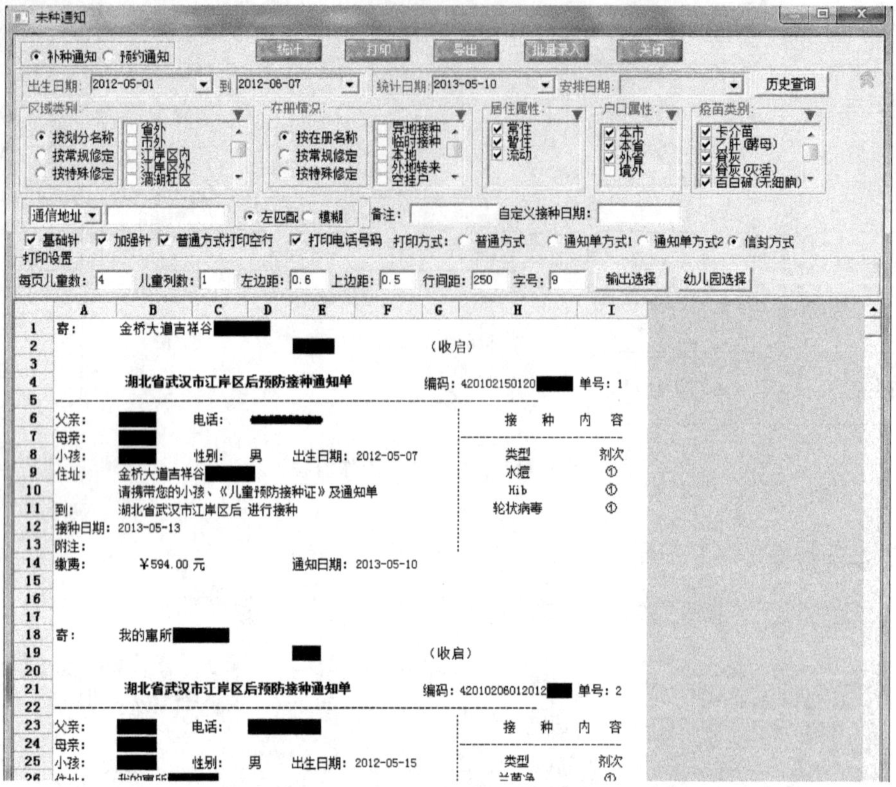

图 3-117 信封方式打印未种通知单

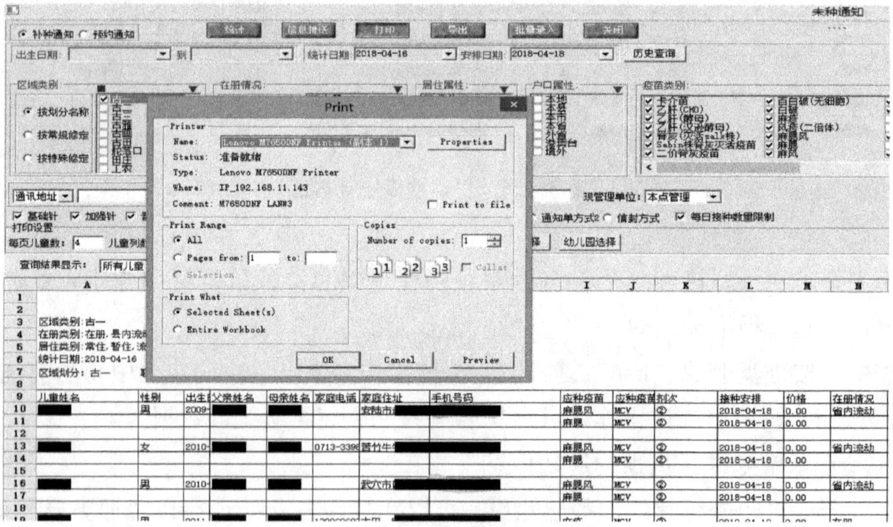

图 3-118 未种通知打印

按钮，即取消保存，并回到未种通知界面（图 3-119）。

（5）关闭操作界面

点击上方的“关闭”按钮，将退出未种通知界面。

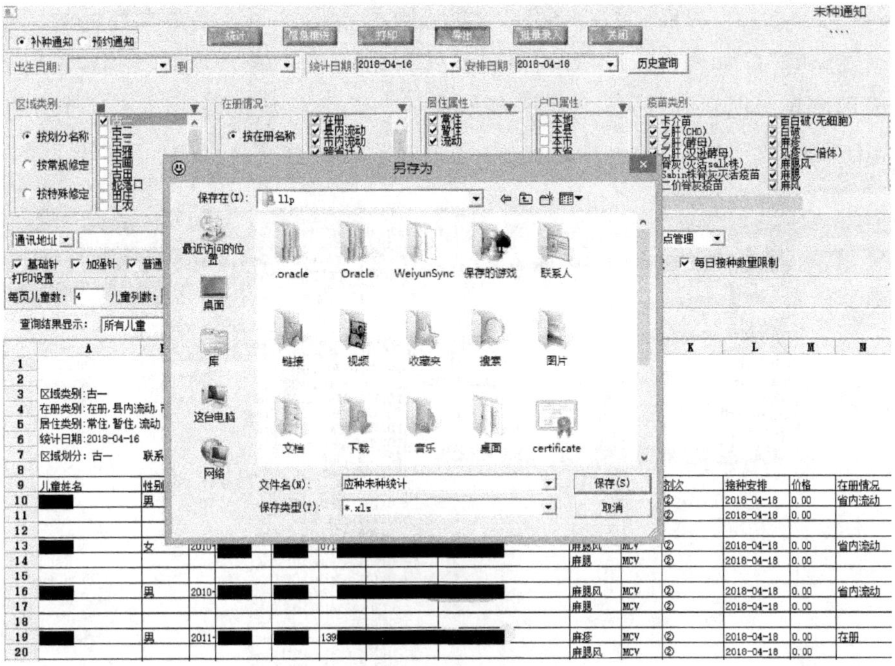

图 3–119　接种通知导出

五、数据备份

（一）功能介绍

为保证数据安全，系统提供资料数据备份功能，乡级防保组织和接种单位应在完成接种信息录入后的当天，对儿童预防接种信息的电子档案进行备份，并妥善保存。

（二）操作流程（图 3–120）

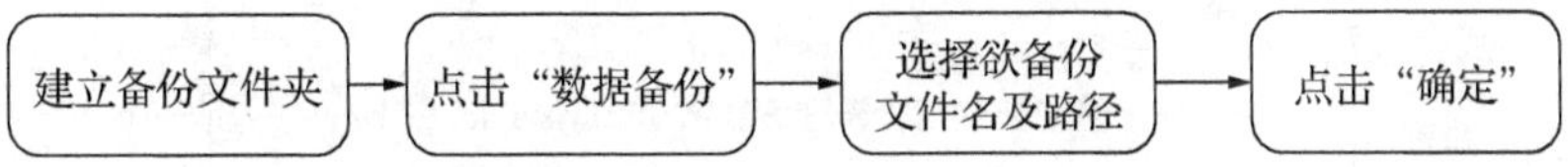

图 3–120　数据备份操作流程

（三）操作步骤

（1）在操作系统盘外建立一个备份文件夹，防止计算机系统损坏时备份文件丢失，如系统盘为 C 盘，建议在 D 盘建立备份文件夹（图 3–121）。

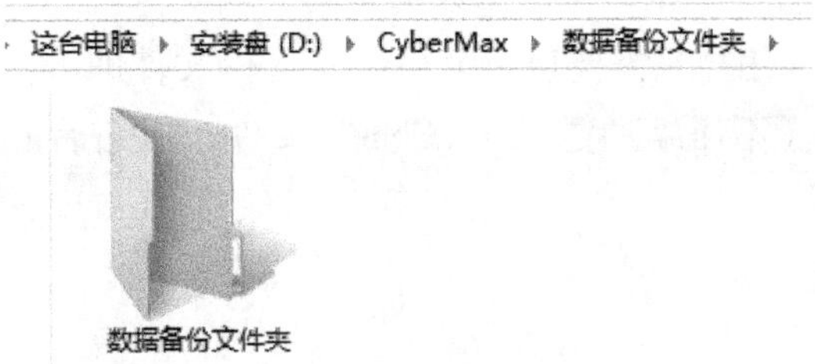

图 3–121　建立备份文件夹

（2）进入系统后，点击主界面“数据备份”，进入数据备份界面。点击方框处的“下拉菜单”选择“欲备份的文件名及路径”，如图3-122所示，选择已建立的备份路径，点击“确定”按钮，弹出“数据备份完毕!”的提示信息（图3-123），则数据备份完成，系统将数据备份到“D:\预防接种信息备份\20120522JmBack01. Cbm”。

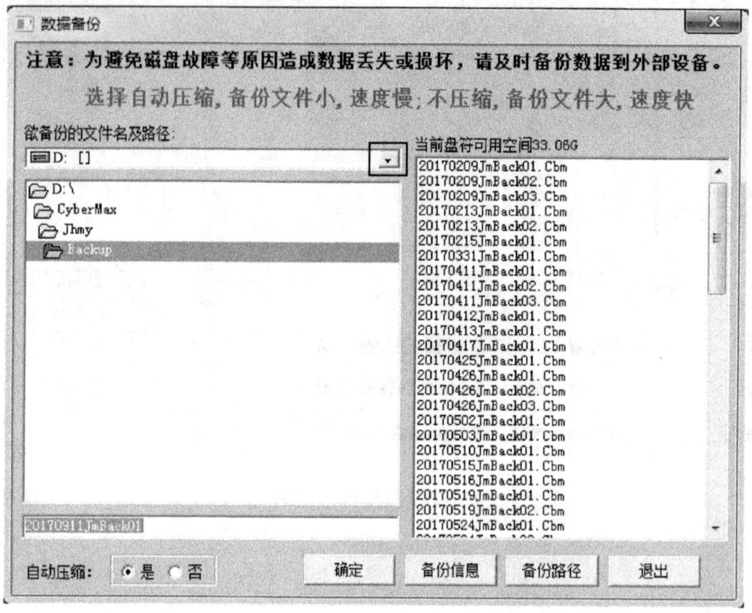

图3-122 数据备份

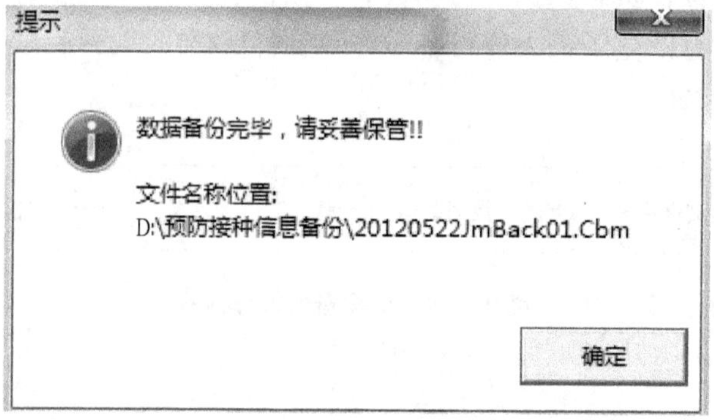

图3-123 数据备份完成提示

（3）退出界面，点击“退出”按钮，将退出数据备份界面。

（4）数据备份是覆盖式的，用户只需要保留最后一次备份文件即可。为防止计算机数据丢失，在完成上述备份后，应将备份文件（不压缩的是“*. Cbm”文件，压缩后的是“*. jwx”文件）复制到U盘或移动硬盘中。

六、数据上传

（一）功能介绍

将本接种点新增、修改的儿童个案和预防接种资料上传到省服务器，使本点数据和省服务器的数据保持一致。

（二）操作流程（图 3-124）

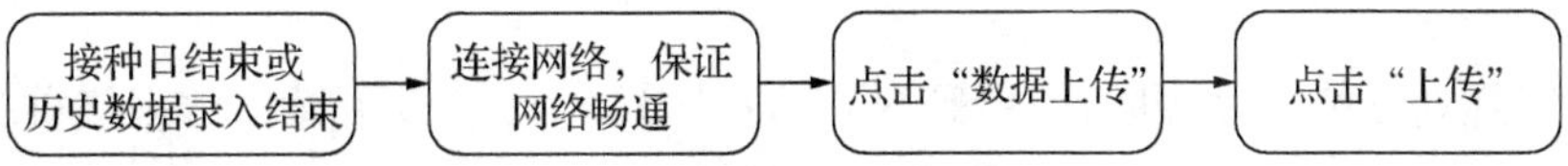

图 3-124　数据上传操作流程

（三）操作步骤

（1）登录界面

进入系统后，点击左边功能结构框中的“日常接种”，再在右边点击“数据上传”，进入数据上传界面（图 3-125）。接种点在儿童预防接种信息录入完成后，应立即通过接种点客户端软件将预防接种个案信息上传至湖北省信息管理平台。

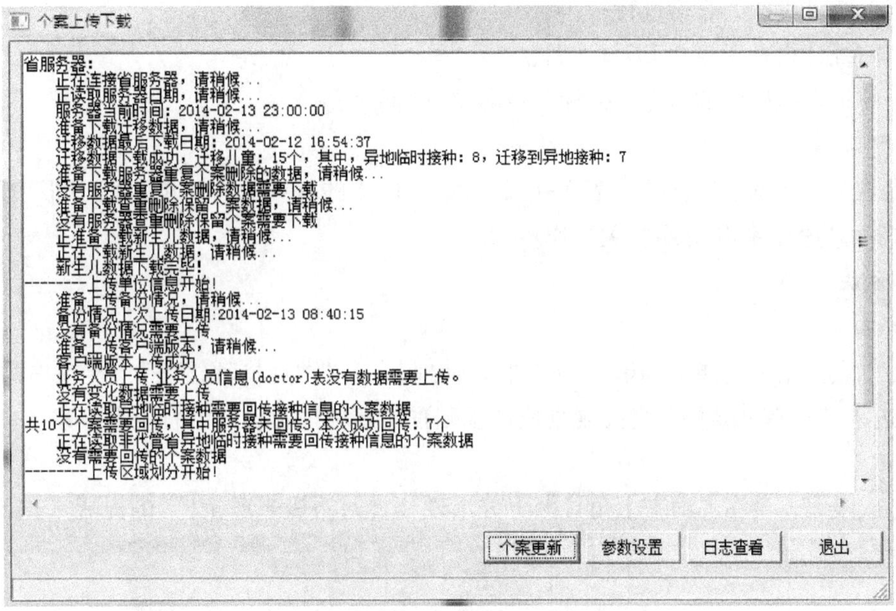

图 3-125　个案上传下载

（2）上传数据

点击“个案更新”按钮，在网络畅通的情况下，系统将自动连接服务器并上传个案数据，无须进行其他操作。

在上传过程中，如果点击“取消更新”按钮，将强行终止本次个案上传。

注意事项：

①在上传下载时，如果本机系统日期和服务器日期不一致，将终止上传并提示错误。

②上传时，如果需要上传数与成功上传数不一致，请联系软件工程师进行查看。

第 5 节　报表统计

我们日常工作中的接种水平可以从各种不同的报表中反映出来，接下来将介绍日常工作中会经常用到的报表。

一、常规接种报表

（一）功能介绍

①产生国家免疫规划疫苗常规预防接种情况报表（表 3-1-1），以下简称常规接种 3-1-1。

②产生所有儿童国家免疫规划疫苗基础预防接种情况统计汇总报表（表 3-1-2），以下简称常规接种 3-1-2。

③产生 <12 月龄儿童国家免疫规划疫苗基础预防接种情况统计汇总报表（表 3-1-3），以下简称常规接种 3-1-3。

④产生国家免疫规划疫苗加强预防接种情况统计汇总报表（表 3-1-4），以下简称常规接种 3-1-4。

（二）按钮说明

统计：系统自动统计满足报表查询条件的个案数据，如原先已产生报表将重新计算。

打印：对当前统计生成的表格进行打印。

另存：将当前统计报表保存为 Excel 文件。

查看：对当前报表统计出的所有未接种儿童名单进行列表。

（三）操作步骤

表 3-1-1 是在首先生成表 3-1-2、表 3-1-3、表 3-1-4 的基础上产生的，所有报表的操作都类似，此处仅以表 3-1 -2 为例，详细介绍相关操作步骤。

（四）操作方法

（1）登录界面

进入系统后，点击左边功能结构框中的“报表管理”→“常规接种报表”，再在右边双击“常规接种 3-1-2”，即进入“所有儿童国家免疫规划疫苗基础预防接种情况统计汇总报表（表 3-1 -2）”的界面(图 3-126)。

如本月未生成报表，会在界面左上角日期下方出现“此月报表未产生!”的提醒（图 3-127）。

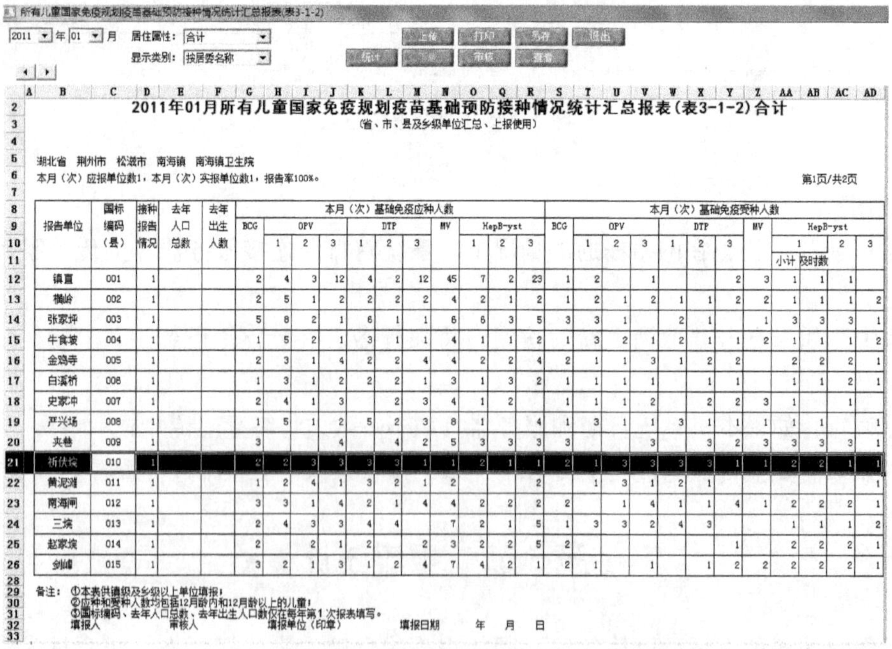

2011年01月所有儿童国家免疫规划疫苗基础预防接种情况统计汇总报表(表3-1-2)合计

(省、市、县及乡级单位汇总、上报使用)

湖北省　荆州市　松滋市　南海镇　南海镇卫生院

本月（次）应报单位数1，本月（次）实报单位数1，报告率100%。　　第1页/共2页

报告单位	国标编码(县)	接种报告情况	去年人口总数	去年出生人数	本月（次）基础免疫应种人数											本月（次）基础免疫受种人数											
					BCG	OPV			DTP			MV	HepB-yst			BCG	OPV			DTP			MV	HepB-yst			
						1	2	3	1	2	3		1	2	3		1	2	3	1	2	3		1		2	3
																								小计	及时数		
镇直	001	1			2	4	3	12	4	2	12	45	7	2	23	1	2		1			2	3	1	1	1	
横岭	002	1			2	5	1	2	2	2	2	4	2	1	2	1	2	1	2	1	1	2	2	1	1	1	2
张家坪	003	1			5	8	2	1	6	1	1	6	6	3	5	3	3	1		2	1		1	3	3	3	1
牛食坡	004	1			1	5	2	1	3	1	1	4	1	1	2	1	3	2	1	2	1	1	2	1	1	1	2
金鸡寺	005	1			2	3	1	4	2	2	4	4	2	2	4	2	1	1	3	1	2	2		2	2	2	1
白溪桥	006	1			1	3	1	2	2	2	1	3	1	3	2	1	1	1	1		1	1		1	1	2	1
史家冲	007	1			2	4	1	3		2	3	4	1	2		1	1	1	2		2	2	3	1		1	
严兴场	008	1			1	5	1	2	5	2	3	8	1		4	1	3	1	1	3	1	1	1	1	1		1
夹巷	009	1			3			4		4	2	5	3	3	3	3			3		3	2	3	3	3	3	1
祈伏垸	010	1			2	2	3	3	3	3	1	1	2	1	1	2	1	3	3	3	3	1	1	2	2	1	1
黄泥滩	011	1			1	2	4	1	3	2	1	2			2		1	3	1	2	1						1
南海闸	012	1			3	3	1	4	2	1	4	4	2	2	2	2		1	4	1	1	4	1	2	2	2	1
三垸	013	1			2	4	3	3	4	4		7	2	1	5	1	3	3	2	4	3			1	1	1	2
赵家垸	014	1			2		2	1	2		2	3	2	2	5	2						1		2	2	2	1
剑峰	015	1			3	2	1	3	1	2	4	7	4	2	1	2	1		1		1	2	2	2	2	2	1

备注：①本表供镇级及乡级以上单位填报；
②应种和受种人数均包括12月龄内和12月龄以上的儿童；
③国标编码、去年人口总数、去年出生人口数仅在每年第1次报表填写。
填报人　　审核人　　填报单位（印章）　　填报日期　　年　月　日

图 3-126　所有儿童国家免疫规划疫苗基础预防接种情况统计汇总报表

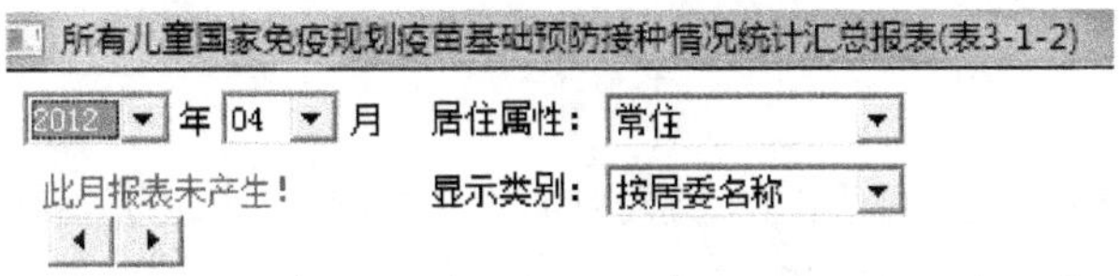

图 3–127　此月报表未产生提示

（2）统计

进入界面后，选择好需要统计报表的年、月后，直接点击“统计”按钮，系统自动统计满足条件的个案数据，并将统计结果显示在下方的报表栏中，供用户查看。

注意事项：

①因为报表数据的前后关联性，所以在统计某个月的报表时，一定要确认上个月的报表已经产生，否则系统会提示“××××－××月份报表未汇总，请先进行××××－××月份报表汇总”。因此，必须在上月报表已经产生的情况下，才能进行本月的报表统计。

②界面上方的“居住属性”“显示类别”可以满足不同用户的显示、查看需要，“居住属性”将报表数据分为“常住”“暂住”“合计”等方式查看；“显示类别”则按“接种设定→管理参数信息→区域划分设定”中的相关设定进行显示。

（3）上传

统计完成后，如要上传该张报表，点击上方的“上传”按钮，系统将自动完成报表的上传操作。

（4）打印

用户统计完报表后，按各自的需求（如“居住属性”“显示类别”等）显示要打印的报表数据后，点击上方的“打印”按钮，弹出打印窗口，点击“OK”按钮，开始打印；点击“Preview”按钮，显示打印预览；点击“Cancel”按钮，则不打印，退出打印窗口，并回到报表界面。

（5）另存

完成报表统计后，点击上方的“另存”按钮，弹出文件保存窗口，选择保存路径、输入文件名后，点击“保存”该报表数据将以 Excel 文件形式被保存到指定目录下，点击“取消”按钮，则取消保存操作。

（6）查看

报表统计完成后，点击上方的“查看”按钮，系统自动将本月统计出的未接种儿童名单显示在文本文件中，便于用户查看相应的儿童信息。

（7）退出

点击上方的“退出”按钮，将退出常规接种 3–1–2 界面。

注意事项：

①常规接种 3–1–1 的数据来源于常规接种 3–1–2、常规接种 3–1–3 和常规接种 3–1–4，因此，用户必须先完成以上 3 个报表统计后，系统才能自动汇总得到常规接种 3–1–1。

②常规接种 3–1–2 累计表和常规接种 3–1–3 累计表的数据来源于常规接种 3–1–2、常规接种 3–1–3，因此，用户也需要先完成常规接种 3–1–2、常规接种 3–1–3 的统计后，系统才能自动产生相应的常规接种 3–1–2 累计表和常规接种 3–1–3 累计表。

二、第二类疫苗统计表

（一）功能介绍

提供第二类疫苗接种情况统计表，对规格、购苗数量、受种人数和库存数量进行统计，并能对当前统计生成的表格进行打印和另存。

（二）按钮说明

统计：系统自动统计满足报表查询条件的个案数据，如原先已产生报表将重新计算。

打印：对当前统计生成的表格进行打印。

另存：将当前统计报表保存为 Excel 文件。

退出：关闭当前界面。

（三）操作方法

进入系统后，点击左边功能结构框中的“报表管理”→“常规接种报表”，再在右边双击“二类疫苗统计表”，即进入“第二类其他疫苗接种情况统计表”的界面（图 3-128）。具体操作方法同前述“一、常规接种报表”。

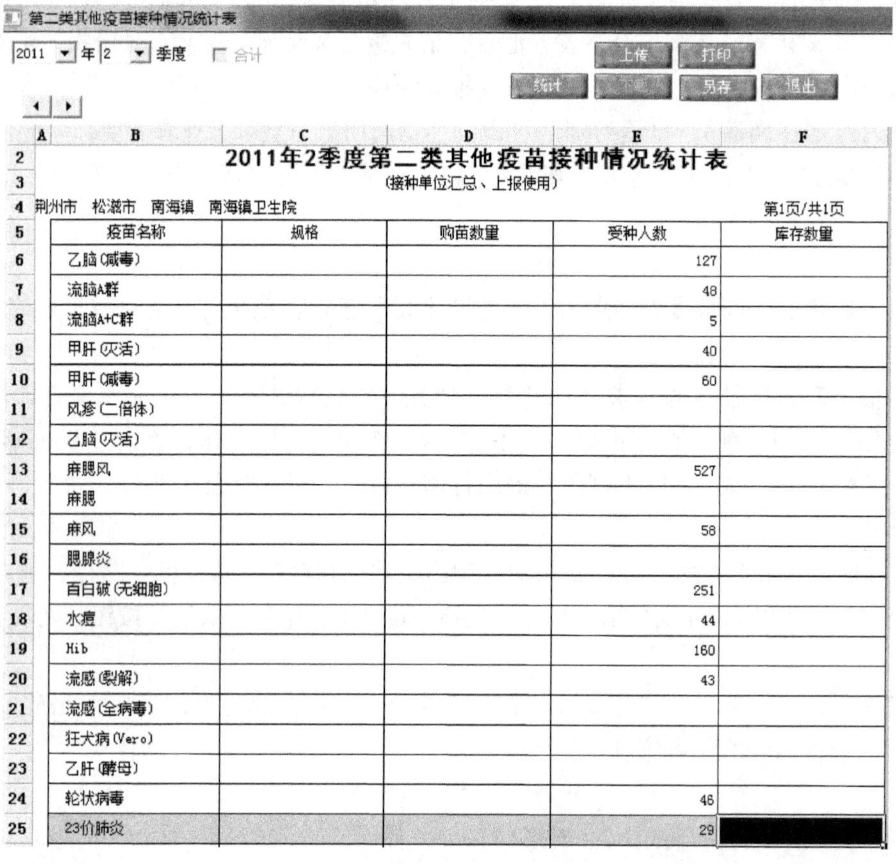

2011年2季度第二类其他疫苗接种情况统计表

（接种单位汇总、上报使用）

荆州市　松滋市　南海镇　南海镇卫生院　　第1页/共1页

疫苗名称	规格	购苗数量	受种人数	库存数量
乙脑（减毒）			127	
流脑A群			48	
流脑A+C群			5	
甲肝（灭活）			40	
甲肝（减毒）			60	
风疹（二倍体）				
乙脑（灭活）				
麻腮风			527	
麻腮				
麻风			58	
腮腺炎				
百白破（无细胞）			251	
水痘			44	
Hib			160	
流感（裂解）			43	
流感（全病毒）				
狂犬病（Vero）				
乙肝（酵母）				
轮状病毒			46	
23价肺炎			29	

图 3-128　第二类其他疫苗接种情况统计表

三、报表 6-1、报表 6-2 的统计

（一）功能介绍

报表 6-1、报表 6-2 分别统计本客户端上儿童国家免疫规划疫苗常规接种情况和第二类疫苗接种情况。此两个报表在每个月 5—10 日提示手工统计上月报表；10—15 日软件自动统计并提示手动上传报表；15 日以后软件自动上传报表。

（二）按钮说明

统计：统计满足报表查询条件的个案数据，如原先已产生报表将重新计算。

上报：上传统计出的报表数据到省服务器。

导出：按统计出的报表结果导出 Excel 表格。

导出监测：将统计出的结果合计之后，导出成 Excel 表格。

打印：对当前统计生成的表格进行打印。

查看：列出当月报表统计出的所有应种和实种儿童详细名单。

退出：关闭当前界面。

（三）操作说明

进入系统后，点击左边功能结构框中的“报表管理”→“常规接种报表”，再在右边双击“国家免疫规划疫苗常规接种情况报表 6-1”或“第二类疫苗接种情况报表 6-2”，即进入相应的界面（图3-129）。具体操作方法同前述“一、常规接种报表”。

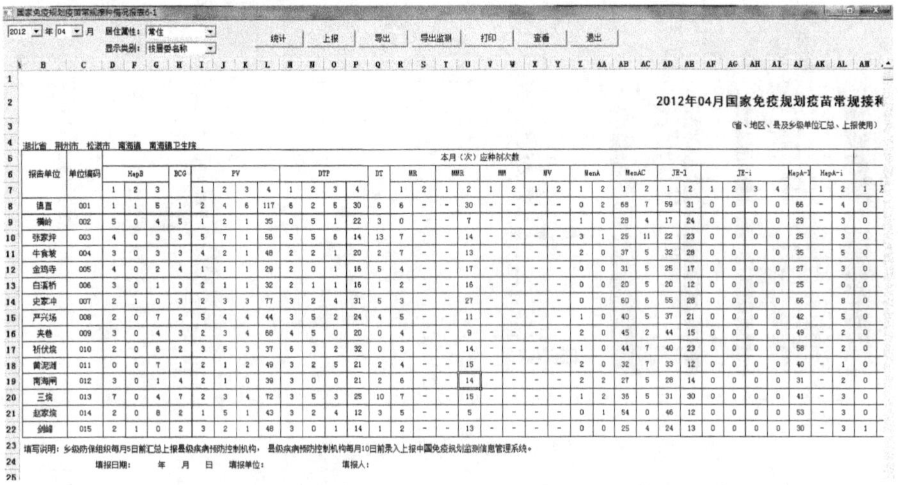

报告单位	单位编码	HepB 1	HepB 2	HepB 3	BCG	PV 1	PV 2	PV 3	PV 4	DTP 1	DTP 2	DTP 3	DTP 4	DT	MR 1	MR 2	MMR 1	MMR 2	MM 1	MM 2	MV 1	MV 2	MenA 1	MenA 2	MenAC 1	MenAC 2	JE-l 1	JE-l 2	JE-i 1	JE-i 2	JE-i 3	JE-i 4	HepA-l	HepA-i 1	HepA-i 2	1
镇直	001	1	1	5	1	2	4	6	117	6	2	5	30	6	6	-	-	30	-	-	-	-	0	2	68	7	59	31	0	0	0	0	66	-	4	0
横岭	002	5	0	4	5	1	2	1	35	0	5	1	22	3	0	-	-	7	-	-	-	-	1	0	28	4	17	24	0	0	0	0	29	-	3	0
张家坪	003	4	0	3	3	5	7	1	56	5	5	6	14	13	7	-	-	14	-	-	-	-	3	1	25	11	22	23	0	0	0	0	25	-	3	0
牛食坡	004	3	0	3	3	4	2	1	48	2	2	1	20	2	7	-	-	13	-	-	-	-	2	0	37	5	32	28	0	0	0	0	35	-	5	0
金鸡寺	005	4	0	2	4	1	1	1	29	2	0	1	16	5	4	-	-	17	-	-	-	-	0	0	31	5	25	17	0	0	0	0	27	-	3	0
白溪桥	006	3	0	1	3	2	1	1	32	2	1	1	16	1	2	-	-	16	-	-	-	-	0	0	20	5	20	12	0	0	0	0	25	-	0	0
史家冲	007	2	1	0	3	2	3	3	77	3	2	4	31	5	3	-	-	27	-	-	-	-	0	0	60	6	55	28	0	0	0	0	66	-	8	0
严兴场	008	2	0	7	2	5	4	4	44	3	5	2	24	4	5	-	-	11	-	-	-	-	1	0	40	5	37	21	0	0	0	0	42	-	5	0
夹巷	009	3	0	4	3	2	3	4	68	4	5	0	20	0	4	-	-	9	-	-	-	-	2	0	45	2	44	15	0	0	0	0	49	-	2	0
祈伏垸	010	2	0	6	2	3	5	3	37	6	3	2	32	0	3	-	-	14	-	-	-	-	1	0	44	7	40	23	0	0	0	0	58	-	2	0
黄泥湖	011	0	0	7	1	2	1	2	49	3	2	5	21	2	4	-	-	15	-	-	-	-	2	0	32	7	33	12	0	0	0	0	40	-	1	0
南海闸	012	3	0	1	4	2	1	0	39	3	0	0	21	2	6	-	-	14	-	-	-	-	2	2	27	5	28	14	0	0	0	0	31	-	2	0
三垸	013	7	0	4	7	2	3	4	72	3	5	3	25	10	7	-	-	15	-	-	-	-	1	2	36	5	31	30	0	0	0	0	41	-	3	0
赵家垸	014	2	0	8	2	1	5	1	43	3	2	4	12	3	5	-	-	5	-	-	-	-	0	1	54	0	46	12	0	0	0	0	53	-	3	0
剑岭	015	2	1	0	2	3	2	1	48	3	0	1	14	1	2	-	-	13	-	-	-	-	0	0	25	4	24	13	0	0	0	0	30	-	3	1

图 3-129　国家免疫规划疫苗常规接种情况报表 6-1

注意事项：

如果发现统计出的数据相差比较大，可以点击“查看”，然后选择“应种”或“实种”。更具体的数据，还可以点击“接种疫苗”“针次”“划分名称”等，让数据排列后再来分析。

算法：报表 6-1、报表 6-2 的统计规则是统计本点接种针次的数量，包括临时接种针次，但 2.5.15.10 之后版本加上了产科接种的卡介、乙肝第一剂次数据。

第 6 节　查询统计

本节主要介绍儿童预防接种情况的查询，统计各种疫苗的及时接种率和合格接种率，并对逾期未接种儿童进行列表。

一、儿童个案查询

（一）功能介绍

根据所选择的条件（如儿童姓名、性别、出生日期、区域划分、在册情况、居住属性、户口属性、疫苗类别等）查询儿童的基本信息和疫苗接种情况，并对儿童进行逐一考核评价，方便用户（特别是管理者）查询及评价儿童每剂次接种情况，考核范围根据所选条件来决定。

(二) 按钮说明

确认：对满足所选条件的儿童进行查询。

打印：打印查询出的儿童基本资料及接种资料。

关闭：退出儿童个案查询界面，回到系统主界面。

(三) 操作说明

(1) 登录界面

进入系统后，点击左边功能结构框中的“查询统计”→“查询”，再在右边双击“儿童个案查询”，即进入儿童个案查询界面（图3-130）。

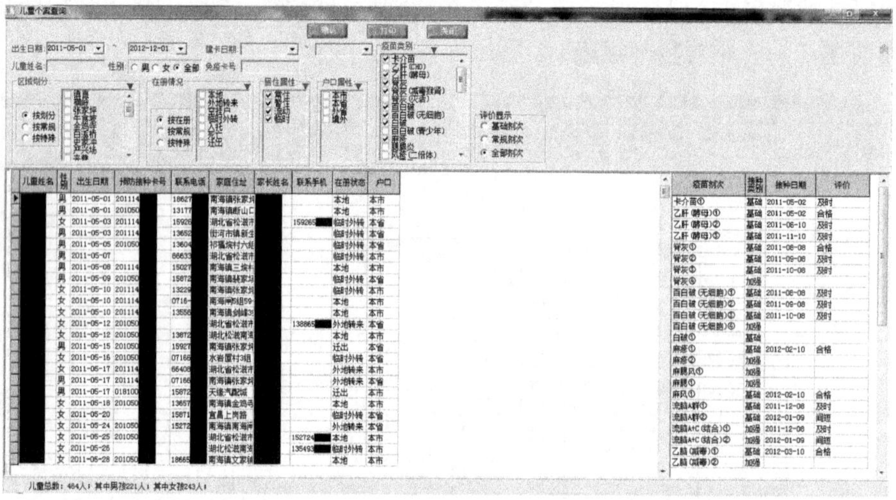

图3-130　儿童个案查询

(2) 确认（查询）

进入界面后，选择要查询儿童的条件（“出生日期”“建卡日期”“儿童姓名”“性别”“免疫卡号”“区域划分”“在册情况”“居住属性”“户口属性”“疫苗类别”）后，点击上方的“确认”按钮，系统将自动对满足所选条件的儿童进行查询，并在下方显示出这些儿童的基本资料及疫苗接种情况（“疫苗剂次”“接种类别”“接种日期”“评价”）。用户在选中相应的儿童后，在其右边的接种情况框中，将显示出所选儿童的预防接种记录，并进行相应评价。

(3) 打印

查询完成后，若要打印查询出儿童的基本资料及预防接种明细、评价，直接点击上方的“打印”按钮，系统弹出打印窗口，点击“打印”按钮，开始打印；点击“导出”按钮，将弹出文件保存窗口，系统提供将查询结果导出为Excel文件的功能，用户选择好保存路径，输入完保存文件名后，点击“保存”按钮，完成Excel文件的导出，点击“取消”按钮，则取消导出操作，回到打印窗口；点击“关闭”按钮，则退出打印窗口，回到儿童个案查询界面。

(4) 关闭

点击上方“关闭”按钮，将退出儿童个案查询界面，回到系统主界面。

二、逾期未接种儿童查询

(一) 功能介绍

逾期未接种儿童查询功能，主要供接种点医生查询超过某个期限后仍未接种的儿童，以便对查询出的儿童进行随访。如儿童迁出或临时外转，应及时联系儿童现管理单位迁走。

（二）按钮说明

儿童查询：按照儿童出生日期的起始和终止时间、居住属性、区域划分、月限等条件查询出超过期限仍未接种的儿童。

另存为 Excel：将查询出的儿童信息导出为 Excel 文件。

退出：退出逾期未接种儿童查询界面，回到系统主界面。

（三）操作说明

（1）登录界面

进入系统后，点击左边功能结构框中的“查询统计”→“查询”，再在右边双击“逾期未接种儿童查询”，即进入逾期未接种儿童查询界面（图 3–131）。

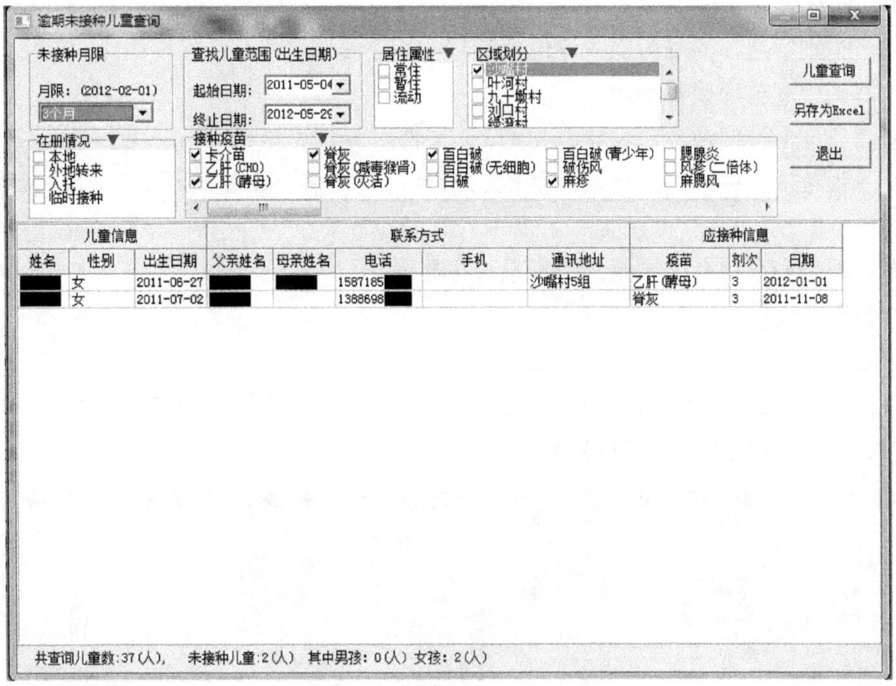

图 3–131　逾期未接种儿童查询

（2）儿童查询

先选择“未接种月限”，系统自动转换成日期，显示在其选择框的上方。如图 3–131 中，系统当前时间是“2012 – 05 – 01”，未接种月限选择的是“3 个月”，系统自动根据系统当前时间往前推 3 个月，在上方显示为“月限：2012 – 02 – 01”，即表示在 2012 – 02 – 01 之前应种而未接种的儿童。然后选择儿童出生的“起始日期”和“终止日期”及“居住属性”“区域划分”“在册情况”等其他条件，来限制儿童的查询范围，选择相应疫苗后，点击“儿童查询”按钮，系统将自动查询满足条件的儿童，并把结果列在下方的信息框中。

（3）另存为 Excel

系统提供了将查询出的儿童信息导出为 Excel 文件的功能。将满足条件的儿童查询出来后，点击“另存为 Excel”按钮，系统弹出文件保存对话框，选择文件保存路径和输入文件名（系统默认保存在安装目录的“TXT”文件夹下，默认文件名为“逾期未接种儿童查询 . xls”）后，点击“保存”按钮，则系统将所有查询出的儿童信息保存为 Excel 文件，供用户进行其他分析和处理；点击“取消”按钮，将取消另存操作。

（4）退出

点击“退出”按钮，将退出逾期未接种儿童查询界面，回到系统主界面。

三、基础免疫全程接种考核

（一）功能介绍

根据选择的条件（如儿童姓名、性别、出生日期、区域划分、在册情况、户口属性等）查询某个范围内儿童疫苗的接种情况，按照免疫规划疫苗基础免疫全程接种情况进行考核评价，方便（特别是管理者）在现场进行考核；可以考核到某个具体儿童，也可以考核某个范围内儿童的整体情况。

（二）按钮说明

确认：按疫苗类别所选择的疫苗逐一评价全程接种率。

打印：打印基础免疫全程接种率。

导出：将基础免疫全程接种考核表导出为 Excel 文件。

文本：产生一张考核名单，将满足条件范围的所有儿童姓名、出生日期、不合格接种的疫苗针次依次列在该文本中。

关闭：退出基础免疫全程考核界面，回到系统主界面。

（三）操作说明

（1）登录界面

进入系统后，点击左边功能结构框中的“查询统计”→“统计”，再在右边双击“基础免疫全程接种考核”，即进入基础免疫全程接种考核界面（图 3-132）。

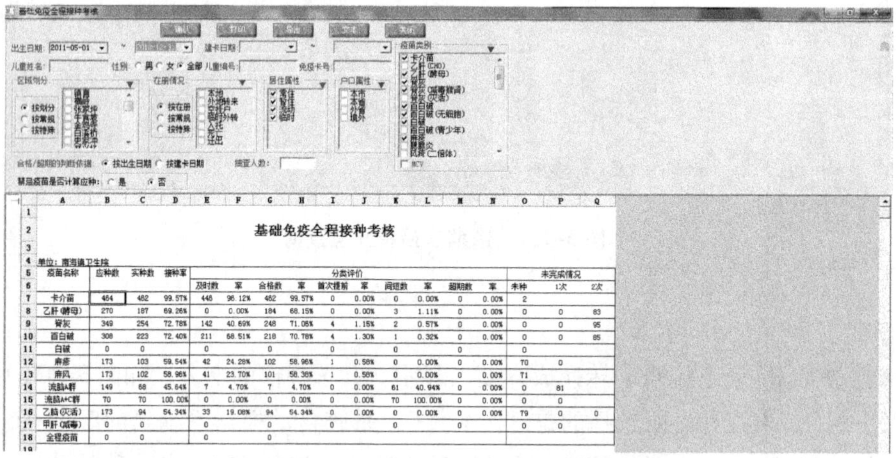

图 3-132 基础免疫全程接种考核

（2）确认（查询）

进入界面后，选择要查询考核的区域、在册情况、儿童出生日期等条件后，点击上方的“确认”按钮，将自动对满足所选条件的儿童疫苗接种情况按“疫苗类别”所选择的疫苗逐一进行评价，并将统计结果显示在下方的信息框中。

注意事项：

①合格接种率是指 <12 月龄完成 5 种疫苗接种儿童的统计，及时接种时间段可以在“接种设定”→

“疫苗信息设定”→“疫苗名称”的“及时月龄”栏里设定，超期接种是指超过合格接种时间后接种的儿童。

②如果人为输入接种标记（在不需要添加接种标记的时候添加），那么会影响统计出的接种率。

③如果联合疫苗没有设置好或者没有进行数据维护，也会影响统计出来的接种率。

（3）打印

考核完成后，若要打印该张基础免疫全程接种考核表，直接点击上方的“打印”按钮，系统弹出打印窗口，点击“OK”按钮，开始打印；点击“Preview”按钮，显示打印预览；点击“Cancel”按钮，则不打印，退出打印窗口。

（4）导出

考核完成后，若要保存该张基础免疫全程接种考核表，点击上方的“导出”按钮，将弹出文件保存窗口，用户选择好保存路径，输入完保存文件名后，点击“保存”按钮，将基础免疫全程接种考核表保存成Excel文件，点击“取消”按钮，则取消导出操作。

（5）文本操作

考核完成后，直接点击上方的“文本”按钮，系统自动产生一张考核名单，将满足条件范围内的所有儿童姓名、出生日期、不合格接种的疫苗针次依次列在该文本文件中，供用户查看、对照。

（6）关闭界面

点击上方“关闭”按钮，将退出基础免疫全程接种考核界面，回到系统主界面。

四、儿童主动监测管理

（一）功能介绍

根据选择的统计月份，统计该月本单位的儿童管理率，如图3-133所示。

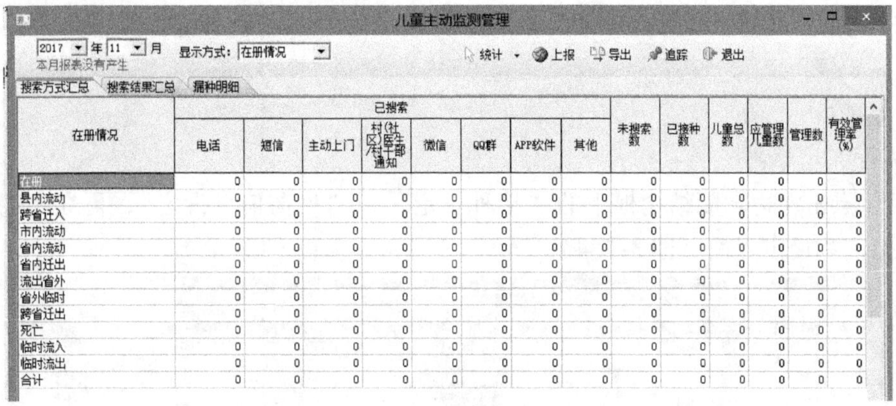

在册情况	已搜索								未搜索数	已接种数	儿童总数	应管理儿童数	管理数	有效管理率(%)
	电话	短信	主动上门	村(社区)医生/村干部通知	微信	QQ群	APP软件	其他						
在册	0	0	0	0	0	0	0	0	0	0	0	0	0	0
县内流动	0	0	0	0	0	0	0	0	0	0	0	0	0	0
跨省迁入	0	0	0	0	0	0	0	0	0	0	0	0	0	0
市内流动	0	0	0	0	0	0	0	0	0	0	0	0	0	0
省内流动	0	0	0	0	0	0	0	0	0	0	0	0	0	0
省内迁出	0	0	0	0	0	0	0	0	0	0	0	0	0	0
流出省外	0	0	0	0	0	0	0	0	0	0	0	0	0	0
省外临时	0	0	0	0	0	0	0	0	0	0	0	0	0	0
跨省迁出	0	0	0	0	0	0	0	0	0	0	0	0	0	0
死亡	0	0	0	0	0	0	0	0	0	0	0	0	0	0
临时流入	0	0	0	0	0	0	0	0	0	0	0	0	0	0
临时流出	0	0	0	0	0	0	0	0	0	0	0	0	0	0
合计	0	0	0	0	0	0	0	0	0	0	0	0	0	0

图3-133　儿童主动监测管理

注意：该报表每月只可统计一次，第二次统计将不会覆盖第一次的统计结果。

该报表可直接点击上报按钮，上报到平台上，供上级单位考核。

每月5日提醒录入上个月的主动搜索记录和接种记录，15日开始自动统计、自动上传上个月的主动搜索结果。

（二）统计算法

儿童总数：统计现管理单位为本门诊，且统计月前建卡0~6岁儿童（不包含删除）。

应管理儿童数：儿童在册情况为在册、县内流动、市内流动、省内流动、跨省迁入的儿童，则加1。

已接种数：管理儿童在统计月内实种过，则加1。

未搜索数：管理儿童在统计月内，有应种疫苗且未进行搜索，则加1。

搜索方式：管理儿童对应搜索方式在对应的数上加1。

搜索结果：管理儿童对应搜索结果在对应的数上加1。

有效管理率：管理数/应管理儿童数（保留两位小数）。

管理数：应管理儿童数－未搜索数（包括统计月不需要接种也没漏种的儿童）。

注意：儿童总数与管理儿童数的差别在于流出省外、死亡、临时流入儿童数。

第7节　接种设定

本节主要介绍客户端软件中一些常用信息的设置，如疫苗信息、预约参数、管理参数及其他参数信息。

客户端软件可以根据儿童的出生日期和疫苗免疫程序等自动计算该儿童接种各类疫苗的预约时间（预约通知单），方便家长及时带儿童到接种点进行疫苗接种。由于各地接种门诊管理疫苗、开诊时间（有的按周，如周一至周五接种，有的按日期，如每月5、10、15、20、25、30日接种等）、联合疫苗方案的不一致，因此，在第一次使用前必须根据各接种单位实际情况对客户端软件进行设置，以满足各接种单位不同的需求。

一、疫苗名称

（一）功能介绍

选择本接种点需要纳入管理的疫苗，以及相应疫苗是否免费。只有在此处勾选为管理疫苗后，客户端其他模块选项（如疫苗登记、批量录入、报表统计、预约单、联合疫苗替代设置等）中才会出现该疫苗。

（二）操作步骤

（1）登录界面

进入系统后，点击左边功能结构框中的“接种设定”→“疫苗信息设定”，再在右边双击“疫苗名称”，即进入疫苗名称设定界面（图3-134）。

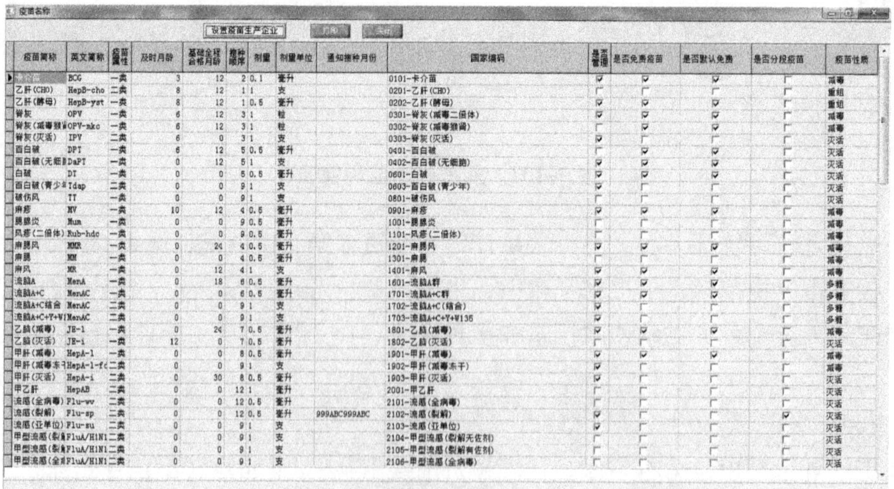

图3-134　疫苗名称

（2）设定

疫苗简称、疫苗属性、及时月龄、接种顺序、剂量、剂量单位、国家编码等疫苗基本信息默认为国家规范且不可修改。

各疫苗是否管理、是否免费、是否为分段疫苗，可由用户按实际情况自行选择。

（3）关闭界面

点击“关闭”按钮，即退出疫苗名称设定界面，回到系统主界面。

二、疫苗价格设定

（一）功能介绍

设置好疫苗价格后，会自动关联到预约单和处方中。

（二）操作步骤

（1）登录界面

进入系统后，点击左边功能结构框中的“接种设定”→“疫苗信息设定”，再在右边双击“疫苗价格设定”，即进入疫苗价格设定界面（图 3–135）。

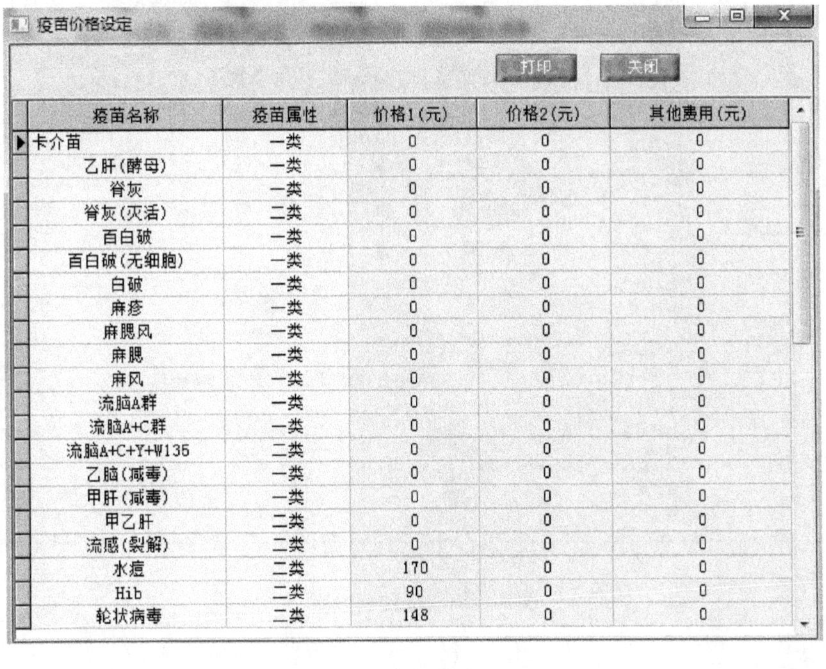

疫苗名称	疫苗属性	价格1(元)	价格2(元)	其他费用(元)
卡介苗	一类	0	0	0
乙肝(酵母)	一类	0	0	0
脊灰	一类	0	0	0
脊灰(灭活)	二类	0	0	0
百白破	一类	0	0	0
百白破(无细胞)	一类	0	0	0
白破	一类	0	0	0
麻疹	一类	0	0	0
麻腮风	一类	0	0	0
麻腮	一类	0	0	0
麻风	一类	0	0	0
流脑A群	一类	0	0	0
流脑A+C群	一类	0	0	0
流脑A+C+Y+W135	二类	0	0	0
乙脑(减毒)	一类	0	0	0
甲肝(减毒)	一类	0	0	0
甲乙肝	二类	0	0	0
流感(裂解)	二类	0	0	0
水痘	二类	170	0	0
Hib	二类	90	0	0
轮状病毒	二类	148	0	0

图 3–135　疫苗价格设定

（2）设定

在对应二类疫苗后的价格栏中填入疫苗价格，以方便接种对象按照预约预备好接种费用。

（3）关闭界面

点击“关闭”按钮，即退出疫苗价格设定界面，回到系统主界面。

三、接种日设定

（一）功能介绍

完成本接种单位接种日的设定（按日或按周），使儿童疫苗预防接种的预约日期都处于该单位的接种日内。

（二）菜单说明

详细设置：可对某一区域、某一疫苗的接种日进行详细设置。

简单设置：对辖区内所有区域所有疫苗按统一的接种日进行设置。

复制：将当前接种日的设置复制给其他区域或其他疫苗。

接种类型：可按周、日期或赶集日设置接种日。

星期六/日跳过：可选择星期六/日是否接种。

（三）操作步骤

（1）登录界面

进入系统后，点击左边功能结构框中的“接种设定”→“预约参数设定”，再在右边双击“接种日设定”，即进入接种日设定界面（图 3-136）。

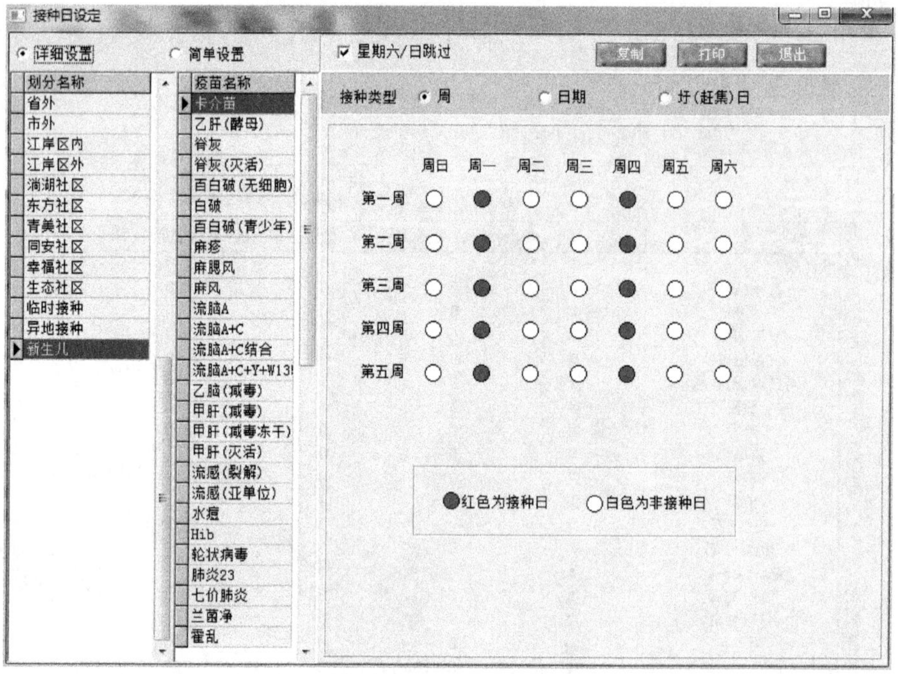

图 3-136　接种日设定

（2）设定

客户端系统提供了两种设置方式：详细设置和简单设置。详细设置分区域、疫苗、周/日期/赶集日进行设置，而简单设置则不分区域和疫苗，只按周/日期/赶集日进行设置。进入界面后，选择相应的设置方式，若选择详细设置，则确定“划分名称”及“疫苗名称”后，选择该疫苗的“接种类型”（包括周、日期、赶集日），再在右边的接种日设置中，点击对应日期位置前的圆圈，使其变为实心红点，表示该周/日期的这天为该区域该疫苗的接种日；若选择简单设置，则不需要选择区域和疫苗，直接选择接种类型，点选对应的周/日期为接种日即可，点选后的日期即为辖区内所有区域所有疫苗的接种日。

注意：设置赶集日时，起始日期填写的是赶集日，如 1 日、4 日是赶集日，则间隔天数应该填 3。

（3）复制

为方便操作，若某些区域的疫苗接种日相同，可通过复制操作来进行设定。选择要复制的区域、疫

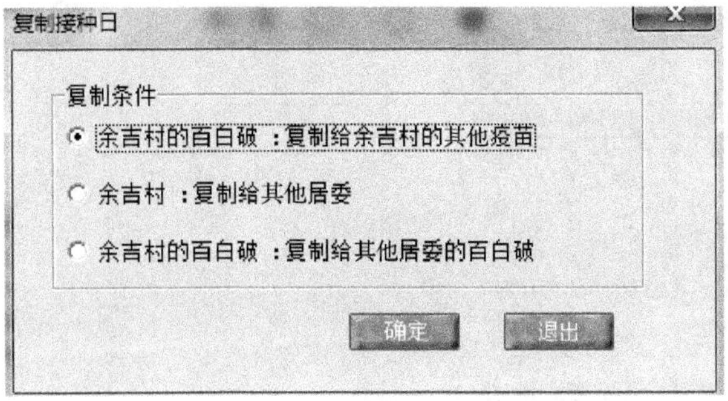

图 3–137　复制接种日

苗信息后，点击“复制”按钮，将弹出复制信息框（图 3–137）。

信息框中有 3 种复制条件，点击前方的小圆圈使其变为“⊙”，则表示选中了该项复制条件，然后点击下方的“确定”按钮，系统将自动按所选的复制条件将该区域该疫苗的信息复制到其他区域或其他疫苗处，而无须用户逐项进行操作。

复制条件：

①复制给某区域的其他疫苗：将所选择疫苗的接种日复制到本区域其他疫苗中。

②复制给其他居委：将所选区域所有疫苗的接种日设置复制到其他区域相对应的疫苗中。

③复制给其他居委的某疫苗：将所选疫苗的接种日复制到其他区域此疫苗中。

点击“退出”按钮，将放弃复制操作，回到接种日设定界面。

（4）打印

进入打印界面后，若想打印本点的所有接种日信息，直接点击上方的“打印”，即将该接种单位所有区域、所有疫苗的接种日信息进行打印预览，确认后，点击上方形如打印机的按钮，系统开始打印；点击“Close”按钮，将退出打印界面，回到接种日设定界面。

（5）退出界面

点击“退出”按钮，退出接种日设定界面，回到系统主界面。

四、疫苗预约设定

（一）功能介绍

该功能用于设定预约单中的预约接种疫苗。当然，各个接种点预约的疫苗不一定相同，也并不是所有疫苗都需要添加到预约单，因此，用户可以根据本单位需要设置预约单中的预约疫苗，为打印预约单提供数据来源。

（二）菜单说明

是否预约：该疫苗是否在预约单上显示。

截止月龄：超过规定月龄的儿童将不再预约此疫苗。

（三）操作步骤

（1）登录界面

进入系统界面后，点击左边功能结构框中的“接种设定”→“预约参数设定”，再在右边双击“疫苗预约设定”，即进入疫苗预约设定界面（图 3–138）。

（2）设定

该界面中的“疫苗名称”“疫苗属性”是系统根据前述“疫苗名称”的内容自动生成，不能修改。只允许修改“是否预约”“截止月龄”“控制刷卡显示”等信息。要设定以上信息，只需将鼠标移动到相应的位置，直接选择或输入数值即可。设定完成后，将鼠标移离该行，则系统自动保存用户设定的信息。

（3）打印

完成设定后，若要打印疫苗预约设定信息，可直接点击上方的“打印”按钮，即进入打印预览，确认后，点击上方形如打印机的按钮，系统开始打印；点击“Close”按钮，将退出打印界面。

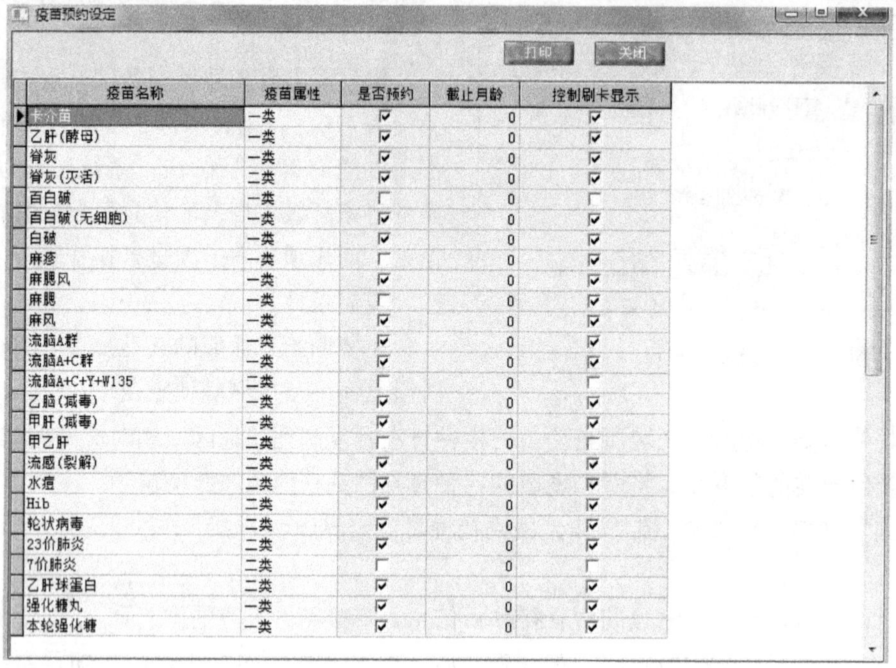

图 3-138　疫苗预约设定

（4）关闭界面

点击“关闭”按钮，即退出疫苗预约设定界面，回到系统主界面。

五、节假日设定

（一）功能介绍

设定节假日相关信息，使预约日期跳过节假日而安排至相应的下一个接种日。

（二）按钮说明

新增：新增某一节假日。

删除：删除已设定的某一节假日。

（三）操作步骤

（1）登录界面

进入系统界面后，点击左边功能结构框中的“接种设定”→“预约参数设定”，再在右边双击“节假日设定”，即进入节假日设定界面（图 3-139）。

（2）新增

点击“新增”按钮，或直接将鼠标移动到记录的最后一行，按键盘方向键中的“↓”键，系统将自动增加一行，依次录入“假日类型”（可在下拉列表中选择国家法定节假日或用户任意输入）、“假日开始日期”“假日天数”“安排日期”（如不安排则系统默认预约下一个接种日）、“备注”等信息后，将鼠标移离该行，则该节假日信息即被保存。

（3）修改

若用户要修改节假日信息，只需将鼠标移动到对应节假日信息处，直接输入数值即可，修改完成后，将鼠标移离该行，系统将自动保存用户修改后的信息。

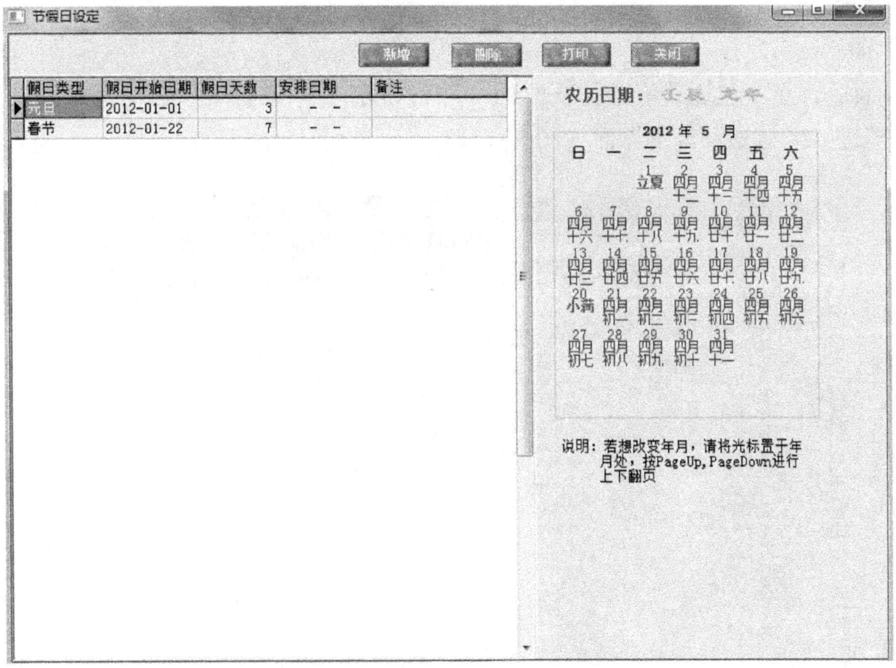

图 3-139　节假日设定

（4）删除

直接将鼠标移动到要删除的记录处，点击上方的“删除”按钮，即将该节假日信息删除。

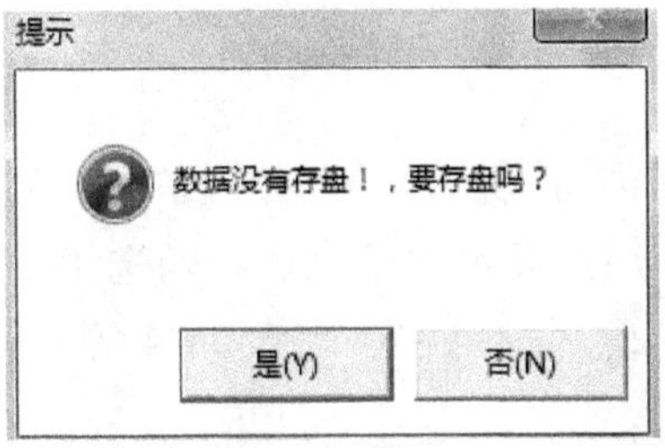

图 3-140　提示保存

（5）打印

若要打印节假日信息，直接点击上方的“打印”按钮，即进入打印预览，确认后，点击上方形如打印机的按钮，系统开始打印；点击“Close”按钮，将退出打印界面，回到节假日设定界面。

（6）关闭界面

点击“关闭”按钮时，如有修改系统资料，系统将提示是否保存，此时点击“是”将保存修改信息，点击“否”将不保存修改过的信息（图 3-140），同时退出节假日设定主界面，回到系统主界面。

六、区域划分设定

（一）功能介绍

按本接种点所管理儿童的住址划分区域，设置好区域名称、属性后，将客户端中儿童根据住址划分到相应区域，以便在日常查询、统计、通知时能方便地按村、镇等区域来管理儿童。

（二）按钮说明

新增：新增一个区域，可对该区域名称、是否统计、居住属性做详细设置。

删除：删除一个已有区域。

打印：打印本点设置的区域划分。

关闭：退出区域划分界面，回到系统主界面。

（三）操作步骤

（1）登录界面

进入系统界面后，点击左边功能结构框中的“接种设定”→“管理参数信息”，再在右边双击“区域划分设定”，即进入区域划分设定界面（图 3-141）。

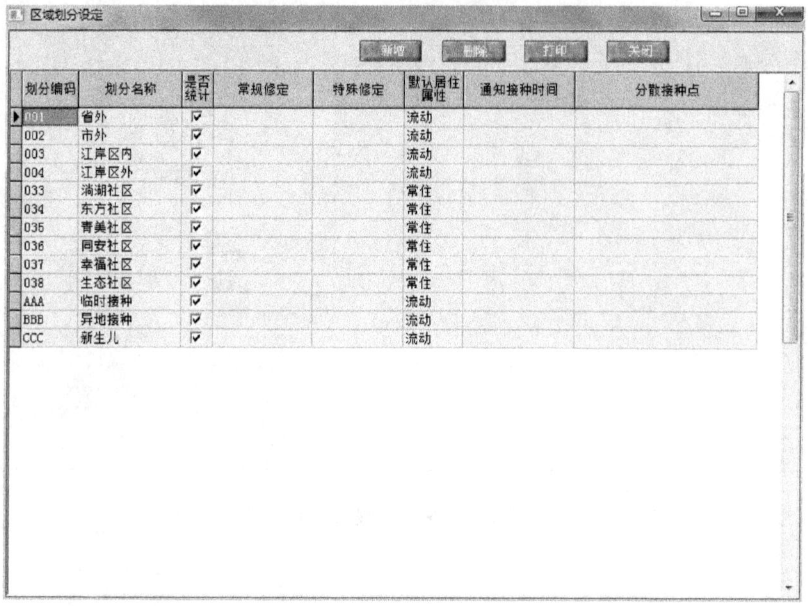

图 3-141　区域划分设定

（2）设定

点击“新增”按钮，可以添加一个新的区域，各区域的信息修改只需将鼠标移动到相应位置，直接选择或输入数值即可。设定完成后，将鼠标移离该行，则系统自动保存用户设定的信息。在勾选了“是否统计”后，客户端在统计疫苗接种报表（表 6-1、表 3-1-1、表 3-1-2、表 3-1-3、表 3-1-4 等）时，会计算该区域。

注意事项：

①在删除某个区域时，若已有儿童划分至该区域，则不能被删除，需先将该区域内儿童划分至其他区域（图 3-142）。

②“临时接种”“异地接种”“新生儿”3 个区域为专用标识，不能被修改和删除，只允许勾选是否统计。

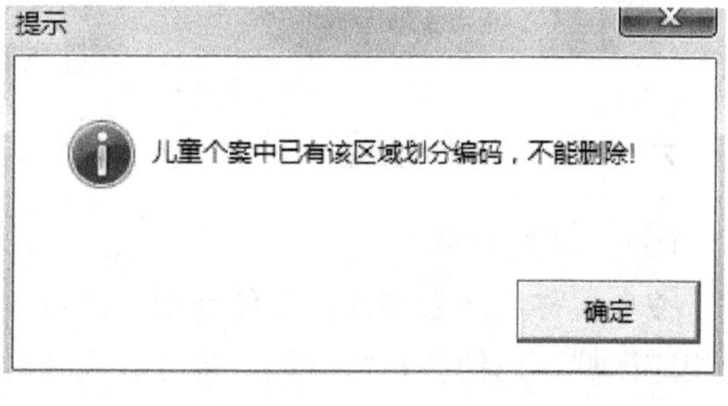

图 3-142　不能删除提示

（3）打印

完成设定后，若要打印区域划分设定信息，则直接点击上方的“打印”按钮，即进入打印预览，确认后，点击上方形如打印机的按钮，系统开始打印；点击“Close”按钮，将退出打印界面。

（4）关闭界面

点击“关闭”按钮，即退出区域划分设定界面，回到系统主界面。

七、自动备份设置

（一）功能介绍

此功能在保证数据安全的同时减轻了用户每日备份的操作，并能够帮助用户在遗忘备份的时候进行自动备份。

（二）操作步骤

（1）登录界面

进入系统界面后，点击左边功能结构框中的“接种设定”→“其他参数设定”，再在右边双击“自动备份设置”，即进入自动备份设置界面（图 3–143）。

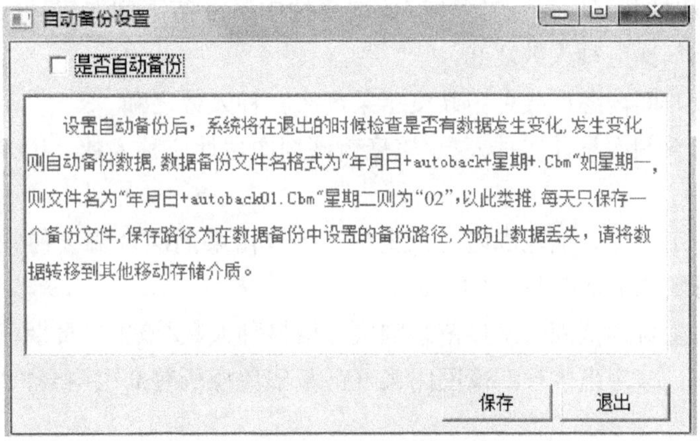

图 3–143　自动备份设置

（2）启用自动备份

进入设置界面后，勾选上“是否自动备份”，点击“保存”按钮，此后在数据发生变化后退出系统的时候将会自动进行数据备份。

注意事项：

设置自动备份后，系统将在退出的时候检查是否有数据发生变化，发生变化则自动备份数据，数据备份文件名格式为“年月日” + “autoback” + “星期” + “. Cbm”，如星期一，则文件名为“年月日 autoback01. Cbm”，星期二则为 02。以此类推，每天只保存一个备份文件，保存路径为在数据备份中设置的备份路径，为防止数据丢失，请将数据转移到其他移动存储介质。

附录：统计指标

一、接种率

应种人数：到本次接种时，在接种辖区范围内，常住户口和流动人口中达到免疫程序规定应接受某疫苗某剂次接种的适龄儿童数，加上次接种时该疫苗该剂次应种儿童中漏种者。

实种人数：本次接种中，某疫苗某剂次应种人数中的实际接种人数。

接种率：某疫苗某剂次实种人数/该疫苗该剂次应种人数 ×100% 。

二、累计接种率

累计应种人数：一段时间内最后一次接种前各次接种中某疫苗某剂次累计实种人数，与该段时间内最后一次接种中该疫苗该剂次应种人数之和。

累计实种人数：该段时间内各次接种中某疫苗某剂次实种人数之和。

累计接种率：某疫苗某剂次累计实种人数/该疫苗该剂次累计应种人数 ×100% 。

三、合格接种率

合格接种人数：在一定出生日期范围内的儿童中，某疫苗某剂次合格接种（免疫起始月龄正确、剂次间隔正确、在规定的月龄内完成接种）的人数。

合格接种率：一定出生日期范围内某疫苗某剂次合格接种人数/该出生日期范围内的人数 ×100% 。

单苗全程合格接种率：一定出生日期范围内某疫苗基础免疫所有剂次均合格的接种人数/该出生日期范围内的人数 ×100% 。

五苗全程合格接种率：一定出生日期范围内卡介苗、脊灰、百白破、麻疹和乙肝疫苗基础免疫所有剂次均合格的接种人数/该出生日期范围内的人数 ×100% 。

四、信息管理系统覆盖率

实施儿童预防接种信息管理系统的乡（镇、街道）数/辖区乡（镇、街道）数 ×100% 。

五、地区上传覆盖率

在一定时间内国家信息管理平台收到上传预防接种数据的乡（镇、街道）数/辖区乡（镇、街道）数 ×100% 。

六、上传接种信息数据完整率

在一定时间内上传预防接种个案信息完整的儿童数/上传的儿童数 ×100% 。

七、上传接种信息及时率

乡级接种单位：预防接种个案信息在接种后 5 日内上传的儿童数/实际上传儿童数 ×100% 。

不承担预防接种工作任务的乡级防保组织：预防接种个案信息在接种后 10 日内上传的儿童数/实际上传儿童数 ×100% 。

八、上传接种信息准确率

上传预防接种个案信息与预防接种证（卡）信息相符的儿童数/调查儿童数 ×100% 。

第 4 章　湖北省免疫规划信息管理系统查验证操作指南

第 1 节　家长自助查验

家长用手机或电脑为自己的孩子查验接种证、打印查验证明。手机或电脑上打开接种门诊或区县疾控单位公布的查验证网址，或手机扫描公布的二维码进入查验证界面。扫描的时候会有相应的提示，需要直接用手机浏览器打开页面（图 4–1）。

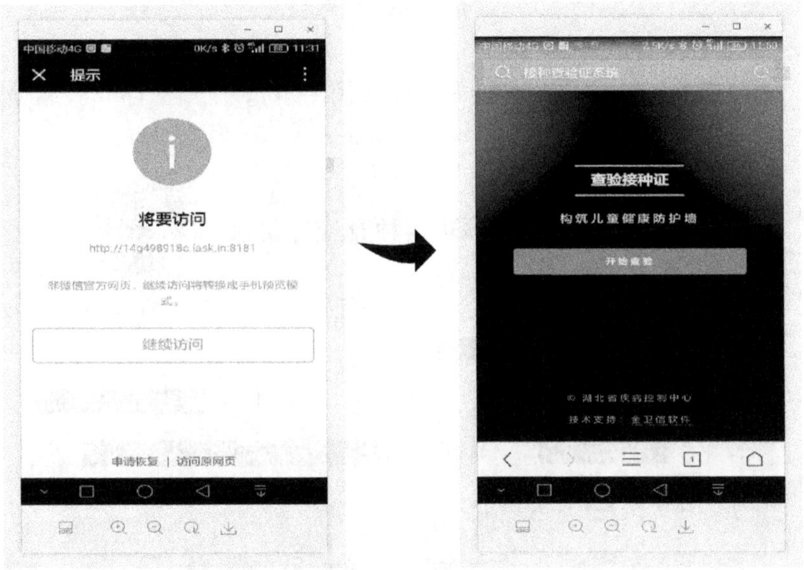

图 4–1　访问提示

点击开始查验，进入查验证界面，按要求输入接种证上的信息，包括儿童姓名、性别、出生日期（图 4–2）。

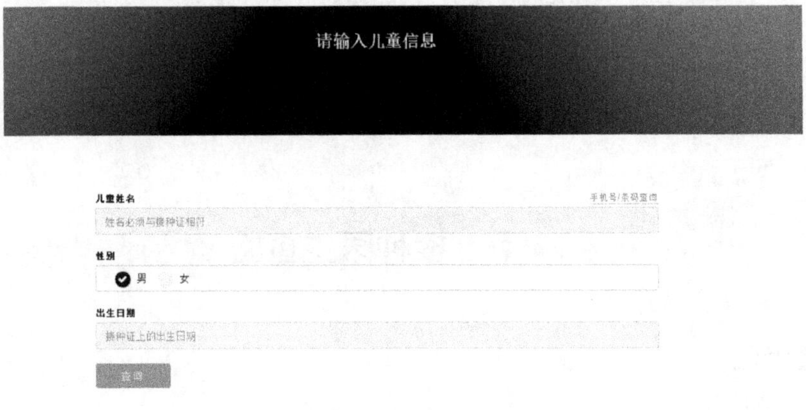

图 4–2　输入信息

查询后，再次输入联系电话，作为校验，之后才能继续查验（图 4–3）。

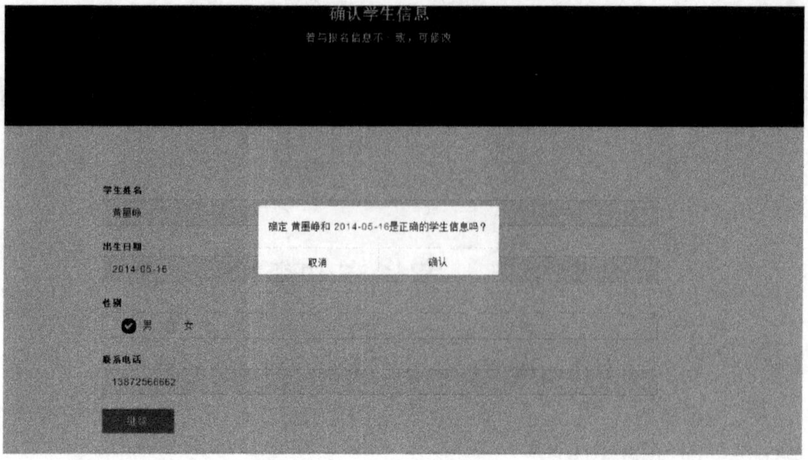

图 4–3　确认信息

如果信息一致，点击“确定”，进入查询结果界面（图 4–4），之后打印查验结果，交由接种门诊盖章或者直接交给学校。

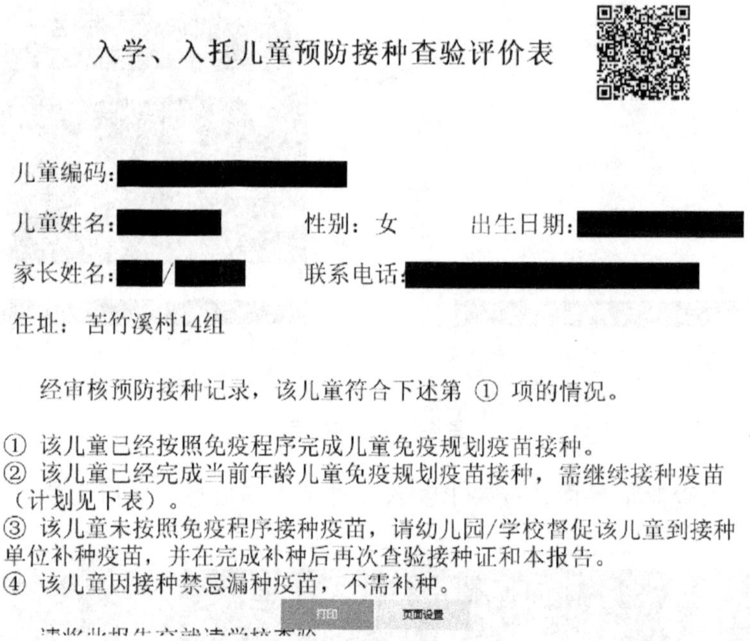

入学、入托儿童预防接种查验评价表

儿童编码：[redacted]

儿童姓名：[redacted]　　性别：女　　出生日期：[redacted]

家长姓名：[redacted]/[redacted]　　联系电话：[redacted]

住址：苦竹溪村14组

经审核预防接种记录，该儿童符合下述第 ① 项的情况。

① 该儿童已经按照免疫程序完成儿童免疫规划疫苗接种。
② 该儿童已经完成当前年龄儿童免疫规划疫苗接种，需继续接种疫苗（计划见下表）。
③ 该儿童未按照免疫程序接种疫苗，请幼儿园/学校督促该儿童到接种单位补种疫苗，并在完成补种后再次查验接种证和本报告。
④ 该儿童因接种禁忌漏种疫苗，不需补种。

打印　页面设置

图 4–4　查询结果

第 2 节　接种医生查验

一、单个儿童查验

接种医生进行单个儿童查验，首先进入儿童免疫规划信息管理系统客户端的接种登记界面，右键选择当前儿童个案查验（图 4–5）。

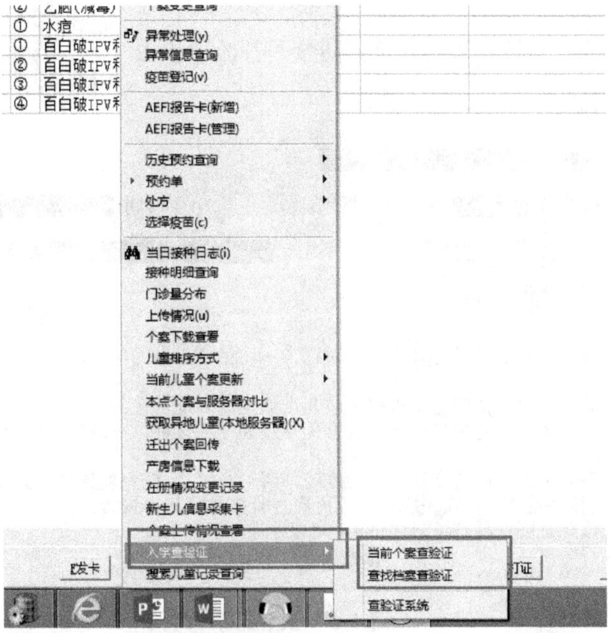

图 4–5　选择当前儿童个案查验

弹出儿童免疫规划信息管理系统儿童查验证模块（图 4–6）。

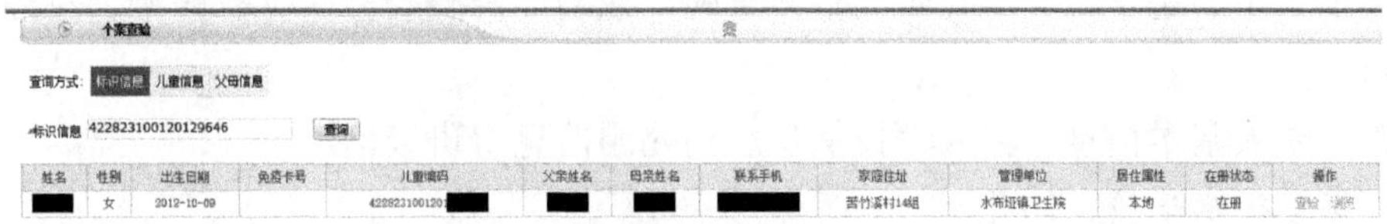

图 4–6　个案查验

点击“查验”，进入该儿童的查验界面（图 4–7）。

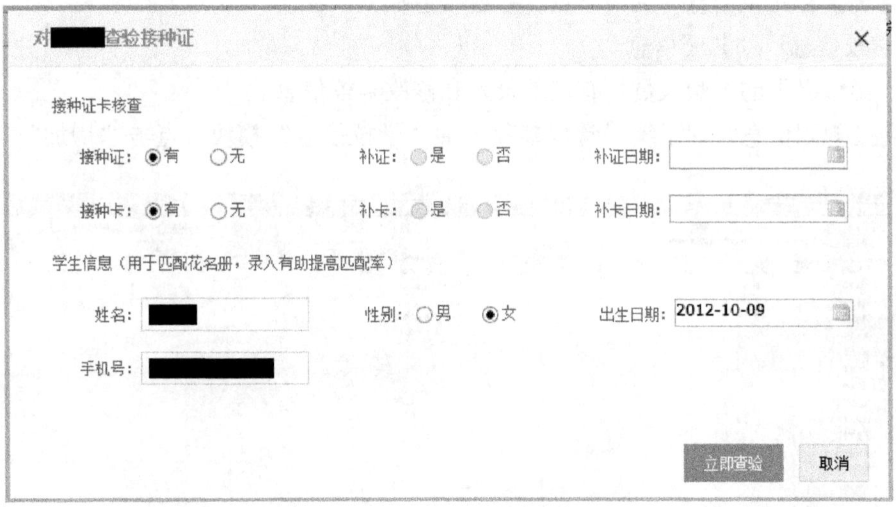

图 4–7　查验界面

核对信息无误后，点击“立即查验”，弹出查验结果（图4-8）。

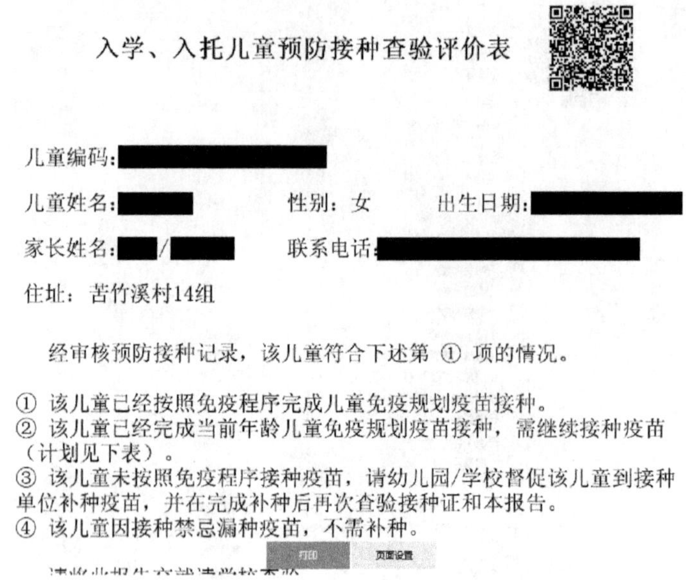
入学、入托儿童预防接种查验评价表

儿童编码：[redacted]

儿童姓名：[redacted] 性别：女 出生日期：[redacted]

家长姓名：[redacted]/[redacted] 联系电话：[redacted]

住址：苦竹溪村14组

经审核预防接种记录，该儿童符合下述第 ① 项的情况。

① 该儿童已经按照免疫程序完成儿童免疫规划疫苗接种。
② 该儿童已经完成当前年龄儿童免疫规划疫苗接种，需继续接种疫苗（计划见下表）。
③ 该儿童未按照免疫程序接种疫苗，请幼儿园/学校督促该儿童到接种单位补种疫苗，并在完成补种后再次查验接种证和本报告。
④ 该儿童因接种禁忌漏种疫苗，不需补种。

打印 页面设置

图4-8 查验结果

二、批量查验

批量查验主要针对的是学校、幼儿园的整体查验。该功能需要查验医生有账号，且需要先录入学校、幼儿园等的信息。

步骤一：首先录入基本信息。输入学校信息、幼儿园信息、班级信息。

步骤二：下发模板给学校、幼儿园。

步骤三：收到花名册后，导入学生花名册到平台。

步骤四：匹配儿童，对没有匹配成功的儿童导出后要求学校核实。

步骤五：批量查验。

步骤六：导出漏种儿童信息，反馈学校，并继续追踪。

（1）输入学校信息、幼儿园信息

只有区级、门诊级别的查验人员才有权限录入和修改学校信息。

进入儿童免疫规划信息管理系统“常规接种”→“学校信息”模块，点击“增加”，如图4-9所示。

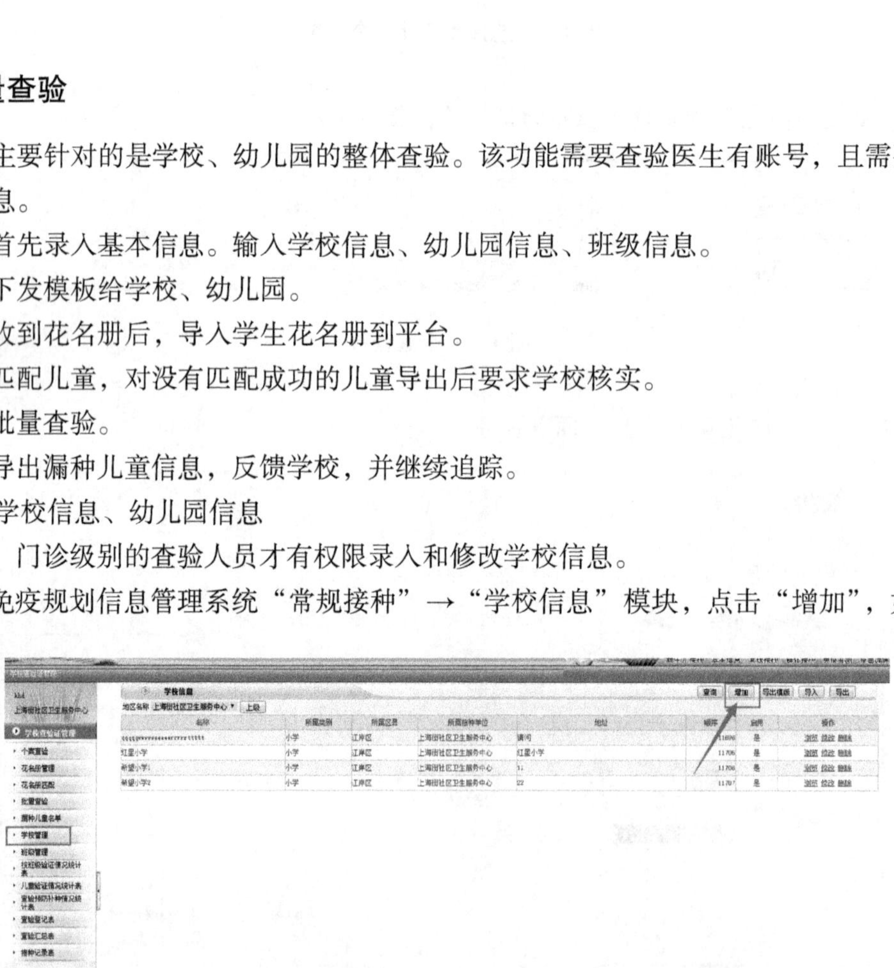

图4-9 新增学校信息

进入学校信息新增界面（图 4–10），填写完相应的信息后，点击“保存”。

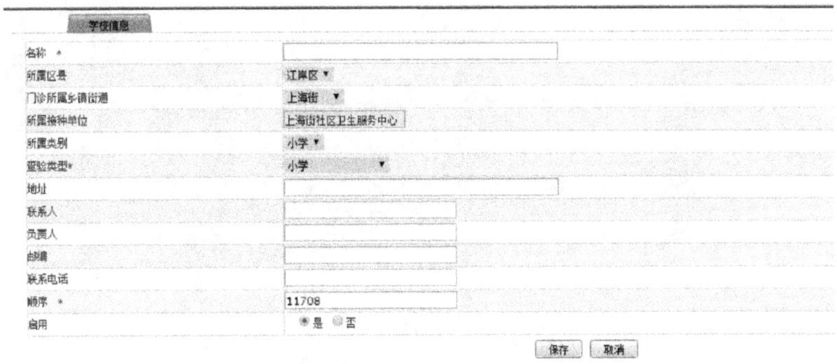

图 4–10　完善信息

（2）学生名册管理

首先进入“查验证管理”→“学生名册管理”模块，点击“导入”，在弹出的模块里面下载标准模板（图 4–11）。

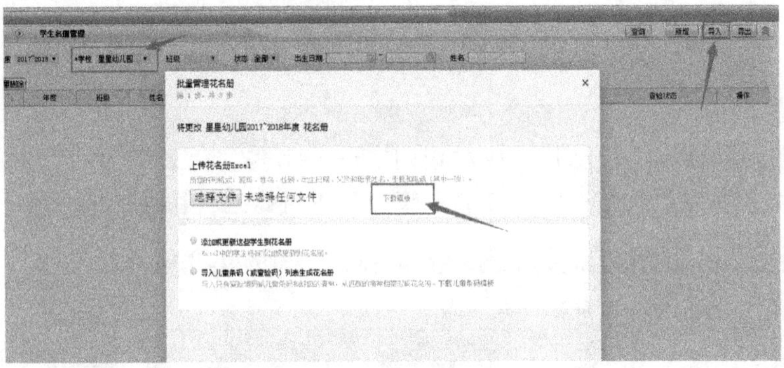

图 4–11　下载标准模板

把模板发送给相应的人员填写后，由相关人员再次点击“导入”，然后点击“选择文件”，选择填写好的模板文件，点击“下一步”进行对比（图 4–12）。

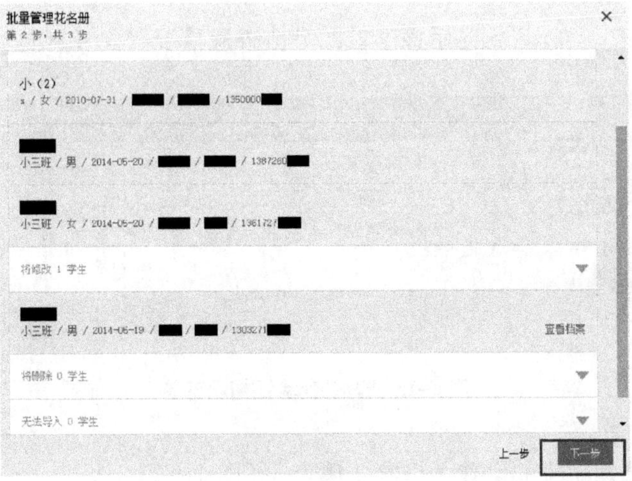

图 4–12　批量管理花名册

最后点击“完成”，完成对花名册的更新（图 4–13）。

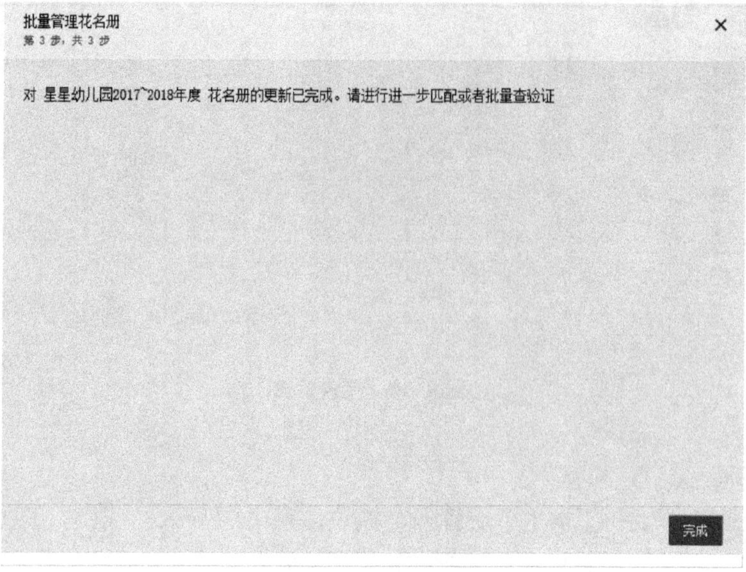

图 4–13　完成更新

（3）花名册匹配

选择相应的学校，然后点击“查询”，核对查询之后的结果，花名册与儿童个案是否相符，如果一致，点击“匹配”，如果不一致，就返回“花名册管理”进行修改（图 4–14）。

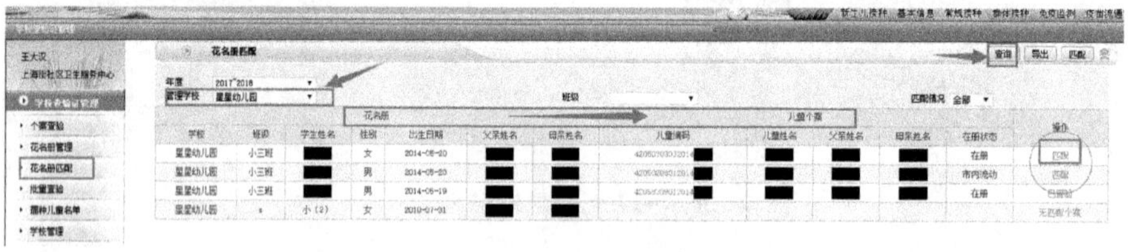

图 4–14　花名册匹配

（4）批量查验

选择相应的学校，点击“查询”，显示该学校的具体查验情况（图 4–15）。

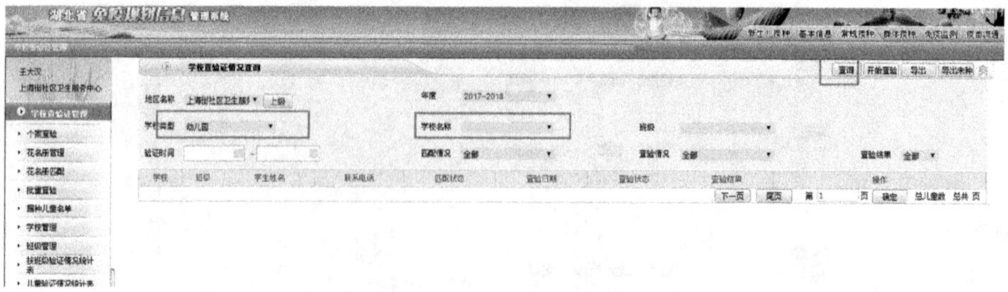

图 4–15　学校查验证情况查询

然后点击“查验”，选择相应的设置，点击“确定”（图 4–16）。

然后会出现所有的查验结果，根据实际情况打印查验结果（图 4–17）。

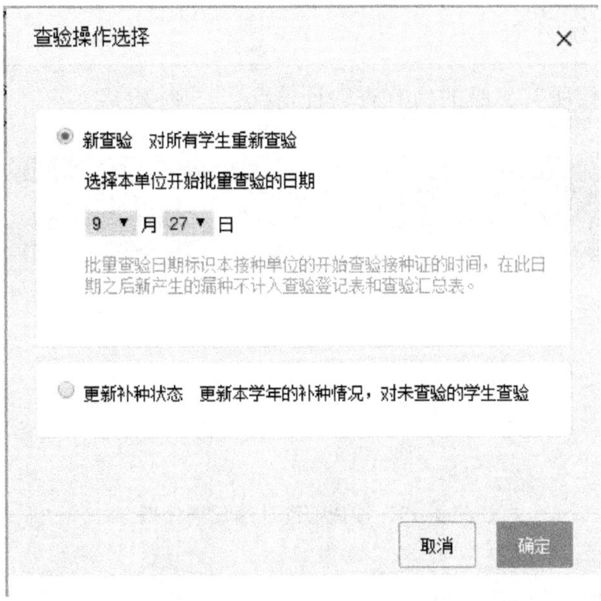

图 4-16　查验操作选择

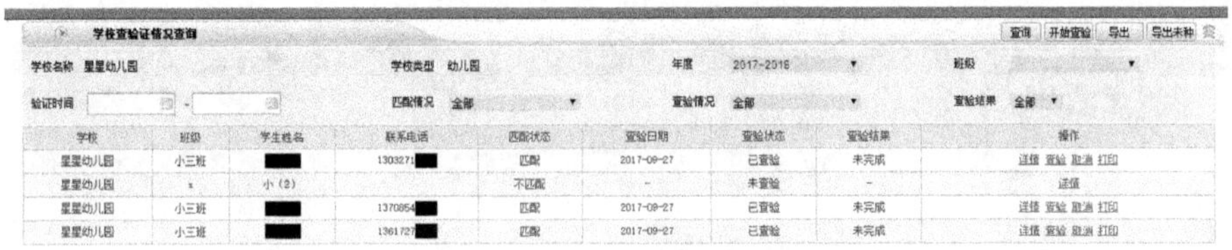

图 4-17　查验结果

第 3 节　疾控查验

疾控人员只有统计功能权限，没有具体的查验功能权限。各地疾控人员，可以通过以下模块查询本地查验证情况。

一、漏种儿童名单

选择学校，点击“查询”，找出漏种儿童的明细（图 4-18）。

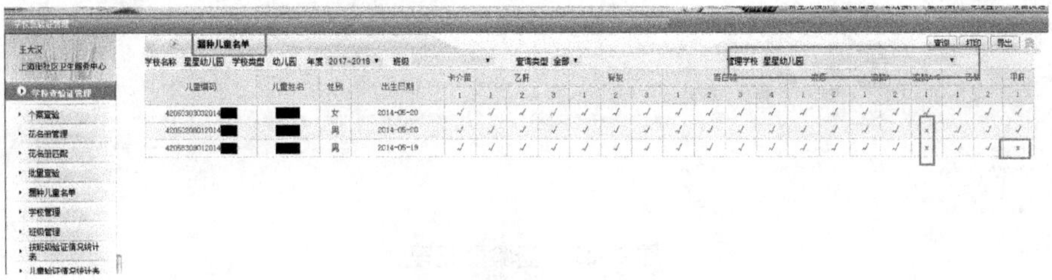

图 4-18　漏种儿童名单

二、按班级验证情况统计表

该模块可以统计一个学校所有班级的所有查验证情况（图 4-19）。

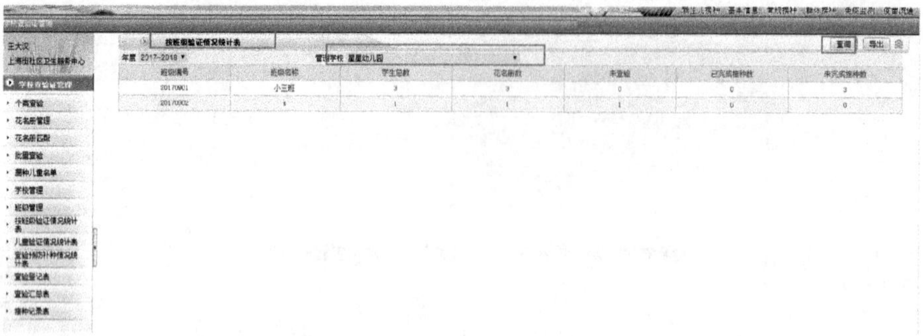

图 4-19　按班级验证情况统计表

三、儿童验证情况统计表

该模块用来统计辖区内所有管理学校的查验情况（图 4-20）。

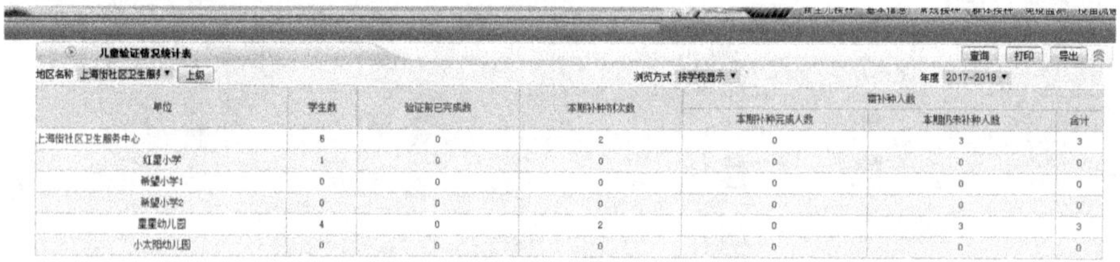

图 4-20　儿童验证情况统计

四、查验登记表

该模块查验所选条件的儿童查验情况（图 4-21）。

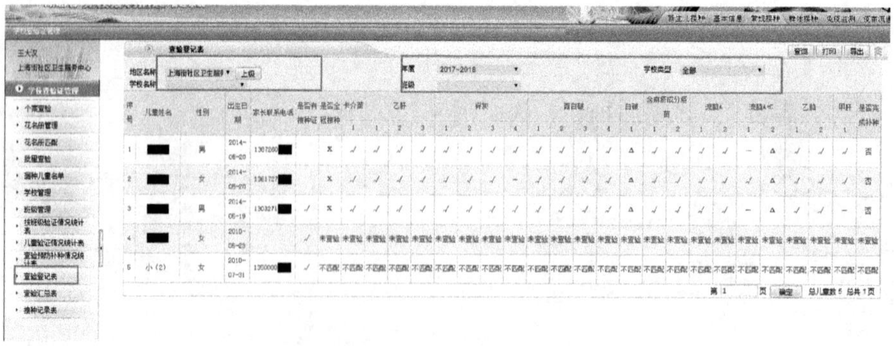

图 4-21　查验登记表

五、查验汇总表

该模块查询学校、幼儿园的查验汇总情况（图 4-22）。

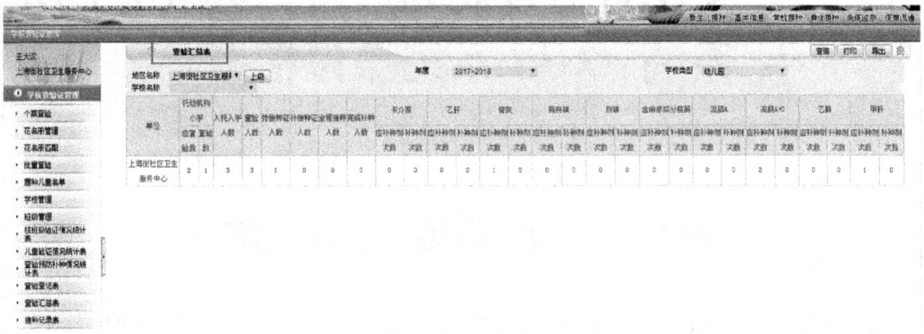

图 4-22　查验汇总表

六、接种记录表

该模块用来查询所选儿童接种情况（必须是已经匹配的儿童），如图 4-23 所示。

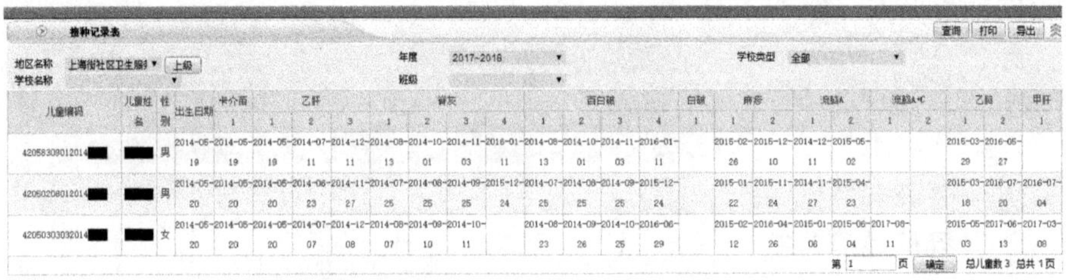

图 4-23　接种记录表

第5章　湖北省免疫规划之窗、办公自动化系统、GIS系统操作指南

第1节　湖北省免疫规划之窗

免疫规划之窗以简洁的展示风格，紧握“实施免疫规划、保障和谐、促进健康”的主题。建设以事务链为中心的网站展示系统，体现服务型单位新形象；整合网上服务项目，实现对群众的“一站式”服务；建立了方便、高效的渠道，使群众能够获取相关信息知识，逐步实现单位与群众的互动式交流。

一、系统登录说明

打开IE浏览器，在地址栏中输入湖北省免疫规划之窗访问地址“http：//www. hbnip. com/”后，按回车键，即可进入网站主界面（图5-1）。

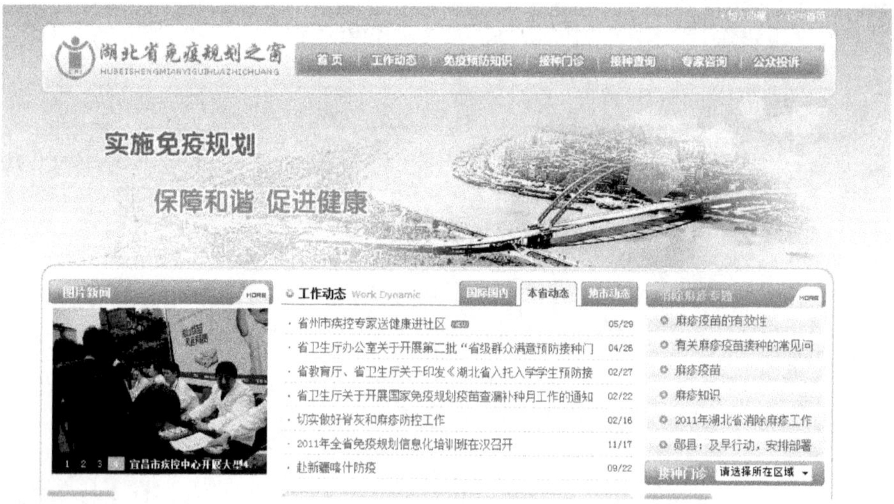

图5-1　免疫规划之窗主界面

二、网站首页

免疫规划之窗是直接面向群众的平台和窗口。进入网站后，可以在主界面看到图片新闻、工作动态、通知公告、疫苗知识、接种常识、儿童保健、专家咨询等面向大众的版块。网站还设有接种查询和接种门诊查询两个便民服务模块，方便家长实时查询儿童接种信息，及时了解免疫规划接种工作。

在网站左下方，可以看到接种查询模块，可自行选择“母亲身份证”或“儿童编码”两种方式进行查询（图5-2）。

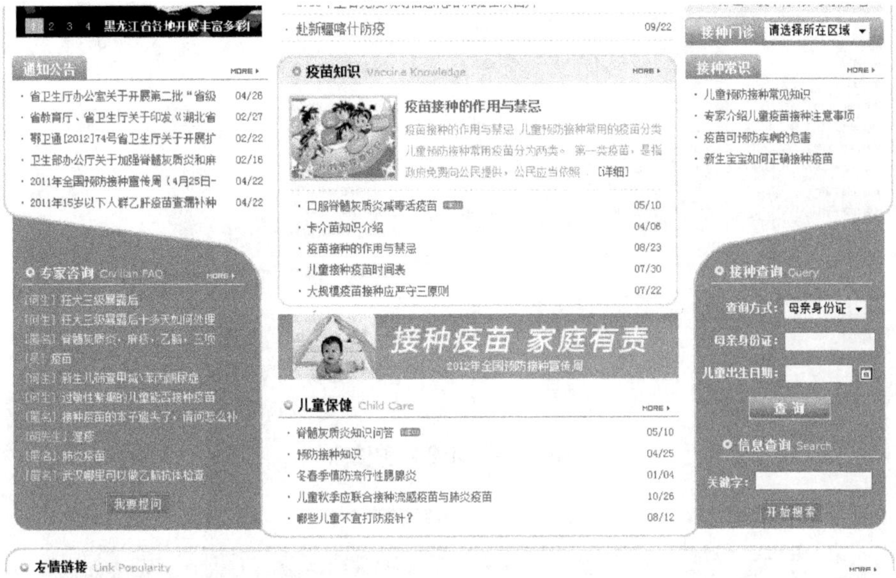

图 5-2　免疫规划之窗首页

在准确输入“查询方式”和“儿童出生日期”后，点击“查询”，即可查询出儿童的基本信息（图 5-3），以及该儿童的接种信息（图 5-4）。

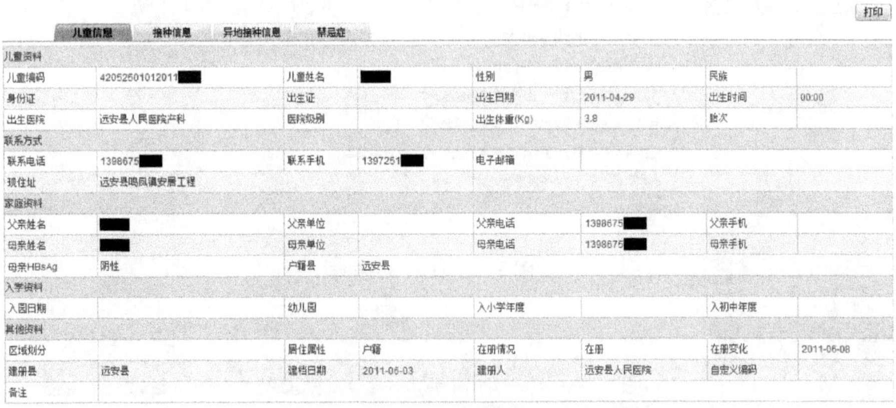
打印
儿童信息　接种信息　异地接种信息　禁忌症

儿童资料							
儿童编码	42052501012011[redacted]	儿童姓名	[redacted]	性别	男	民族	
身份证		出生证		出生日期	2011-04-29	出生时间	00:00
出生医院	远安县人民医院产科	医院级别		出生体重(Kg)	3.8	胎次	
联系方式							
联系电话	1398675[redacted]	联系手机	1397251[redacted]	电子邮箱			
现住址	远安县鸣凤镇安居工程						
家庭资料							
父亲姓名	[redacted]	父亲单位		父亲电话	1398675[redacted]	父亲手机	
母亲姓名	[redacted]	母亲单位		母亲电话	1398675[redacted]	母亲手机	
母亲HBsAg	阴性	户籍县	远安县				
入学资料							
入园日期		幼儿园		入小学年度		入初中年度	
其他资料							
区域划分		居住属性	户籍	在册情况	在册	在册变化	2011-06-08
建册县	远安县	建档日期	2011-06-03	建册人	远安县人民医院	自定义编码	
备注							

图 5-3　儿童基本信息

三、工作动态

在网站上方按钮栏中点击“工作动态”，即可跳转至工作动态版块，在此，用户可以及时了解国际国内、省市地区免疫规划部门的工作动态（图 5-5）。

四、免疫预防知识

在网站上方按钮栏中点击“免疫预防知识”，即可跳转至免疫预防知识版块，在此，用户可以了解专业的疫苗知识、儿童保健知识、接种常识、疾病知识（图 5-6）。

打印

儿童信息 | 接种信息 | 异地接种信息 | 禁忌症

疫苗名称	针次	批号	生产厂家	接种地点	接种日期
卡介苗	①	200911a058-2	成都生物	远安县人民医院产科	2011-04-30
乙肝(酵母)	①	2010041506	大连汉信	远安县人民医院产科	2011-04-30
乙肝(酵母)	②	2010041506	大连昆阳	远安县中医院预防接种门诊	2011-06-05
乙肝(酵母)	③	2010041506	大连昆阳	远安县中医院预防接种门诊	2011-11-22
脊灰(减毒二倍体)	①	20100903-05	北京天坛	远安县中医院预防接种门诊	2011-06-29
脊灰(减毒二倍体)	②	20100903-05	北京天坛	远安县中医院预防接种门诊	2011-08-05
脊灰(减毒二倍体)	③	20100903-05	北京天坛	远安县中医院预防接种门诊	2011-09-05
百白破(无细胞)	①	20100205-6	武汉生物	远安县中医院预防接种门诊	2011-08-05
百白破(无细胞)	②	20100205-6	武汉生物	远安县中医院预防接种门诊	2011-09-05
百白破(无细胞)	③	20100712-4	武汉生物	远安县中医院预防接种门诊	2011-10-05
麻风	①	2010706702	北京天坛	远安县中医院预防接种门诊	2012-01-11
流脑A	②	20100834-3	武汉生物	远安县中医院预防接种门诊	2012-04-10
乙脑(减毒)	①	201001009-2	武汉生物	远安县中医院预防接种门诊	2012-02-11
乙脑(灭活)	①			远安县中医院预防接种门诊	2012-02-11
流脑A+C结合	①			远安县中医院预防接种门诊	2012-01-11
Hib-OMPC	①	D1110-1	巴斯德	远安县中医院预防接种门诊	2011-07-05
Hib-OMPC	②	E9568-1	巴斯德	远安县中医院预防接种门诊	2011-09-05

图 5-4　儿童接种信息

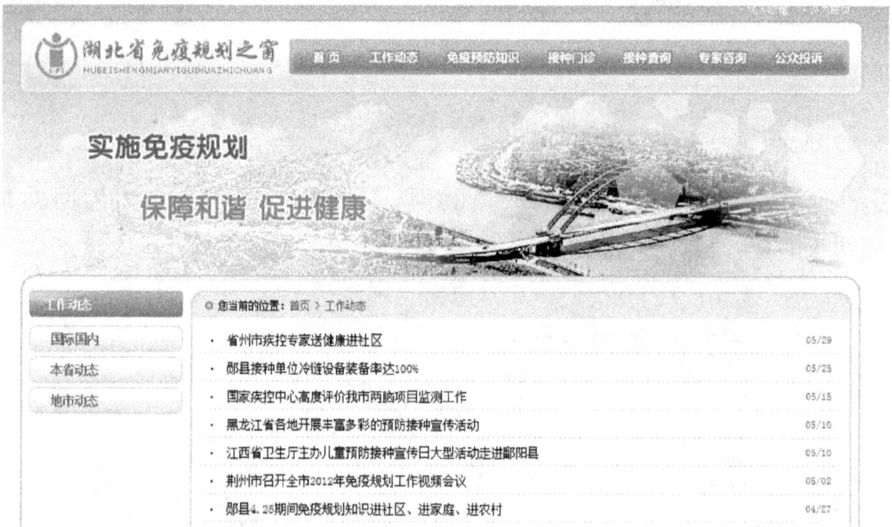

图 5-5　工作动态

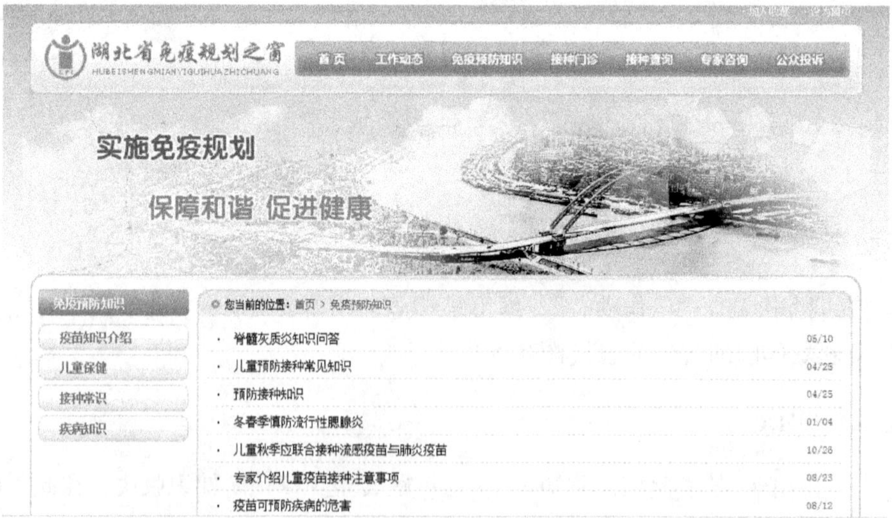

图 5-6　免疫预防知识

五、接种查询

在网站上方按钮栏中点击“接种查询”，即可跳转至湖北省免疫规划地理信息系统版块，在此，用户可以在地图上查找湖北省范围内所有地市疾控中心和预防接种门诊的具体位置及联系方式（图 5-7）。

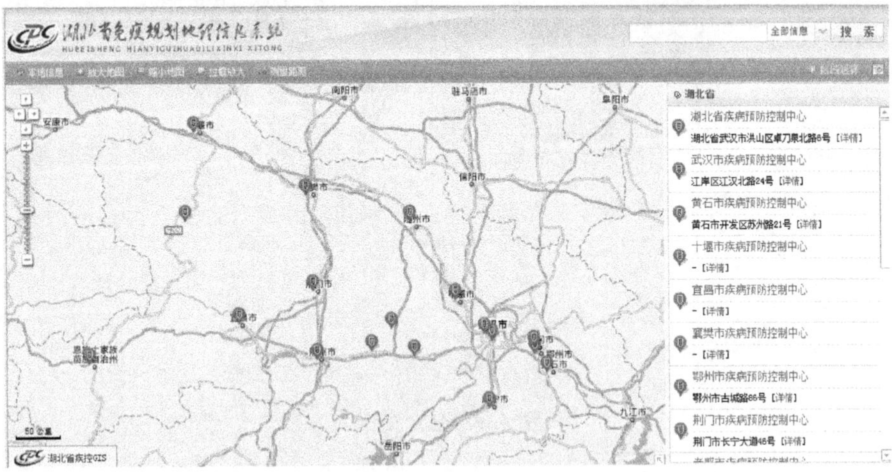

图 5-7　接种门诊位置及联系方式

六、专家咨询

在网站上方按钮栏中点击“专家咨询”，即可跳转至专家咨询版块，在此，用户可以向免疫规划部门的专家提出自己的疑问，待专家解答后，再进入该页面时就能看到相应的回复（图 5-8）。

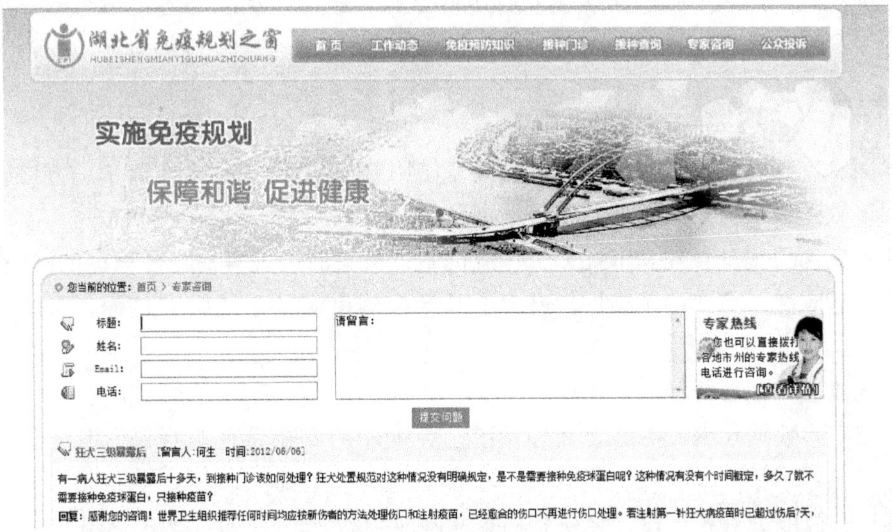

图 5-8　专家咨询

七、公众投诉

在网站上方按钮栏中点击“公众投诉”，即可跳转至公众投诉版块，在此，用户可以看到湖北省内所有地市卫生部门的监督电话（图 5-9）。

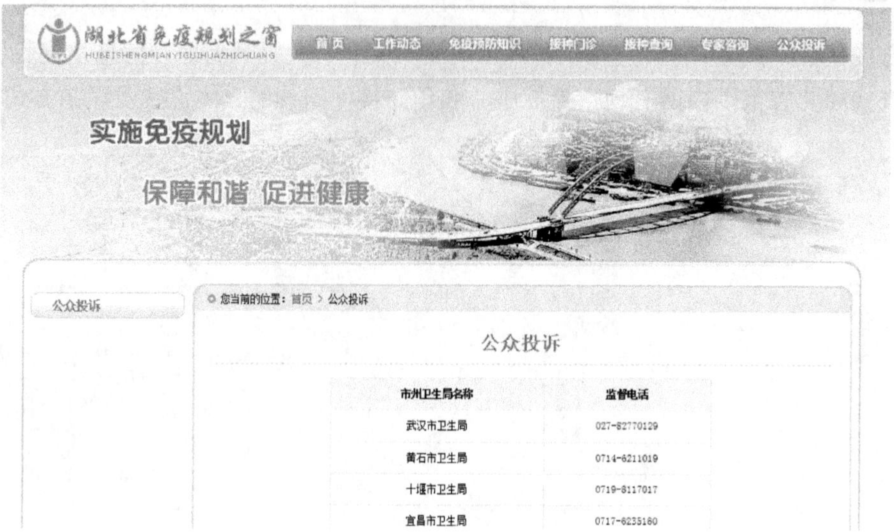

图 5-9　公众投诉

第 2 节　湖北省免疫规划办公自动化系统

免疫规划办公自动化系统提供了高效率、低成本、跨区域管理的日常办公模式，是以知识管理为核心的第三代办公自动化系统软件。集合了成熟的数据技术与管理思想，能有效提高湖北省免疫规划部门（以下简称“部门”）的工作效率，降低运营成本。

本系统基于 Intranet/Internet 技术，完全采用 B/S 体系结构。使得日常工作中的信息在全省范围内的传递效率极大提高，并且能使信息传递过程中的耗费降到最低，让办公人员从繁杂的日常办公事务处理中解放出来，参与到更多富于思考性和创造性的工作当中。

一、系统特点

①完全基于浏览器界面，安装方便，客户端只需使用 IE 浏览器，且操作简单、方便，只要会上网便能得心应手使用该软件，不需要做额外的使用培训；

②设置灵活、完善的安全管理和审批、工作流机制，可灵活设置审批路径、审批权限等工作流程；

③具有良好的适应性，客户端零维护，避免了 C/S 模式麻烦的系统维护过程，系统管理员从此不再需要两头奔波；

④方便的系统流程和配置管理；

⑤提供用户权限、数据加密，并结合操作系统、数据库的安全管理机制，为系统正常运转提供安全保障；

⑥良好的系统开放能力和扩展性，轻松架构互联网应用。

二、系统优势

（一）成熟有效的安全模型

针对 OWASP 组织发布的 2009 年 Web 应用程序脆弱性十大排名统计，对跨站脚本、注入漏洞、跨站请求伪造、信息泄露等主流攻击方式制定了完整的防御方案，并且借助操作系统的特性和功能对各种攻击方式进行全方位的防范，全面提升系统安全性的同时，保障系统的正常运转。

（二）信息数据处理协同化

工作效率的最大化就意味着利益的最大化，系统根据疾病控制行业特殊的工作方式，专门制定了适用于部门的权限功能，它实现了标准 RBAC（基于角色的访问控制）模型，让各部门能够各尽其职、高效工作。

（三）海量数据处理能力

系统的 N 层架构设计，为系统的可伸缩性提供了坚实的保障，可以适应各种应用模式。

（四）卓尔不凡的数据处理引擎

依靠独创的数据处理引擎，创新的功能区设计，使整个系统的程序代码和数据处理引擎彻底分离。通过这种创新的设计，让信息的录入及管理工作变得如使用 Office 软件一样简单，有效降低前期的人力成本，降低维护成本。

三、系统实现目标

（一）提高办公效率

系统充分利用互联网通信技术，改变了传统的办公方式，将办公系统建立在互联网上，使办公系统实现移动化、实时化、高效化、无纸化，用计算机网络技术来推动办公效率的提高。

（二）文件管理自动化

通过系统，可将所有信息发布到系统中，一方面实现了信息的存档；另一方面方便了员工查询。信息管理自动化将为单位节省大量办公费用。

（三）全新的信息交流方式，全面的资源和信息共享

单位各级部门及员工之间通过论坛、即时信息等方式互相交流，改善了单位的通信环境；单位内部各部门、员工之间信息和资源实现全面共享，消除信息孤岛。

（四）良好的协同工作环境

在网上实现各部门之间科学、高效、透明、规范的数字化协同工作环境，让工作组的所有人员都能掌握工作进度，发挥群体工作的威力。

（五）内部网与互联网的平滑集成

改善了单位与外部的信息交流方式，提高自身形象，增强竞争力；可实现远程对异地下属单位的报表汇总、指令发布、技术支持等功能。

（六）高效的决策支持

系统为管理层随时随地、方便安全地查询掌握全局的业务、人事情况，为领导者决策调整提供支持；为各部门提供高效、安全、智能化的网络办公环境，加强对办公流程的管理，增强办公的协调性，扩大信息通道，从而提高单位在线管理水平。

通过免疫规划办公系统自动化，使用信息化手段，无缝连接各级下属机构，建成手段先进、反应灵敏、制度规范、队伍健全、运行高效的，集信息采集、分析、预警、发布为一体的，满足日常工作业务要求的信息化工作体系。同时，以网络为依托，建立起符合免疫规划部门规范的业务管理体系和科学的宏观决策体系。

四、快速操作导航

本部分将重点介绍系统界面的操作元素与设置导航，以方便用户快速了解系统及高效开展工作。

五、系统登录说明

打开 IE 浏览器，在地址栏中输入系统访问地址“http：//oa. hbnip. com”，在出现的登录界面中输入用户名、密码（图 5-10），点击“登录”按钮，即可进入系统主界面。

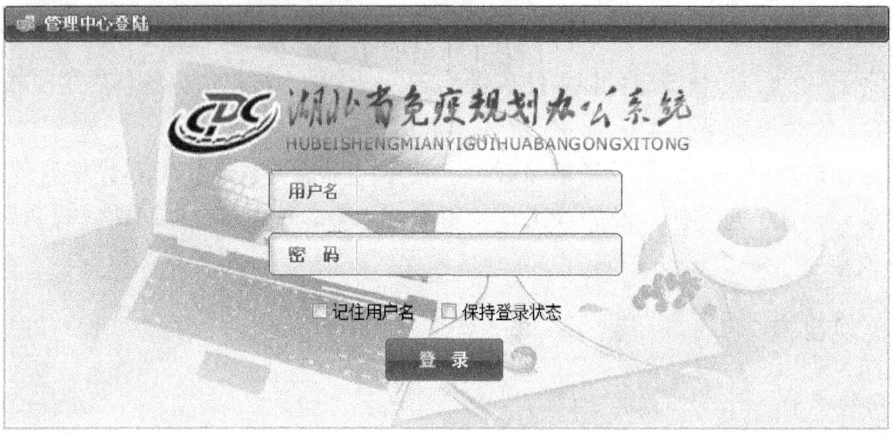

图 5-10 办公系统登录界面

六、系统操作界面介绍

系统操作默认界面如图 5-11 所示。

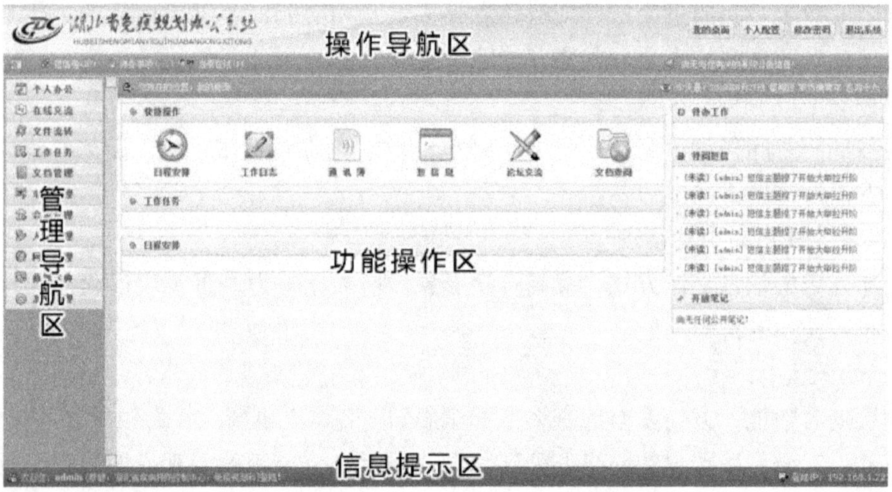

图 5-11 系统操作主界面

七、界面说明

系统操作主界面分为四大部分：顶部是操作导航区，下部是信息提示区，中部左侧是管理导航区，中部右侧是功能操作区。

注意：系统会根据当前登录用户权限，显示出不同权限的界面及相关菜单。

（一）操作导航区

操作导航区分上下两行导航内容：

上行是基本按钮，包括了“我的桌面”“个人配置”“修改密码”“退出系统”。

下行是当前登录用户的导航菜单切换、短信息提示、系统公告等信息。

（二）信息提示区

信息提示区主要显示当前登录用户的相关信息。

（三）管理导航区

管理导航区提供了导航管理项目信息（分成导航标题与导航链接两部分），点击相关导航标题可关闭或打开导航链接菜单。单击导航链接时，页面右侧的功能操作区即显示相应的界面。

（四）功能操作区

功能操作区默认显示登录系统后的相关功能，当选择管理导航区的相关导航链接后，会显示相应的功能。

八、个人办公

个人办公是为提高员工日常工作效率提供的个性化服务功能。

员工可以及时了解需要办理的各项事务，查看最新信息、安排自己的工作日程、管理通讯簿等。

九、个人日程安排

①用于个人管理自己的日程，如日程安排、日程查询。

②在日程安排的当天，系统会提醒相关日程信息，也可以预先设定到期提前提醒功能。

③可根据今日、周列表、月列表查询日程信息，并在日程中添加备忘。

④通过事件日程可明确个人的工作目标，相关管理人员也可以查看员工的工作日程安排（图 5-12 至图 5-14）。

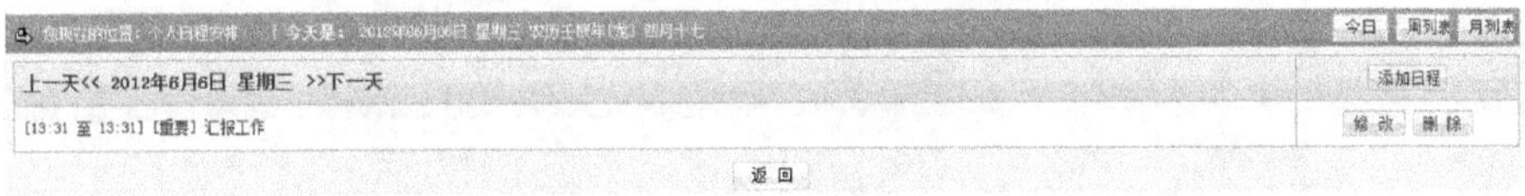

图 5-12　以“日”查看个人日程设置

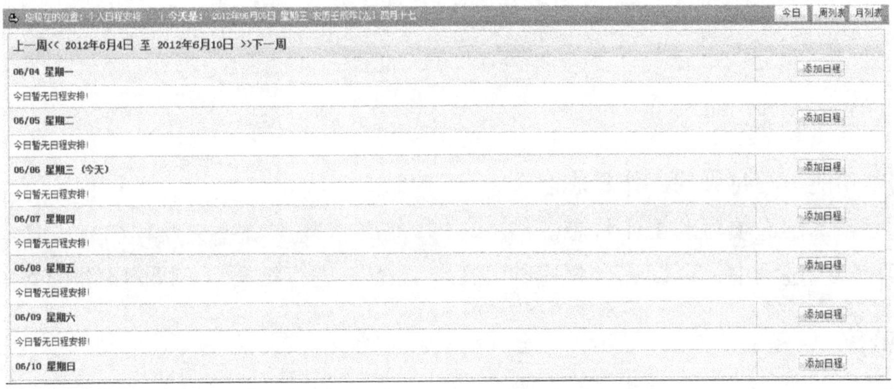

图 5-13　以“周”查看个人日程设置

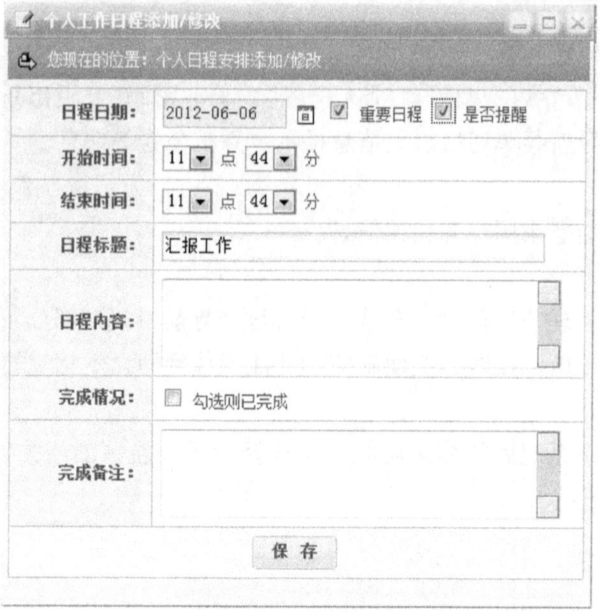

图 5-14　添加/编辑个人日程

十、个人工作任务

①员工可以查阅到上级分配的工作任务。

②如果工作任务可以进行分解，则当前员工可以将该任务分解。

③员工可以查阅到工作任务相关用户的工作日志信息。

④当工作任务完成后，员工可进行“申请完成”操作，以等待上级审批、确定该任务“已经完成”（图 5-15 至图 5-17）。

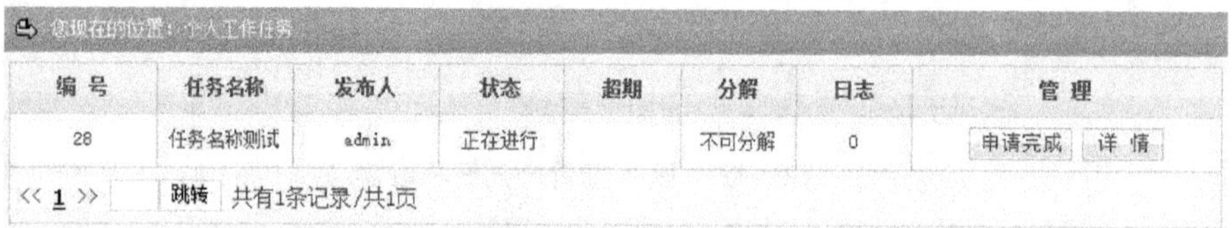

图 5-15　个人工作任务

十一、个人工作日志

①员工使用本功能填写每天的工作日志。

②员工可随时查询已经填写的工作日志。

③在填写工作日志过程中，可以选择相应的“工作任务”进行填写（图 5-18 和图 5－19）。

十二、通讯簿

①通过通讯簿可以方便、快捷地实现对常用联系人进行分类管理、综合查询等功能。

②可通过姓名拼音首字母进行检索。

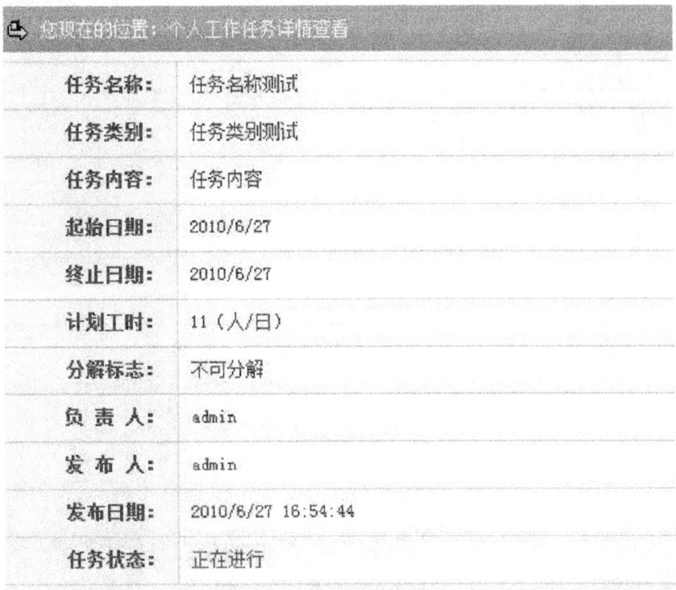

图 5-16　任务详情查看

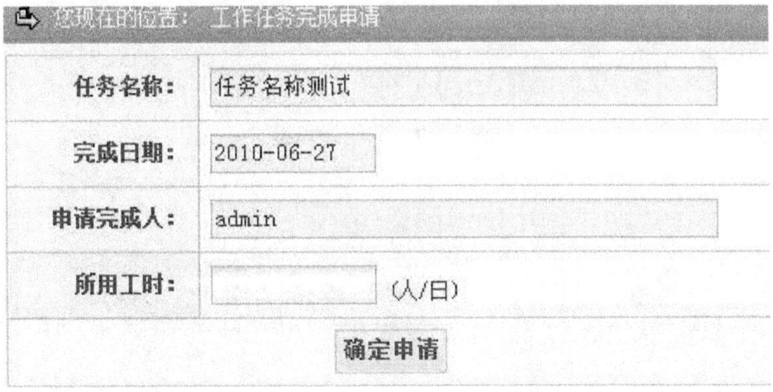

图 5-17　申请完成工作任务

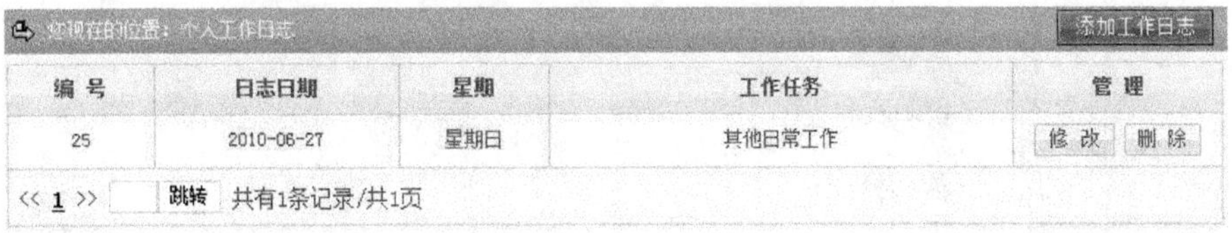

图 5-18　个人工作日志

③可以查阅系统通讯簿（来源于系统人员管理信息）。

④可以设定个人通讯簿，如将相关信息设置为公开，则系统内其他人可在“系统通讯簿”中查阅到此信息（图 5-20 和图 5-21）。

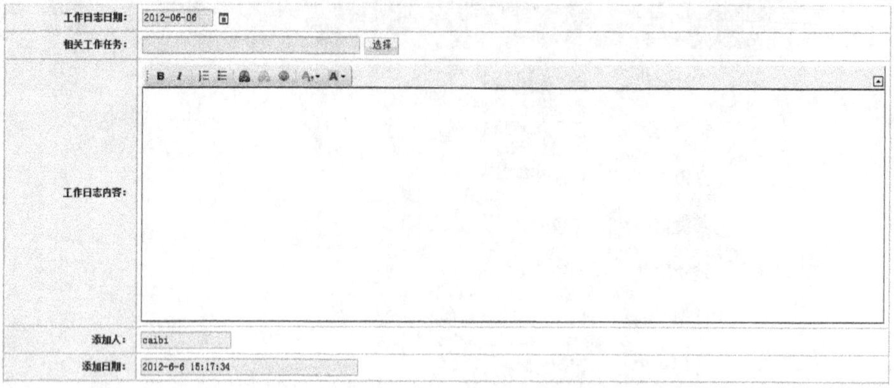

图 5–19　添加工作日志

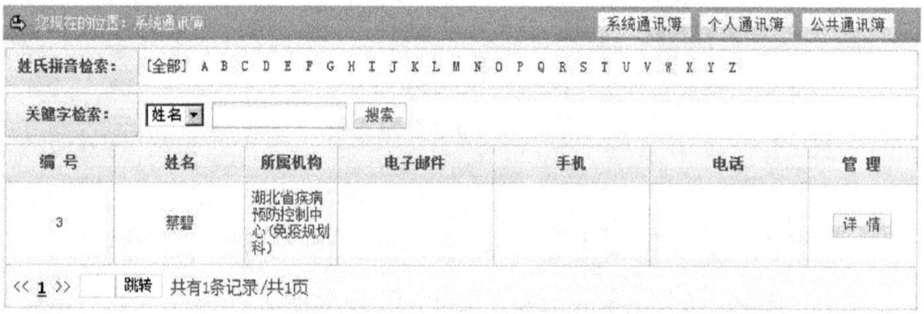

图 5–20　系统通讯簿

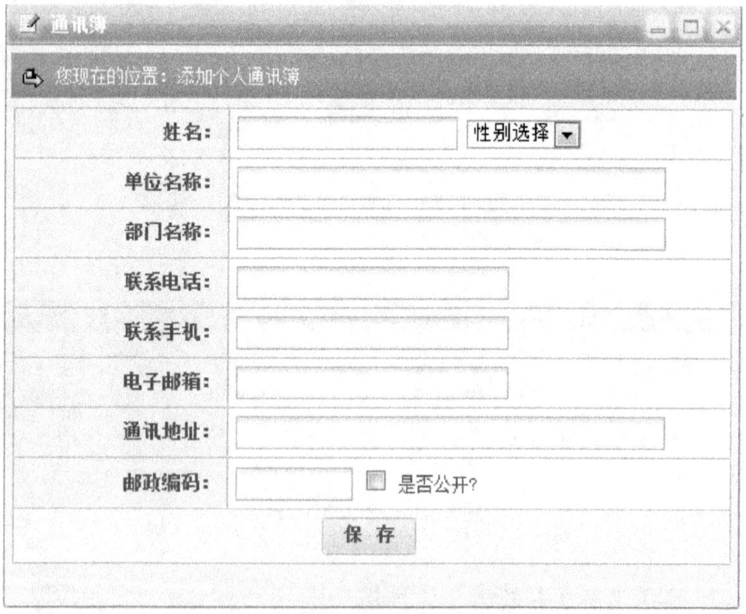

图 5–21　添加个人通讯簿

十三、个人笔记

员工可以撰写个人笔记，并设定“是否公开”，如设定公开，则在整个系统中允许他人查看(图5-22 和图 5-23)。

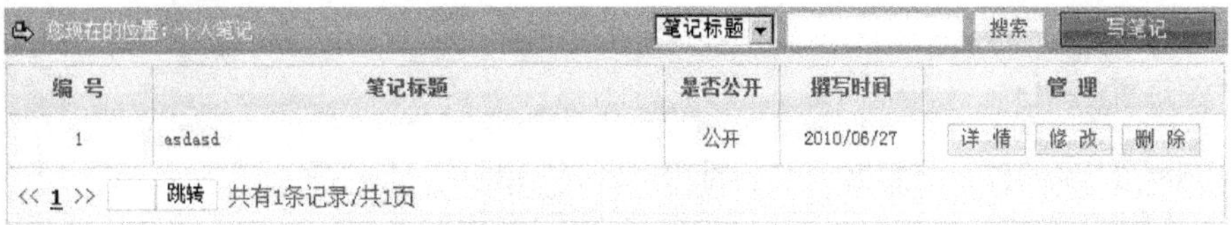

图 5-22　个人笔记

图 5-23　查看他人撰写的笔记

十四、在线短信息

①在线短信息功能可以实现员工之间在线实时交流。

②可以查看短信接收人是否已经阅读短信。

③内部消息也用于接收系统的工作任务跟踪、重要审批需要办理、待办工作到达、会议通知、重要文档提醒阅读等消息的通知（图 5-24 至图 5-26）。

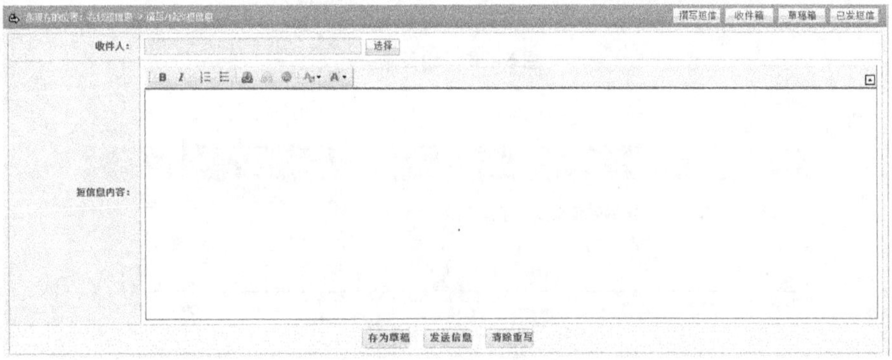

图 5-24　撰写/修改短信息

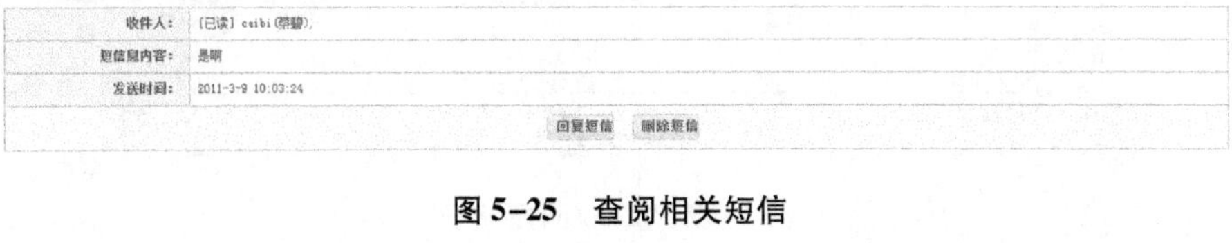

图 5-25　查阅相关短信

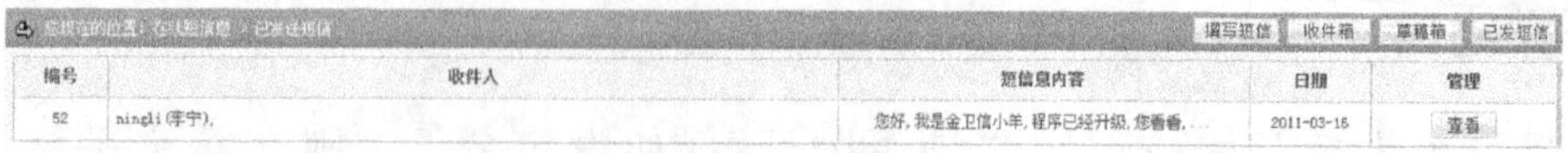

图 5-26　短信发件箱

十五、论坛交流中心

①论坛是一种常见的互动交流服务，为员工提供讨论和交流的平台。

②在实现内部员工交流时，可以提供日常办公讨论的功能，提高内部交流效率（图 5-27 至图 5-29）。

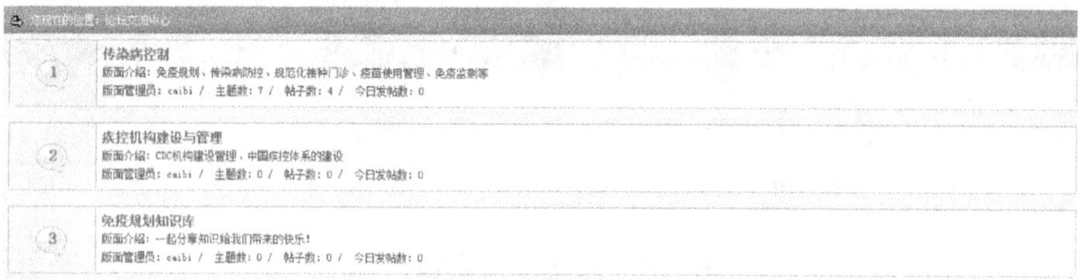

图 5-27　论坛交流中心

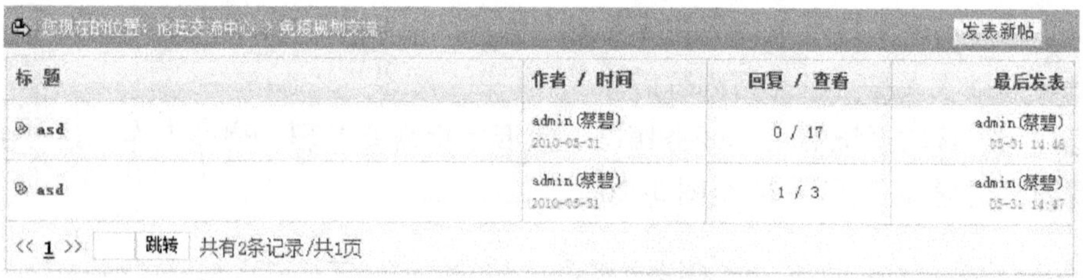

图 5-28　论坛帖子

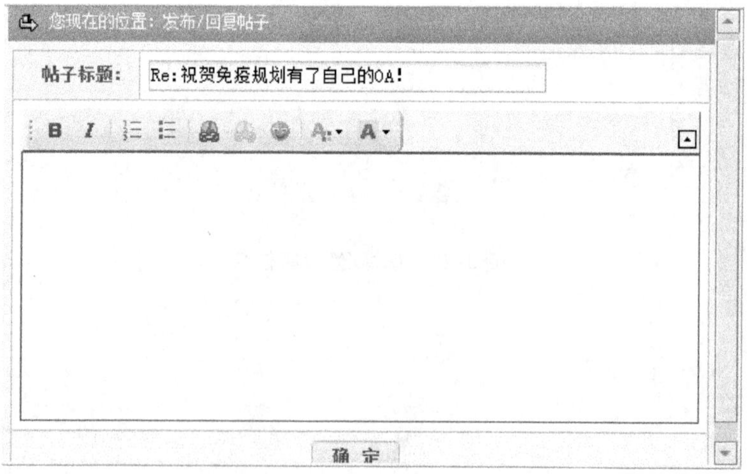

图 5-29　发表/回复帖子

十六、论坛版块管理

设定及管理论坛版块，设置相关论坛管理员（图 5-30 和图 5-31）。

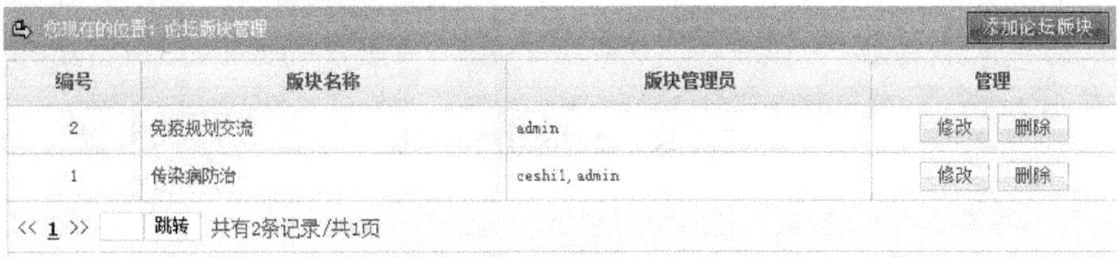

图 5-30　论坛版块管理

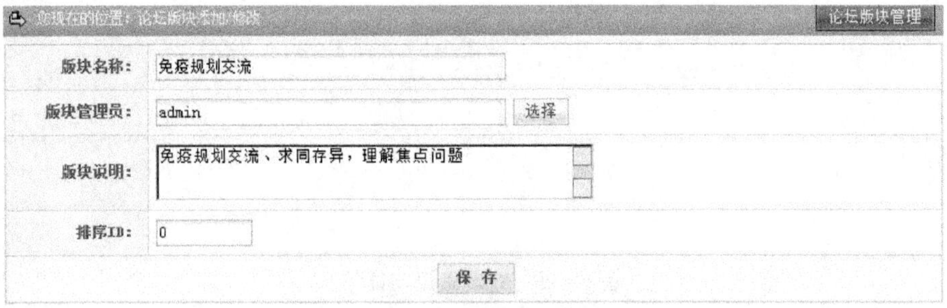

图 5-31　论坛版块添加/修改

十七、意见建议

（一）个人意见与建议

员工可以发送个人意见与建议到指定对象或多个对象，并可查看相关意见与建议的处理情况（图 5-32 和图 5-33）。

图 5-32　个人意见与建议

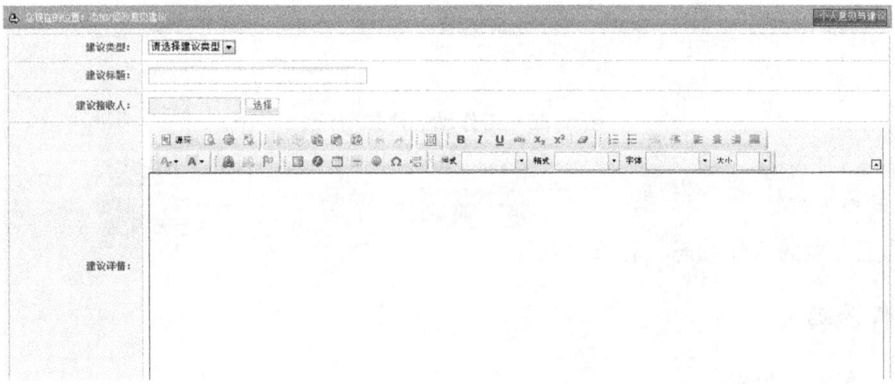

图 5-33　添加/修改意见建议

（二）意见与建议管理

处理相关员工发来的意见与建议信息（图5-34和图5-35）。

图5-34 收到的意见与建议

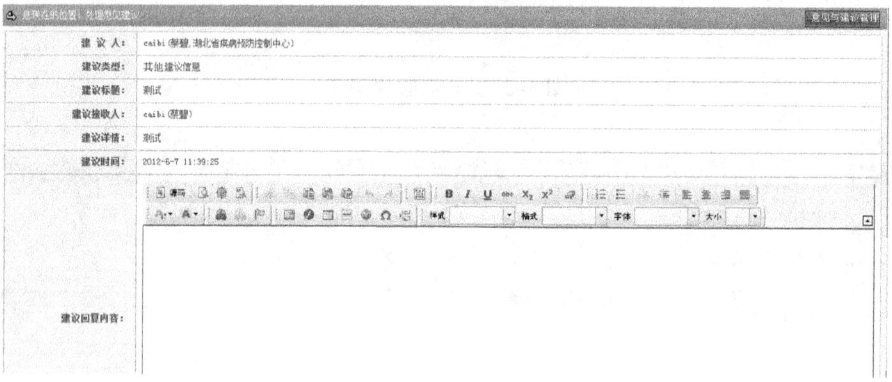

图5-35 处理意见与建议

十八、工作动态

（一）发表工作动态

员工可以发表最新的工作动态（图5-36），并由上级单位审批，审批通过的工作动态会发布在湖北省免疫规划之窗。

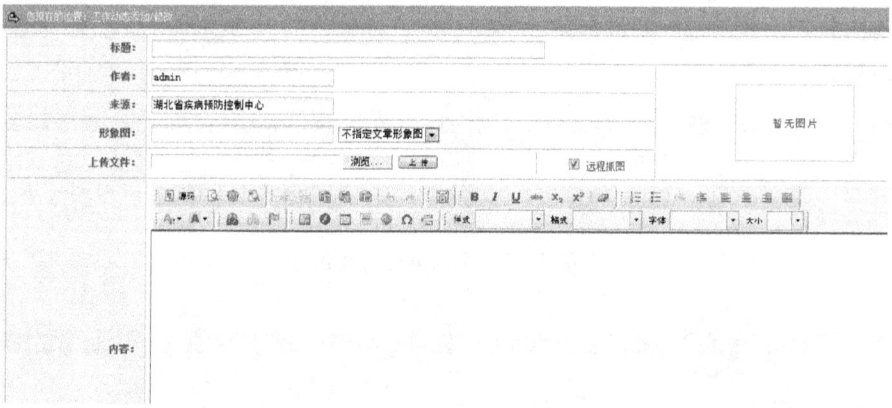

图5-36 工作动态添加/修改

（二）工作动态管理

处理相关员工发表的工作动态（图5-37）。

十九、文件流转

（一）文件（发文）拟制

①文档编辑集成 Micorsoft Office 控件。

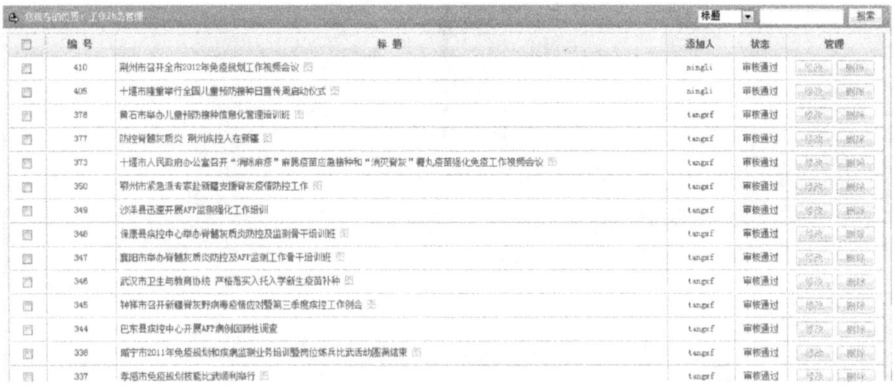

图 5-37　工作动态管理

②文档或公文处理时，不需要下载到本地，可以直接在服务器上进行修改。系统调用本地的 Office 程序，因此在操作上与标准的 Word、Excel 完全一样。

③文档可以预先自定义模板，使得编写的文档有统一的格式，并且可以节省大量的时间（图 5-38 至图 5-42）。

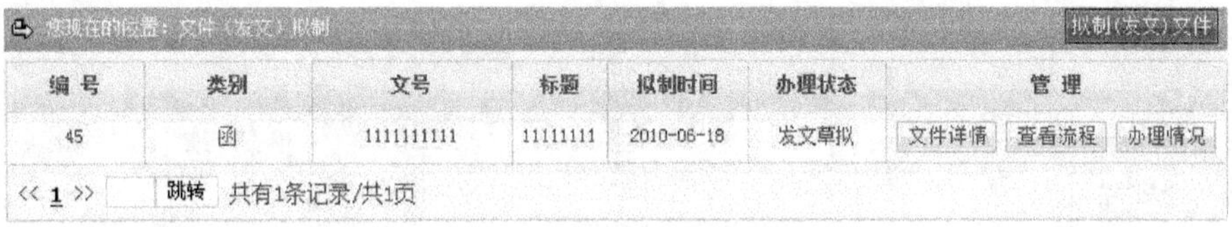

图 5-38　文件（发文）拟制

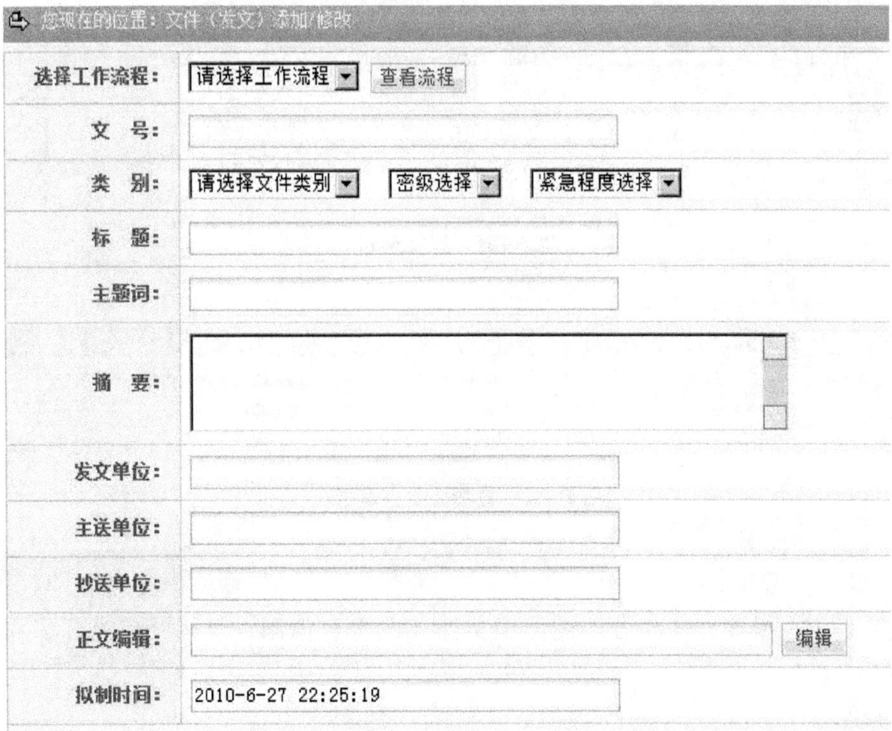

图 5-39　文件（发文）添加/修改

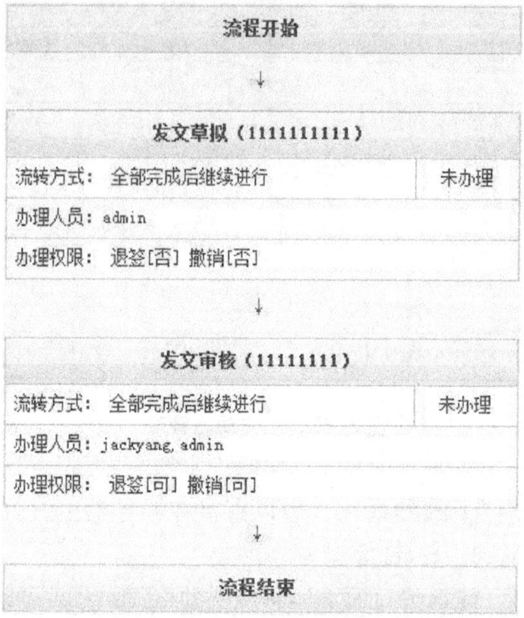

图 5-40　查看文件流程

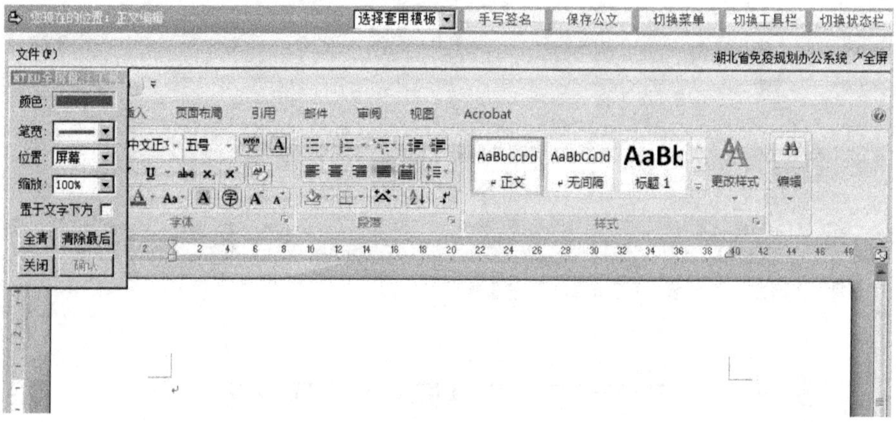

图 5-41　正文编辑

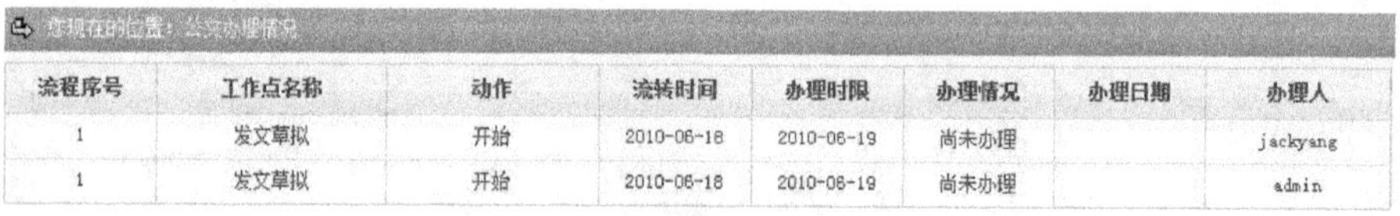

您现在的位置：公文办理情况

流程序号	工作点名称	动作	流转时间	办理时限	办理情况	办理日期	办理人
1	发文草拟	开始	2010-06-18	2010-06-19	尚未办理		jackyang
1	发文草拟	开始	2010-06-18	2010-06-19	尚未办理		admin

图 5-42　查看公文办理情况

（二）文件（收文）登记

文件（收文）登记的操作方式与方法类似于文件（发文）拟制，仅相关信息标识和内容设置不同（图 5-43）。

（三）文件办理

①集中显示了当前登录用户需要办理的文件。

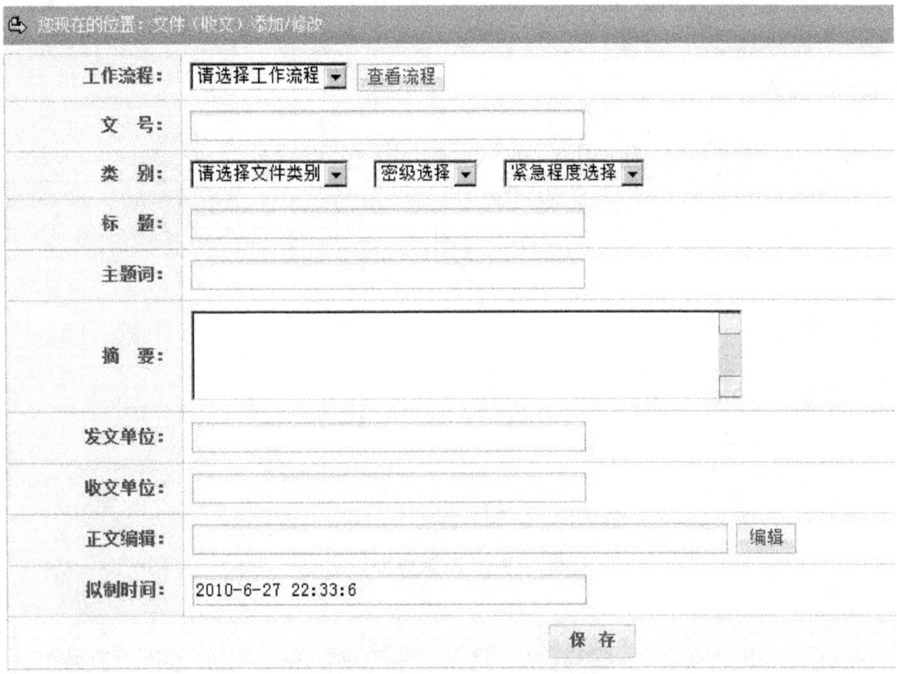

图 5-43　文件（收文）添加/修改

②当前用户处理完相应流程后，进行“流转下级”操作，文件会根据流程设定进行下个流程的操作(图 5-44)。

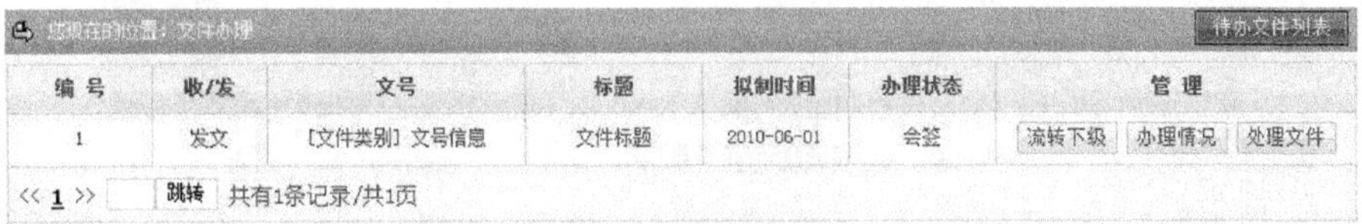

图 5-44　文件办理

(四) 文件催办

对于超过办理期限或需特殊办理的公文，可以发送催办通知，以提高公文流转办理的工作效率(图 5-45 和图 5-46)。

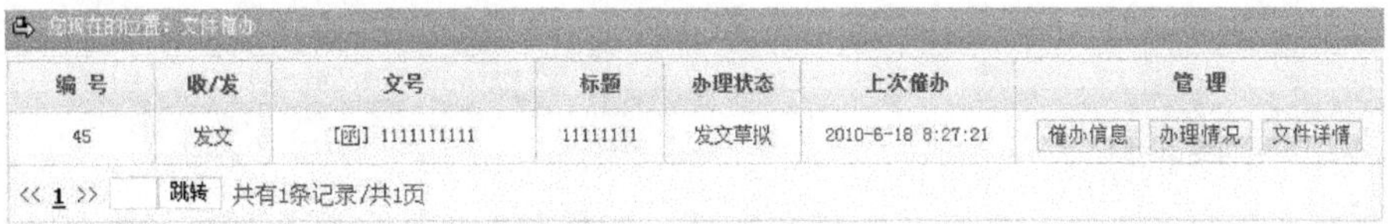

图 5-45　文件催办

二十、归档销毁

①集中显示了当前登录用户需要办理的文件。

②已经归档的文件可以进行“文件销毁”工作（图 5-47 和图 5-48）。

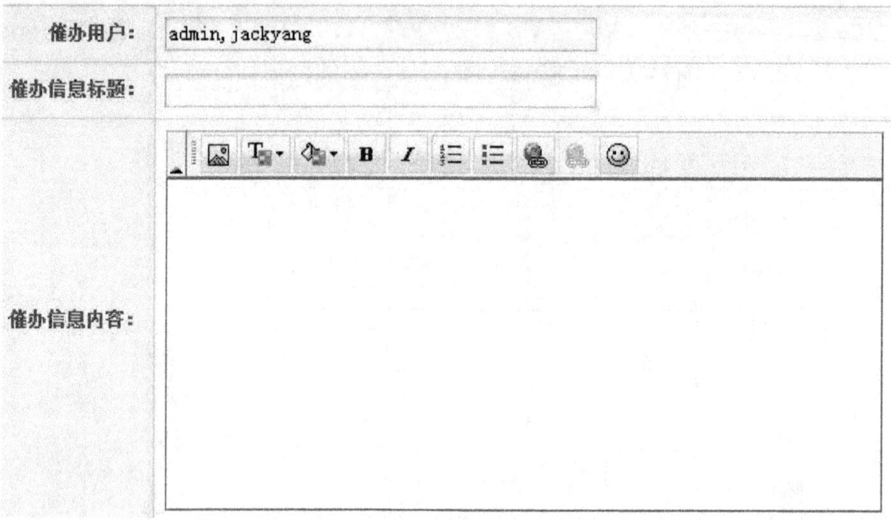

图 5-46　发送催办信息

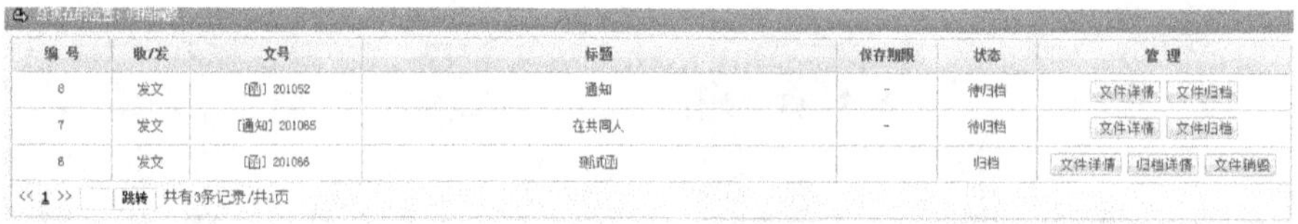

图 5-47　归档销毁

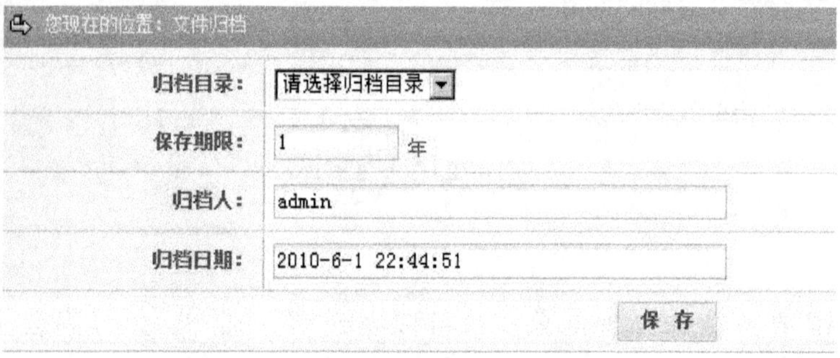

图 5-48　文件归档

二十一、文件管理

集中管理系统中所有的文件信息，相关管理权限用户可以自由进行相关文档的操作（图 5-49）。

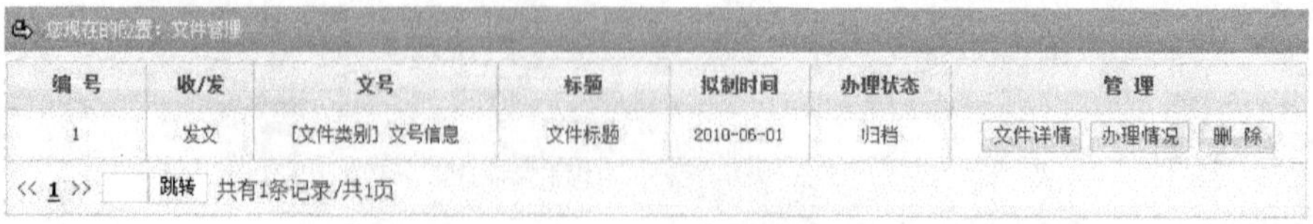

图 5-49　文件管理

二十二、参数设定

通过对流程模板、文件模板、流转类型、文件类别、归档目录的基础设置，以便于用户更加快捷地使用文件流转功能（图 5-50）。

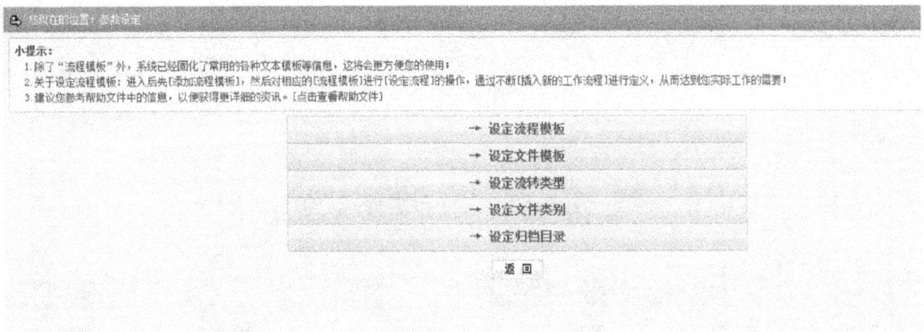

图 5-50　参数设定

二十三、工作任务

（一）工作任务管理

①实现对日常工作计划的安排、下达、负责人员的指定，同时支持进行计划的再分解操作。实现工作由上到下、由总到分的统一安排管理。

②可以使管理者对任务进展情况进行直接、准确的监控管理。

③管理人员可以使用本功能制订整个机构工作计划、部门工作计划或项目工作计划，同时将这些计划分配到具体的执行人员（图 5-51 和图 5-52）。

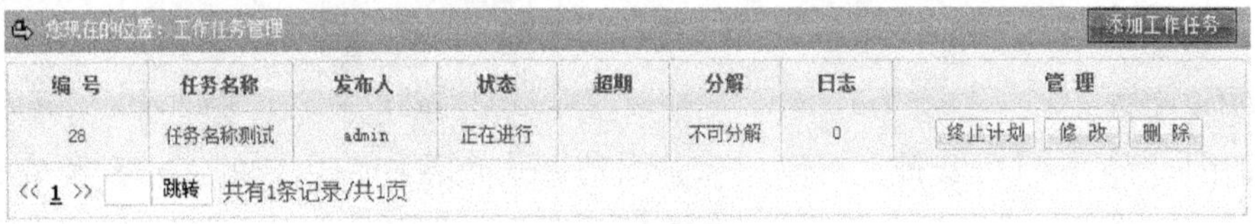

图 5-51　工作任务管理

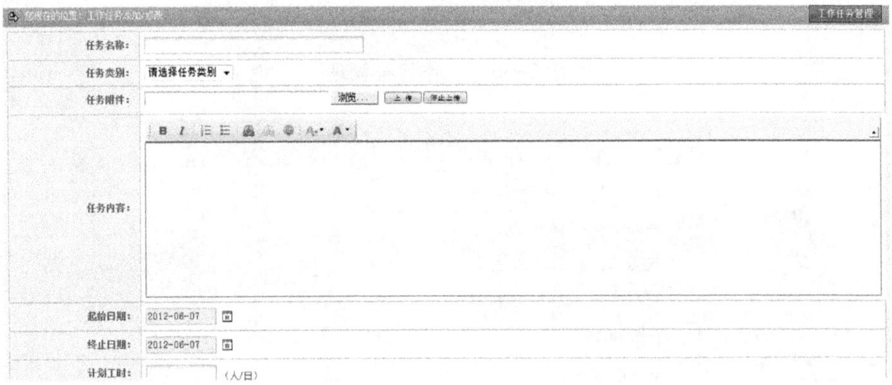

图 5-52　工作任务添加/修改

（二）工作日志管理

①系统提供的日志报告可以使工作任务负责人查看相关报告的提交，可具体到每人每日的日志，提高了管理的精确性和实时性。

②工作日志也为工作考评提供了准确、翔实的数据（图5-53至图5-55）。

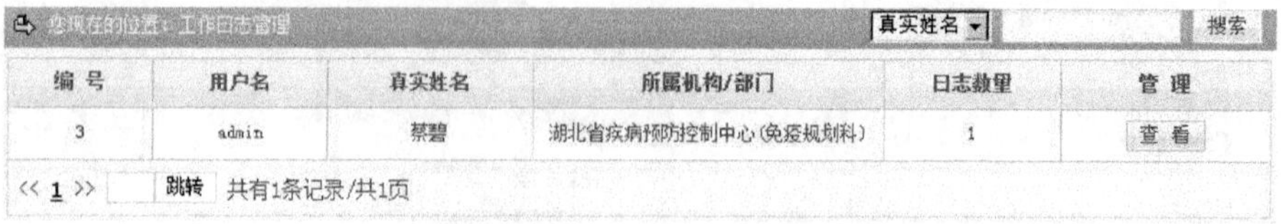

图5-53　工作日志管理

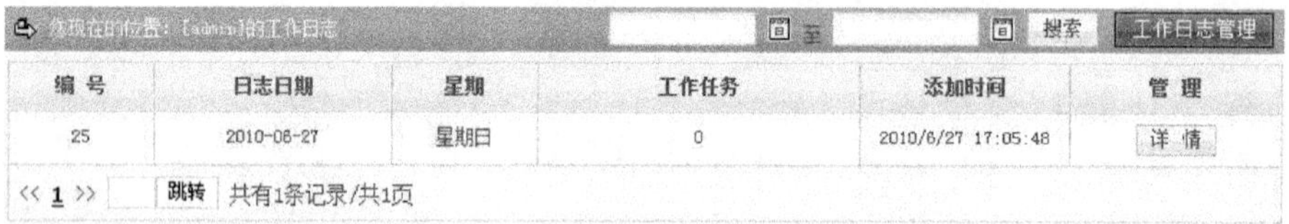

图5-54　查看相关用户工作日志

图5-55　个人工作日志查看

（三）工作日程管理

查看系统内用户的工作日程安排，可以按日、周的方式查看相关用户的工作日程安排（图5-56和图5-57）。

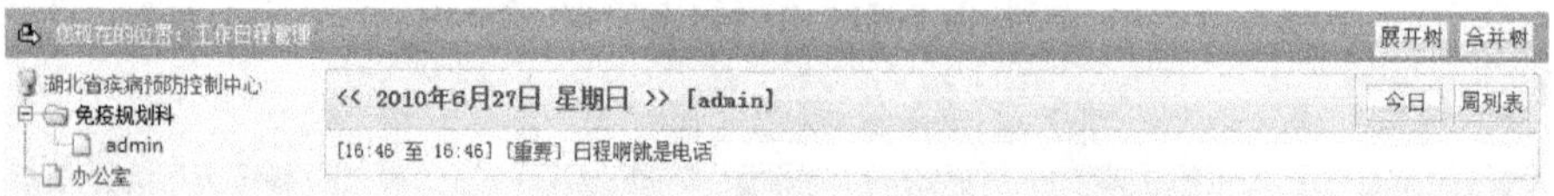

图5-56　工作日程管理

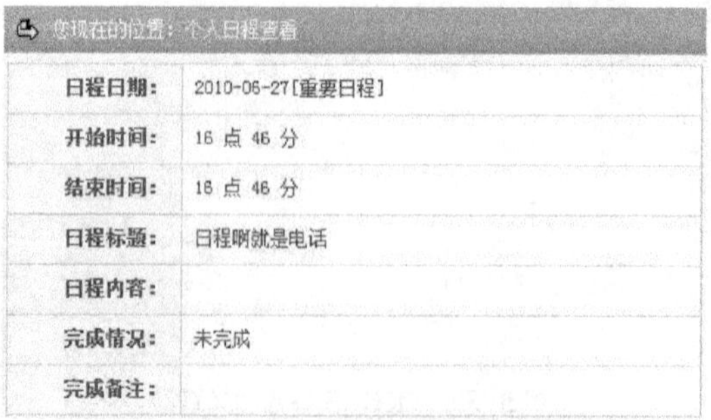

图5-57　个人日程查看

（四）任务类别管理

设定任务类别，并设定相关任务类别所允许工作任务定制的员工（图 5-58 和图 5-59）。

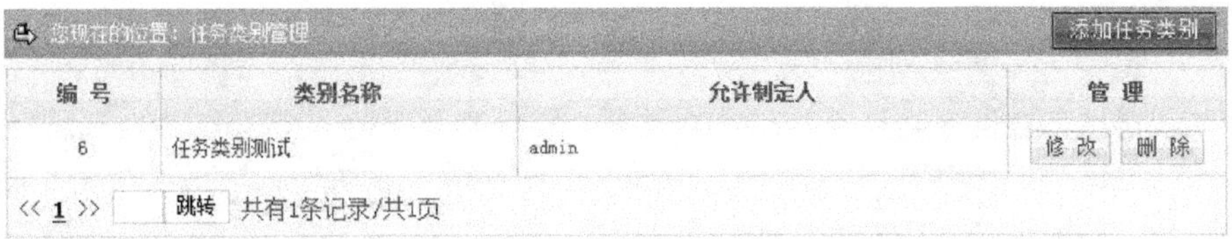

图 5-58　任务类别管理

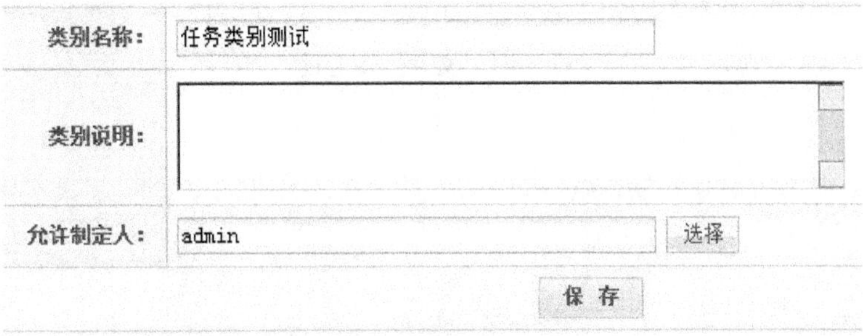

图 5-59　添加/修改任务类别

二十四、文档共享

（一）文档查阅

①集中管理文件，加速知识积累，文档更加安全。

②员工可以不限时、不限地访问文档库，获取急需资料。

③可以对授权范围内的文档进行在线搜索、浏览（图 5-60）。

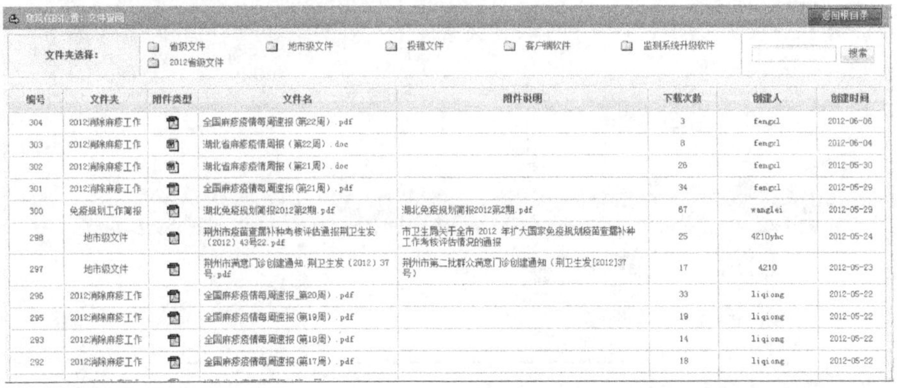

图 5-60　文档查阅

（二）文档上传

相关人员可在授权范围内的文档目录下进行相应的上传管理操作（图 5-61 和图 5-62）。

（三）文件夹管理

①根据管理要求，建立不同的文件类别，以存放相关的文件。

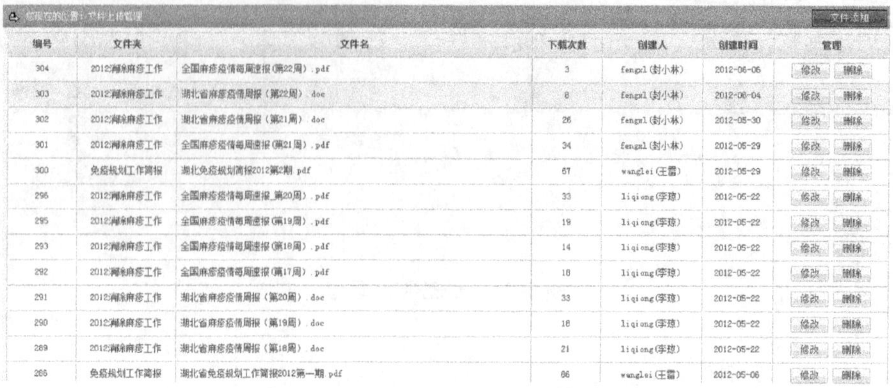

图 5-61　文件上传管理

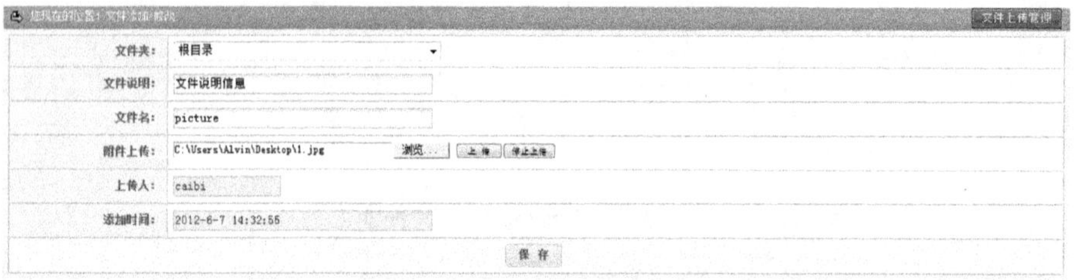

图 5-62　文件添加/修改

②支持无限级文件夹目录设置管理（图 5-63 和图 5-64）。

图 5-63　文件夹管理

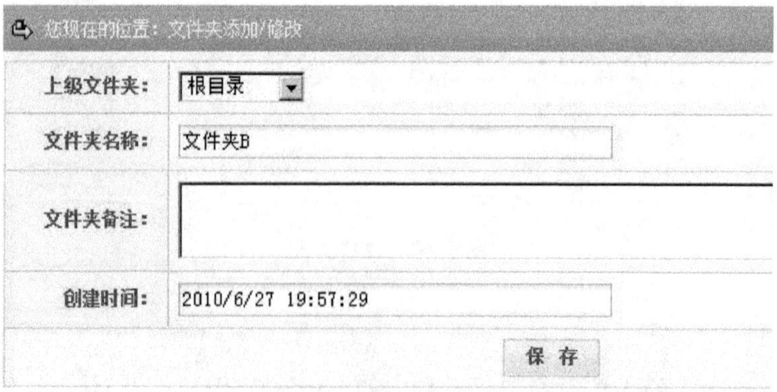

图 5-64　文件夹添加/修改

二十五、车辆管理

（一）车辆使用申请

对车辆使用进行申请，分为“公用”“私用”，申请后等待相关管理人员审批（图 5-65 和图 5-66）。

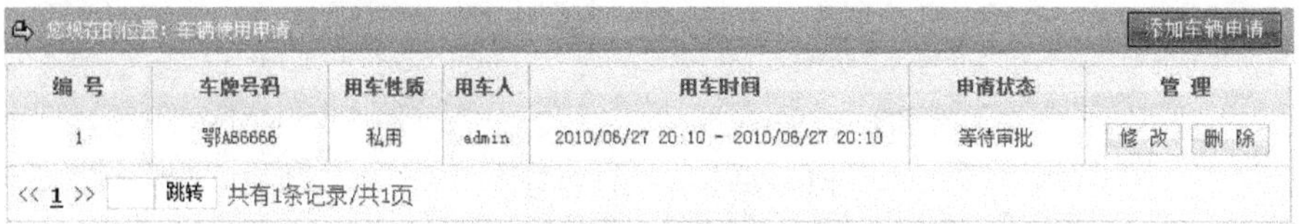

图 5-65　车辆使用申请

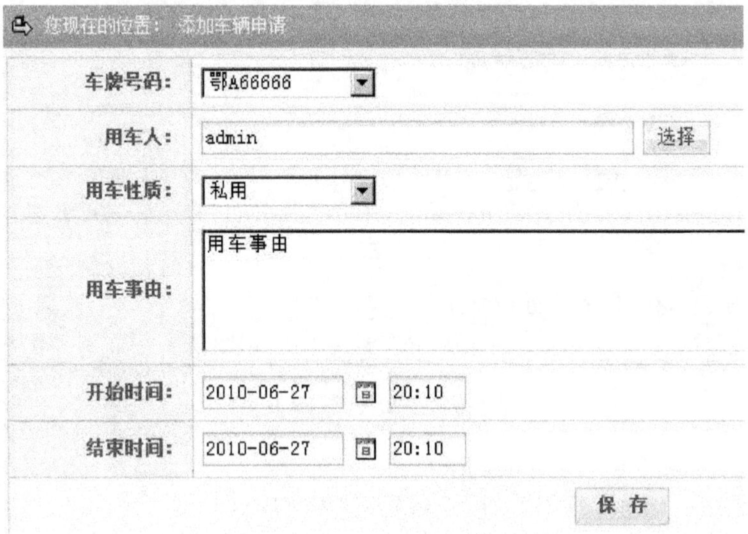

图 5-66　添加车辆申请

（二）车辆申请审批

对员工发出的车辆申请进行审批操作（图 5-67 和图 5-68）。

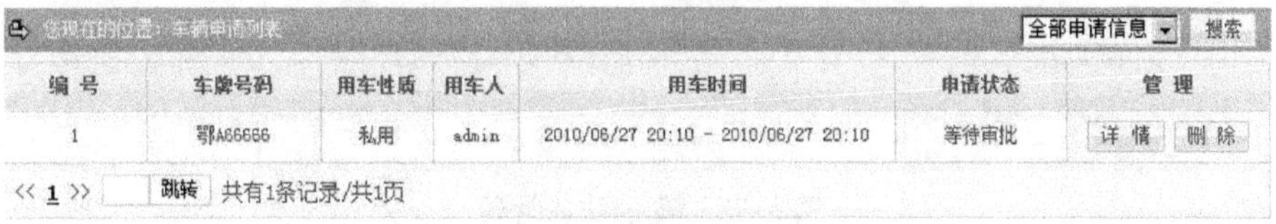

图 5-67　车辆申请列表

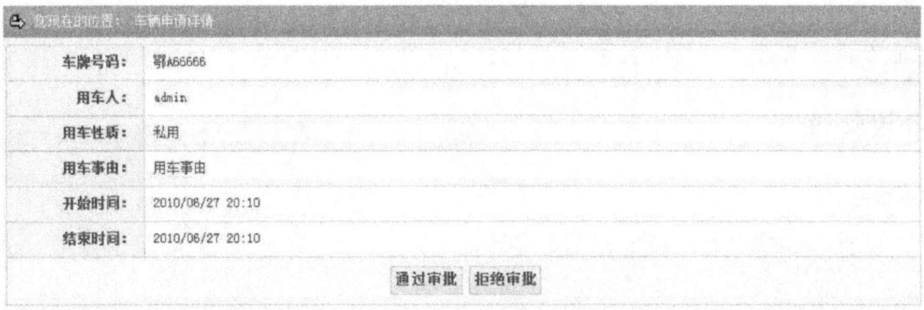

图 5-68　审批车辆申请

（三）车辆基本信息

设定所有车辆的基本信息（图 5-69 和图 5-70）。

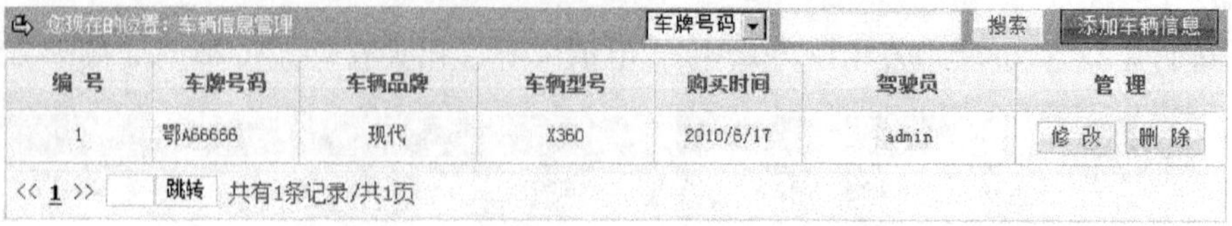

图 5-69　车辆信息管理

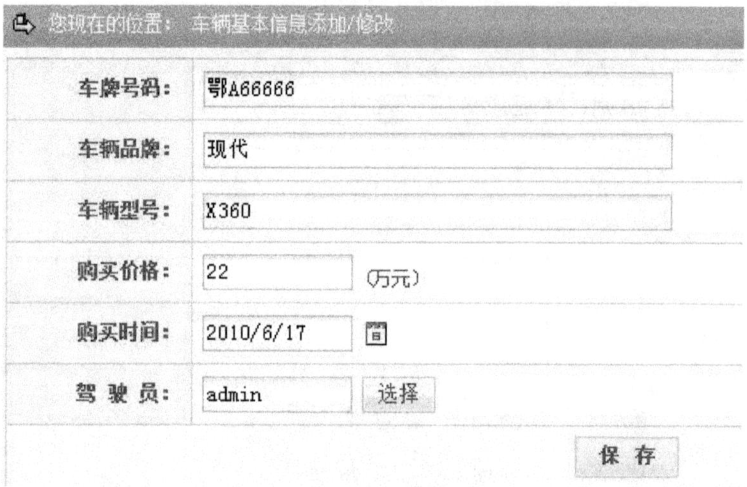

图 5-70　车辆基本信息添加/修改

（四）车辆油耗管理

管理车辆的油耗信息（图 5-71 和图 5-72）。

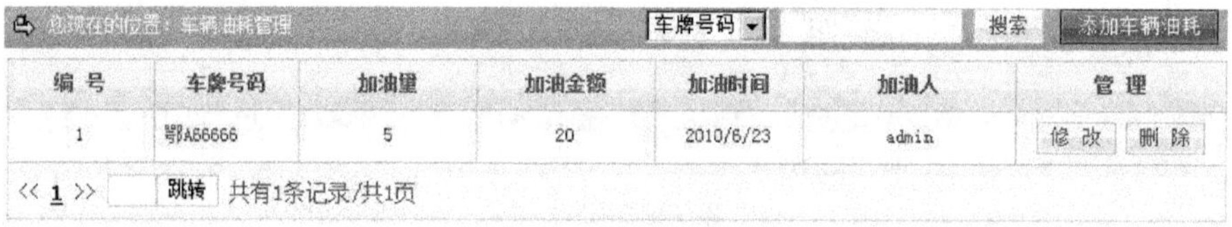

图 5-71　车辆油耗管理

（五）车辆维修信息

管理车辆的维修信息（图 5-73 和图 5-74）。

二十六、会议管理

（一）会议通知查阅

查看相关会议的通知详情（图 5-75 和图 5-76）。

（二）会议通知管理

对单位内的相关会议及其内容进行登记和管理，同时，可以查询显示会议室的相关信息，向参加会

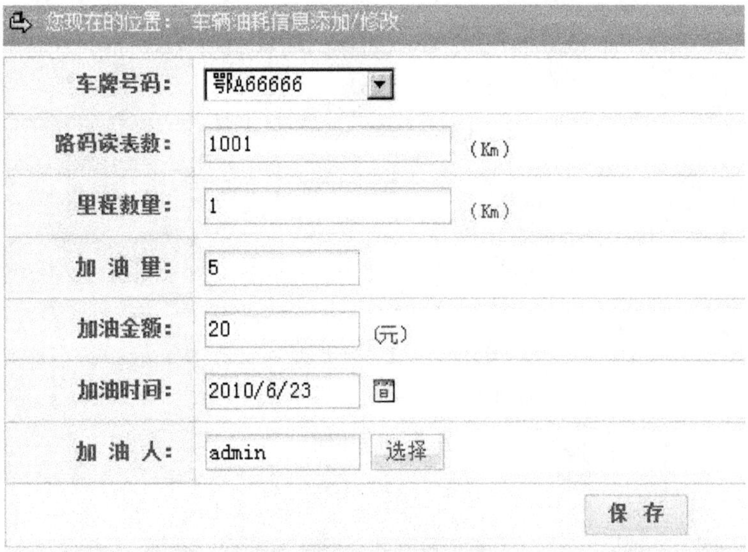

图 5-72　车辆油耗信息添加/修改

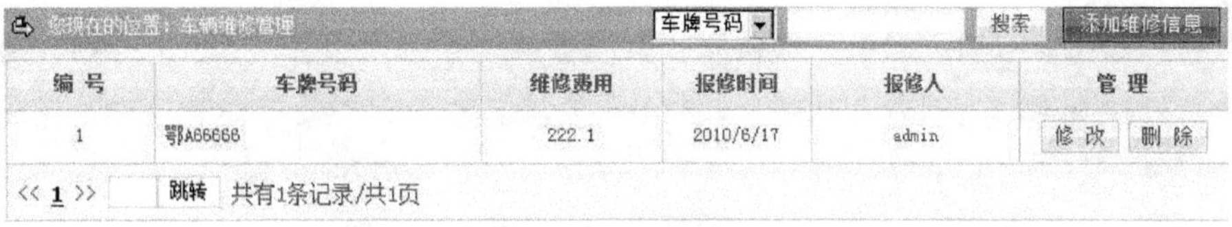

图 5-73　车辆维修信息

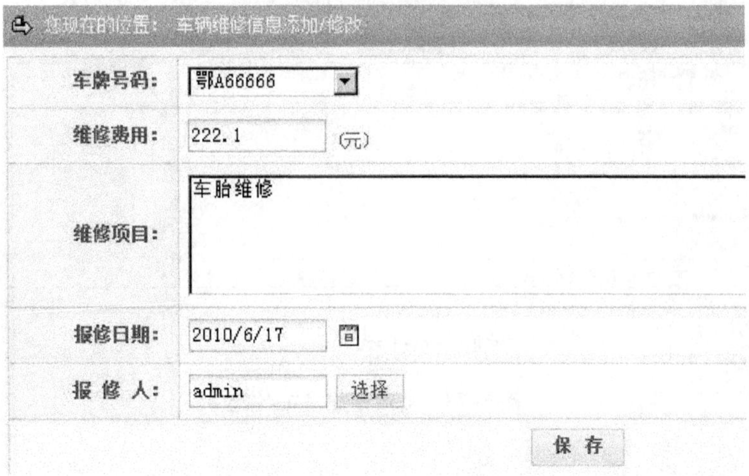

图 5-74　添加/修改车辆维修信息

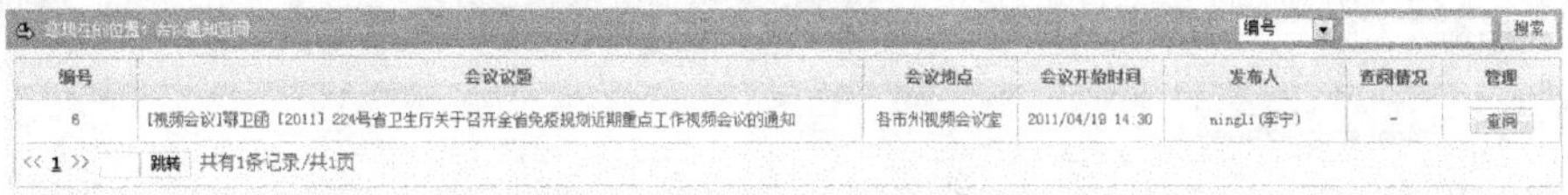

图 5-75　会议通知查阅

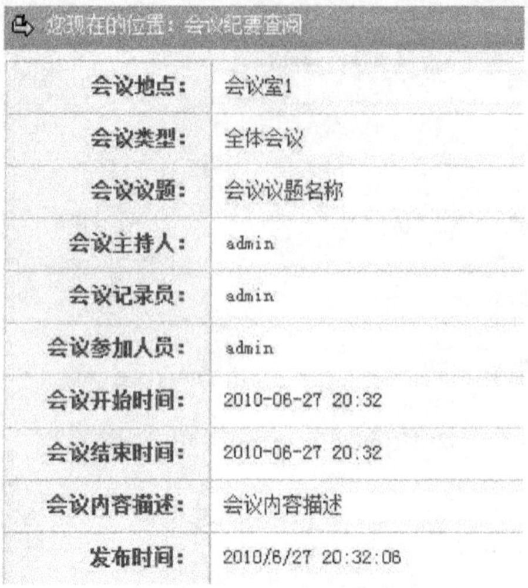

图 5-76　会议纪要查阅

议的有关人员发送会议通知（图 5-77 和图 5-78）。

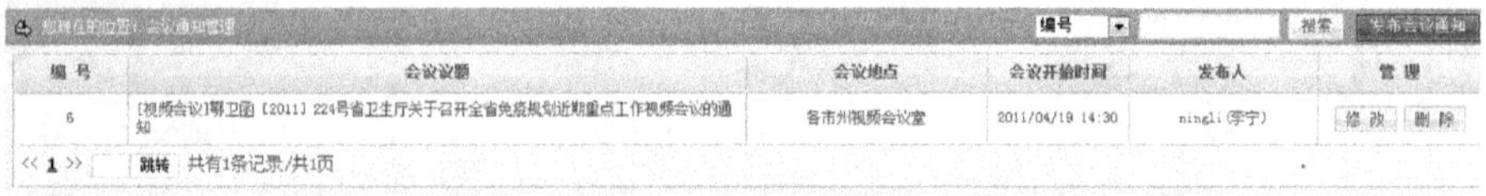

图 5-77　会议通知管理

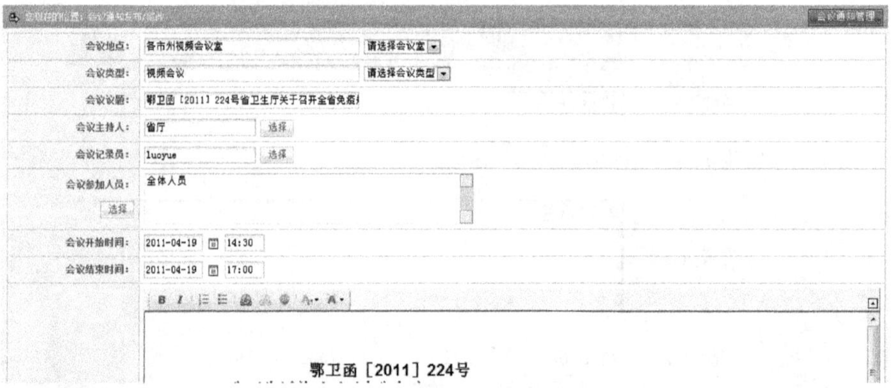

图 5-78　会议通知发布/修改

（三）会议纪要查阅

查看相关的会议纪要详情（图 5-79 和图 5-80）。

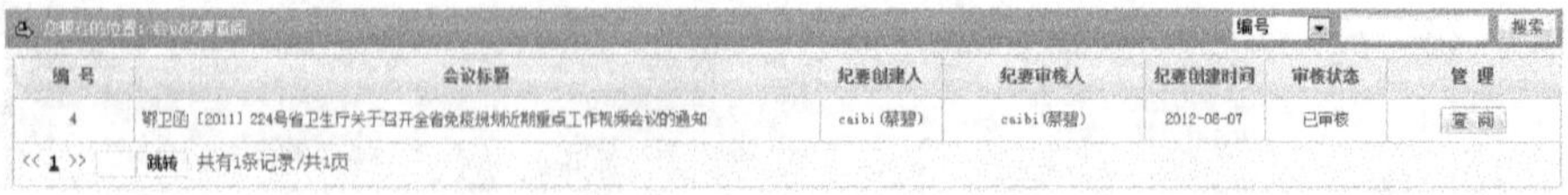

图 5-79　会议纪要查阅

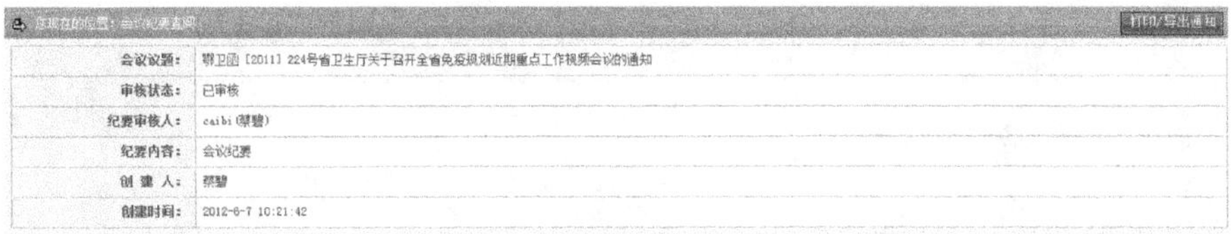

图 5-80　会议纪要详情

（四）会议纪要管理

对各类会议精神、决议登记及相关文件上传进行管理，便于日后核查会议决议的执行情况（图 5-81 和图 5-82）。

图 5-81　会议纪要管理

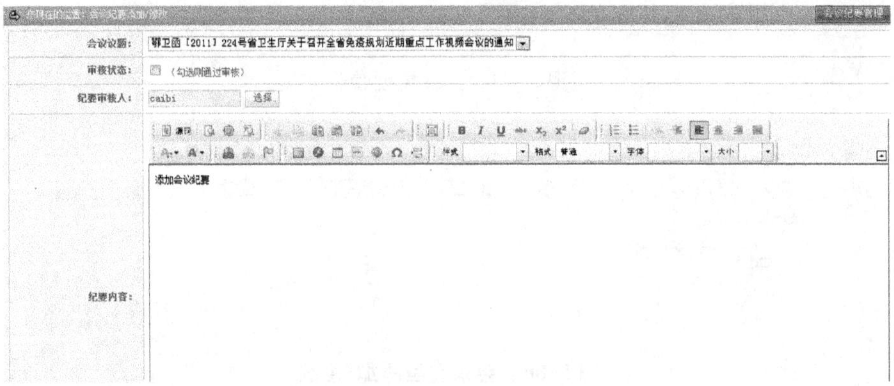

图 5-82　会议纪要添加/修改

（五）会议室管理

对单位会议室安排进行预约申请登记。通过查询来避免冲突，提高会议室资源利用的合理性(图5-83 和图 5-84)。

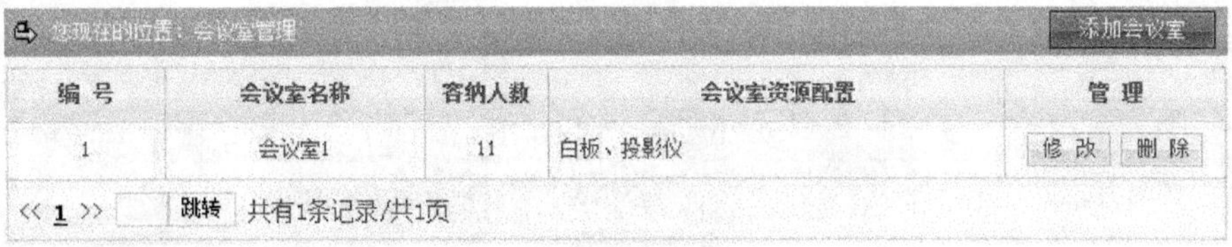

图 5-83　会议室管理

（六）会议类型管理

设定会议类型，便于分类管理（图 5-85 和图 5-86）。

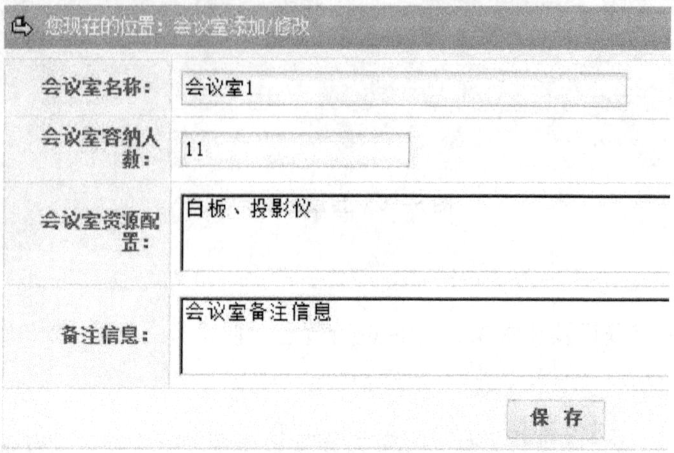

图 5-84　会议室添加/修改

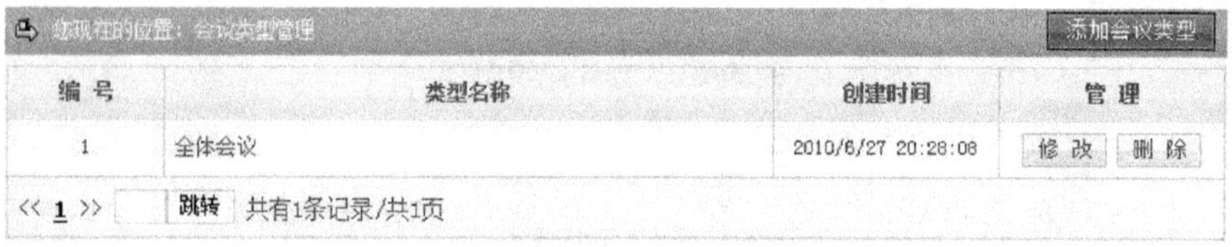

图 5-85　会议类型管理

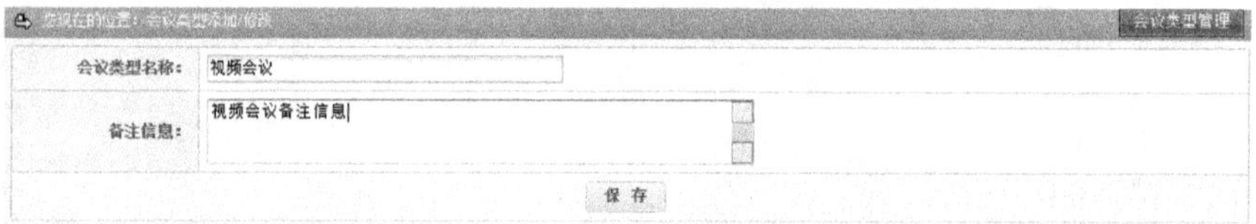

图 5-86　会议类型添加/修改

二十七、人员管理

（一）人员档案管理

①人员档案管理所有的人事资料。

②各级人员信息按所属机构、部门职务等分类。

③根据需要搜索各类人员的基本情况（图 5-87 和图 5-88）。

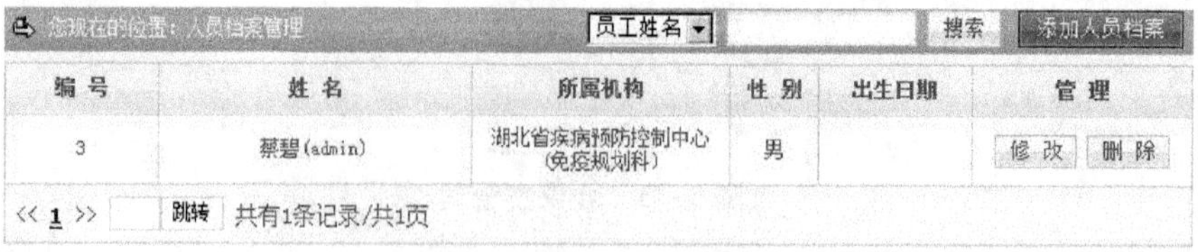

图 5-87　人员档案管理

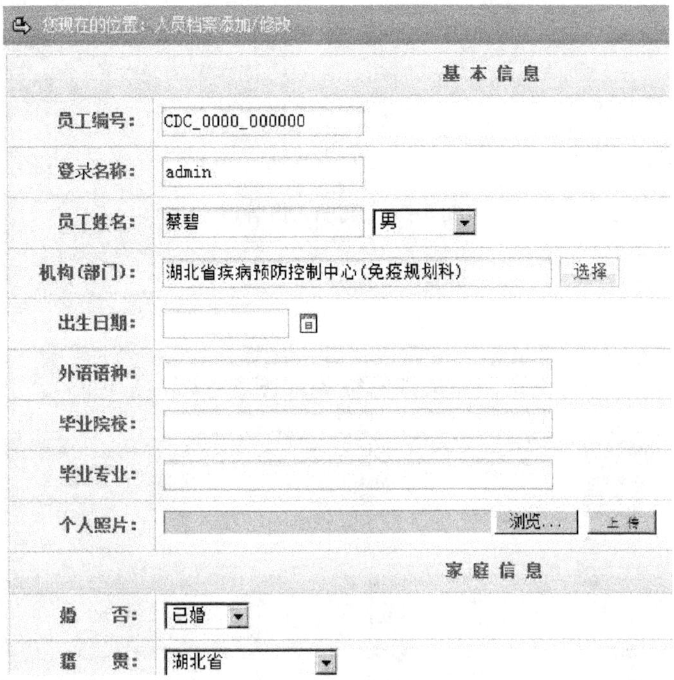

图 5-88　人员档案添加/修改

（二）人员调动分配

根据实际情况确定所属机构和分配部门等（图 5-89 和图 5-90）。

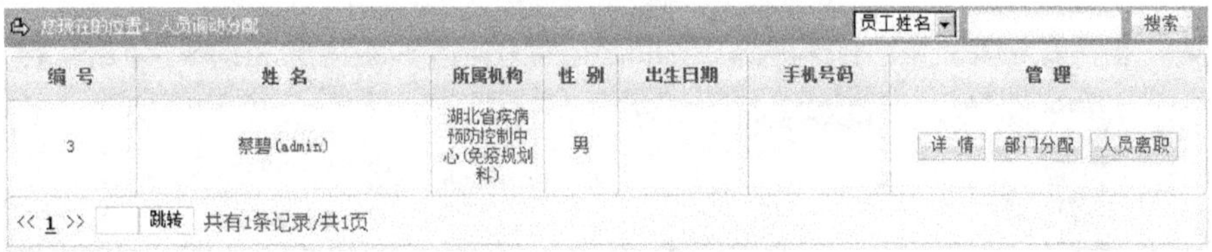

图 5-89　人员调动分配

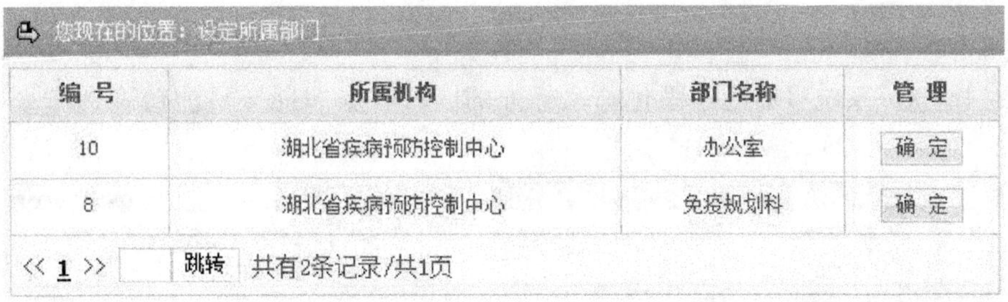

图 5-90　设定所属部门

二十八、离职人员管理

管理系统内所有的离职人员（图 5-91）。

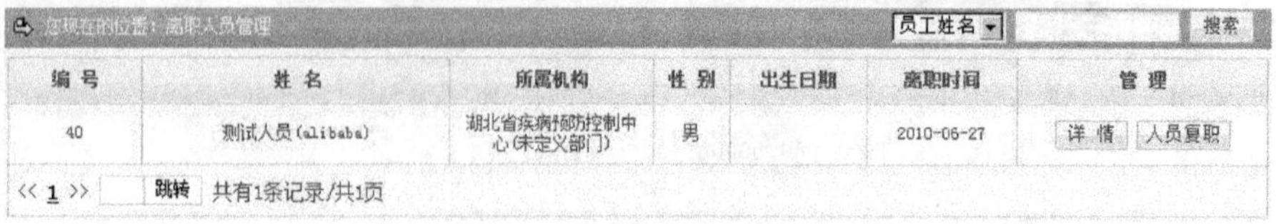

编 号	姓 名	所属机构	性 别	出生日期	离职时间	管 理
40	测试人员(alibaba)	湖北省疾病预防控制中心(未定义部门)	男		2010-06-27	详 情　人员复职

图 5-91　离职人员管理

二十九、数据字典

（一）通用数据字典

对系统中常用的标准信息进行设定，如文件密级等（图 5-92 和图 5-93）。

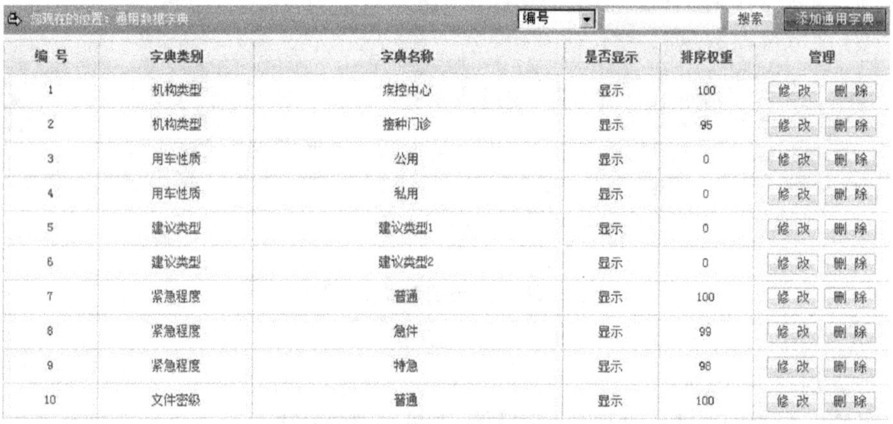

编 号	字典类别	字典名称	是否显示	排序权重	管理
1	机构类型	疾控中心	显示	100	修 改　删 除
2	机构类型	接种门诊	显示	95	修 改　删 除
3	用车性质	公用	显示	0	修 改　删 除
4	用车性质	私用	显示	0	修 改　删 除
5	建议类型	建议类型1	显示	0	修 改　删 除
6	建议类型	建议类型2	显示	0	修 改　删 除
7	紧急程度	普通	显示	100	修 改　删 除
8	紧急程度	急件	显示	99	修 改　删 除
9	紧急程度	特急	显示	98	修 改　删 除
10	文件密级	普通	显示	100	修 改　删 除

图 5-92　通用数据字典

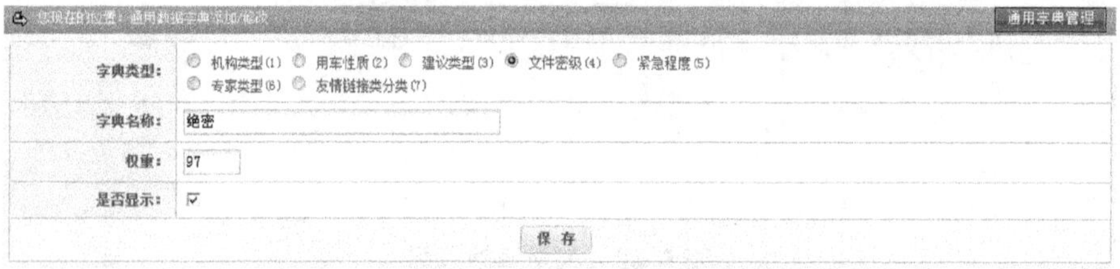

图 5-93　通用数据字典添加/修改

（二）区域数据字典

设定区域数据信息，系统目前已经固化国家标准的区域数据信息（目前精确到市级）（图 5-94 和图 5-95）。

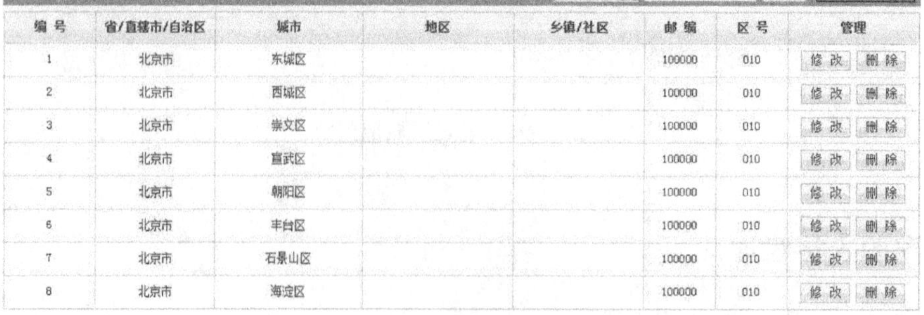

编 号	省/直辖市/自治区	城市	地区	乡镇/社区	邮 编	区 号	管理
1	北京市	东城区			100000	010	修 改　删 除
2	北京市	西城区			100000	010	修 改　删 除
3	北京市	崇文区			100000	010	修 改　删 除
4	北京市	宣武区			100000	010	修 改　删 除
5	北京市	朝阳区			100000	010	修 改　删 除
6	北京市	丰台区			100000	010	修 改　删 除
7	北京市	石景山区			100000	010	修 改　删 除
8	北京市	海淀区			100000	010	修 改　删 除

图 5-94　区域数据字典

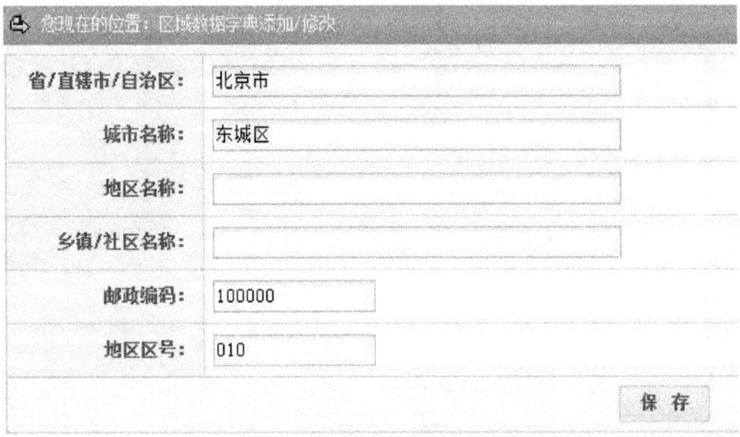

图 5-95　区域数据字典添加/修改

第 3 节　湖北省免疫规划 GIS 系统操作指南

一、快速操作导航

本部分将重点介绍系统界面的操作元素与设置导航，以方便用户快速了解系统及高效开展工作。

二、系统登录说明

打开 IE 浏览器，在地址栏中输入系统访问地址“http：//gis. hbnip. com”，在出现的登录界面中输入用户名、密码（图 5-96），点击“登录”按钮，即可进入系统主界面。

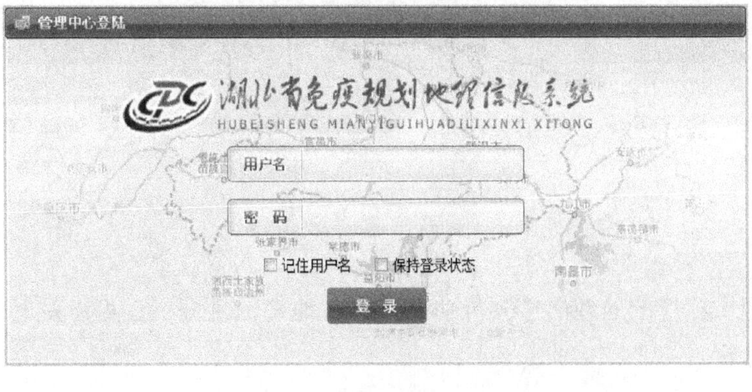

图 5-96　地理信息系统登录界面

三、系统操作界面介绍

系统操作默认界面如图 5-97 所示。

四、界面说明

系统操作主界面分为四大部分：顶部是操作导航区，下部是信息提示区，中部左侧是管理导航区，

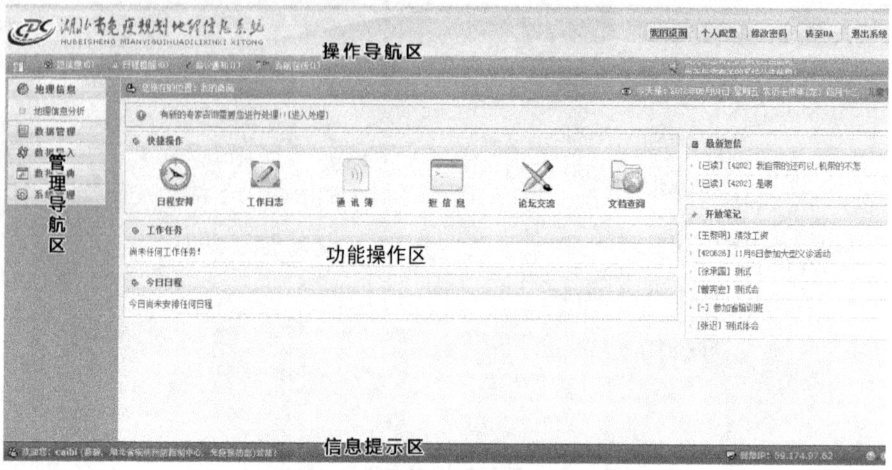

图 5-97　系统操作主界面

中部右侧是功能操作区。

注意：系统会根据当前登录用户权限，显示出不同权限的界面及相关菜单。

（一）操作导航区

操作导航区分上下两行导航内容：

上行是基本按钮，包括了“我的桌面”“个人配置”“修改密码”“转至 OA”“退出系统”。

下行是当前登录用户的导航菜单切换、短信息提示、系统公告等信息。

（二）信息提示区

信息提示区主要显示当前登录用户的相关信息。

（三）管理导航区

管理导航区提供了导航管理项目信息（分成导航标题与导航链接两部分），点击相关导航标题可关闭或打开导航链接菜单。单击导航链接时，页面右侧的功能操作区即显示相应的界面。

（四）功能操作区

功能操作区默认显示登录系统后的相关功能，当选择管理导航区的相关导航链接后，会显示相应的功能。

五、地理信息

地理信息为用户提供相应的地理信息分析功能。通过地理信息分析，可以及时了解各区域的相关地理信息，并进行预警分析。

六、地理信息分析

地理信息分析主界面如图 5-98 所示。

①通过界面左侧的图层控制功能，勾选需要显示的信息分类，可以在地图上进行信息点分类筛选（图 5-99）。

②通过界面上方的相关功能操作，可以实现相关功能（图 5-100）。

a. 本地信息，系统会自动分析当前访问用户的 IP 地址所在实际行政区域，并将地图自动缩放至所在行政区域。

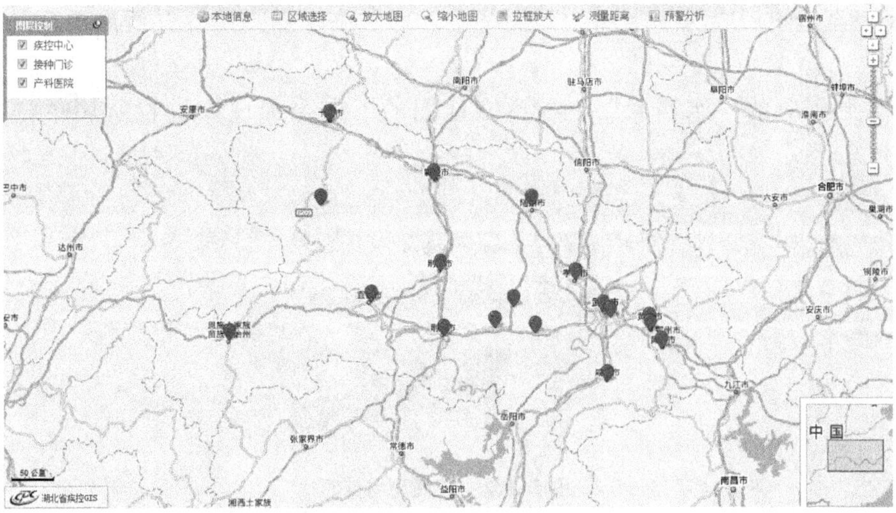

图 5–98　地理信息分析主界面

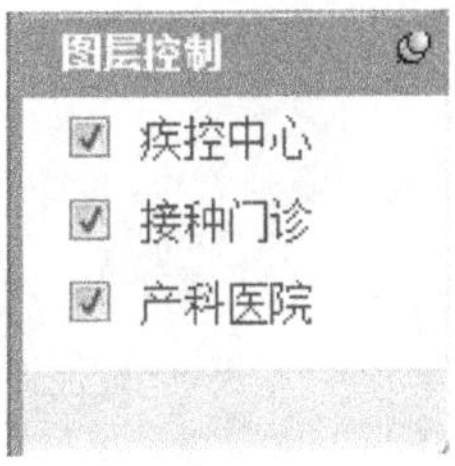

图 5–99　图层控制选择

b. 区域选择，用户可以在行政区域选择界面选择相应的行政区域，地图将缩放至所选行政区域（图 5–101）。

c．放大地图，地图将以当前区域为中心点进行放大。

d. 缩小地图，地图将以当前区域为中心点进行缩小。

e. 拉框放大，在地图上拉框选择某个地区后放大框选的地方。

f. 测量距离，将出现地图距离测量工具。

g. 预警分析，后文详细介绍。

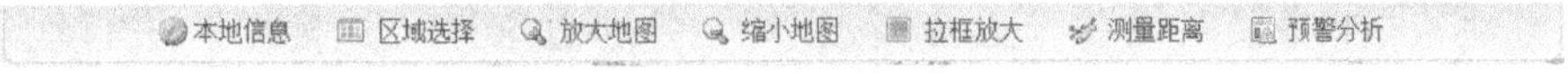

图 5–100　地理分析功能操作导航条

鄂州市	梁子湖区　华容区　鄂城区
恩施州	恩施市　利川市　建始县　巴东县　宣恩县　咸丰县　来凤县　鹤峰县
黄冈市	黄州区　团风县　红安县　罗田县　英山县　浠水县　蕲春县　黄梅县　麻城市　武穴市
黄石市	黄石港区　西塞山区　下陆区　铁山区　阳新县　大冶市
荆门市	东宝区　掇刀区　钟祥市　京山县　沙洋县
荆州市	沙市区　荆州区　公安县　监利县　江陵县　石首市　洪湖市　松滋市
十堰市	茅箭区　张湾区　郧县　郧西县　竹山县　竹溪县　房县　丹江口市
随州市	曾都区　广水市
武汉市	江岸区　江汉区　硚口区　汉阳区　武昌区　青山区　洪山区　东西湖区　汉南区　蔡甸区　江夏区　黄陂区　新洲区
咸宁市	咸安区　嘉鱼县　通城县　崇阳县　通山县　赤壁市
襄樊市	襄城区　樊城区　襄阳区　南漳县　谷城县　保康县　老河口市　枣阳市　宜城市

关闭

图 5–101　区域选择界面

③将鼠标移动至地图相应的“水滴状”图标上，可以快速查阅该位置所属单位/机构的简略信息（图 5–102）。

④点击地图上相应的“水滴状”图标，在地图的下方会出现该位置所属单位/机构的详细信息(图5–103)。

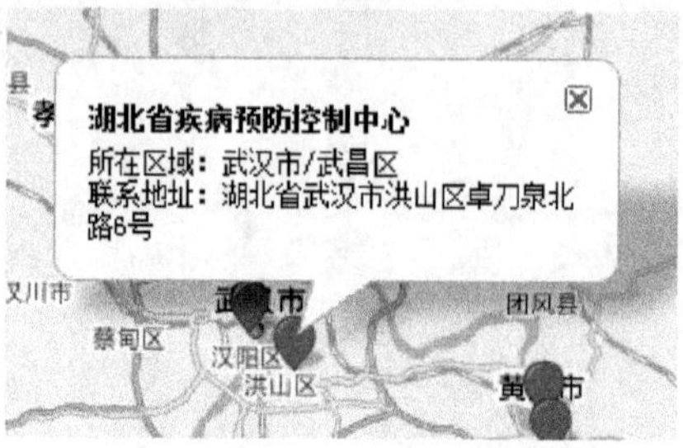

图 5–102　查阅简略信息

图 5–103　查阅详细信息

七、预警分析

点击界面上方功能导航条中的“预警分析”，可进行地理信息分析预警。

①预警分析功能的选择采用组合模式，可以通过选择“报表接种率预警”“静态监测接种率预警”“新生儿数据完整性”“上报及时性”“上传覆盖率”，并通过选择“达标率”进行地理信息预警分析（图 5–104）。

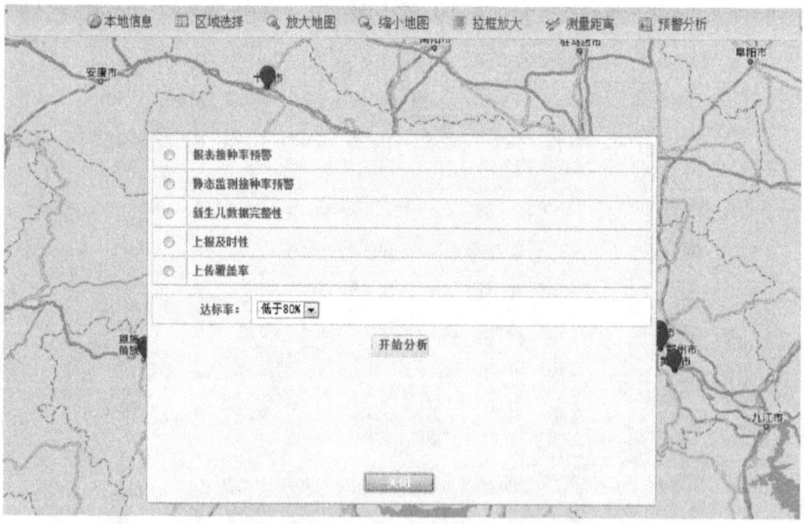

图 5–104　预警分析功能界面

②当开始分析，功能导航条下方会给予当前预警分析的信息提示。

可以点击提示条右侧的“关闭”按钮，退出当前的预警分析（图 5–105）。

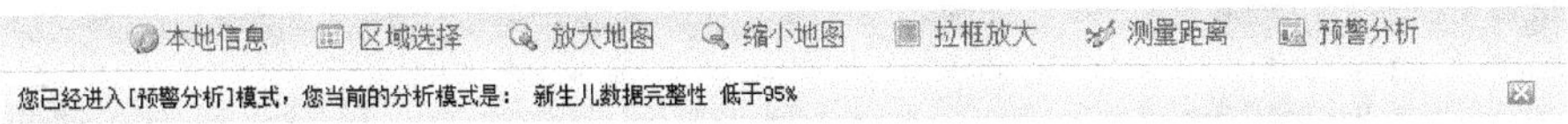

图 5-105　预警分析提示条

③如果存在不达标的预警数据，地图上相应的“水滴”信息点会变成喇叭状，并闪烁提醒(图5-106 和图 5-107)。

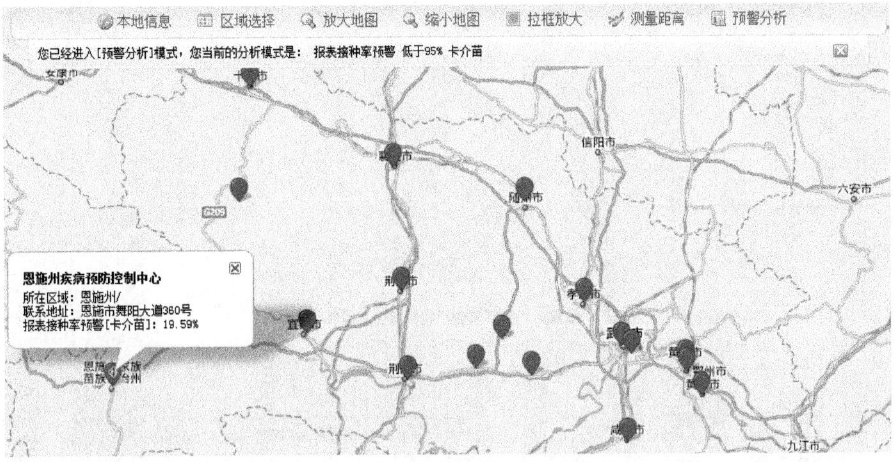

图 5-106　湖北省区域内的预警分析

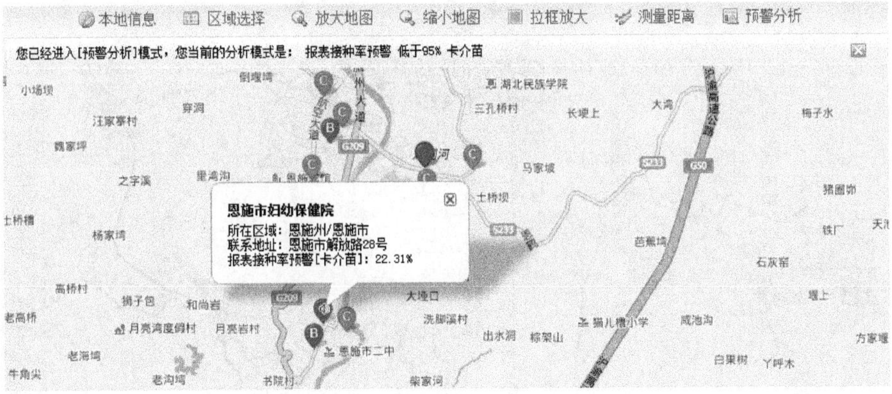

图 5-107　某地市区域内的预警分析

八、地理信息数据添加

①各单位可以添加地理信息数据，当设定为“显示”后，可以实时在地理分析中出现相应的地理信息数据。

②为了使系统人性化、简洁化，地图的经度与纬度标注采用自由标注方式。当用户打开“地图标注”界面，点击“标注信息”按钮，在地图上选择指定的“点”，可以快速为对应地理数据设定经度与纬度(图 5-108 和图 5-109)。

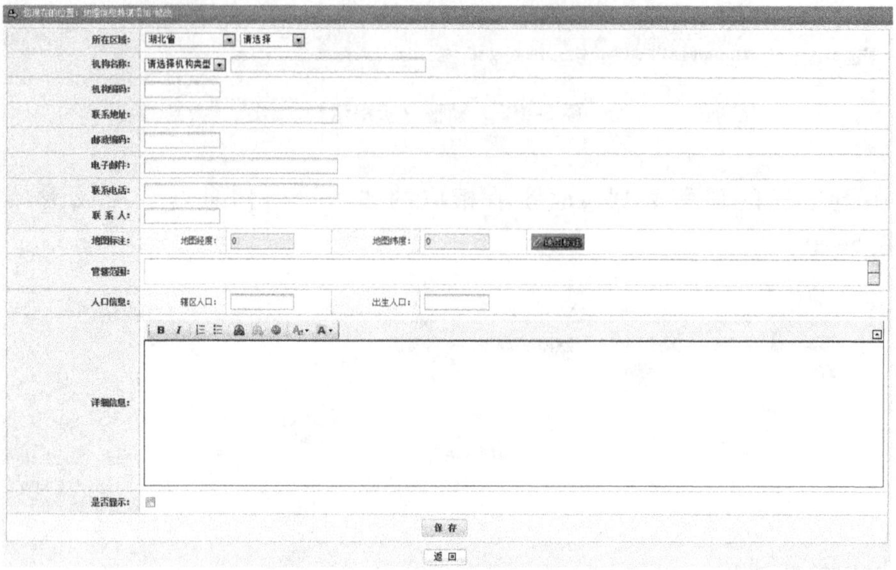

图 5-108　地理信息数据添加/修改

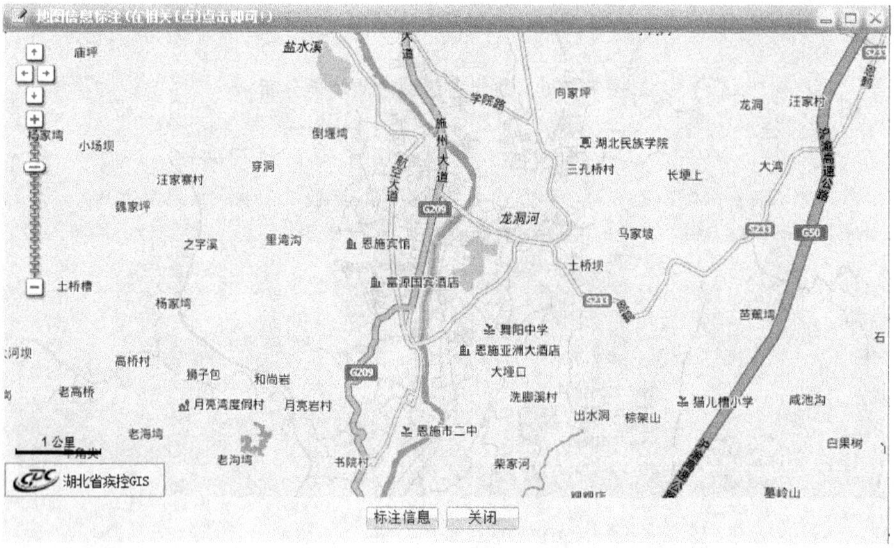

图 5-109　地理信息标注

九、地理信息数据管理

各单位可以在地理信息数据管理中查阅历史发布的地理信息数据，并可进行修改、删除操作(图5-110)。

十、基础数据导入

用户可以根据实际需要，将符合系统数据格式要求的地理信息数据 Excel 文件，直接导入系统(图 5-111)。

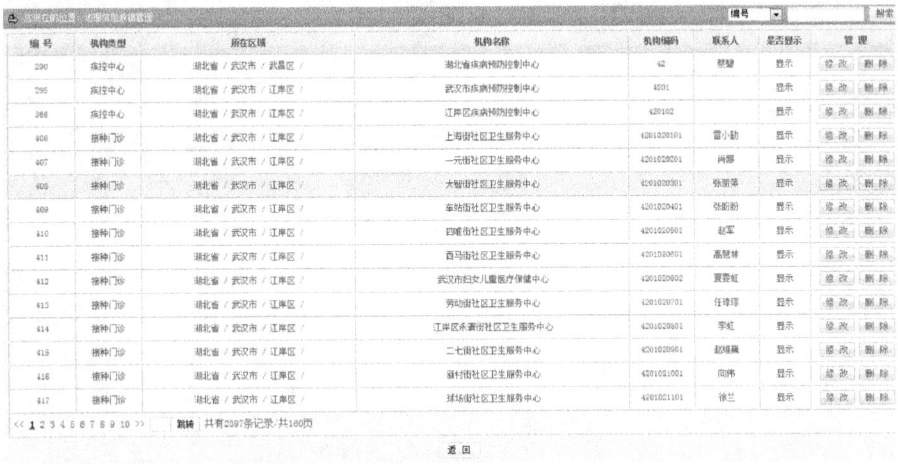

编号	机构类型	所在区域	机构名称	机构编码	联系人	是否显示	管理
290	疾控中心	湖北省 / 武汉市 / 武昌区 /	湖北省疾病预防控制中心	42	蔡慧	显示	修改 删除
295	疾控中心	湖北省 / 武汉市 / 江岸区 /	武汉市疾病预防控制中心	4201		显示	修改 删除
366	疾控中心	湖北省 / 武汉市 / 江岸区 /	江岸区疾病预防控制中心	420102		显示	修改 删除
406	接种门诊	湖北省 / 武汉市 / 江岸区 /	上海街社区卫生服务中心	4201020101	雷小勤	显示	修改 删除
407	接种门诊	湖北省 / 武汉市 / 江岸区 /	一元街社区卫生服务中心	4201020201	肖娜	显示	修改 删除
408	接种门诊	湖北省 / 武汉市 / 江岸区 /	大智街社区卫生服务中心	4201020301	张丽萍	显示	修改 删除
409	接种门诊	湖北省 / 武汉市 / 江岸区 /	车站街社区卫生服务中心	4201020401	张盼盼	显示	修改 删除
410	接种门诊	湖北省 / 武汉市 / 江岸区 /	四唯街社区卫生服务中心	4201020501	赵军	显示	修改 删除
411	接种门诊	湖北省 / 武汉市 / 江岸区 /	西马街社区卫生服务中心	4201020601	高慧林	显示	修改 删除
412	接种门诊	湖北省 / 武汉市 / 江岸区 /	武汉市妇女儿童医疗保健中心	4201020602	夏雲虹	显示	修改 删除
413	接种门诊	湖北省 / 武汉市 / 江岸区 /	劳动街社区卫生服务中心	4201020701	任琇琛	显示	修改 删除
414	接种门诊	湖北省 / 武汉市 / 江岸区 /	江岸区永清街社区卫生服务中心	4201020801	李虹	显示	修改 删除
415	接种门诊	湖北省 / 武汉市 / 江岸区 /	二七街社区卫生服务中心	4201020901	赵维巍	显示	修改 删除
416	接种门诊	湖北省 / 武汉市 / 江岸区 /	新村街社区卫生服务中心	4201021001	向伟	显示	修改 删除
417	接种门诊	湖北省 / 武汉市 / 江岸区 /	球场街社区卫生服务中心	4201021101	徐兰	显示	修改 删除

<< 1 2 3 4 5 6 7 8 9 10 >> 跳转 共有2397条记录/共160页

返回

图 5-110　地理信息数据管理

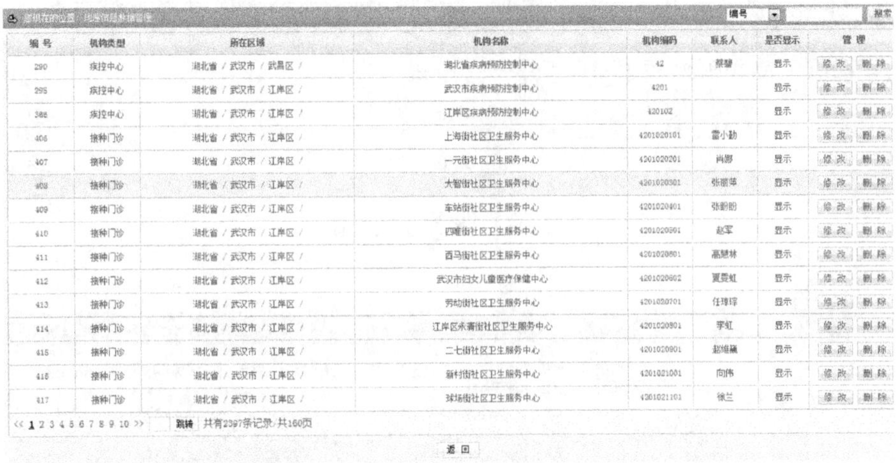

编号	机构类型	所在区域	机构名称	机构编码	联系人	是否显示	管理
290	疾控中心	湖北省 / 武汉市 / 武昌区 /	湖北省疾病预防控制中心	42	蔡慧	显示	修改 删除
295	疾控中心	湖北省 / 武汉市 / 江岸区 /	武汉市疾病预防控制中心	4201		显示	修改 删除
366	疾控中心	湖北省 / 武汉市 / 江岸区 /	江岸区疾病预防控制中心	420102		显示	修改 删除
406	接种门诊	湖北省 / 武汉市 / 江岸区 /	上海街社区卫生服务中心	4201020101	雷小勤	显示	修改 删除
407	接种门诊	湖北省 / 武汉市 / 江岸区 /	一元街社区卫生服务中心	4201020201	肖娜	显示	修改 删除
408	接种门诊	湖北省 / 武汉市 / 江岸区 /	大智街社区卫生服务中心	4201020301	张丽萍	显示	修改 删除
409	接种门诊	湖北省 / 武汉市 / 江岸区 /	车站街社区卫生服务中心	4201020401	张盼盼	显示	修改 删除
410	接种门诊	湖北省 / 武汉市 / 江岸区 /	四唯街社区卫生服务中心	4201020501	赵军	显示	修改 删除
411	接种门诊	湖北省 / 武汉市 / 江岸区 /	西马街社区卫生服务中心	4201020601	高慧林	显示	修改 删除
412	接种门诊	湖北省 / 武汉市 / 江岸区 /	武汉市妇女儿童医疗保健中心	4201020602	夏雲虹	显示	修改 删除
413	接种门诊	湖北省 / 武汉市 / 江岸区 /	劳动街社区卫生服务中心	4201020701	任琇琛	显示	修改 删除
414	接种门诊	湖北省 / 武汉市 / 江岸区 /	江岸区永清街社区卫生服务中心	4201020801	李虹	显示	修改 删除
415	接种门诊	湖北省 / 武汉市 / 江岸区 /	二七街社区卫生服务中心	4201020901	赵维巍	显示	修改 删除
416	接种门诊	湖北省 / 武汉市 / 江岸区 /	新村街社区卫生服务中心	4201021001	向伟	显示	修改 删除
417	接种门诊	湖北省 / 武汉市 / 江岸区 /	球场街社区卫生服务中心	4201021101	徐兰	显示	修改 删除

<< 1 2 3 4 5 6 7 8 9 10 >> 跳转 共有2397条记录/共160页

返回

图 5-111　基础数据导入

十一、疫苗信息字典

具备相应权限的用户（一般为系统管理员），可以对疫苗信息进行添加、修改操作。

疫苗信息字典主要为“预警分析”功能中的相关疫苗接种率分析提供可快速拓展的接口，即在湖北省免疫规划信息管理系统提供新的预警信息后，可以在该字典中添加，则地理信息系统预警分析自动增加该疫苗信息预警（图 5-112）。

十二、系统基础设置

通过系统基础设置功能，可以对系统进行相应基础设置（图 5-113）。

十三、系统数据维护

为了能更快地与预防接种信息平台预警数据结合，并进行分析展示，系统建立了相应的缓冲数据。该数据会占用服务器硬盘空间，可以通过系统数据维护操作进行删除（图 5-114）。

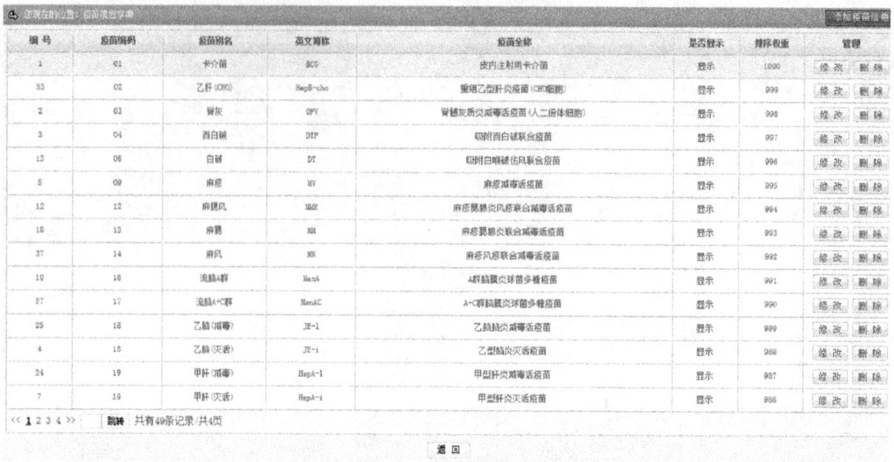

编号	疫苗编码	疫苗别名	英文简称	疫苗全称	是否显示	排序权重	管理
1	01	卡介苗	BCG	皮内注射用卡介苗	显示	1000	修改 删除
33	02	乙肝(CHO)	HepB-cho	重组乙型肝炎疫苗(CHO细胞)	显示	999	修改 删除
2	03	脊灰	OPV	脊髓灰质炎减毒活疫苗(人二倍体细胞)	显示	998	修改 删除
3	04	百白破	DTP	吸附百白破联合疫苗	显示	997	修改 删除
13	06	白破	DT	吸附白喉破伤风联合疫苗	显示	996	修改 删除
5	09	麻疹	MV	麻疹减毒活疫苗	显示	995	修改 删除
12	12	麻腮风	MMR	麻疹腮腺炎风疹联合减毒活疫苗	显示	994	修改 删除
18	13	麻腮	MM	麻疹腮腺炎联合减毒活疫苗	显示	993	修改 删除
37	14	麻风	MR	麻疹风疹联合减毒活疫苗	显示	992	修改 删除
10	16	流脑A群	MenA	A群脑膜炎球菌多糖疫苗	显示	991	修改 删除
27	17	流脑A+C群	MenAC	A+C群脑膜炎球菌多糖疫苗	显示	990	修改 删除
25	18	乙脑(减毒)	JE-l	乙脑脑炎减毒活疫苗	显示	989	修改 删除
4	18	乙脑(灭活)	JE-i	乙型脑炎灭活疫苗	显示	988	修改 删除
24	19	甲肝(减毒)	HepA-l	甲型肝炎减毒活疫苗	显示	987	修改 删除
7	19	甲肝(灭活)	HepA-i	甲型肝炎灭活疫苗	显示	986	修改 删除

图 5-112　疫苗信息字典

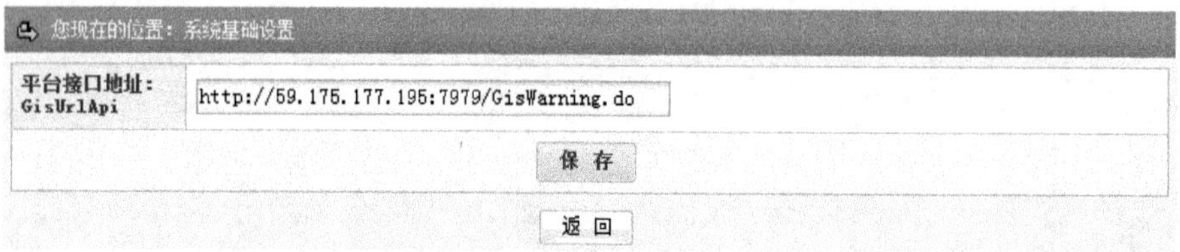

图 5-113　系统基础设置

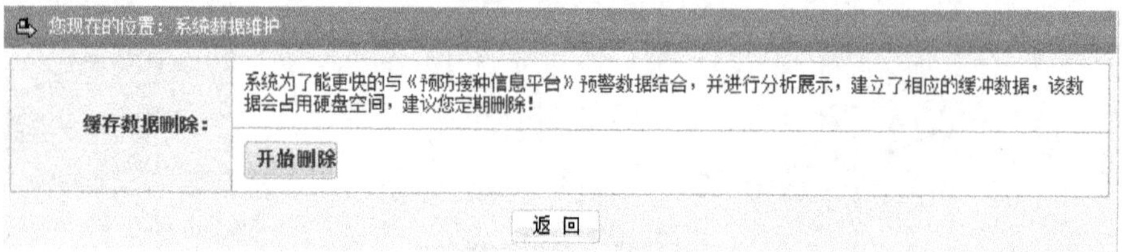

图 5-114　系统数据维护

第6章　湖北省免疫规划信息管理系统 CA-UKey模块使用说明

湖北省免疫规划信息管理系统平台已经升级，目前在鄂州、阳新两个地方进行CA-UKey功能模块的试点。下面就试点的一些准备工作和得出的经验进行介绍。

分以下几个内容进行介绍：

一、疾控人员工作内容

二、产科人员工作内容

三、接种门诊工作内容

四、安装CA-UKey驱动、升级客户端

五、常见问题

一、疾控人员工作内容

疾控人员分为管理人员、一般工作人员。其中，管理人员的工作内容有以下几点：

①在平台上修改、增加本级及下一级账号；

②设置CA-UKey的启动、截止时间；

③对错误绑定的账号进行解绑，以及Key丢失后需要更换Key的操作；

④在上级设定CA-UKey启动时间后，绑定本账号；

⑤CA用户情况报表；

⑥CA操作日志管理。

一般工作人员仅有绑定本账号后在权限范围内的查询功能。

（一）在全省正式启动CA-UKey之前，需要各级管理员在平台上实名新增本机及下一级账号

具体方法如下：

由市、区县疾控管理员登录平台进行操作。各级管理员进入平台进行修改和新增本级或下一级人员账号，不能跨级别进行账号的新增和修改。

进入“系统设置”中的“用户管理”中查看（图6-1）。

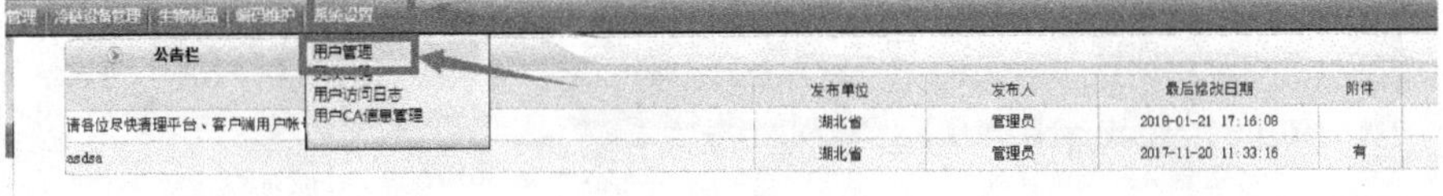

图6-1　用户管理

在“用户管理”→“用户类别”，只有管理员的账号才能进行账号的新增和修改（图6-2）

如果看不到“用户管理”模块，那就说明使用的账号不是管理员账号，无法新增用户。要注意“用户类别”中的管理员与“用户组”中的系统管理员不一样。各个级别管理员仅一个，只能由上级进行新

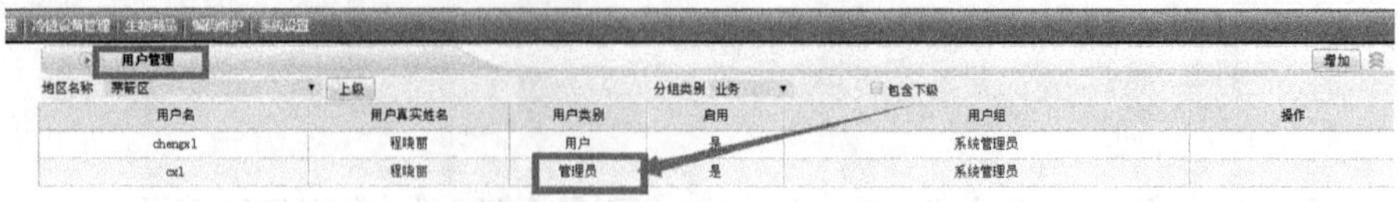

图 6-2　用户类别

增。系统管理员可以有多个，可以由上级管理员或者本级管理员在账号新增时在“用户组”中选择。

账号新增的时候，需要首先选择具体的接种门诊或产科单位，之后再点击“新增加”按钮，进行账号的新建（图 6-3）。

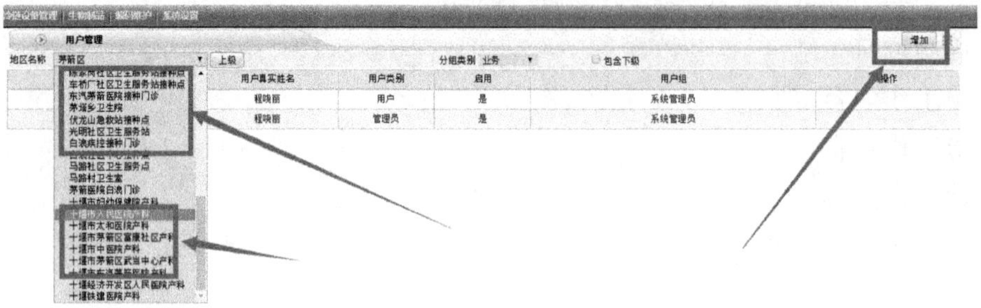

图 6-3　新增账号

如果要修改或删除原有的账号信息，直接找到相关单位，然后在对应的账号后面点击“修改”或“删除”按钮（图 6-4）。

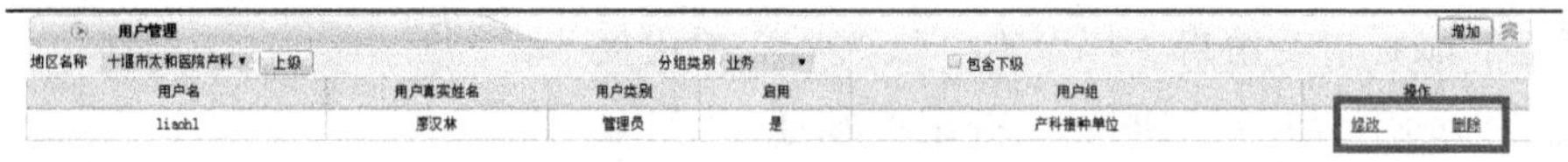

图 6-4　修改或删除账号

新增和修改时，要注意使用账号的实名认证，姓名、身份证号码、电话号码要一致。新增账号时，要注意账号用户名有可能与其他人重复，建议使用英文和数字的组合，且不少于 6 位。

有效期：建议选择 1 年的有效期（图 6-5）。

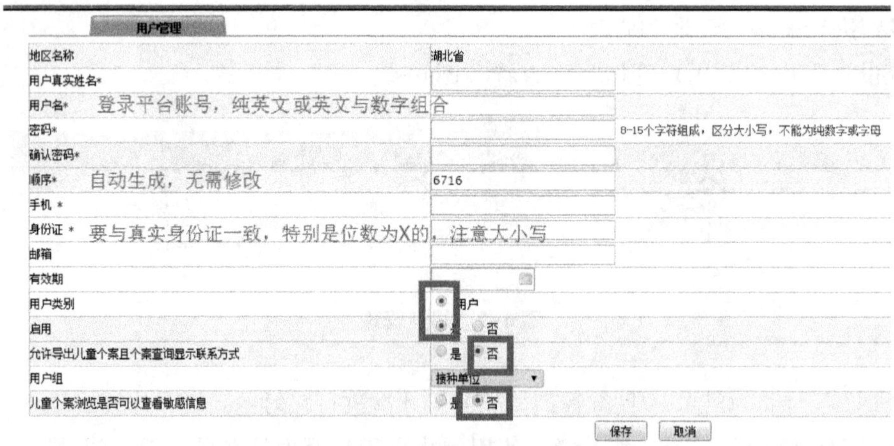

图 6-5　账号信息

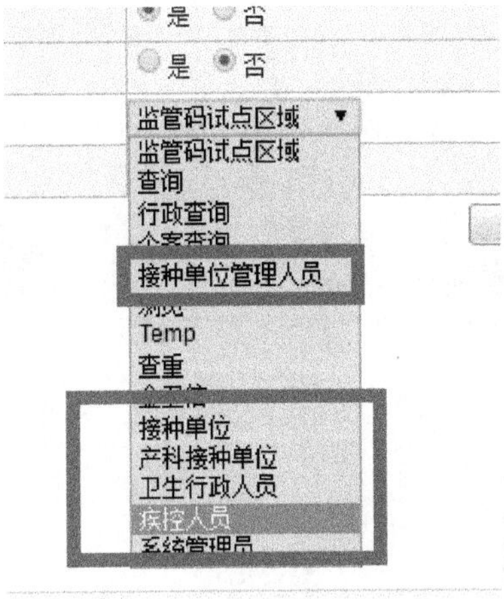

图 6-6　用户组

新增时，根据账号使用性质，用户组选择疾控人员、卫生行政人员、产科接种单位、接种单位管理人员、接种单位等（图 6-6）。

如果新增账号后，保存的时候出现如下错误提示（图 6-7），说明该账号不具备新增账号的权限，需要更换管理员账号。

如出现如下提示（图 6-8），表示该账号用户名与其他人重复，需要重新设置用户名。

（二）设置 CA-UKey 的启动、截止时间

设置 CA-UKey 的启动、截止时间，是系统管理员用户组的权限，且管理员必须插入 CA-UKey 才能在各个模块中进行相应的操作。

登录平台后，在“系统设置”→“单位 CA 信息管理”中进行设置（图 6-9 和图 6-10）。

勾选“启用下级”，可以对辖区所有单位进行批量开通（图 6-11）。

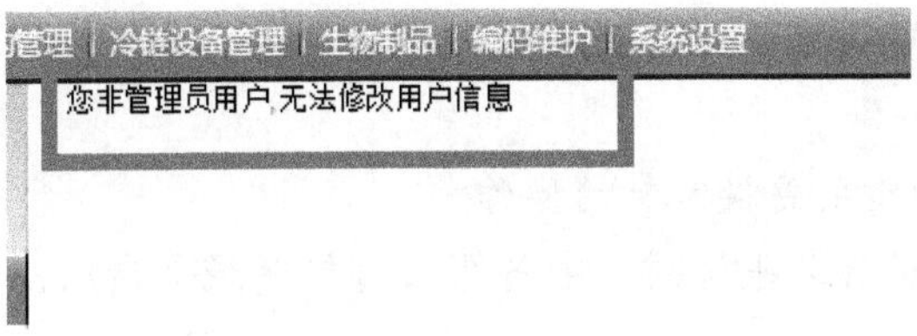

图 6-7　错误提示

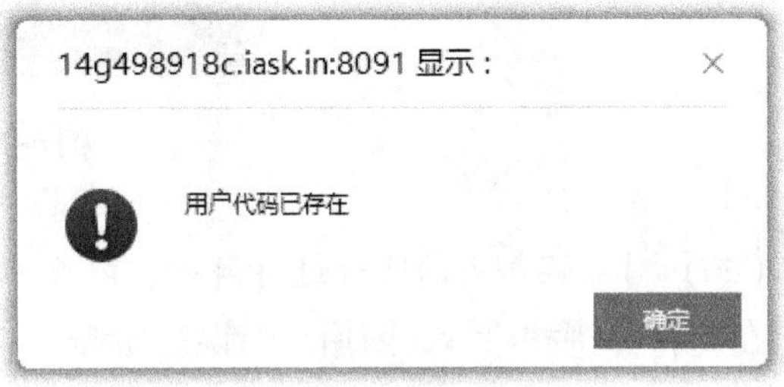

图 6-8　用户名重复提示

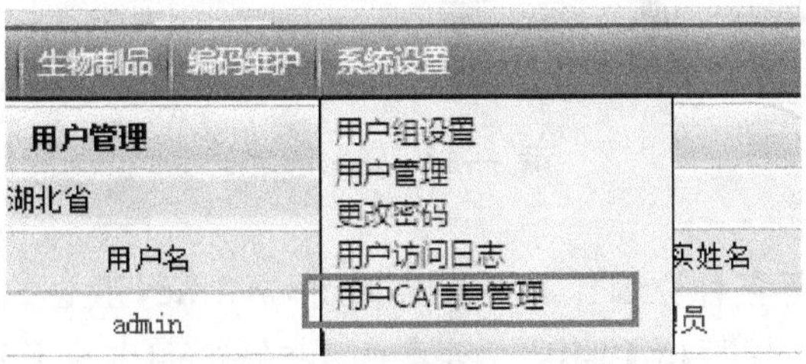

图 6-9　用户 CA 信息管理

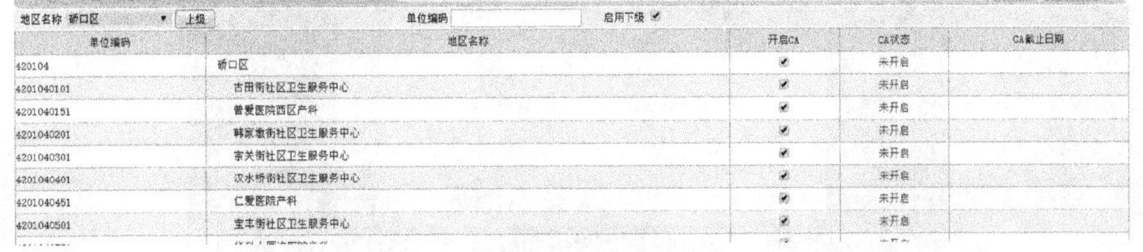

图 6-10　权限管理

勾选相应单位，点击“批量开通”，选择“截止日期”，点击“保存”，即可开通对应单位 CA-UKey 绑定截止时间（图 6-12）。

设置 CA 截止时间后，客户端、平台用户均自动设定 CA 截止时间。

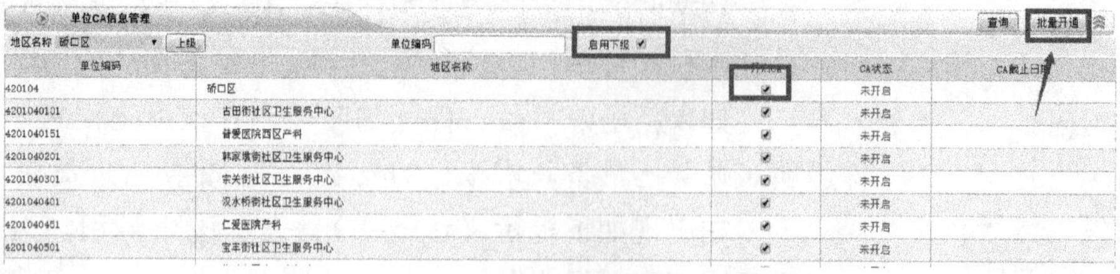

图 6-11　批量开通

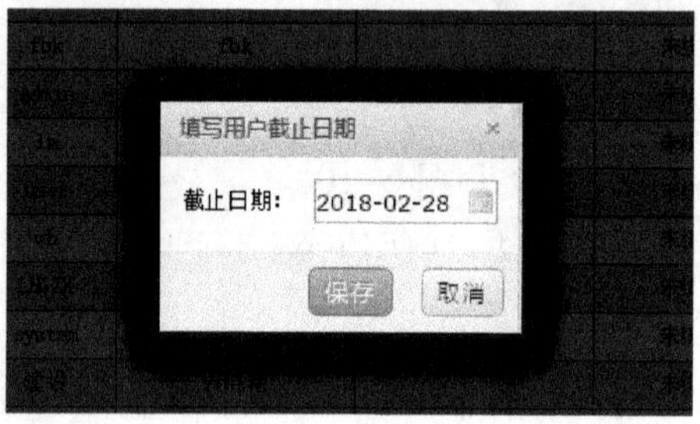

图 6-12　选择截止日期

（三）对错误绑定的账号进行解绑，以及 Key 丢失后需要更换 Key 的操作

在产科、接种门诊，因用户错误绑定账号，需要临时解绑账号时，由各级管理员登录平台后，找到相关门诊对应账号，点击“取消绑定”即可（图 6-13）。

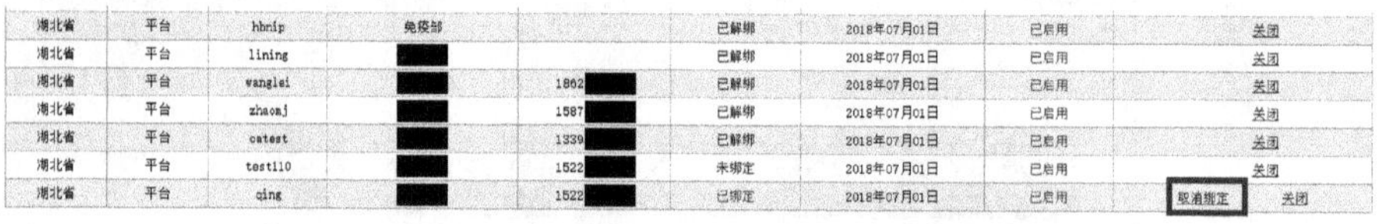

图 6-13　解除绑定

对于 Key 丢失、Key 损坏等各种原因，需要临时关闭 CA-UKey 验证，由各级管理员登录平台后，找到对应的账号后点击“关闭”，填写相关原因，即可关闭账号 CA-UKey 验证（图 6-14）。

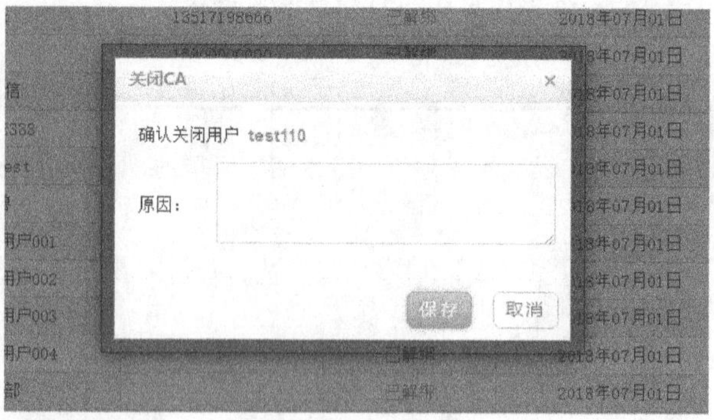

图 6-14　关闭 CA

（四）在上级设定 CA-UKey 启动时间后，绑定本账号

使用疾控人员账号登录平台（图 6-15）。

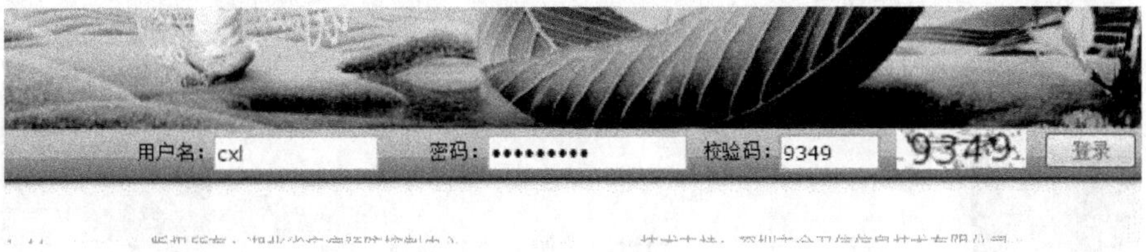

图 6-15　登录平台

点击“登录”，弹出如下提示（图 6-16）。

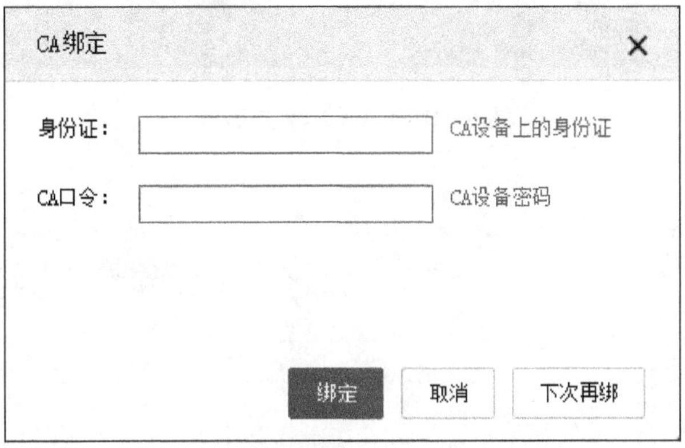

图 6-16　CA 绑定提示

输入身份证号码和 CA 口令（CA 口令初始为身份证后 6 位）。如平台留有的身份证信息与 CA-UKey 里面的信息一致，就可以正常绑定。

绑定好 CA-UKey 后，再次登录时，就无需输入验证码，只输入 CA 口令即可（图 6-17）。

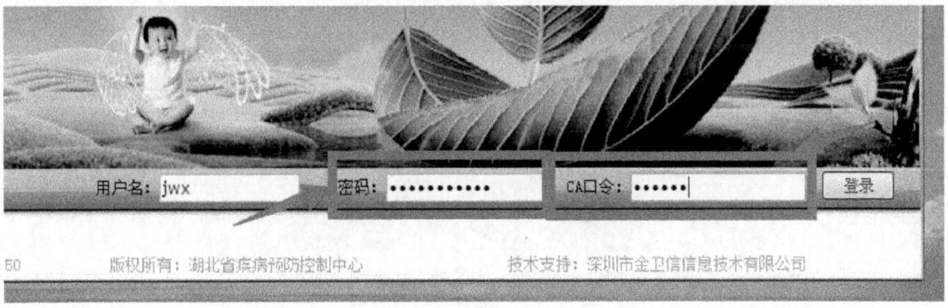

图 6-17　再次登录

使用过程中，CA-UKey 不能拔出，否则就会弹出提示（图 6-18）。如果不把 CA-UKey 插入，那么 1 分钟后，将自动退出平台。

（五）CA 用户情况统计

在“系统设置”→“CA 用户情况报表”中统计辖区用户账号绑定数、未绑定数（图 6-19）。点击下画线数字即可查看绑定（未绑定）用户名单（图 6-20）。

（六）CA 操作日志

在“系统设置”→“CA 操作日志”中可以查看辖区关闭账号 CA-UKey 验证的情况（6-21）。

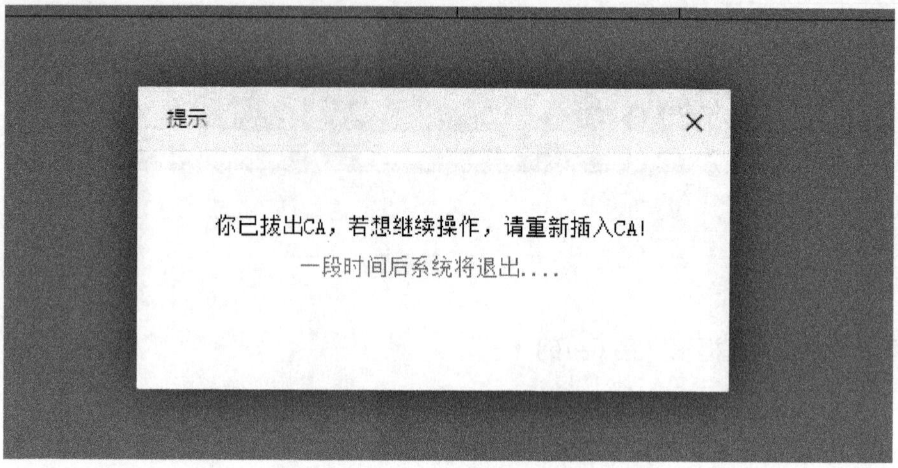

图 6–18　CA-UKey 拔出提示

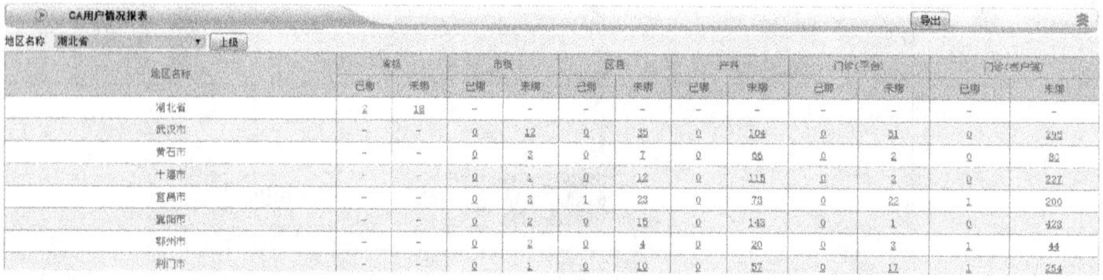

图 6–19　统计用户数

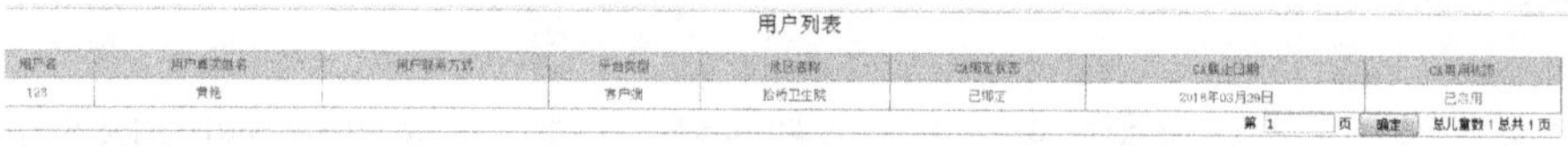

图 6–20　查看用户名单

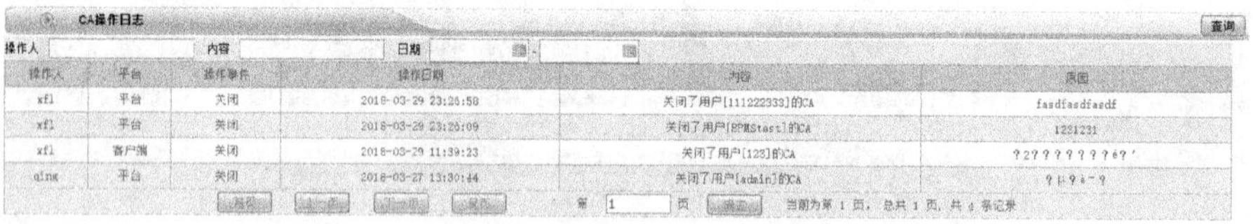

图 6–21　查看验证情况

二、产科人员工作内容

产科人员先提供所有需要登录产科平台操作人员的信息给上级，由上级在平台添加各自账号。然后，各个产科操作人员在登录平台时绑定各自的 CA-UKey。

使用产科账号登录平台（图 6–22）。点击“登录”的时候，弹出如下提示（图 6–23）。

输入身份证号码和 CA 口令（CA 初始口令为身份证后 6 位）。如平台留有的身份证信息与 CA-UKey 里面的信息一致，就可以正常绑定。如果提示错误，不能绑定，可以参考后面的常见问题说明。

绑定好 CA-UKey 后，再次登录时，就无须输入验证码，只输入 CA 口令即可（图 6–24）。

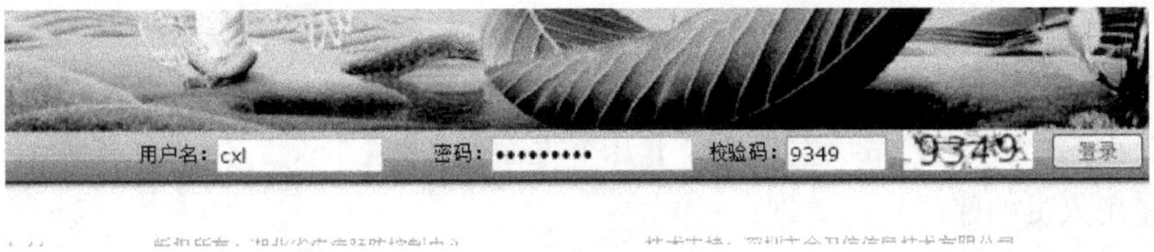

图 6–22　登录平台

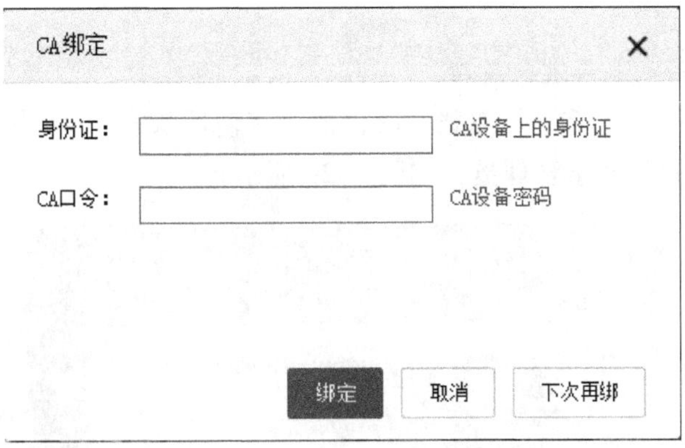

图 6–23　CA 绑定提示

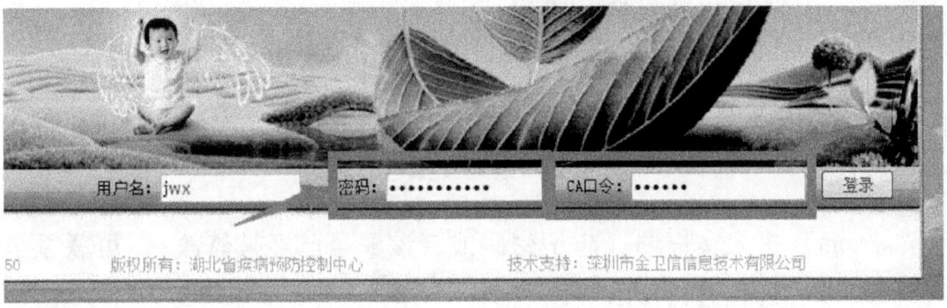

图 6–24　再次登录

使用过程中，CA-UKey 不能拔出，否则就会弹出提示（图 6–25）如果不把 CA-UKey 插入，那么 1 分钟后，将自动退出平台。

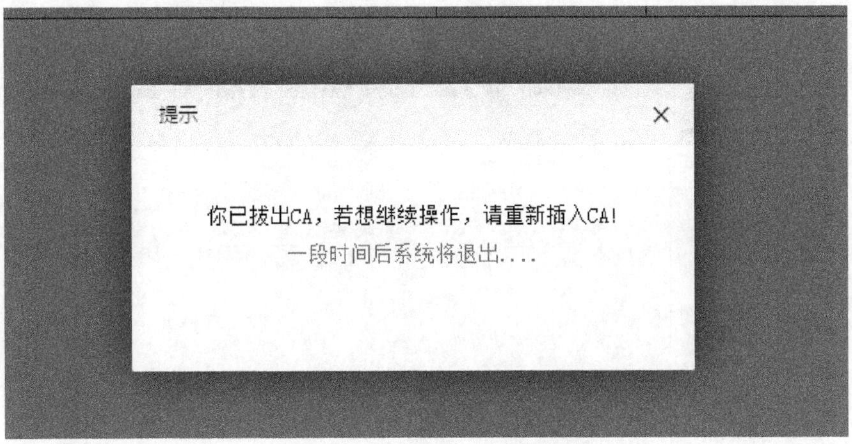

图 6–25　CA-UKey 拔出提示

三、接种门诊工作内容

接种门诊在此次 CA-UKey 工作中主要有以下几个方面的内容：

①对客户端使用人员的账号进行清理；

②升级客户端版本；

③客户端绑定 CA-UKey；

④错误绑定后，重新绑定。

（一）对客户端使用人员的账号进行清理

接种门诊新增或修改账号后，需上传下载一次，把所有使用账号上传到平台。新增用户或修改用户时使用管理员账号（“system”属于管理员，如图 6-26 所示）。

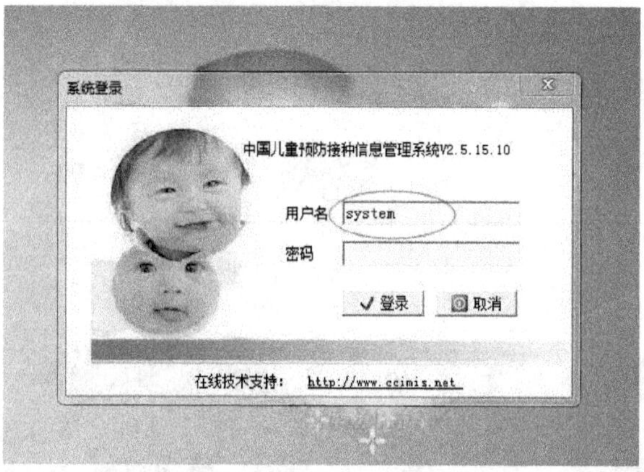

图 6-26 管理员账号登录

如果不能使用“system”进入客户端（忘记密码或者该账号已经被修改），可联系金卫信人员（客服 QQ 或电话均为 4008860026）远程进行修改。

先把所有客户端使用人员都录入系统中，包含登记人员、接种人员、相关信息查询人员（不在岗的职工无法删除，备注离职，新增职工录入）。注意：有 CA-Ukey 数字证书的人员必须录入。

客户端新增账号绑定流程：在“系统管理”→“基本资料”→“业务人员档案”中录入相关信息（图 6-27 和图 6-28）。注意：带＊号的为必填内容。

图 6-27 业务人员档案

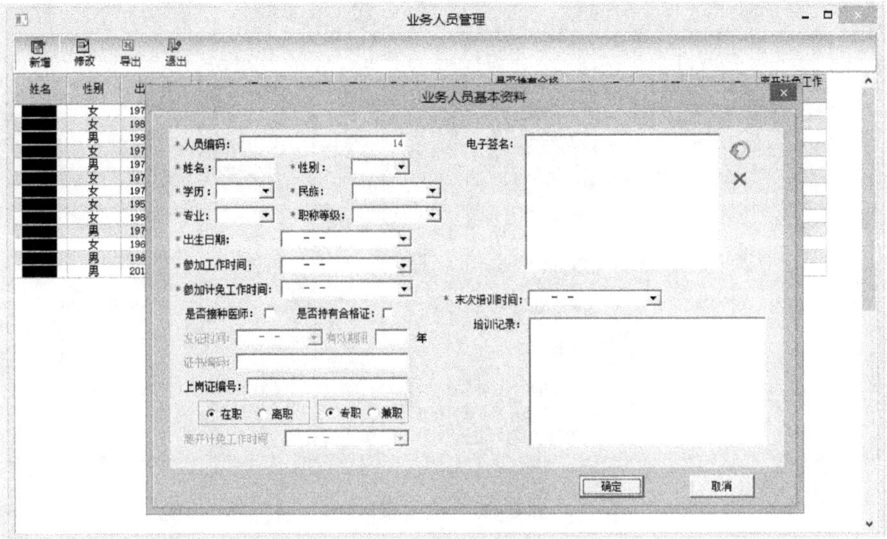

图 6-28　录入信息

之后，在“用户管理”→“用户权限”中进行账号的新增（图 6-29）。注意：用户全称只能选择，选择列表是录入的业务人员。

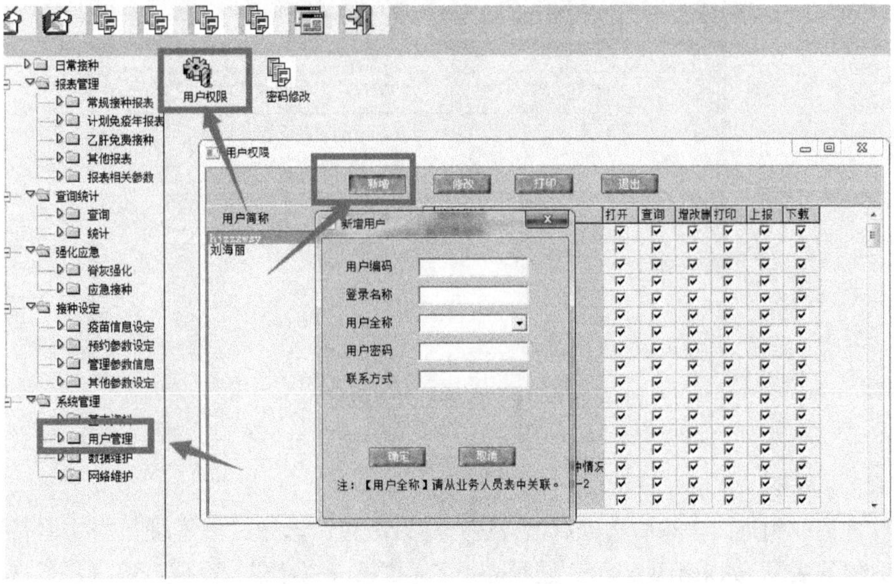

图 6-29　新增账号

一个人只能有一个账号，如果设置第二个账号，就会提示用户重复，用户编码以 002、003、004、005……往下增加。登录账号：纯英文/英文 + 数字的用户名。

新增账号之后，需要给每个用户设置权限（图 6-30）。

提示：直接双击“打开”“查询”“增改删”“打印”“上报”“下载”等，可以全选所有的空格，避免逐个手动勾选。

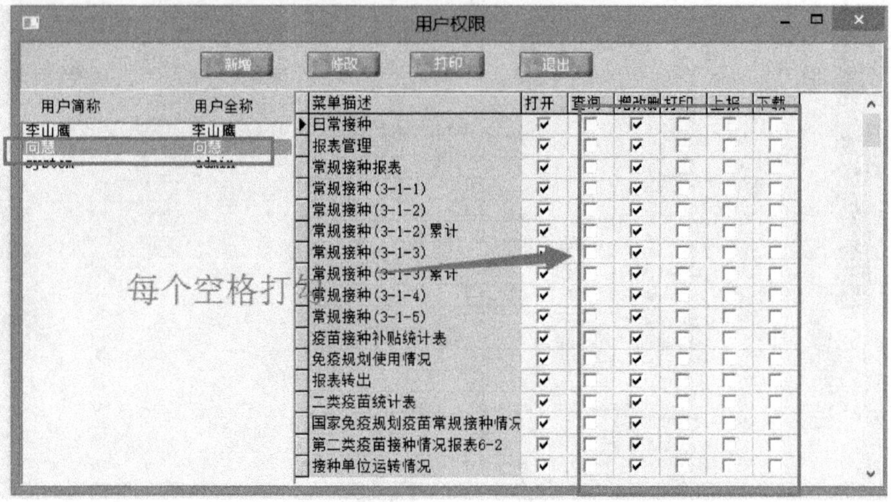

图 6-30　设置权限

疫苗出入库的权限也要适量放开。

在“疫苗登记”→“生物制品”→“权限管理”中，勾选相应的权限（图 6-31）。

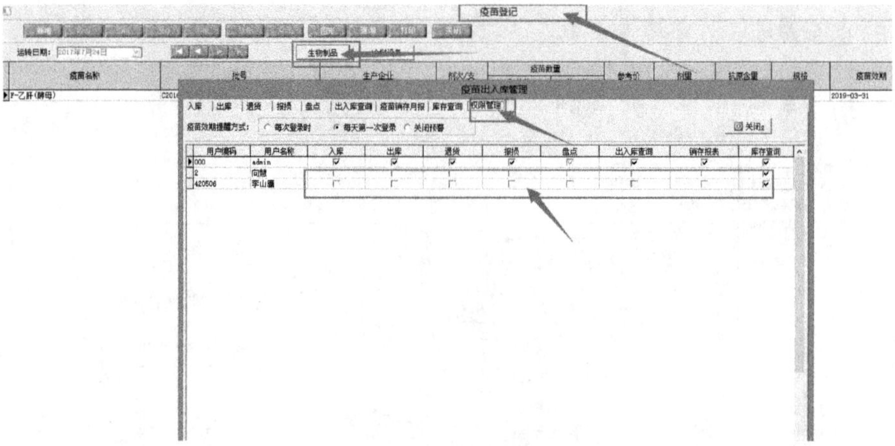

图 6-31　疫苗出入库权限

（二）升级客户端版本

先把客户端软件下载到桌面，然后右键点击该客户端升级包，选择“以管理员身份运行”，一般默认路径即可，选择“升级安装”，如果出现提示，选择“允许程序所有操作”，完成升级（图 6-32 至图 6-38）。

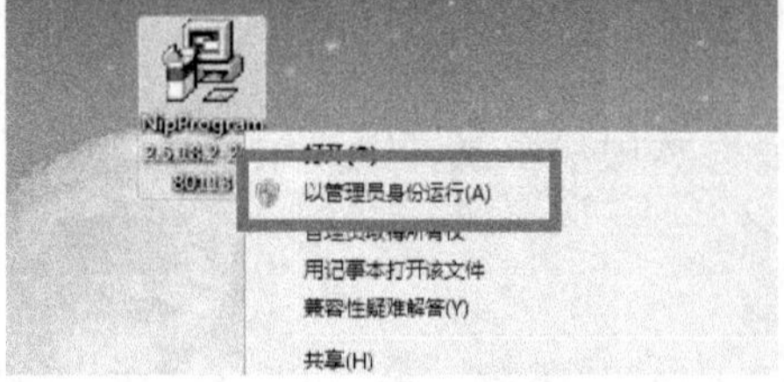

图 6-32　运行升级包

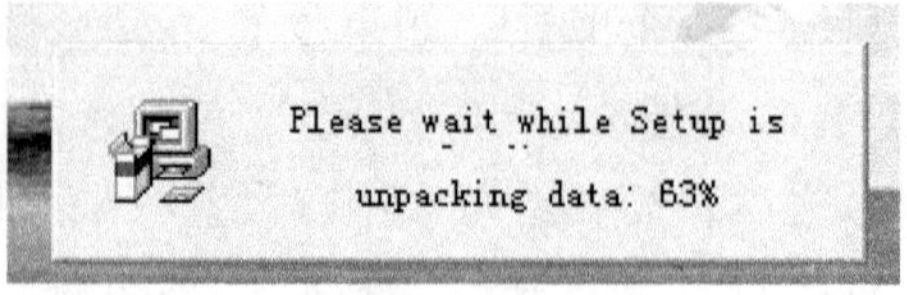

图 6-33　开始运行

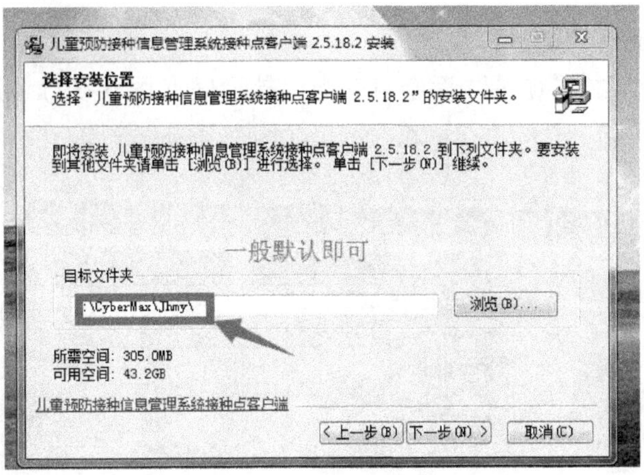

图 6-34　选择路径

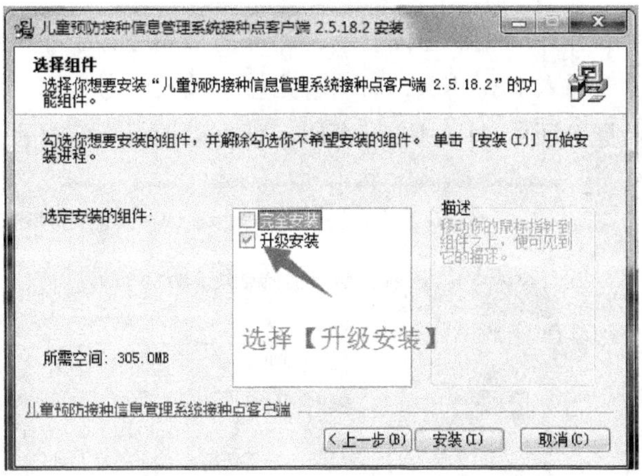

图 6-35　升级安装

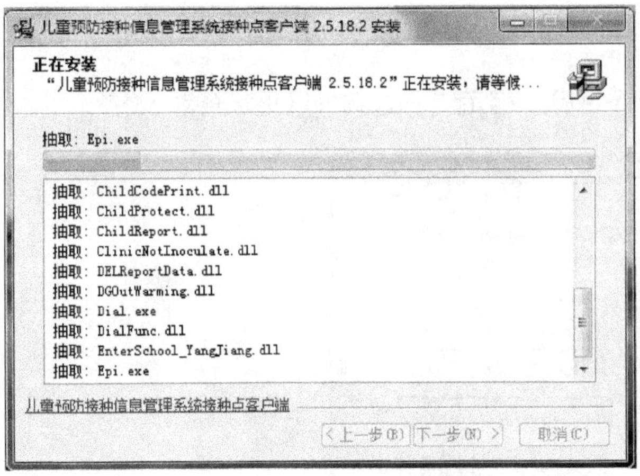

图 6-36　开始安装

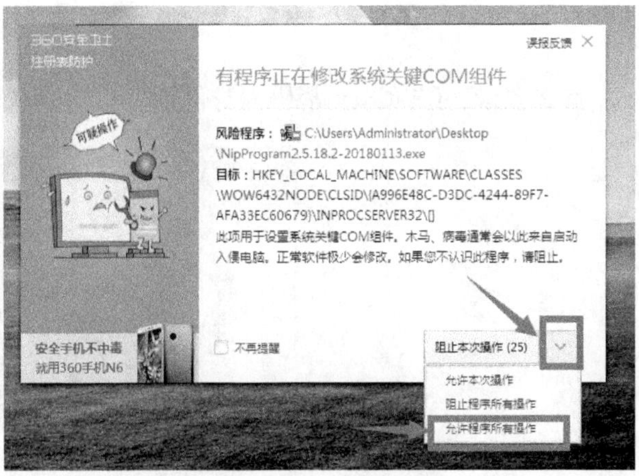

图 6-37　操作提示

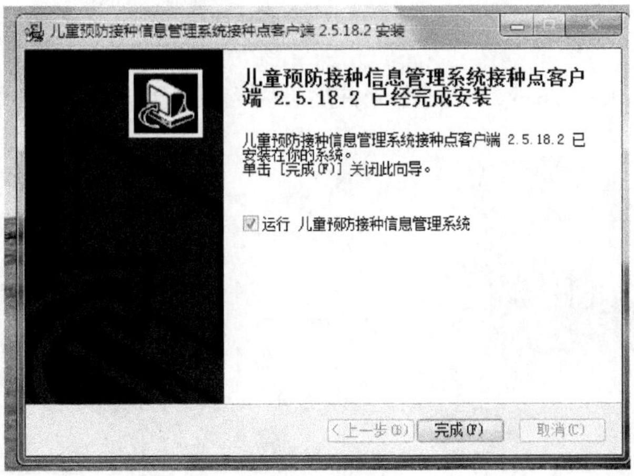

图 6-38　完成升级

（三）客户端 CA-UKey 的绑定

客户端正常上传下载，即可把 CA 截止时间下载到客户端。

插入 CA-UKey，启动客户端，输入账号、密码，点击“登录”后会自动弹出提示框（图 6-39），输入身份证号、CA-UKey 密码，就可以进行绑定（图 6-40）。

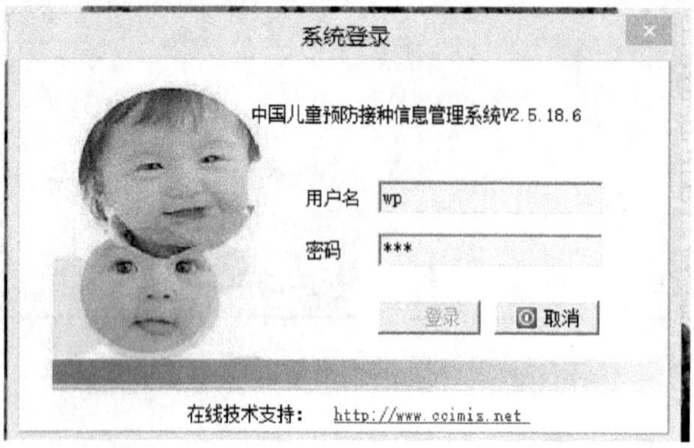

图 6-39 系统登录

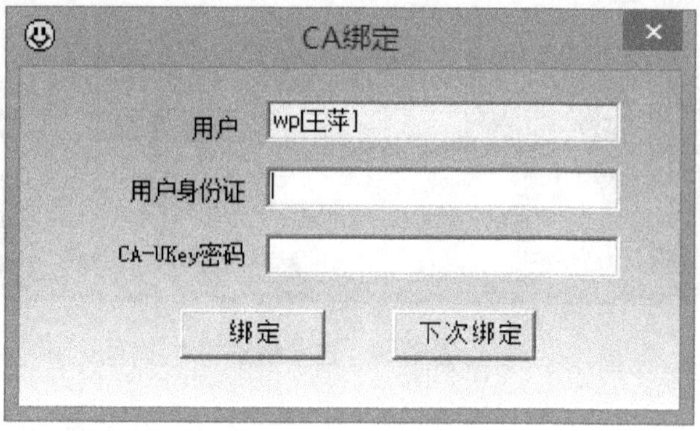

图 6-40 CA 绑定提示

首次登录，CA-UKey 密码为身份证号后 6 位（图 6-41）。绑定之后，就可以正常登录了。

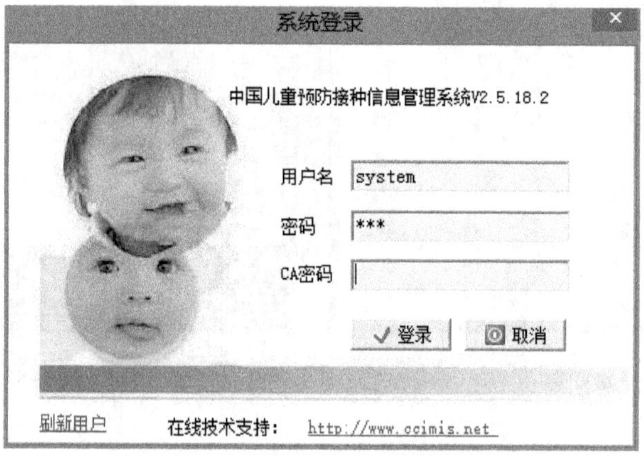

图 6-41 正常登录

使用过程中，不能拔出 CA-UKey，否则 1 分钟后，将自动退出软件（图 6-42）。

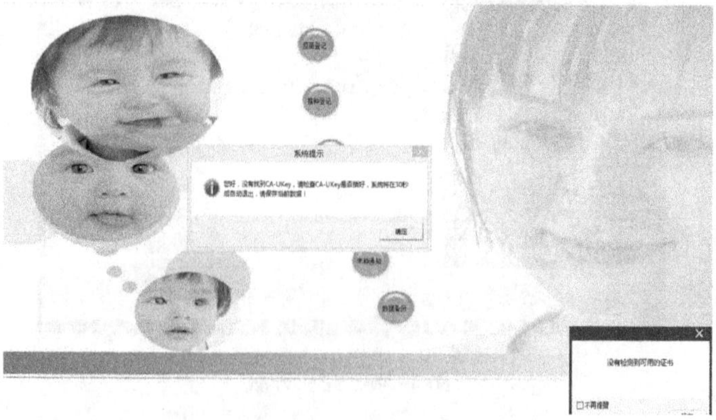

图 6-42 系统提示

（四）错误绑定后，重新绑定

错误绑定账号、人员更换、CA-UKey 丢失或损坏后都需要更换，需要先联系上级管理员，把相应的账号在平台上解绑。确认 CA-UKey 解绑之后，启动客户端，点击“刷新用户”，即可把解绑信息下载到客户端。刷新完成之后，就可以重新绑定新的 CA-UKey 了。

四、安装 CA-UKey 驱动、升级客户端

下载 CA-UKey 的驱动软件安装包或升级包到桌面。

右键点击下载的软件，选择“以管理员身份运行”进行安装（图 6-43 至图 6-46）。

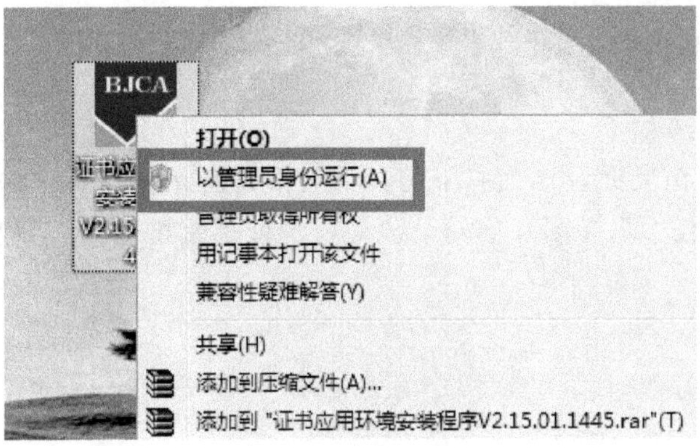

图 6-43　运行软件

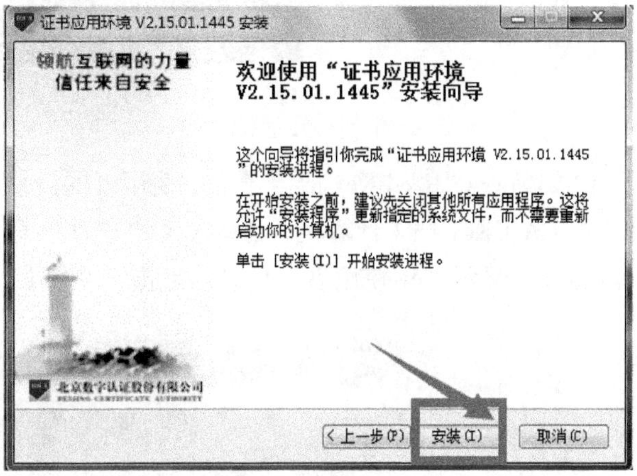

图 6-44　开始安装

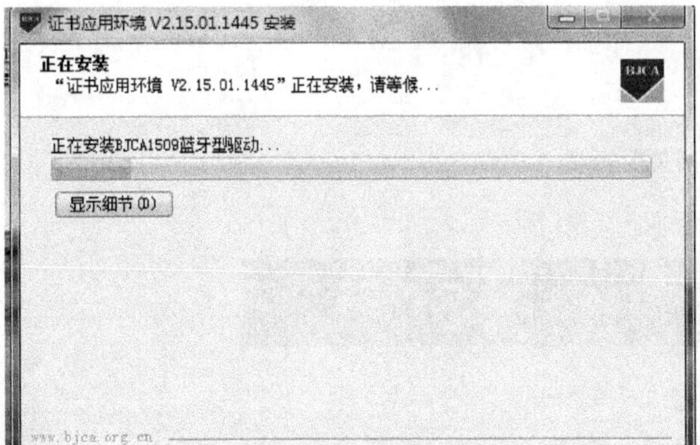

图 6-45　正在安装

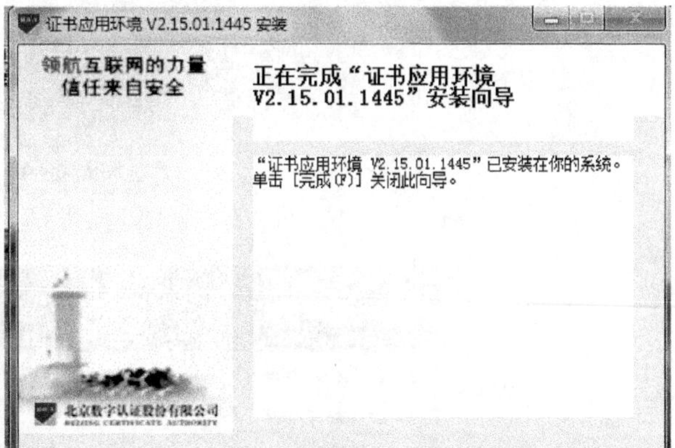

图 6-46　完成安装

如果在安装过程中，杀毒软件弹出提醒，选择“允许程序所有操作”即可（图 6-47）。

五、常见问题

①只有一个 CA-UKey，是否能同时在平台、客户端上使用？

平台与客户端可以用同一个 CA-UKey，即客户端使用一个账号绑定的 CA-UKey，能在平台使用另外一个账号绑定的同一个 Key。CA-UKey 一样，但是平台、客户端的账号不一样。

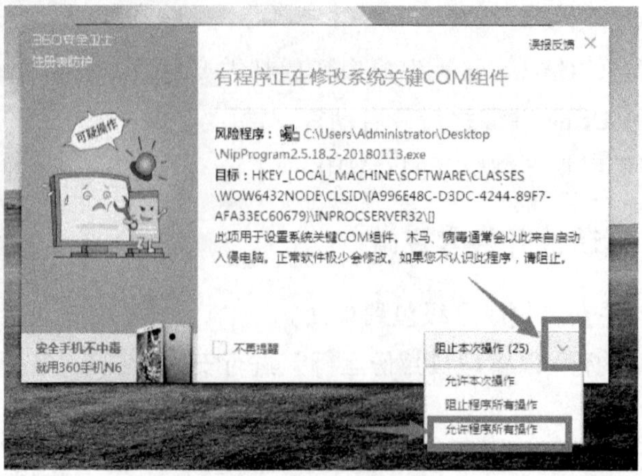

图 6-47　杀毒软件提醒

②如何查看 CA-UKey 的电子证书使用者的身份信息？

把 CA-UKey 插入计算机，启动 CA 的软件，可以在桌面及桌面右下角，看到相关图标（图 6-48）。双击图标，显示 Key 使用者的信息。点击“更多证书信息”（图 6-49），核对身份证是否正确（要排除

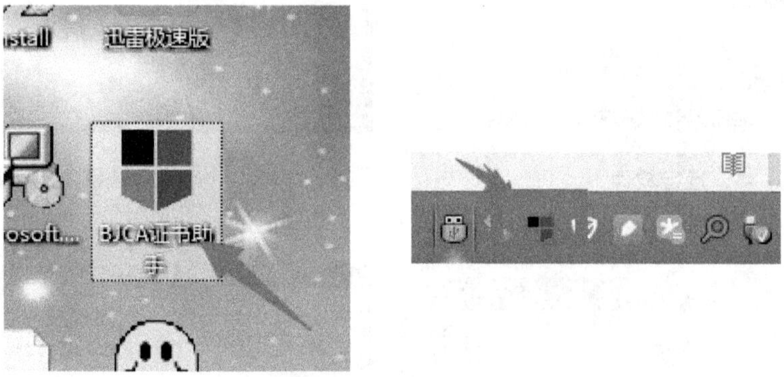

图 6-48　相关图标

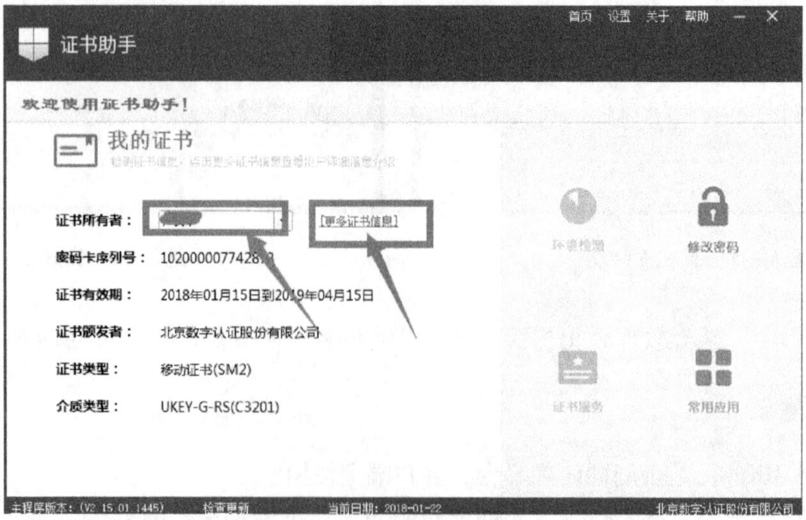

图 6-49　核对证书信息

最前面的一个 0，如图 6-50 所示），如果不正确，可联系厂家进行证书更换。如未能出现以上信息，直接显示如下提示（图 6-51），可把 CA-UKey 重新插入计算机另外一个 USB 接口试一试。如果更换 USB 接口还是不能读取，可能原因是硬件驱动未能安装，需要重装硬件驱动（此种情况在 Win XP 中比较多）。

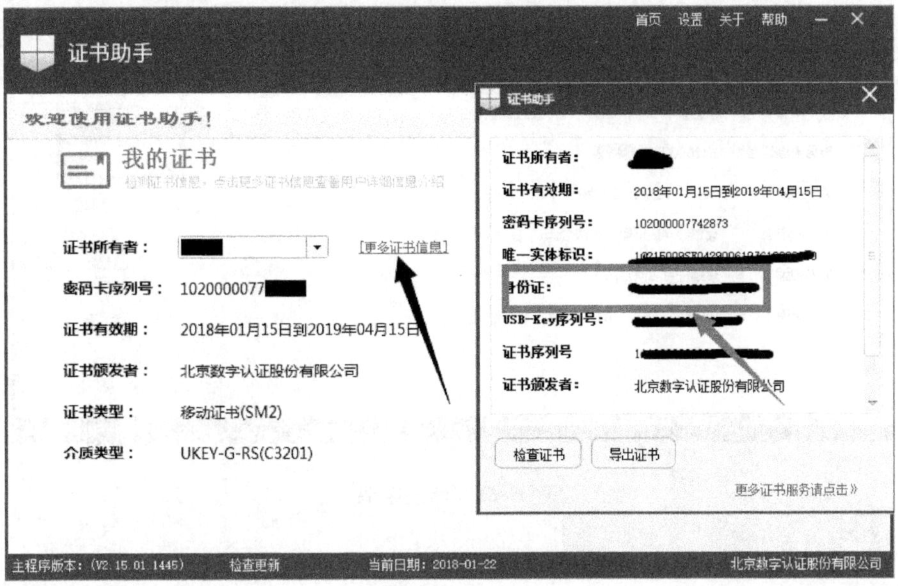

图 6-50　核对身份证号

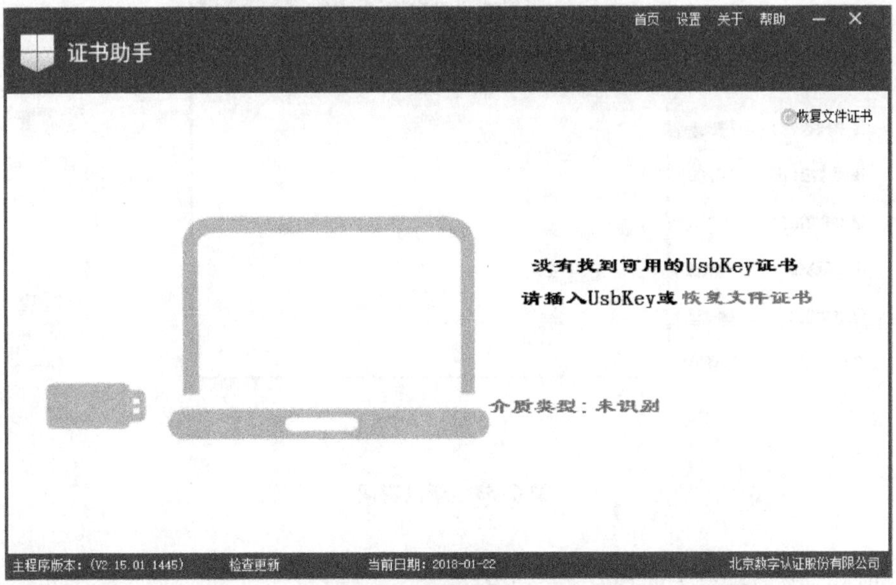

图 6-51　提示

一般情况下，计算机联外网时可以自动安装驱动。③ CA-UKey 的初始密码如何更换？

点击桌面右下角的 CA 驱动程序图标。然后在“修改密码”中进行 CA 密码的修改（图 6-52 和图 6-53）。

④平台绑定身份证时，身份证信息与平台不一致，需要根据提示查找原因。

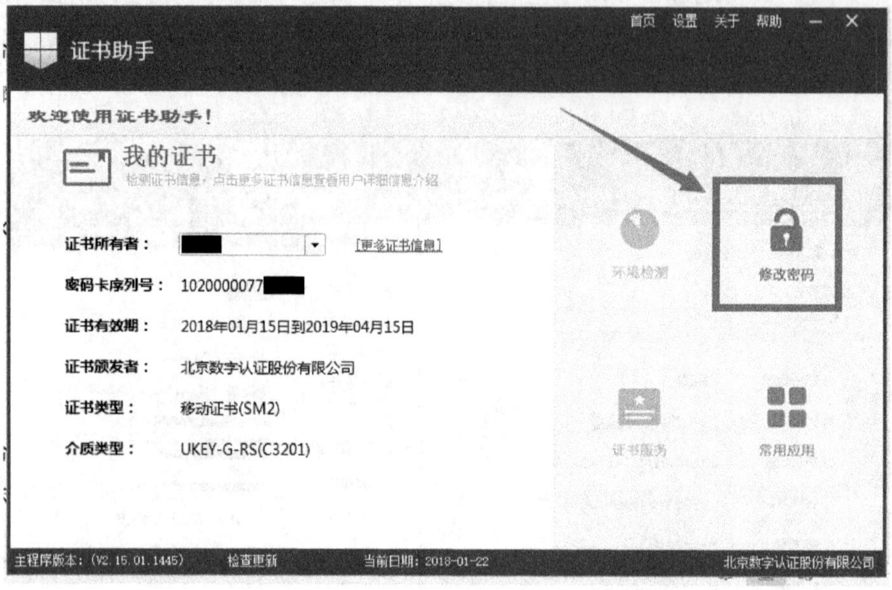

图 6-52　修改密码

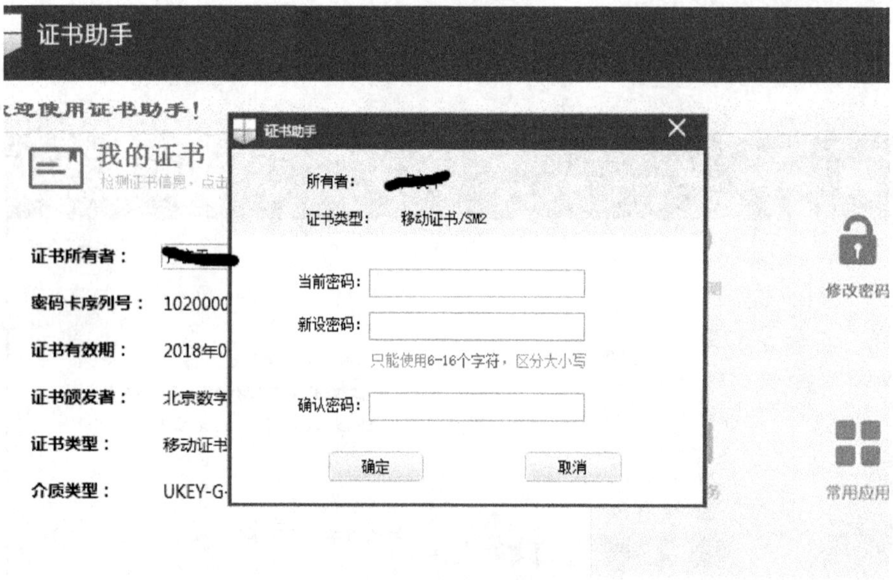

图 6-53　新设密码

联系上级管理员，修改平台上的身份证号（图 6-54）。

⑤如果出现"校验证书密码失败！您还有＊次机会重试"（图 6-55），说明输入的 CA 口令错误，需要重新输入。注意：CA 口令连续输入错误，达到或超过 10 次后，CA-UKey 就会被锁死，需要联系厂家解锁。可按如下方法解锁（图 6-56 至图 6-59）。

证书解锁、证书更新、证书补办等都在这个模块里面（图 6-59）。之后，可根据需要进行证书解锁、证书延期、证书补办等相关操作。

⑥ CA-UKey 绑定错误。

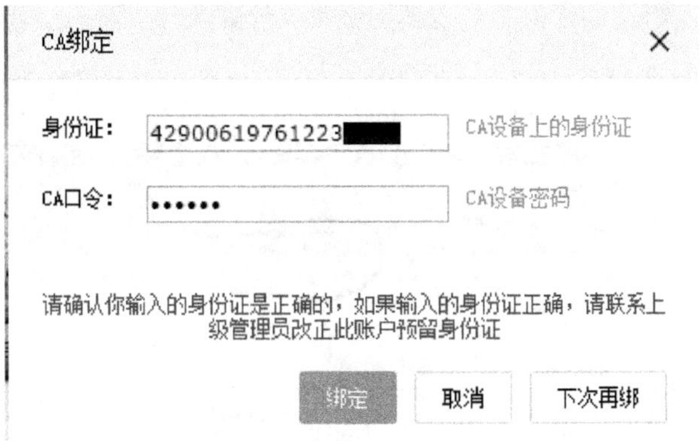

图 6-54　提示修改身份证号

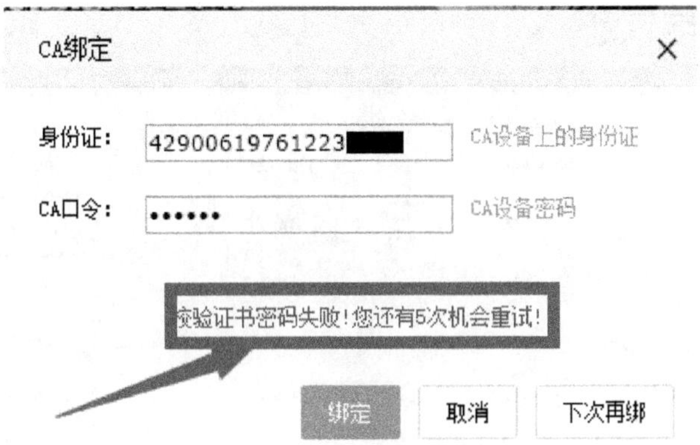

图 6-55　错误提示

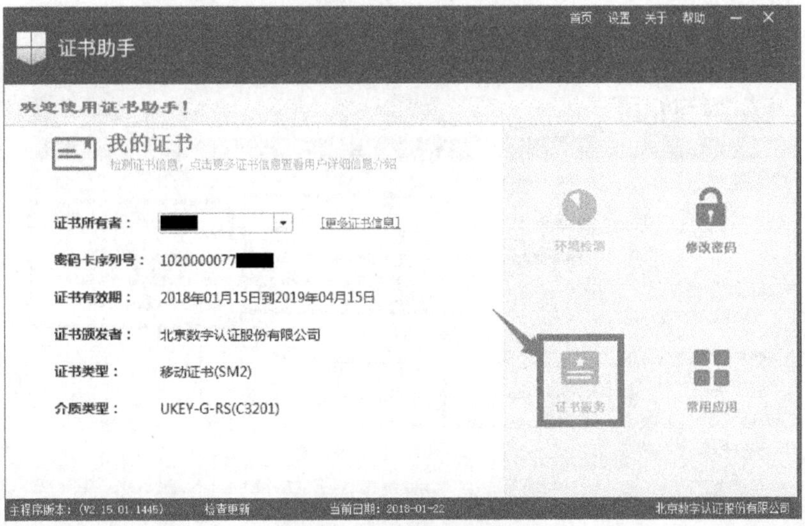

图 6-56　证书服务

CA-UKey 绑定到其他人的账号上了，这种情况主要发生在客户端上，因为客户端账号没有身份证信息进行验证。发生类似问题时，联系上级管理员，在平台上把该账号解绑，之后在客户端进行上传下载，下载最新的解绑信息后，就可以重新绑定了。

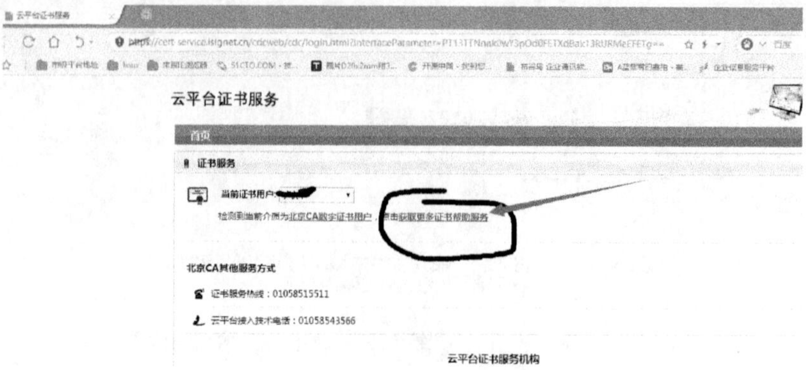

图 6-57　获取更多证书帮助服务

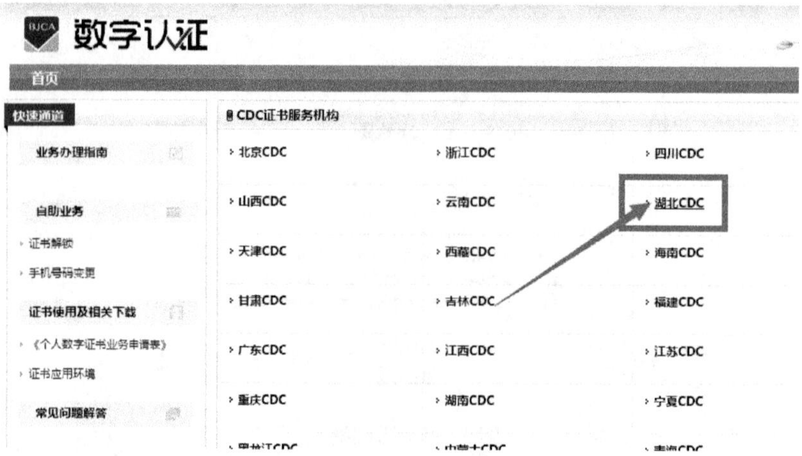

图 6-58　选择证书

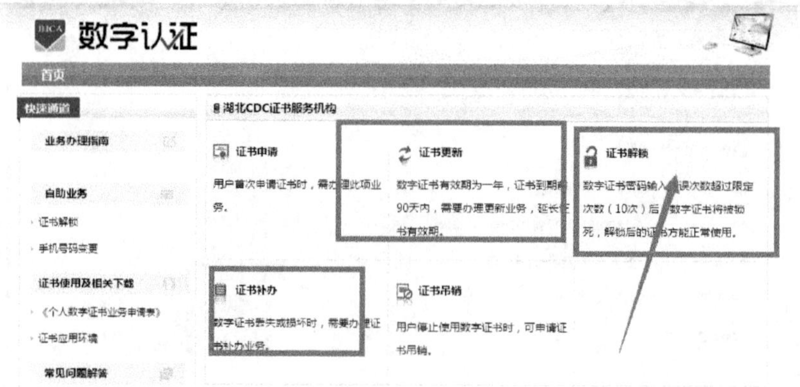

图 6-59　证书解锁

⑦ Key 丢失、Key 更换、Key 损坏。

当出现以上情况的时候，联系上级管理员，把该账号的 CA-UKey 关闭。然后联系厂家进行 CA-UKey 的更换。再次绑定前，平台、客户端登录和使用方式都与之前未绑定时一样。

⑧客户端升级后，无法正常出入库、冷链运转。

客户端 2. 5. 18. 2 之后的版本中，系统增加了疫苗与生产企业对应关系，目的是为了减少错误录入疫苗厂家。如果升级后，出现如下提示（图 6-60），需要下载最新的疫苗对应关系，方法如（图 6-61 和图 6-62 所示）。如果下载之后，还有类似的问题，建议将疫苗外包装拍照发给金卫信，金卫信找相关领导核实后，就会将相关信息添加到平台，之后按照上面的操作更新一次对应关系即可。

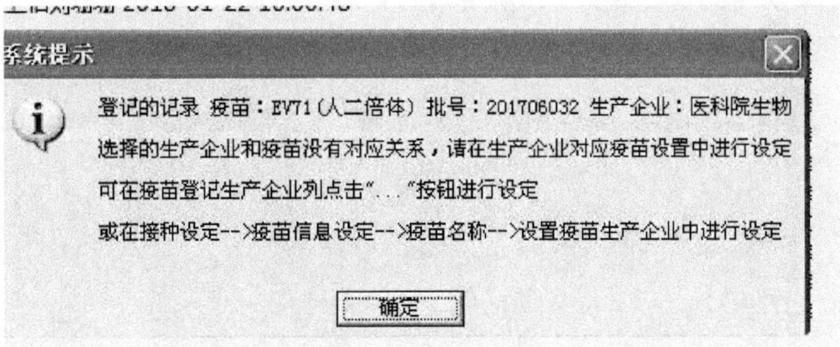

图 6-60　系统提示

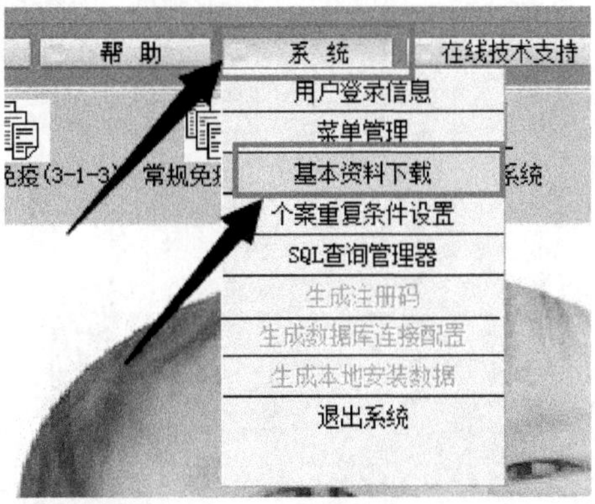

图 6-61　基本资料下载

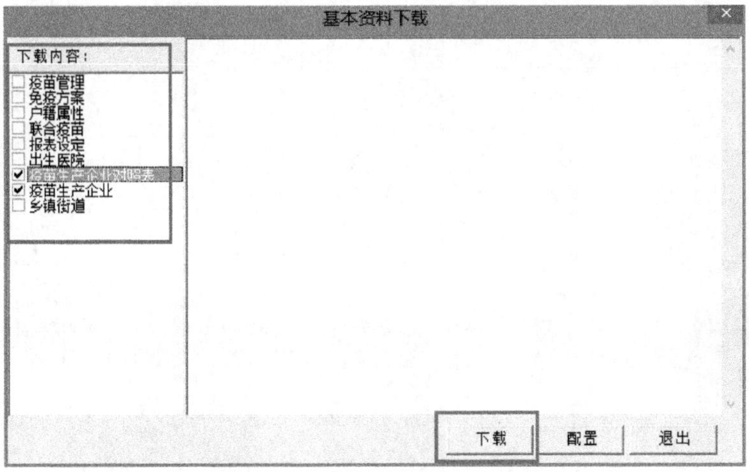

图 6-62　下载相关内容

第二部分　湖北省免疫规划信息管理系统技术指南

第 7 章　预防接种信息管理系统数据交换技术指南

第 1 节　内容概述

一、文档目的

"预防接种信息管理系统数据交换技术指南"（以下简称"指南"）是"中国免疫规划信息管理系统"项目建设的重要内容，主要描述预防接种个案数据交换过程中涉及的数据交换规范、数据交换流程，以及相关方案、基本数据集、数据字典等，适用于国家与省级免疫规划平台对接，省际流动人口和国家平台代管省儿童预防接种数据个案交换。

二、信息安全

中国免疫规划信息管理系统信息管理平台与省级平台对接采用中国疾病预防控制机构 VPN 隧道或专线，进行数据通信链路安全保障。通过加密隧道能够保护信息的机密性，提供完整性检测、身份验证能力等安全保护，防止信息被窃取、篡改和假冒。平台对接采用唯一身份认证，中国疾病预防控制中心（Center for Disease Control and Prevention，CDC）设置统一用户名和口令进行数据交换接口调用，提供登录专用模块，防止非法登录次数和异常访问，提供结束会话处理机制。

三、编码要求

行政区划和组织机构编码在国家级平台统一维护管理，通过系统平台进行编码的创建和维护。各省级平台使用的基础编码符合通用的系统编码要求，如实体单位编码（县国标码 +2 位乡编码 +2 位实体单位编码）。辖区内相应编码可以通过接口或导出方式自国家级平台获得。

四、术语定义

①个案主索引库：中国 CDC 构建全国范围内的儿童个案主索引信息库，用于定位儿童信息，实现儿童跨省预防接种信息共享。

②代收个案库：对于尚未建立省级预防接种信息管理平台的西部省份，经中国 CDC 与省级 CDC 达成协议后，由中国 CDC 暂时对该省的预防接种个案信息进行代收代管，形成代收个案库。

③索引历史库：对于个案主索引信息的每一次变更，均需要将原来的索引信息存储到索引历史库，以备日后查询及更新同步。

④访问授权信息库：授予数据交换目标用户数据访问权限，对于数据上传、查询、采集、更新，将依照相应权限来验证用户行为，尤其对于数据更新的定制。

⑤日志库：每一次数据交换操作都要进行记录，形成访问日志库，以便更好地分析数据交换业务行为，为定制系统数据交换策略提供依据。

⑥预防接种信息数据交换标记语言（Immunization Data Exchange Markup Language，IDEML）：本系统中与基本数据集相关的接口，其报文格式基本都遵循 IDEML 规范。

⑦数据集：又称为资料集、数据集合或资料集合，是指一种由数据所组成的集合。

⑧数据交换接口：通过异步消息服务 JMS，利用可扩展的标记语言（XML）具有良好的数据存储格式、可扩展性、高度结构化、便于网络传输等特性，在各种平台上以文档的形式向用户提供与数据相关的各种信息，为各个应用系统的数据交换提供可行的交换方法和手段。数据交换接口可以实现跨平台数据交换和搜索，能够发送、接收各种异构的数据，并把收到的数据直接存放到关系数据库中。

⑨数据交换字典：指对数据的数据项进行定义和描述，其目的是对数据交换过程中的各个元素做出详细的说明。

第 2 节　基本数据集

一、预防接种个案主索引数据集（表 7–1）

表 7–1　预防接种个案主索引数据集

字段名称	含义说明	类型	长度	是否必填	取值要求
Code	个案编码	字符	18	是	18 位编码： 预防接种单位的 6 位县（区、市、旗，下同）国标码 + 2 位乡（镇、街道、社区，下同）级编码 + 2 位单位编码 + 4 位出生年份 + 4 位流水号（0001 – 9999）
Name	姓名	字符	30	是	受种者姓名（15 个汉字内）
BirthDate	出生日期	日期	10	是	日期数据，形式如 yyyy – mm – dd，如 2014 – 04 – 15
Gender	性别	数值	1	是	根据性别数据字典取值
CreateOrgan	建预防接种卡单位	字符	10	是	建预防接种卡单位编码
RecordOrgan	现管理单位	字符	10	是	当前管理单位编码
NativePlace	户籍县国标	字符	6	是	户籍县国标编码
MotherIdCard	母亲身份证号	字符	30	否	母亲的第二代身份证号
MotherName	母亲姓名	字符	30	否	母亲姓名（15 个汉字内）
FatherIdCard	父亲身份证号	字符	30	否	父亲的第二代身份证号
FatherName	父亲姓名	字符	30	否	父亲姓名（15 个汉字内）
IdCard	受种者身份证号	字符	30	否	受种者第二代身份证号
BarCode	信息介质识别码	字符	30	否	信息介质识别码（包括条码、二维码、信息卡等）

二、预防接种个案基本信息数据集（表 7–2）

表 7–2　预防接种个案基本信息数据集

字段名称	含义说明	类型	长度	是否必填	取值要求
Code	个案编码	字符	18	是	18 位编码： 预防接种单位的 6 位县国标码 +2 位乡级编码 +2 位单位编码 +4 位出生年份 +4 位流水号
Name	姓名	字符	30	是	受种者姓名（15 个汉字内）
IdCard	受种者身份证号	字符	18	否	受种者第二代身份证号
BirthDate	出生日期	日期	10	是	日期数据，形式如 yyyy - mm - dd，如 2009 - 09 - 09
BirthTime	出生时间	字符	8	否	时间数据，形式如 hh：mm：ss，可选，如 12：09：01
BirthNo	出生证编号	字符	30	否	字符数据，可选
BirthHospital	出生医院	字符	100	否	出生医院
BirthWeight	出生体重	数值	4	否	浮点数，保留 1 位小数，单位千克（kg）
Gender	性别	数值	1	是	根据性别数据字典取值
Nationality	民族	字符	2	是	根据民族数据字典取值
Parity	胎次	数值	1	否	整型
NativePlace	户籍县国标	字符	6	是	行政区划县国标； 710000 中国台湾、810000 中国香港、 820000 中国澳门、990000 国外
HouseholdAddress	户籍地址	字符	100	否	户籍所在地址（50 个汉字内）
LiveAddress	居住地址	字符	100	否	受种者居住地址（50 个汉字内）
CommAddress	通信地址	字符	100	否	
HouseholdType	户籍类型	数值	1	是	根据户籍类型数据字典取值
HomePhone	固定电话	字符	20	否	字符数据，要求符合电话号码规格
HomeMobile	移动电话	字符	20	是	字符数据
Creator	建档人	字符	30	是	建档人姓名，必填
CreateOrgan	建档单位	字符	10	是	建档单位编码，必填
ArchiveCounty	建档县国标	字符	6	是	建档县国标码，必填
ArchiveDate	建档日期	日期	10	是	建档日期，必填，形式如 yyyy - mm - dd
MotherIdCard	母亲身份证号	字符	18	否	18 位公民第二代身份证号，可选
MotherName	母亲姓名	字符	30	否	字符数据，可选
MotherPhone	母亲电话	字符	20	否	字符数据，可选
FatherIdCard	父亲身份证号	字符	18	否	18 位公民第二代身份证号，可选
FatherName	父亲姓名	字符	30	否	字符数据，可选
FatherPhone	父亲电话	字符	20	否	字符数据，可选

续表

字段名称	含义说明	类型	长度	是否必填	取值要求
Guardian	其他监护人	字符	30	否	受种者监护人姓名，可选
Cartraindication	禁忌证	字符	200	否	字符数据，可选
AllergyHis	过敏史	字符	200	否	字符数据，可选
InfectionHis	传染病史	字符	200	否	字符数据，可选
AefiHis	异常反应史	字符	200	否	字符数据
RecordStatus	在册状态	数字	1	是	数据在册状态字典数据
RecordOrgan	现管理单位	字符	10	是	当前管理单位编码
RecordDate	起始管理日期	日期	10	是	形式如 yyyy - mm - dd，当前单位管理起始日期
RecordArea	现管理地区	字符	8	是	当前管理地区编码
BarCode	信息介质识别码	字符	30	否	信息介质识别码（包括条码、二维码、信息卡等）
HealthArchiveNo	健康档案编号	字符	30	否	居民健康档案编号
HealthCardNo	健康卡编号	字符	30	否	健康卡编号
OtherCode	其他联系方式	字符	30	否	
OtherCodeType	联系方式类型	字符	1	否	根据联系方式类型编码取值

三、预防接种个案接种信息数据集（表 7–3）

表 7–3　预防接种个案接种信息数据集

字段名称	含义说明	类型	长度	是否必填	取值要求
Code	个案编码	字符	18	是	18 位编码： 预防接种单位的 6 位县国标码 +2 位乡级编码 +2 位单位编码 +4 位出生年份 +4 位流水号
Date	接种日期	日期	10	是	形式如 yyyy - mm - dd
Part	接种部位	数字	1	是	接种部位数据字典数据
Vaccine	接种疫苗	字符	4	是	根据疫苗类别数据字典取值
Seq	接种剂次	数字	1	是	按照免疫程序，同类疫苗接种剂次数
Type	接种类型	数字	1	是	根据接种类型数据字典取值
VaccineManu facturer	疫苗生产企业	字符	2	是	根据疫苗生产企业字典取值
BatchNumber	疫苗批号	字符	30	是	疫苗批号数据
Piats	电子监管码	字符	20	否	疫苗电子监管码数据
County	接种县国标	字符	6	是	根据行政区划县国标码取值
Organ	接种单位	字符	10	是	10 位预防接种单位编码
Input	录入单位	字符	10	是	10 位录入单位编码
InputDate	录入日期	日期	10	是	接种信息录入客户端日期，形式如 yyyy - mm - dd

续表

字段名称	含义说明	类型	长度	是否必填	取值要求
Doctor	接种医生	字符	30	是	接种医生姓名
Exotic	异地接种标识	数字	1	是	根据数据字典取值
Status	记录状态	数字	1	是	根据预防接种记录状态数据字典取值
FreeMark	疫苗属性	数字	1	是	1：第一类；2：第二类

第 3 节　数据交换接口

一、国家级平台为省级平台提供的接口

（一）个案主索引上传

1. 功能描述

主要用于省级平台向国家级平台上传预防接种个案主索引。省级平台数据发送端需要对新建或发送变更的儿童个案信息索引打包成 IDEML 报文格式，分批发送到国家级平台，并针对国家级平台处理结果设置和标记个案数据的索引上报状态。此处以接口的方式定义，实际上传通过异步消息服务 JMS 来实现。

个案主索引上传条件：

①儿童建档；

②主索引数据集中的变量发生变化；

③个案迁移；

④儿童异地接种。

2. 操作说明

（1）服务地址

http://10. 249. 11. 2/services/IndexService? wsdl。

（2）服务调用

```
@ WebMethod( )
  public String uploadIndexData( CredentialData data,String idemark,byte[ ] ideml)
```

输入：

①CredentialData data，身份认证信息；

②String idemark，报文标识，可根据 IDEML 规范生成；

③byte[ ] ideml，个案索引报文内容。

注：字节数组 ideml 的内容是根据 IDEML 规范生成的个案索引报文数据经 GZIP 算法压缩而产生的。

输出：String，返回响应 IDEML 报文，标识本次上传是否成功。

（3）数据说明（表 7-4）

表 7-4　CredentialData 类数据说明

字段	类型	说明
User	String	由中国 CDC 设置的具有访问权限的用户

续表

字段	类型	说明
Password	String	与 User 相对应的密码
organCode	String	User 所在的机构编码
License	String	验证码

3. 报文说明

（1）请求报文

报文为个案主索引报文，遵循 IDEML 格式，报文体内容遵循 IndexData 数据类型，其详细说明参见本章第 6 节“个案索引信息 IndexData”相关内容。


```
<?xml version = "1.0" encoding = "UTF-8"?>
<IDEML template = "ideml_cdc" templateVersion = "0.1"
    xmlns = "http://www.chinacdc.cn/2011/ideml"
    xmlns:xsi = "http://www.w3.org/2001/XMLSchema-instance"
    xsi:schemaLocation = "http://www.chinacdc.cn/2011/ideml.\IDEML_v0.1_20110415.xsd">
    <IDEHeader>
        <IDEMark>43000000002011××××××××</IDEMark>
        <SendOrgan ref = "1100000000">北京市 CDC</SendOrgan>
        <!-- 传输批量 -->
        <BatchTotal>2</BatchTotal>
        <!-- 报文发送时间 -->
        <SendTime>2009-03-19 22:23:34</SendTime>
        <SourceType ref = "1">省平台交换</SourceType>
        <!-- 校验码,校验 IDEBody 部分 -->
        <CheckSum>8a819b181b9247be011b9247cda0003b</CheckSum>
    </IDEHeader>
        <IDEBody>
    <IDEBodyItem itemId = "1">
        <MetaInfo>
            <OperateTime>2009-11-24 12:30:04</OperateTime>
            <OperateFlag ref = "1"/>
        </MetaInfo>
        <!-- 索引数据定义 -->
        <IndexData>
                <Oid>8a819b181b9247be011b9247cda0003b</Oid>
                <Code>4323201102××××××××</Code>
                <Name>李×</Name>
                <Birthdate>2009-09-09</Birthdate>
                <Gender ref = "1">男</Gender>
```

```
            <CreateOrgan ref="430104××××">湖南省益阳市××乡防保组织</CreateOrgan>
            <ArchiveOrgan ref="430104××××">湖 南 省××××单位</ArchiveOrgan>
            <NativePlace ref="432326">湖南省益阳</NativePlace>
            <MotherIdCard>4323261976××××××××</MotherIdCard>
            <MotherName>章××</MotherName>
            <FatherIdCard>4323261973××××××××</FatherIdCard>
            <FatherName>李××</FatherName>
            <IdCard>43232011020102××××××××</IdCard>
    <BarCode>4323201102010230××××××××</BarCode>
        </IndexData>
    </IDEBodyItem>
    <IDEBodyItem itemId="2">
        <MetaInfo>
            <OperateTime>2009-11-24 12:30:04</OperateTime>
            <OperateFlag ref="1"/>
        </MetaInfo>
        <IndexData>
                <Oid>8a819b181b9247be011b9247cda0003b</Oid>
                <Code>4323260220××××××××</Code>
                <Name>张××</Name>
                <Birthdate>2009-01-09</Birthdate>
                <Gender ref="1">男</Gender>
                <CreateOrgan ref="430104××××">湖南省益阳市××乡防保组织</CreateOrgan>
                <ArchiveOrgan ref="430104××××"> 湖 南 省 ×××× 单位</ArchiveOrgan>
                <NativePlace ref="432326">湖南省益阳</NativePlace>
                <MotherIdCard>4323260307××××××××</MotherIdCard>
                <MotherName>李×</MotherName>
                <FatherIdCard>4323260307××××××××</FatherIdCard>
                <FatherName>张×</FatherName>
                <IdCard>43232011020102××××××××</IdCard>
              <BarCode>4323201102010230××××××××</BarCode>
            </IndexData>
            <ExtendData/>
          </IDEBodyItem>
        </IDEBody>
</IDEML>
```


（2）响应报文


```
<?xml version="1.0" encoding="UTF-8"?>
<IDEML template="ideml_cdc" templateVersion="0.1"
```

```
xmlns = "http://www.chinacdc.cn/2011/ideml"
xmlns:xsi = "http://www.w3.org/2001/XMLSchema - instance"
xsi:schemaLocation = "http://www.chinacdc.cn/2011/ideml.\IDEML_v0.1_20110415.xsd" >
 < IDEHeader >
     < SendOrgan ref = "0000000000" > 中国 CDC < /SendOrgan >
     < BatchTotal > 2 < /BatchTotal >
     < SendTime > 2009 - 03 - 19 22:23:34 < /SendTime >
     < SourceType ref = "3"/ >
     < Meta >
         < Key > ResponseCode < /Key >
         < Value > CDCS0000 < /Value >
     < /Meta >
     < Meta >
         < Key > ResponseDesc < /Key >
         < Value > 处理成功！ < /Value >
     < /Meta >
 < /IDEHeader >
 < IDEBody >
     < IDEBodyItem itemId = "1" >
         < MetaInfo >
             < OperateTime > 2008 - 07 - 22 12:30:04 < /OperateTime >
             < OperateFlag ref = "1"/ >
         < /MetaInfo >
         < ResponseData >
             < Oid > {上传数据的唯一标识} < /Oid >
             < Code > CDCS0000 < /Code >
             < Description > 处理成功！ < /Description >
         < /ResponseData >
         < !-- 返回的国家级平台索引 ID -- >
         < ExtendData >
         < MetaGroup name = "returnValue" >
                     < Meta >
                         < Key > indexId < /Key >
< Value > 8a819b181b9247be011b9247cda0003b < /Value >
                     < /Meta >
         < /MetaGroup >
     < /ExtendData >
< /IDEBodyItem >
< IDEBodyItem itemId = "2" >
```

```
        <MetaInfo>
            <OperateTime>2008-07-22 12:30:05</OperateTime>
            <OperateFlag ref="1"/>
        </MetaInfo>
        <ResponseData>
            <Oid>{上传数据的唯一标识}</Oid>
            <Code>CDCSFFFF</Code>
            <Description>处理失败:儿童编码格式错误! </Description>
        </ResponseData>
      </IDEBodyItem>
    </IDEBody>
</IDEML>
```


（二）个案异地接种通知

1. 功能描述

用于儿童异地接种后，把最新接种记录返回给建档地。建档所在地的省收到该报文可以同步更新在本省建档的儿童接种信息。该信息是省级平台从国家级平台的 JMS 队列中获取的。

2. 操作说明

（1）获取 JMS 参数

1）服务地址

http://10.249.11.2/services/IndexService?wsdl。

2）服务调用

```
@WebMethod()
  public ResponseData getServicePar(CredentialData data,int type)
```

输入：

① CredentialData data，身份认证信息；

② int type，队列类型，值为 2。

输出：ResponseData，返回响应下载消息队列参数。

3）数据说明

CredentialData 类数据说明见表 7-4。

ResponseData 类数据说明见表 7-5。

JMSConfig 类数据说明见表 7-6。

表 7-5　ResponseData 类数据说明

字段	类型	说明
resultCode	String	响应代码，表示成功或失败
resultDesc	String	响应描述
Config	JMSConfig	若成功，则返回所需的 JMS 相关参数

表 7-6　JMSConfig 类数据说明

字段	类型	说明
jndiUrl	String	jndi 服务地址
jndiFactory	String	jndi 工厂实现类，如 weblogic 的 jndi 实现为：weblogic. jndi. WLInitialContextFactory
jmsFactory	String	jms 连接工厂 jndi 名称
jndiQueue	String	jms 队列 jndi 名称
User	String	访问 jndi 服务所需的账号，为空时表示不需要 jndi 验证
Password	String	访问 jndi 服务所需的口令

（2）获取通知报文

根据服务接口获取的 JMS 参数，访问特定消息队列来获取通知消息，相应处理本省的个案信息。

3. 报文说明

异地接种通知报文：


```
<?xml version="1.0" encoding="UTF-8"?>
<IDEML template="ideml_cdc" templateVersion="0.2"
    xmlns=" http://www.chinacdc.cn/2011/ideml"
    xmlns:xsi="http://www.w3.org/2001/XMLSchema-instance">
    <IDEHeader>
        <SendOrgan ref="0000000000">中国 CDC</SendOrgan>
        <SendTime>2011-04-09 11:12:13</SendTime>
        <SourceType ref="4"/>
    </IDEHeader>
    <IDEBody>
        <IDEBodyItem itemId="1">
            <MetaInfo>
                <OperateTime>2011-04-01 11:12:12</OperateTime>
                <OperateFlag ref="9"/>
            </MetaInfo>
            <FeedBackData>
                <Name>万××</Name>
                <Code>41002301202011××××××××</Code>
                <!--建档单位-->
                <CreateOrgan ref="430102××××"/>
                <!--管理单位-->
                <SendOrgan ref="430102××××"></SendOrgan>
            </FeedBackData>
        </IDEBodyItem>
    <IDEBodyItem itemId="2">
            <MetaInfo>
```

```
        <OperateTime>2011-04-02 11:12:12</OperateTime>
        <OperateFlag ref="9"/>
      </MetaInfo>
      <FeedBackData>
        <Name>里××</Name>
        <Code>41002301202011××××××××</Code>
        <!--建档单位-->
        <CreateOrgan ref="430102××××"/>
        <!--管理单位-->
        <SendOrgan ref="430102××××"></SendOrgan>
      </FeedBackData>
    </IDEBodyItem>
  </IDEBody>
</IDEML>
```


（三）个案索引查重

1. 功能描述

用于国家级通过主索引进行跨省查重，查重后的结果通知相关省，把最新重复的个案编码信息通知给省级平台，再由省级平台通知客户端。

2. 操作说明

（1）获取JMS参数

1）服务地址

http://10.249.11.2/services/IndexService?wsdl。

2）服务调用

```
@WebMethod()
  public ResponseData getServicePar(CredentialData data,int type)
```

输入：

①CredentialData data，身份认证信息；

②int type，队列类型，值为2。

输出：ResponseData，返回响应下载消息队列参数。

3）数据说明

CredentialData类数据说明见表7-4。

ResponseData类数据说明见表7-5。

JMSConfig类数据说明见表7-6。

（2）获取通知报文

根据服务接口获取的JMS参数，访问特定消息队列来获取通知消息，相应处理本省的个案信息。

3. 报文说明

个案索引查重报文通知：


```
<?xml version="1.0" encoding="UTF-8"?>
<IDEML template="ideml_cdc" templateVersion="0.2"
```

```
xmlns = " http://www. chinacdc. cn/2011/ideml"
xmlns:xsi = " http://www. w3. org/2001/XMLSchema - instance" >
 < IDEHeader >
     < SendOrgan ref = "0000000000" > 中国 CDC < /SendOrgan >
     < SendTime > 2011 - 04 - 09 11:12:13 < /SendTime >
     < ! - - 6:个案索引查重 - - >
     < SourceType ref = "6"/ >
 < /IDEHeader >
 < IDEBody >
     < IDEBodyItem itemId = "1" >
         < ! - - LocalData 管理单位的个案信息 - - >
         < LocalData >
             < Name > × ×预防接种门诊 < /Name >
             < Code > 41002301202011 × × × × × × × × < /Code >
             < ! - - 管理单位 - - >
             < RecordOrgCode ref = "430102 × × × ×" > < /RecordOrgCode >
         < /LocalData >
                 < ! - - OtherData 跨省重复的个案(管理单位非本省) - - >
             < OtherDatas >
                 < OtherData >
                     < Name > × ×预防接种门诊 < /Name >
                     < Code > 41002301202011O4 × × × × × × × × < /Code >
                     < ! - - 管理单位 - - >
                     < RecordOrgCode ref = "420102 × × × ×" > < /RecordOrgCode >
                 < /OtherData >
                 < OtherData >
                     < Name > × ×预防接种门诊 < /Name >
                     < Code > 41002301202011 × × × × × × × × < /Code >
                     < ! - - 管理单位 - - >
                     < RecordOrgCode ref = "420102 × × × ×" > < /RecordOrgCode >
                 < /OtherData >
             < /OtherDatas >

 < /IDEBodyItem >
 < IDEBodyItem itemId = "2" >

             < ! - - LocalData 管理单位的个案信息 - - >
             < LocalData >
                 < Name > × ×预防接种门诊 < /Name >
```

```
            <Code>410023012020110402××××</Code>
            <!-- 管理单位 -->
            <RecordOrgCode ref="430102××××"></RecordOrgCode>
        </LocalData>
        <!-- OtherData 跨省重复的个案(管理单位非本省) -->
        <OtherDatas>
        <OtherData>
            <Name>×××预防接种门诊</Name>
            <Code>41002301202011××××××××</Code>
            <!-- 管理单位 -->
            <RecordOrgCode ref="420102××××"></RecordOrgCode>
        </OtherData>
        <OtherData>
            <Name>×××预防接种门诊</Name>
            <Code>41002301202011××××××××</Code>
            <!-- 管理单位 -->
            <RecordOrgCode ref="420102××××"></RecordOrgCode>
        </OtherData>
        </OtherDatas>
    </IDEBodyItem>
  </IDEBody>
</IDEML>
```

（四）儿童个案上传

1. 功能描述

主要用于省级平台上传其系统内发生变化的个案信息，根据 IDEML 规范要求生成标准的个案报文数据，分批发送到国家级平台，并针对国家级平台处理结果设置和标记个案数据的上报状态。此处以接口的方式定义，实际上传通过异步消息服务 JMS 来实现。

2. 操作说明

（1）服务地址

http://10.249.11.2/services/CaseService?wsdl。

（2）服务调用

```
@WebMethod()
  public String uploadChildrenData (CredentialData data,String mark,byte[] ideml)
```

注：字节数组 ideml 的内容是根据 IDEML 规范生成的个案报文数据经 GZIP 算法压缩而产生的。mark 为该报文的标识，用于在异步处理时识别特定的报文。

CredentialData 中包括用户名、密码、单位编码等信息，构成用户的认证信息。

mark 为报文标识，根据 IDEML 规范生成。

ideml 为上传的报文数据，压缩后以字节流的方式上传。

返回的 xml 中包含响应编码，用来表示任务发送成功或失败。

CDCS0000，标识成功。

CDCSFFFF，标识失败。

输入：

①CredentialData data，身份认证信息；

②String idemark，报文标识，可根据 IDEML 规范生成；

③byte[ ] ideml，报文内容。

输出：String，返回响应 IDEML 报文，标识本次上传是否成功。

（3）数据说明

CredentialData 类数据说明见表 7-4。

3. 报文说明

（1）请求报文

报文为个案报文，遵循 IDEML 格式，报文体内容遵循 CaseData 数据类型，其详细说明参见本章第 6 节“个案信息 CaseData”相关内容。


```
<?xml version = "1.0" encoding = "UTF-8"?>
<IDEML template = "ideml_cdc" templateVersion = "0.1"
    xmlns = "http://www.chinacdc.cn/2011/ideml"
    xmlns:xsi = "http://www.w3.org/2001/XMLSchema-instance"
    xsi:schemaLocation = "http://www.chinacdc.cn/2011/ideml.\IDEML_V0.
2_20110516.xsd">
    <IDEHeader>
        <IDEMark>43000000002011××××××××</IDEMark>
        <SendOrgan ref = "439876××××">湖南省××乡防保组织</SendOrgan>
        <BatchTotal>100</BatchTotal>
        <SendTime>2009-11-19 22:23:34</SendTime>
        <SourceType ref = "2"/>
    </IDEHeader>
    <IDEBody>
        <IDEBodyItem itemId = "1">
            <MetaInfo>
            <!--操作时间-->
            <OperateTime>2011-11-03 12:30:04</OperateTime>
            <OperateFlag ref = "1"/>
            </MetaInfo>
            <CaseData>
                <BasicInfo>
                    <!--个案编码,必填-->
                    <Code>4323260220××××××××</Code>
                    <!--姓名,必填-->
                    <Name>李××</Name>
```

```
    <!--受种者身份证号,可为空-->
    <IdCard>4323260220××××××××</IdCard>
  <!--出生日期,必填-->
  <Birthdate>2009-09-09</Birthdate>
    <!--出生时间,可为空-->
    <BirthTime>11:23:43</BirthTime>
    <!--出生证编号,可为空-->
    <BirthNo>432326022011××××××××</BirthNo>
    <!--出生医院,可为空-->
    <BirthHospital>××县医院</BirthHospital>
    <!--出生体重,可为空-->
    <BirthWeight>7.7</BirthWeight>
    <!--性别,必填-->
    <Gender ref="1">男</Gender>
    <!--民族,必填-->
    <Race ref="1">汉族</Race>
    <!--胎次,可为空-->
    <Parity>1</Parity>
    <!--户籍县国标码,必填-->
    <NativePlace ref="432326">湖南省益阳</NativePlace>
    <!--户籍地址,可为空-->
    <HouseholdAddress>××省××县××乡××村
    </HouseholdProperty>
    <!--居住地址,可为空-->
    <LiveAddress>××省××县××乡××村</LiveAddress>
    <!--通信地址,可为空-->
    <CommAddress>××省××县××乡××村</CommAddress>
    <!--户籍类型,必填-->
    <HouseholdType ref="1">本地</HouseholdType>
    <!--固定电话,可为空-->
    <HomePhone>0432998××××</HomePhone>
    <! —移动电话,必填-->
    <HomeMobile>13126××××××</HomeMobile>
    <!--建档人,必填-->
    <Creator>占××</Creator>
    <!--建档单位,必填-->
<CreateOrgan ref="430104××××">湖南省益阳市××乡防保组织 </CreateOrgan>
    <!--建档县国标码,必填-->
<ArchiveCounty ref="4301××××">湖南省益阳市×××</ArchiveCounty>
```

```
            < !-- 建档日期,必填 -->
            < ArchiveDate >2010 - 12 - 03 </ArchiveDate >
            < Mother >
                < !-- 母亲身份证号,必填 -->
                < Id >4323261976 × × × × × × × × </Id >
                < !-- 母亲姓名,必填 -->
                < Name >章 × × </Name >
                < !-- 母亲电话 -->
                < Phone >13298 × × × × × × </Phone >
            </Mother >
            < Father >
                < !-- 父亲身份证号 -->
                < Id >4323261976 × × × × × × × × </Id >
                < !-- 父亲姓名 -->
                < Name >万 × </Name >
                < !-- 父亲电话 -->
                < Phone >13298 × × × × × × </Phone >
            </Father >
        < Guardian >其他监护人姓名 </Guardian >
            < !-- 禁忌证 -->
            < Cartraindication > </Cartraindication >
            < !-- 过敏史 -->
            < AllergyHis > </AllergyHis >
            < !-- 传染病史 -->
            < InfectionHis > </InfectionHis >
            < !-- 预防接种异常反应史 -->
            < AefiHis > </AefiHis >
            < !-- 在册状态 :1 - 在册;2 - 离册;3 - 删除;4 - 死亡 -->
            < RecordStatus ref = "1" >在册 </RecordStatus >
            < !-- 现管理单位 -->
< RecordOrgan ref = "430104 × × × ×" >湖南省益阳市 × ×乡防保组织 </RecordOrgan >
            < !-- 起始管理日期 -->
            < RecordDate >2011 - 02 - 03 </RecordDate >
            < !-- 现管理地区 -->
    < RecordArea ref = "4323 × × × ×" >湖南省益阳市 × ×乡 </RecordArea >
            < !-- 信息介质识别码,可空 -->
            < BarCode > </BarCode >
            < !-- 健康档案编号,可空 -->
            < HealthArchiveNo > </HealthArchiveNo >
```

```
        <!--健康卡编号,可空-->
        <HealthCardNo></HealthCardNo>
        <!--其他联系方式,可空-->
        <OtherCode></OtherCode>
        <!--联系方式类型,可空-->
        <OtherCodeType></OtherCodeType>
    </BasicInfo>

<!--预防接种信息-->
      <VaccinationInfos>
        <!--预防接种信息,可以多条-->
          <VaccinationInfo>
            <!--接种日期,必填-->
            <Date>2011-02-01</Date>
            <!--接种部位,必填-->
            <Part ref="1">左上肢</Part>
            <!--接种疫苗,必填-->
            <Vaccine ref="0101">卡介苗</Vaccine>
            <!--接种剂次,必填-->
            <Seq>1</Seq>
            <!--接种类型:1-常规;2-群体;3-应急;4-其他-->
            <Type ref="1">常规</Type>
            <!--接种类型-->
<VaccineManufacturer ref="03">北京××××××股份有限公司</VaccineManufacturer>
            <!--疫苗批号-->
            <BatchNumber>20120908××××</BatchNumber>
            <!--电子监管码,可空-->
            <Piats>×××</Piats>
            <!--预防接种县国标码-->
            <County ref="4323××">××县</County>
            <!--预防接种单位-->
            <Organ ref="430104××××">××单位</Organ>
            <!--接种医生-->
            <Doctor>×××</Doctor>
            <!--录入单位-->
            <Input ref="430104××××">××单位</Input>
            <!--录入日期-->
            <InputDate>2011-02-03</InputDate>
            <!--异地接种:1-是;2-否-->
```

```
                <Exotic ref = "1"/ >
    <!-- 预防接种信息状态:1 - 正常;2 - 删除。处理程序根据该状态进行操作(为 2 则删除,否则进行
插入或更新) -->
                <Status ref = "1" >正常 </Status >
                <FreeMark ref = ”1”/ > <FreeMark ref = ”1”/ >
                <Price >0. 0 </Price >
            </VaccinationInfo >
            <VaccinationInfo >
                <Date >2011 -02 -03 </Date >
                <Part ref = "2" >右上肢 </Part >
                <Vaccine ref = "0201" >乙肝疫苗 </Vaccine >
                <Seq >1 </Seq >
                <Type ref = "1" >常规 </Type >
    <VaccineManufacturer ref = "03" >北京××××××股份有限公司 </VaccineManufacturer >
                <BatchNumber >20120908×××× </BatchNumber >
                <Piats >×× </Piats >
                <County ref = "4323××" >××县 </County >
                <Organ ref = "430104××××" >××单位 </Organ >
                <Doctor >×× </Doctor >
            <Input ref = "430104××××" >××单位 </Input >
                <!-- 录入日期 -->
                <InputDate >2011 -02 -03 </InputDate >
                <Exotic ref = "1"/ >
                <Status ref = "1" >正常 </Status >
                <FreeMark ref = ”1”/ > <FreeMark ref = ”1”/ >
                <Price >0. 0 </Price >
            </VaccinationInfo >
</VaccinationInfos >
        </CaseData >
      </IDEBodyItem >
   </IDEBody >
   </IDEML >
```

（2） 响应报文

报文为通用响应报文，遵循 IDEML 格式，报文体内容遵循 ResponseData 数据类型，其详细说明参见本章第 6 节 “响应 ResponseData” 相关内容。

```
<?xml version = "1. 0" encoding = "UTF -8"? >
<IDEML template = "ideml_cdc" templateVersion = ”0. 2”
    xmlns = "http://www. chinacdc. cn/2011/ideml"
    xmlns:xsi = "http://www. w3. org/2001/XMLSchema - instance"
```

```
xsi:schemaLocation = "http://www.chinacdc.cn/2011/ideml.\IDEML_V0.2_20110516.xsd" >

<IDEHeader>
    <!--数据发送单位-->
    <SendOrgan ref = "0000000000" >中国 CDC </SendOrgan>
    <!--传输批量-->
    <BatchTotal>2 </BatchTotal>
    <!--报文发送时间-->
    <SendTime>2009 -03 -19 22:23:34 </SendTime>
    <SourceType ref = "3"/>
    <CheckSum>8a819b181b9247be011b9247cda0003b </CheckSum>
    <!--响应代码-->
    <Meta>
        <Key>ResponseCode </Key>
        <Value>CDCS0000 </Value>
    </Meta>
    <!--响应描述-->
    <Meta>
        <Key>ResponseDesc </Key>
        <Value>处理成功！ </Value>
    </Meta>
</IDEHeader>
<IDEBody>
    <IDEBodyItem itemId = "1" >
        <MetaInfo>
            <OperateTime>2008 -07 -22 12:30:04 </OperateTime>
            <OperateFlag ref = "2"/>
        </MetaInfo>
        <ResponseData>
            <Oid>{上传数据的唯一标识,可对应儿童编码} </Oid>
            <Code>CDCS0000 </Code>
            <Description>处理成功！ </Description>
            <Version>V201208270001 </Version>
        </ResponseData>
        <ExtendData/>
    </IDEBodyItem>
    <IDEBodyItem itemId = "2" >
        <MetaInfo>
            <OperateTime>2008 -07 -22 12:30:05 </OperateTime>
```

```
            <OperateFlag ref="1"/>
        </MetaInfo>
        <ResponseData>
            <Oid>{上传数据的唯一标识}</Oid>
            <Code>CDCSFFFF</Code>
            <Description>处理失败:儿童编码格式错误! </Description>
        </ResponseData>
        <!-- 数据信息扩展,保留 -->
        <ExtendData/>
      </IDEBodyItem>
  </IDEBody>
</IDEML>
```


二、省级平台为国家级平台提供的接口

(一) 省级平台儿童个案查询

1. 功能描述

主要用于查询省内儿童个案数据信息，包括已建省级和代管省级平台。该服务主要由国家个案主索引查询模块来调用，用于实现全国范围内的儿童个案数据查询。

2. 操作说明

(1) 服务地址

服务地址由各个省级平台提供。

(2) 服务调用

```
@ WebMethod
  public String queryChildrenByCodes(String user,String pwd,String[] codes)
```

输入:

①String user，访问账号;

②String pwd，访问密码;

③String[] codes，儿童个案编码列表。

输出：String，返回响应 IDEML 报文。

(3) 数据说明

无。

3. 报文说明

(1) 请求报文

无。

(2) 响应报文

报文为个案报文，遵循 IDEML 格式，报文体内容遵循 CaseData 数据类型，其详细说明参见本章第 6 节“个案信息 CaseData”相关内容。


```
<?xml version="1.0" encoding="UTF-8"?>
<IDEML template="ideml_cdc" templateVersion="0.1"
```

```
    xmlns = "http://www.chinacdc.cn/2011/ideml" >
< IDEHeader >
    < IDEMark >43000000002011 × × × × × × × × </IDEMark >
    < SendOrgan ref = "439876 × × × ×" >湖南省 × ×乡防保组织 </SendOrgan >
    < BatchTotal >2 </BatchTotal >
    < SendTime >2009 -11 -19 22:23:34 </SendTime >
    < SourceType ref = "1"/ >
</IDEHeader >
< IDEBody >
    < IDEBodyItem itemId = "1" >
        < MetaInfo >
            < OperateTime >2011 -11 -03 12:30:04 </OperateTime >
            <!--1 -新添;2 -更新;3 -删除;4 -查询结果 -->
            < OperateFlag ref = "4"/ >
            </MetaInfo >
            < CaseData >
                < BasicInfo >
                    < Code >4323260220 × × × × × × × × </Code >
                    < Name >李 × × </Name >
                    < IdCard >4323260220 × × × × × × × × </IdCard >
                    < Birthdate >2009 -09 -09 </Birthdate >
                    < BirthTime >11:23:43 </BirthTime >
                    < BirthNo >432326022011 × × × × × × × × </BirthNo >
                    < BirthHospital > × × ×县医院 </BirthHospital >
                    < BirthWeight >7.7 </BirthWeight >
                    < Gender ref = "1" >男 </Gender >
                        < Race ref = "1" >汉族 </Race >
                        < Parity >1 </Parity >
                    < NativePlace ref = "432326" >湖南省益阳 </NativePlace >
                    < NativePlace ref = "432326" >湖南省益阳 </NativePlace >
                    < LiveAddress > × ×省 × ×县 × ×乡 × ×村 </LiveAddress >
                    < CommAddress > × ×省 × ×县 × ×乡 × ×村 </CommAddress >
                    < HouseholdAddress > × ×省 × ×县 × ×乡 × ×村 </HouseholdProperty >
                    < HouseholdType ref = "1" >本地 </HouseholdType >
                    < HomePhone >0432998 × × × × </HomePhone >
                    < HomeMobile >13126 × × × × × × </HomeMobile >
                    < MessageMark ref = "1"/ >
                    < MessageTime >2011 -02 -09 11:23:34 </MessageTime >
                    < Creator >占 × × </Creator >
```

```
<CreateOrgan ref="4301040××××">湖南省益阳市×××××××</CreateOrgan>
<ArchiveCounty ref="4301××××">湖南省益阳市×××</ArchiveCounty>
            <ArchiveDate>2010-12-03</ArchiveDate>
            <Mother>
                <Id>4323261976××××××××</Id>
                <Name>章××</Name>
                <Phone>13298××××××</Phone>
            </Mother>
            <Father>
                <Id>4323261976××××××××</Id>
                <Name>万×</Name>
                <Phone>13298××××××</Phone>
                <WorkPlace>××公司</WorkPlace>
            </Father>
            <Guardian>监护人姓名</Guardian>
            <Cartraindication></Cartraindication>
            <AllergyHis></AllergyHis>
            <InfectionHis></InfectionHis>
            <AefiHis></AefiHis>
            <RecordStatus ref="1">在册</RecordStatus>
            <RecordDate>2011-02-03</RecordDate>
<RecordOrgan ref="430104××××">湖南省益阳市×××××××</RecordOrgan>
<RecordArea ref="4323××××">湖南省益阳市×××</RecordArea>
        <BarCode></BarCode>
        <HealthArchiveNo></HealthArchiveNo>
  <HealthCardNo></HealthCardNo>
        <Inputer>李×</Inputer>
        </BasicInfo>
        <VaccinationInfos>
            <VaccinationInfo>
                <Date>2011-02-01</Date>
                <Part ref="1">左上肢</Part>
                <Vaccine ref="0101">卡介苗</Vaccine>
                <Seq>1</Seq>
                <Type ref="1">常规</Type>
                <VaccineManufacturer ref="03">北京××</VaccineManufacturer>

                <BatchNumber>2012××××××××</BatchNumber>
                <Piats>×××</Piats>
```

```
                    <County ref="4323××××">××县××乡</County>
                    <Organ ref="430104××××">××单位</Organ>
                    <Doctor>×××</Doctor>
                    <Exotic ref="1"/>
                    <Status ref="1">正常</Status>
                </VaccinationInfo>
            </VaccinationInfos>
        </CaseData>
    </IDEBodyItem>
</IDEBody>
</IDEML>
```


（二）省级平台个案迁出

1. 功能描述

主要用于当本省儿童个案被外省迁出时，通知该省级平台。主要用于儿童跨省流动时，从原单位迁出个案，然后调用此接口通知原单位，原单位所在省级平台需要将该儿童个案设置为迁出状态，并通知相应的省内管理客户端。

2. 操作说明

（1）服务地址

服务地址由各个省级平台提供。

（2）服务调用

```
@WebMethod
  public String emigrateChild(String user,String pwd,String childCode,String targetOrgan)
```

输入：

①String user，访问账号；

②String pwd，访问密码；

③String childCode，要迁出的儿童个案编码；

④String targetOrgan，迁入单位。

输出：String，返回响应IDEML报文。

（3）数据说明

无。

3. 报文说明

（1）请求报文

无。

（2）响应报文


```
<?xml version="1.0" encoding="UTF-8"?>
<IDEML template="ideml_cdc" templateVersion="0.2"
  xmlns="http://www.chinacdc.cn/2011/ideml">
  <IDEHeader>
      <SendOrgan ref="3300000000">浙江CDC</SendOrgan>
```

```
        <SendTime>2009-03-19 22:23:34</SendTime>
        <SourceType ref="1"/>
        <!--响应编码 CDCS0000 表示成功;CDCSFFFF 表示失败-->
        <Meta>
            <Key>ResponseCode</Key>
            <Value>CDCS0000</Value>
        </Meta>
        <!--响应描述-->
        <Meta>
            <Key>ResponseDesc</Key>
            <Value>处理成功！ </Value>
        </Meta>
    </IDEHeader>
    <IDEBody>
</IDEML>
```


三、客户端接口

本接口仅对国家级平台代管省份的客户端提供接口。

（一）儿童个案上传

1. 功能描述

主要用于预防接种客户端上传其系统内发生变化的个案信息，根据 IDEML 规范要求生成标准的个案报文数据，通过调用此接口上传到国家级平台。对于上传的每一个儿童个案，该接口同步返回报文是否上传并处理成功。

2. 操作说明

（1）服务地址

http://ws.nipis.chinacdc.cn/services/CaseService?wsdl。

（2）服务调用

```
@WebMethod()
  public String uploadChildrenDataAsyn(CredentialData data,String mark,byte[] ideml)
```

注：字节数组 ideml 的内容是根据 IDEML 规范生成的个案报文数据经 GZIP 算法压缩而产生的。mark 为该报文的标识，用于在异步处理时识别特定的报文。

CredentialData 中包括用户名、密码、单位编码等信息，构成用户的认证信息。

mark 为报文标识，根据 IDEML 规范生成。

ideml 为上传的报文数据，压缩后以字节流的方式上传。

返回的 xml 中包含响应编码，用来表示任务发送成功或失败。

CDCS0000，标识成功。

CDCSFFFF，标识失败。

输入：

① CredentialData data，身份认证信息；

②String idemark，报文标识，可根据 IDEML 规范生成；

③byte[ ] ideml，报文内容。

输出：String，返回响应 IDEML 报文，标识本次上传是否成功。

（3）数据说明

CredentialData 类数据说明见表 7-4。

3. 报文说明

（1）请求报文

报文为个案报文，遵循 IDEML 格式，报文体内容遵循 CaseData 数据类型，其详细说明参见本章第 6 节“个案信息 CaseData”相关内容。


```
<?xml version = "1.0" encoding = "UTF-8"?>
<IDEML template = "ideml_cdc" templateVersion = "0.1"
   xmlns = "http://www.chinacdc.cn/2011/ideml"
   xmlns:xsi = "http://www.w3.org/2001/XMLSchema-instance"
   xsi:schemaLocation = "http://www.chinacdc.cn/2011/ideml.\IDEML_V0.2_20110516.xsd">
    <IDEHeader>
    <IDEMark>43000000002011××××××××</IDEMark>
    <SendOrgan ref = "439876××××">湖南省××乡防保组织</SendOrgan>
    <BatchTotal>100</BatchTotal>
    <SendTime>2009-11-19 22:23:34</SendTime>
    <SourceType ref = "2"/>
</IDEHeader>
<IDEBody>
    <IDEBodyItem itemId = "1">
        <MetaInfo>
        <!--操作时间-->
        <OperateTime>2011-11-03 12:30:04</OperateTime>
        <OperateFlag ref = "1"/>
        </MetaInfo>
        <CaseData>
            <BasicInfo>
                <!--个案编码,必填-->
                <Code>4323260220××××××××</Code>
                    <!--姓名,必填-->
                    <Name>李××</Name>
                    <!--受种者身份证号,可为空-->
                    <IdCard>4323260220××××××××</IdCard>
                    <!--出生日期,必填-->
                    <Birthdate>2009-09-09</Birthdate>
                    <!--出生时间,可为空-->
```

```
		<BirthTime>11:23:43</BirthTime>
		<!--出生证编号,可为空-->
		<BirthNo>432326022011××××××××</BirthNo>
		<!--出生医院,可为空-->
		<BirthHospital>××县医院</BirthHospital>
		<!--出生体重,可为空-->
		<BirthWeight>7.7</BirthWeight>
		<!--性别,必填-->
		<Gender ref="1">男</Gender>
		<!--民族,必填-->
		<Race ref="1">汉族</Race>
		<!--胎次,可为空-->
		<Parity>1</Parity>
		<!--户籍县国标码,必填-->
		<NativePlace ref="432326">湖南省益阳</NativePlace>
		<!--户籍地址,可为空-->
		<HouseholdAddress>××省××县××乡××村
		</HouseholdProperty>
		<!--居住地址,可为空-->
		<LiveAddress>××省××县××乡××村</LiveAddress>
		<!--通信地址,可为空-->
		<CommAddress>××省××县××乡××村</CommAddress>
		<!--户籍类型,必填-->
		<HouseholdType ref="1">本地</HouseholdType>
		<!--固定电话,可为空-->
		<HomePhone>0432998××××</HomePhone>
		<!--移动电话,必填-->
		<HomeMobile>13126××××××</HomeMobile>
		<!--建档人,必填-->
		<Creator>占××</Creator>
		<!--建档单位,必填-->
<CreateOrgan ref="430104××××">湖南省益阳市××乡防保组织 </CreateOrgan>
		<!--建档县国标码,必填-->
<ArchiveCounty ref="4301××××">湖南省益阳市××乡</ArchiveCounty>
		<!--建档日期,必填-->
		<ArchiveDate>2010-12-03</ArchiveDate>
		<Mother>
			<!--母亲身份证号,必填-->
			<Id>4323261976××××××××</Id>
```

```
            <!--母亲姓名,必填-->
            <Name>章××</Name>
            <!--母亲电话-->
            <Phone>13298××××××</Phone>
        </Mother>
        <Father>
            <!--父亲身份证号-->
            <Id>4323261976××××××××</Id>
            <!--父亲姓名-->
            <Name>万×</Name>
            <!--父亲电话-->
            <Phone>13298××××××</Phone>
        </Father>
    <Guardian>其他监护人姓名</Guardian>
        <!--禁忌证-->
        <Cartraindication></Cartraindication>
        <!--过敏史-->
        <AllergyHis></AllergyHis>
        <!--传染病史-->
        <InfectionHis></InfectionHis>
        <!--预防接种异常反应史-->
        <AefiHis></AefiHis>
        <!--在册状态:1-在册;2-离册;3-删除;4-死亡-->
        <RecordStatus ref="1">在册</RecordStatus>
        <!--现管理单位-->
<RecordOrgan ref="430104××××">湖南省益阳市××乡防保组织</RecordOrgan>
        <!--起始管理日期-->
        <RecordDate>2011-02-03</RecordDate>
        <!--现管理地区-->
    <RecordArea ref="4323××××">湖南省益阳市××乡</RecordArea>
        <!--信息介质识别码,可空-->
        <BarCode></BarCode>
        <!--健康档案编号,可空-->
        <HealthArchiveNo></HealthArchiveNo>
        <!--健康卡编号,可空-->
        <HealthCardNo></HealthCardNo>
        <!--其他联系方式,可空-->
        <OtherCode></OtherCode>
        <!--联系方式类型,可空-->
```

```xml
        <OtherCodeType > </OtherCodeType >
      </BasicInfo >

  <!-- 预防接种信息 -->
      <VaccinationInfos >
        <!-- 预防接种信息,可以多条 -->
          <VaccinationInfo >
            <!-- 接种日期,必填 -->
            <Date >2011 -02 -01 </Date >
            <!-- 接种部位,必填 -->
            <Part ref = "1" >左上肢 </Part >
            <!-- 接种疫苗,必填 -->
            <Vaccine ref = "0101" >卡介苗 </Vaccine >
            <!-- 接种剂次,必填 -->
            <Seq >1 </Seq >
            <!-- 接种类型:1 -常规;2 -群体;3 -应急;4 -其他 -->
            <Type ref = "1" >常规 </Type >
            <!-- 接种类型 -->
  <VaccineManufacturer ref = "03" >北京××××××股份有限公司 </VaccineManufacturer >

            <!-- 疫苗批号 -->
            <BatchNumber >2012×××××××× </BatchNumber >
            <!-- 电子监管码,可空 -->
            <Piats >××× </Piats >
            <!-- 预防接种县国标码 -->
            <County ref = "4323××" >××县 </County >
            <!-- 预防接种单位 -->
            <Organ ref = "430104××××" >××单位 </Organ >
            <!-- 接种医生 -->
            <Doctor >××× </Doctor >
            <!-- 录入单位 -->
            <Input ref = "430104××××" >××单位 </Input >
            <!-- 录入日期 -->
            <InputDate >2011 -02 -03 </InputDate >
            <!-- 异地接种:1 -是;2 -否 -->
            <Exotic ref = "1"/ >
  <!-- 预防接种信息状态:1 -正常;2 -删除。处理程序根据该状态进行操作(为 2 则删除,否则进行插入或更新) -->
            <Status ref = "1" >正常 </Status >
```

```
            < FreeMark ref = ”1”/ > < FreeMark ref = ”1”/ >
            < Price > 0. 0 < /Price >
        < /VaccinationInfo >
        < VaccinationInfo >
            < Date > 2011 - 02 - 03 < /Date >
            < Part ref = "2" > 右上肢 < /Part >
            < Vaccine ref = "0201" > 乙肝疫苗 < /Vaccine >
            < Seq > 1 < /Seq >
            < Type ref = "1" > 常规 < /Type >
    < VaccineManufacturer ref = "03" > 北京××××××股份有限公司 < /VaccineManufacturer >
            < BatchNumber > 2012 ×××××××× < /BatchNumber >
            < Piats > ×× < /Piats >
            < County ref = "4323 ××" > ××县 < /County >
            < Organ ref = "430104 ××××" > ××单位 < /Organ >
            < Doctor > ×× < /Doctor >
            < Input ref = "430104 ××××" > ××单位 < /Input >
        < InputDate > 2011 - 02 - 03 < /InputDate >
        < Exotic ref = "1"/ >
            < Status ref = "1" > 正常 < /Status >
            < FreeMark ref = ”1”/ > < FreeMark ref = ”1”/ >
            < Price > 0. 0 < /Price >
        < /VaccinationInfo >
< /VaccinationInfos >
          < /CaseData >
      < /IDEBodyItem >
  < /IDEBody >
  < /IDEML >
```


（2）响应报文

报文为通用响应报文，遵循 IDEML 格式，报文体内容遵循 ResponseData 数据类型，其详细说明参见本章第 6 节“响应 ResponseData”相关内容。


```
< ? xml version = "1. 0" encoding = "UTF - 8"? >
< IDEML template = "ideml_cdc" templateVersion = ”0. 2”
  xmlns = "http://www. chinacdc. cn/2011/ideml"
  xmlns:xsi = "http://www. w3. org/2001/XMLSchema - instance"
  xsi:schemaLocation = "http://www. chinacdc. cn/2011/ideml. \IDEML_V0. 2_20110516. xsd" >
  < IDEHeader >
      < ! - - 数据发送单位 - - >
      < SendOrgan ref = "0000000000" > 中国 CDC < /SendOrgan >
      < ! - - 传输批量 - - >
```

```
    <BatchTotal>2</BatchTotal>
    <!--报文发送时间-->
    <SendTime>2009-03-19 22:23:34</SendTime>
    <SourceType ref="3"/>
    <CheckSum>8a819b181b9247be011b9247cda0003b</CheckSum>
    <!--响应代码-->
    <Meta>
        <Key>ResponseCode</Key>
        <Value>CDCS0000</Value>
    </Meta>
    <!--响应描述-->
    <Meta>
        <Key>ResponseDesc</Key>
        <Value>处理成功！</Value>
    </Meta>
</IDEHeader>
<IDEBody>
    <IDEBodyItem itemId="1">
        <MetaInfo>
            <OperateTime>2008-07-22 12:30:04</OperateTime>
            <OperateFlag ref="2"/>
        </MetaInfo>
        <ResponseData>
            <Oid>{上传数据的唯一标识,可对应儿童编码}</Oid>
            <Code>CDCS0000</Code>
            <Description>处理成功！</Description>
            <Version>V201208270001</Version>
        </ResponseData>
        <ExtendData/>
    </IDEBodyItem>
    <IDEBodyItem itemId="2">
        <MetaInfo>
            <OperateTime>2008-07-22 12:30:05</OperateTime>
            <OperateFlag ref="1"/>
        </MetaInfo>
        <ResponseData>
            <Oid>{上传数据的唯一标识}</Oid>
            <Code>CDCSFFFF</Code>
            <Description>处理失败:儿童编码格式错误！</Description>
```

```
        </ResponseData>
        <!-- 数据信息扩展,保留 -->
        <ExtendData/>
      </IDEBodyItem>
    </IDEBody>
</IDEML>
```

（二）儿童个案信息查询

1. 功能描述

主要用于预防接种客户端通过不同组合条件查询全国范围内的儿童个案信息。基本查询条件包括儿童姓名、性别、出生日期、户籍县国标码、儿童编码、父亲姓名、父亲身份证号、母亲姓名、母亲身份证号等信息。该服务接口由国家级平台提供全国范围内儿童个案检索，或者由省级平台（已建省级或代管省级）提供。

2. 操作说明

（1）服务地址

http://ws.nipis.chinacdc.cn/services/QueryService?wsdl。

（2）服务调用

1）通过儿童编码＋儿童姓名查询个案信息

```
@WebMethod()
  public String queryChildB(CredentialData data,String childCode,String childName)
```

输入：

①CredentialData data，身份认证信息；

②String childCode，查询参数，儿童编码，必填；

③String childName，查询参数，儿童姓名，可选。

输出：String，返回响应 IDEML 报文，为符合条件的儿童个案信息。

2）通过出生日期＋性别＋户籍县国标码＋母亲姓名查询个案信息

```
@WebMethod()
  public String queryChildrenA(CredentialData data,String birthDate,String gender,String nativePlace,
String motherName)
```

输入：

①CredentialData data，身份认证信息；

②String birthDate，查询参数，出生日期，必填；

③String gender，查询参数，性别，必填；

④String nativePlace，查询参数，户籍县国标码，必填；

⑤String motherName，查询参数，母亲姓名，必填。

输出：String，返回响应 IDEML 报文，为符合条件的儿童个案信息。

3）通过出生日期＋性别＋母亲姓名＋父亲姓名查询个案信息

```
@WebMethod()
  public String queryChildrenB(CredentialData data,String birthDate,String gender,String motherName,
String fatherName)
```

输入：

①CredentialData data，身份认证信息；

②String birthDate，查询参数，出生日期，必填；

③String gender，查询参数，性别，必填；

④String motherName，查询参数，母亲姓名，必填；

⑤String fatherName，查询参数，父亲姓名，必填。

输出：String，返回响应 IDEML 报文，为符合条件的儿童个案信息。

4）通过出生日期 + 性别 + 户籍县国标码 + 母亲姓名 + 父亲姓名查询个案信息

```
@ WebMethod( )
public String queryChildrenC( CredentialData data,String birthDate,String gender,String nativePlace,String motherName,String fatherName)
```

输入：

①CredentialData data，身份认证信息；

②String birthDate，查询参数，出生日期，必填；

③String gender，查询参数，性别，必填；

④String nativePlace，查询参数，户籍县国标码，必填；

⑤String motherName，查询参数，母亲姓名，必填；

⑥String fatherName，查询参数，父亲姓名，必填。

输出：String，返回响应 IDEML 报文，为符合条件的儿童个案信息。

5）通过母亲身份证号 + 儿童姓名查询个案信息

```
@ WebMethod( )
public String queryChildrenD( CredentialData data,String motherId,String name)
```

输入：

①CredentialData data，身份认证信息；

②String motherId，查询参数，母亲身份证号，必填；

③String name，查询参数，儿童姓名，必填。

输出：String，返回响应 IDEML 报文，为符合条件的儿童个案信息。

6）通过父亲身份证号 + 儿童姓名查询个案信息

```
@ WebMethod( )
public String queryChildrenE( CredentialData data,String fatherId,String name)
```

输入：

①CredentialData data，身份认证信息；

②String fatherId，查询参数，父亲身份证号，必填；

③String name，查询参数，儿童姓名，必填。

输出：String，返回响应 IDEML 报文，为符合条件的儿童个案信息。

7）通过出生日期 + 儿童姓名 + 母亲姓名 + 父亲姓名查询个案信息

```
@ WebMethod( )
public String queryChildrenF( CredentialData data,String birthDate,String name,String motherName,String fatherName)
```

输入：

①CredentialData data，身份认证信息；

②String birthDate，查询参数，出生日期，必填；

③String name，查询参数，儿童姓名，必填；

④String motherName，查询参数，母亲姓名，必填；

⑤String fatherName，查询参数，父亲姓名，必填。

输出：String，返回响应 IDEML 报文，为符合条件的儿童个案信息。

8）通过预防接种证介质+预防接种证所在省 CDC 编码查询个案信息

```
@WebMethod()
  public String queryChildrenG(CredentialData data,String barCode,String organCode)
```

输入：

①CredentialData data，身份认证信息；

②String barCode，查询参数，介质，必填；

③String organCode，查询参数，预防接种证所在省 CDC 编码，可选。

输出：String，返回响应 IDEML 报文，为符合条件的儿童个案信息。

9）通过儿童身份证号查询个案信息

```
@WebMethod()
  public String queryChildrenH(CredentialData data,String idCard)
```

输入：

①CredentialData data，身份认证信息；

②String idCard，查询参数，儿童身份证号，必填。

输出：String，返回响应 IDEML 报文，为符合条件的儿童个案信息。

数据说明：

CredentialData 类数据说明见表7-4。

3. 报文说明

（1）请求报文

无。

（2）响应报文

报文为个案报文，遵循 IDEML 格式，报文体内容遵循 CaseData 数据类型，其详细说明参见本章第6节“个案信息 CaseData”相关内容。

```
<?xml version="1.0" encoding="UTF-8"?>
<IDEML template="ideml_cdc" templateVersion="0.2"
  xmlns="http://www.chinacdc.cn/2011/ideml">
   <IDEHeader>
      <SendOrgan ref="0000000000">中国 CDC</SendOrgan>
      <SendTime>2012-08-09 16:34:53</SendTime>
      <SourceType ref="3"/>
      <Meta>
         <Key>ResponseCode</Key>
```

```
            < Value > CDCS0000 < /Value >
        < /Meta >
        < Meta >
            < Key > ResponseDesc < /Key >
            < Value > 查询成功！ < /Value >
        < /Meta >
    < /IDEHeader >
    < IDEBody >
      < IDEBodyItem itemId = "1" >
            < MetaInfo >
                < OperateTime > 2012 - 08 - 09 16:12:58 < /OperateTime >
                < OperateFlag ref = "2"/ >
            < /MetaInfo >
            < CaseData >
                        < BasicInfo >
                            < Code > 2104020101 × × × × × × × × < /Code >
                            < Name > < ! [CDATA[李 × ×]] > < /Name >
                            < IdCard > 2323223232 × × × × × × × × < /IdCard >
                            < Birthdate > 2012 - 08 - 07 < /Birthdate >
                            < BirthTime > 13:00 < /BirthTime >
                            < BirthNo > 32232323 × × × × × × × × < /BirthNo >

                < BirthHospital > < ! [CDATA[210202 × × × ×]] > < /BirthHospital >
                            < BirthWeight > 3 < /BirthWeight >
                            < Gender ref = "2"/ >
                            < Race ref = "1"/ >
                            < Parity > 1 < /Parity >
                            < NativePlace ref = "11010101"/ >
                < HouseholdAddress > < ! [CDATA[户籍地址]] > < /HouseholdAddress >
                < LiveAddress > < ! [CDATA[居住地址]] > < /LiveAddress >
                < CommAddress > < ! [CDATA[通信地址]] > < /CommAddress >
                            < HouseholdProperty ref = ""/ >
                            < HouseholdType ref = "1"/ >
                            < HomePhone > 3333 × × × × < /HomePhone >
                            < MessageMark ref = "2"/ >
                            < MessageTime > < /MessageTime >
                            < Creator > 222 < /Creator >
                < CreateOrgan ref = "210402 × × × ×" > × ×街道卫生服务中心 < /CreateOrgan >
                            < ArchiveCounty ref = "2104 × × × ×"/ >
```

```
<ArchiveDate>2012-08-08</ArchiveDate>
<Mother>
    <Id>3222222222××××××××</Id>
    <Name><![CDATA[李××]]></Name>
    <Phone>2323232××××</Phone>
</Mother>
<Father>
    <Id>3333334444××××××××</Id>
    <Name><![CDATA[李××]]></Name>
    <Phone>3434343443432××××××××</Phone>
</Father>
<Guardian><![CDATA[1111]]></Guardian>
<Cartraindication></Cartraindication>
<AllergyHis></AllergyHis>
<InfectionHis></InfectionHis>
<AefiHis></AefiHis>
<RecordStatus ref="1"/>
<RecordDate>2012-08-08</RecordDate>
<RecordOrgan ref="210402××××">××街道卫生服务中心</RecordOrgan>
<RecordArea ref="2104××××"/>
<BarCode>323232××××</BarCode>
<HealthArchiveNo>33333</HealthArchiveNo>
<HealthCardNo>33333</HealthCardNo>
</BasicInfo>
<VaccinationInfos>
    <VaccinationInfo>
        <Date>2012-08-08</Date>
        <Part ref="2"/>
<Vaccine ref="04××"><![CDATA[吸附百白破联合疫苗]]></Vaccine>
        <Seq>2</Seq>
        <Type ref="1"/>
<VaccineManufacturer ref="10"><![CDATA[××××]]></VaccineManufacturer>
        <BatchNumber>20120××××</BatchNumber>
        <Piats></Piats>
        <County ref="2104××××"/>
<Organ ref="2104××××××"><![CDATA[××街道卫生服务中心]]></Organ>
        <Doctor>富×</Doctor>
        <Exotic ref="2"/>
        <Status ref="1"/>
```

```
                <FreeMark ref = "1"/ >
            </VaccinationInfo >
            < VaccinationInfo >
                < Date >2012 -08 -08 </Date >
                < Part ref = "4"/ >
< Vaccine ref = "04 × ×" > <! [CDATA[吸附无细胞百白破联合疫苗]] > </Vaccine >
                < Seq >3 </Seq >
                < Type ref = "2"/ >
< VaccineManufacturer ref = "14" > <! [CDATA[长春 × ×]] > </VaccineManufacturer >
                < BatchNumber >20120 × × × × </BatchNumber >
                < Piats > </Piats >
                < County ref = "2104 × × × ×"/ >
< Organ ref = "2104 × × × × × ×" > <! [CDATA[ × ×街道卫生服务中心]] > </Organ >
                < Doctor >宋 × </Doctor >
                < Exotic ref = "2"/ >
                < Status ref = "1"/ >
                < FreeMark ref = "1"/ >
            </VaccinationInfo >
            < VaccinationInfo >
                < Date >2012 -08 -08 </Date >
                < Part ref = "4"/ >
< Vaccine ref = "0401" > <! [CDATA[吸附百白破联合疫苗]] > </Vaccine >
                < Seq >4 </Seq >
                < Type ref = "1"/ >
< VaccineManufacturer ref = "12" > <! [CDATA[昆明 × ×]] > </VaccineManufacturer >
                < BatchNumber >20120 × × × × </BatchNumber >
                < Piats > </Piats >
                < County ref = "2104 × × × ×"/ >
< Organ ref = "2104 × × × × × ×" > <! [CDATA[ × ×街道卫生服务中心]] > </Organ >
                < Doctor >高 × </Doctor >
                < Exotic ref = "2"/ >
                < Status ref = "1"/ >
                < FreeMark ref = "1"/ >
            </VaccinationInfo >
            < VaccinationInfo >
                < Date >2012 -08 -08 </Date >
                < Part ref = "3"/ >
< Vaccine ref = "06 × ×" > <! [CDATA[吸附无细胞百白破联合疫苗(青少年用)]] > </Vaccine >
                < Seq >1 </Seq >
```

< Type ref = "1"/ >
< VaccineManufacturer ref = "17" > < ! [CDATA[辽宁 × ×]] > < /VaccineManufacturer >
< BatchNumber > 2011 × × × × × < /BatchNumber >
< Piats > < /Piats >
< County ref = "2104 × × × ×"/ >
< Organ ref = "2104 × × × × × ×" > < ! [CDATA[× ×街道卫生服务中心]] > < /Organ >
< Doctor > 富 × < /Doctor >
< Exotic ref = "2"/ >
< Status ref = "1"/ >
< FreeMark ref = "1"/ >
< Price > 0. 0 < Price >
< /VaccinationInfo >
< /VaccinationInfos >
< /CaseData >
< /IDEBodyItem >
< /IDEBody >
< /IDEML >

（三）儿童个案同步下载

1. 功能描述

主要提供给客户端从平台上同步更新个案信息使用。在代管省级平台上进行个案合并操作时，需要将合并后的新个案同步到管理单位；同时也需要将被合并的个案同步到之前的管理单位；此外本接口还会返回在该单位建档且目前在外地进行了预防接种的儿童信息。

（1）服务地址

http://ws. nipis. chinacdc. cn/services/CaseService? wsdl。

（2）服务调用

```
@ WebMethod( )
  public String downloadChildren( CredentialData data, String fromDate, String toDate)
```

输入：

①CredentialData data，身份认证信息；

②String fromDate，变更起始日期时间，必填，格式如“2011 - 09 - 08 11：23：11”；

③String toDate，变更截止日期时间，必填，格式如“2011 - 10 - 08 11：23：11”。

注：起止日期之间的时间差不能超过 1 个月。首次调用 fromDate 参数可以为空。

输出：String，返回响应 IDEML 报文，报文格式同个案查询报文。

（3）数据说明

CredentialData 类数据说明见表 7-4。

2. 报文说明

（1）请求报文

无。

（2）响应报文

报文为个案报文，遵循 IDEML 格式，报文体内容遵循 CaseData 数据类型，其详细说明参见本章第 6 节“个案信息 CaseData”相关内容。


```
<?xml version = "1.0" encoding = "UTF-8" ?>
<IDEML template = "ideml_cdc" templateVersion = "0.2"
    xmlns = "http://www.chinacdc.cn/2011/ideml" >
    <IDEHeader>
        <SendOrgan ref = "0000000000" >中国 CDC </SendOrgan>
        <BatchTotal>2 </BatchTotal>
        <SendTime>2012-07-13 16:30:05 </SendTime>
        <SourceType ref = "3"/>
        <Meta>
            <Key>ResponseCode </Key>
            <Value>CDCS0000 </Value>
        </Meta>
        <Meta>
            <Key>ResponseDesc </Key>
            <Value>查询成功！ </Value>
        </Meta>
    </IDEHeader>
    <IDEBody>
        <IDEBodyItem itemId = "1" >
        <CaseData>
                    <BasicInfo>
                        <Code>4301020101××××××××</Code>
                        <Name>张××</Name>
                        <IdCard> </IdCard>
                        <Birthdate>2009-01-01 </Birthdate>
                        <BirthTime> </BirthTime>
                        <BirthNo> </BirthNo>
                        <BirthHospital> </BirthHospital>
                        <BirthWeight>0 </BirthWeight>
                        <Gender ref = "1"/>
                        <Race ref = "1"/>
                        <Parity>1 </Parity>
                        </CreateOrgan>
                        <NativePlace ref = "4301××××"/>
                        <LiveAddress>悦园×-×-×-×××</LiveAddress>
                        <HouseholdProperty ref = "1"/>
```

```
                    < HouseholdType ref = "1"/ >
                    < HomePhone > </HomePhone >
                    < MessageMark ref = "2"/ >
                    < MessageTime > </MessageTime >
                    < Creator > 王 × × </Creator >
        < CreateOrgan ref = "430102 × × × ×" > × ×街社区卫生服务中心 </CreateOrgan >
                    < ArchiveCounty ref = "4301 × × × ×"/ >
                    < ArchiveDate > 2009 - 01 - 08 </ArchiveDate >
                    < Guardian > </Guardian >
                    < Mother >
                        < Id > </Id >
                        < Name > 张 × × </Name >
                        < Phone > </Phone >
                    </Mother >
                    < Father >
                        < Id > </Id >
                        < Name > </Name >
                        < Phone > </Phone >
                    </Father >
                    < Cartraindication > </Cartraindication >
                    < AllergyHis > </AllergyHis >
                    < InfectionHis > </InfectionHis >
                    < AefiHis > </AefiHis >
                    < RecordStatus ref = "1"/ >
                    < RecordDate > 2012 - 06 - 18 </RecordDate >
        < RecordOrgan ref = "430102 × × × ×" > × ×街社区卫生服务中心 </RecordOrgan >
                    < RecordArea ref = "4301 × × × ×"/ >
                    < BarCode > </BarCode >
                    < HealthArchiveNo > </HealthArchiveNo >
                < MergeChildCode > 4323260220 × × × × × × × × </MergeChildCode >
                </BasicInfo >
                < VaccinationInfos >
                </VaccinationInfos >
            </CaseData >
        </IDEBodyItem >
    </IDEBody >
</IDEML >
```


（四）儿童个案迁入

1. 功能描述

主要用于预防接种客户端实现异地流动儿童预防接种。先通过国家级平台提供的儿童个案查询接口获取儿童个案信息，再通过个案迁入接口通知原个案管理单位，国家级平台同步更新个案主索引信息。

2. 操作说明

（1）服务地址

http://ws.nipis.chinacdc.cn/services/CaseService?wsdl。

（2）服务调用

```
@WebMethod()
  public String immigrateChild(CredentialData data,String childCode,String fromOrgan,String toOrgan)
```

输入：

①CredentialData data，身份认证信息；

②String childCode，儿童编码，必填；

③String fromOrgan，个案所在单位编码，必填；

④String toOrgan，个案迁入单位编码，必填。

输出：String，返回响应 IDEML 报文。

（3）数据说明

CredentialData 类数据说明见表 7-4。

3. 报文说明

（1）请求报文

无。

（2）响应报文

报文为通用响应报文，遵循 IDEML 格式，报文体内容遵循 ResponseData 数据类型，其详细说明参见本章第 6 节“响应 ResponseData”相关内容。


```
<?xml version="1.0" encoding="UTF-8"?>
<IDEML template="ideml_cdc" templateVersion="0.2"
    xmlns="http://www.chinacdc.cn/2011/ideml">
    <IDEHeader>
        <SendOrgan ref="652925××××">××××××镇卫生院</SendOrgan>
        <SendTime>20120809</SendTime>
        <SourceType ref="2"/>
        <Meta>
            <Key>ResponseCode</Key>
            <Value>CDCS0000</Value>
        </Meta>
        <Meta>
            <Key>ResponseDesc</Key>
            <Value>迁入成功</Value>
        </Meta>
    </IDEHeader>
    <IDEBody/>
</IDEML>
```

（五）主索引综合查询

1. 功能描述

主要用于预防接种客户端通过不同组合条件查询个案主索引信息，在迁入之前进行异地儿童个案查询。基本查询条件包括儿童姓名、性别、出生日期、户籍县国标码、儿童编码、父亲姓名、父亲身份证号、母亲姓名、母亲身份证号等信息。该服务接口由国家级平台提供全国范围内儿童个案检索。

2. 操作说明

（1）服务地址

http://ws.nipis.chinacdc.cn/services/QueryService?wsdl。

（2）服务调用

```
@WebMethod()
  public String queryChildren(CredentialData data,String queryXml)
```

输入：

①CredentialData data，身份认证信息；

②String queryXml，查询参数，要求符合 IDEML 规范。

输出：String，返回响应 IDEML 报文，为符合条件的儿童个案信息。

（3）数据说明

CredentialData 类数据说明见表7-4。

3. 报文说明

（1）请求报文

报文为主索引查询报文，遵循 IDEML 格式，报文体内容遵循 IndexQueryData 数据类型，其详细说明参见本章第6节“个案主索引查询数据 IndexQueryData”相关内容。


```
<?xml version="1.0" encoding="UTF-8" ?>
<IDEML template="ideml_cdc" templateVersion="0.2"
   xmlns="http://www.chinacdc.cn/2011/ideml">
   <IDEHeader>
      <IDEMark>43000000002011××××××××××</IDEMark>
      <SendOrgan ref="430202××××">湖南省××预防接种门诊</SendOrgan>
      <SendTime>2012-08-19 22:23:34</SendTime>
      <SourceType ref="2">客户端查询</SourceType>
   </IDEHeader>
   <IDEBody>
      <IDEBodyItem itemId="1">
         <IndexQueryData>
               <!--儿童编码-->
               <Code>2104020101××××××××</Code>
               <!--儿童名称-->
               <Name> </Name>
               <!--出生日期-->
```

```
                <Birthdate>2009-09-09</Birthdate>
                <!--性别-->
                <Gender ref=""></Gender>
                <!--户籍县国标码-->
                <NativePlace ref=""/>
                <!--母亲身份证号-->
                <MotherIdCard></MotherIdCard>
                <!--母亲姓名-->
                <MotherName></MotherName>
                <!--父亲身份证号-->
                <FatherIdCard></FatherIdCard>
                <!--父亲姓名-->
                <FatherName></FatherName>
                <!--儿童身份证号-->
                <IdCard></IdCard>
                <!--介质-->
                <BarCode></BarCode>
            </IndexQueryData>
        </IDEBodyItem>
    </IDEBody>
</IDEML>
```

（2）响应报文

报文为个案报文，遵循 IDEML 格式，报文体内容遵循 CaseData 数据类型，其详细说明参见本章第 6 节“个案信息 CaseData”相关内容。

```
<?xml version="1.0" encoding="UTF-8"?>
<IDEML template="ideml_cdc" templateVersion="0.2"
  xmlns="http://www.chinacdc.cn/2011/ideml">
  <IDEHeader>
      <SendOrgan ref="0000000000">中国 CDC</SendOrgan>
      <SendTime>2012-08-09 16:34:53</SendTime>
      <SourceType ref="3"/>
      <Meta>
          <Key>ResponseCode</Key>
          <Value>CDCS0000</Value>
      </Meta>
      <Meta>
          <Key>ResponseDesc</Key>
          <Value>查询成功！</Value>
      </Meta>
```

```
</IDEHeader>
<IDEBody>
  <IDEBodyItem itemId="1">
        <MetaInfo>
            <OperateTime>2012-08-09 16:12:58</OperateTime>
            <OperateFlag ref="2"/>
        </MetaInfo>
      <CaseData>
              <BasicInfo>
                  <Code>2104020101××××××××</Code>
                  <Name><![CDATA[李××]]></Name>
                  <IdCard>2323223232××××××××</IdCard>
                  <Birthdate>2012-08-07</Birthdate>
                  <BirthTime>13:00</BirthTime>
                  <BirthNo>32232323××××××××</BirthNo>
                  <BirthHospital><![CDATA[210202××××]]></BirthHospital>
                  <BirthWeight>3</BirthWeight>
                  <Gender ref="2"/>
                  <Race ref="1"/>
                  <Parity>1</Parity>
                  <NativePlace ref="1101××××"/>
                  <HouseholdAddress><![CDATA[户籍地址]]></HouseholdAddress>
                  <LiveAddress><![CDATA[居住地址]]></LiveAddress>
                  <CommAddress><![CDATA[通信地址]]></CommAddress>
                  <HouseholdProperty ref=""/>
                  <HouseholdType ref="1"/>
                  <HomePhone>3333××××</HomePhone>
                  <MessageMark ref="2"/>
                  <MessageTime></MessageTime>
                  <Creator>222</Creator>
     <CreateOrgan ref="210402××××">××街道卫生服务中心</CreateOrgan>
                  <ArchiveCounty ref="2104××××"/>
                  <ArchiveDate>2012-08-08</ArchiveDate>
                  <Mother>
                      <Id>3222222222××××××××</Id>
                      <Name><![CDATA[李××]]></Name>
                      <Phone>×××××××</Phone>
                  </Mother>
                  <Father>
```

```
<Id>3333334444××××××××</Id>
<Name><![CDATA[李××]]></Name>
<Phone>×××××××××</Phone>
</Father>
<Guardian><![CDATA[1111]]></Guardian>
<Cartraindication></Cartraindication>
<AllergyHis></AllergyHis>
<InfectionHis></InfectionHis>
<AefiHis></AefiHis>
<RecordStatus ref="1"/>
<RecordDate>2012-08-08</RecordDate>
<RecordOrgan ref="210402××××">××街道卫生服务中心</RecordOrgan>
<RecordArea ref="2104××××"/>
<BarCode>32323×××××</BarCode>
<HealthArchiveNo>333××</HealthArchiveNo>
<HealthCardNo>333××</HealthCardNo>
</BasicInfo>
<VaccinationInfos>
<VaccinationInfo>
<Date>2012-08-08</Date>
<Part ref="2"/>
<Vaccine ref="04××"><![CDATA[吸附百白破联合疫苗]]></Vaccine>
<Seq>2</Seq>
<Type ref="1"/>
<VaccineManufacturer ref="10"><![CDATA[××××]]></VaccineManufacturer>
<BatchNumber>201207973</BatchNumber>
<Piats></Piats>
<County ref="2104××××"/>
<Organ ref="2104××××××"><![CDATA[××街道卫生服务中心]]></Organ>
<Doctor>富×</Doctor>
<Exotic ref="2"/>
<Status ref="1"/>
<FreeMark ref="1"/>
</VaccinationInfo>
<VaccinationInfo>
<Date>2012-08-08</Date>
<Part ref="4"/>
<Vaccine ref="04××"><![CDATA[吸附无细胞百白破联合疫苗]]></Vaccine>
<Seq>3</Seq>
```

```
            <Type ref="2"/>
<VaccineManufacturer ref="14"><![CDATA[长春××]]></VaccineManufacturer>
            <BatchNumber>20120××××</BatchNumber>
            <Piats></Piats>
            <County ref="2104××××"/>
<Organ ref="2104××××××"><![CDATA[××街道卫生服务中心]]></Organ>
            <Doctor>宋×</Doctor>
            <Exotic ref="2"/>
            <Status ref="1"/>
            <FreeMark ref="1"/>
        </VaccinationInfo>
        <VaccinationInfo>
            <Date>2012-08-08</Date>
            <Part ref="4"/>
<Vaccine ref="04××"><![CDATA[吸附百白破联合疫苗]]></Vaccine>
            <Seq>4</Seq>
            <Type ref="1"/>
<VaccineManufacturer ref="12"><![CDATA[昆明××]]></VaccineManufacturer>
            <BatchNumber>2012×××××</BatchNumber>
            <Piats></Piats>
            <County ref="2104××××"/>
<Organ ref="21040××××××"><![CDATA[××街道卫生服务中心]]></Organ>
            <Doctor>高×</Doctor>
            <Exotic ref="2"/>
            <Status ref="1"/>
            <FreeMark ref="1"/>
        </VaccinationInfo>
        <VaccinationInfo>
            <Date>2012-08-08</Date>
            <Part ref="3"/>
<Vaccine ref="06××"><![CDATA[吸附无细胞百白破联合疫苗(青少年用)]]></Vaccine>
            <Seq>1</Seq>
            <Type ref="1"/>
<VaccineManufacturer ref="17"><![CDATA[辽宁成大]]></VaccineManufacturer>
            <BatchNumber>20111××××</BatchNumber>
            <Piats></Piats>
            <County ref="2104××××"/>
<Organ ref="210402××××"><![CDATA[××街道卫生服务中心]]></Organ>
            <Doctor>××</Doctor>
```

```
                    <Exotic ref="2"/>
                    <Status ref="1"/>
                    <FreeMark ref="1"/>
                    <Price>0.0<Price>
                </VaccinationInfo>
            </VaccinationInfos>
        </CaseData>
    </IDEBodyItem>
  </IDEBody>
</IDEML>
```


（六）儿童个案迁出查询

1. 功能描述

主要用于提供给代管省预防接种客户端定期查询从本单位被迁出的儿童个案信息。如果查询到迁出的儿童个案，则需要修改其本地个案状态为迁出。

2. 操作说明

（1）服务地址

http://ws.nipis.chinacdc.cn/services/QueryService?wsdl。

（2）服务调用

```
@WebMethod()
  public java.lang.String queryEmigratedChildren(CredentialData data,String fromDate,String toDate)
```

注：只能获取本单位的授权儿童个案信息。

输入：

①CredentialData data，身份认证信息；

②String fromDate，查询参数，起始日期；

③String toDate，查询参数，截止日期。

注：起止时间段间隔不能超过1个月。

输出：String，返回响应IDEML报文，为该段时间内的儿童个案迁出信息。

（3）数据说明

CredentialData类数据说明见表7-4。

3. 报文说明

（1）请求报文

无。

（2）响应报文

报文为儿童迁出信息数据报文，遵循IDEML格式，报文体内容遵循EmigrateData数据类型，其详细说明参见本章第6节“儿童个案迁出信息数据EmigrateData”相关内容。


```
<?xml version="1.0" encoding="UTF-8"?>
<IDEML template="ideml_cdc" templateVersion="0.2"
   xmlns="http://www.chinacdc.cn/2011/ideml">
   <IDEHeader>
```

```
    <SendOrgan ref = "0000000000" >中国 CDC </SendOrgan >
    <SendTime >2012 -09 -09 14:50:17 </SendTime >
    <BatchTotal >3 </BatchTotal >
    <SourceType ref = "3"/ >
    <Meta >
        <Key >ResponseCode </Key >
        <Value >CDCS0000 </Value >
        </Meta >
        <Meta >
            <Key >ResponseDesc </Key >
            <Value >查询成功！ </Value >
        </Meta >
</IDEHeader >
<IDEBody >
    <IDEBodyItem itemId = "1" >
        <EmigrateData >
            <Code >1301020101 × × × × × × × × </Code >
            <Name >李× × </Name >
            <EmigrateTime >2012 -08 -09 09:58:45 </EmigrateTime >
            <EmigrateOrgan ref = "130102 × × × ×" > × × ×卫生所 </EmigrateOrgan >
        </EmigrateData >
    </IDEBodyItem >
    <IDEBodyItem itemId = "2" >
        <EmigrateData >
            <Code >1301020101 × × × × × × × × </Code >
            <Name >迁出回传信息 </Name >
            <EmigrateTime >2012 -08 -09 14:45:11 </EmigrateTime >
            <EmigrateOrgan ref = "130102 × × × ×" > × × ×卫生所 </EmigrateOrgan >
        </EmigrateData >
    </IDEBodyItem >
    <IDEBodyItem itemId = "3" >
        <EmigrateData >
            <Code >1301020101 × × × × × × × × </Code >
            <Name >威× </Name >
            <EmigrateTime >2012 -08 -09 16:11:01 </EmigrateTime >
            <EmigrateOrgan ref = "130102 × × × ×" > × × ×卫生所 </EmigrateOrgan >
        </EmigrateData >
    </IDEBodyItem >
</IDEBody >
```

</IDEML>

（七）儿童个案索引查重

1. 功能描述

主要用于提供给代管省预防接种客户端定期获取国家级平台通过主索引查重后的结果。

2. 操作说明

（1）服务地址

http://ws.nipis.chinacdc.cn/services/QueryService?wsdl。

（2）服务调用

```
@WebMethod()
  public java.lang.String queryRepeatCaseIndex(CredentialData data)
```

注：只能获取本单位的授权儿童信息。

输入：CredentialData data，身份认证信息。

输出：String，返回响应 IDEML 报文，为该段时间内的儿童个案索引查重信息。

（3）数据说明

CredentialData 类数据说明见表 7-4。

3. 报文说明

（1）请求报文

无。

（2）响应报文

报文为儿童个案索引信息查重数据报文。


```xml
<?xml version="1.0" encoding="UTF-8"?>
<IDEML template="ideml_cdc" templateVersion="0.2"
  xmlns="http://www.chinacdc.cn/2011/ideml">
  <IDEHeader>
    <SendOrgan ref="0000000000">中国 CDC</SendOrgan>
    <SendTime>2012-09-09 14:50:17</SendTime>
    <BatchTotal>3</BatchTotal>
    <SourceType ref="3"/>
    <Meta>
      <Key>ResponseCode</Key>
      <Value>CDCS0000</Value>
    </Meta>
    <Meta>
      <Key>ResponseDesc</Key>
      <Value>查询成功！</Value>
    </Meta>
  </IDEHeader>
  <IDEBody>
    <IDEBodyItem itemId="1">
```

```
    <!-- LocalData 管理单位的个案信息 -->
    <LocalData>
        <Name>××预防接种门诊</Name>
        <Code>41002301202011××××××××</Code>
        <!-- 管理单位 -->
        <RecordOrgCode ref="430102××××"></RecordOrgCode>
    </LocalData>
            <!-- OtherData 跨省重复的个案(管理单位非本省) -->
        <OtherDatas>
            <OtherData>
                <Name>××预防接种门诊</Name>
                <Code>41002301202011××××××××</Code>
                <!-- 管理单位 -->
                <RecordOrgCode ref="420102××××"></RecordOrgCode>
            </OtherData>
            <OtherData>
                <Name>××预防接种门诊</Name>
                <Code>41002301202011××××××××</Code>
                <!-- 管理单位 -->
                <RecordOrgCode ref="420102××××"></RecordOrgCode>
            </OtherData>
        </OtherDatas>
</IDEBodyItem>
<IDEBodyItem itemId="2">
        <!-- LocalData 管理单位的个案信息 -->
        <LocalData>
            <Name>××预防接种门诊</Name>
            <Code>41002301202011××××××××</Code>
            <!-- 管理单位 -->
            <RecordOrgCode ref="430102××××"></RecordOrgCode>
        </LocalData>
        <!-- OtherData 跨省重复的个案(管理单位非本省) -->
        <OtherDatas>
        <OtherData>
            <Name>×××预防接种门诊</Name>
            <Code>41002301202011××××××××</Code>
            <!-- 管理单位 -->
            <RecordOrgCode ref="420102××××"></RecordOrgCode>
        </OtherData>
```

```
            < OtherData >
                < Name > × × ×预防接种门诊 </Name >
                < Code >41002301202011 × × × × × × × × </Code >
                < ! -- 管理单位 -- >
                < RecordOrgCode ref = "420102 × × × ×" > </RecordOrgCode >
            </OtherData >
            </OtherDatas >
      </IDEBodyItem >
   </IDEBody >
</IDEML >
```


第 4 节　数据交换流程

儿童本地预防接种流程见图 7-1。

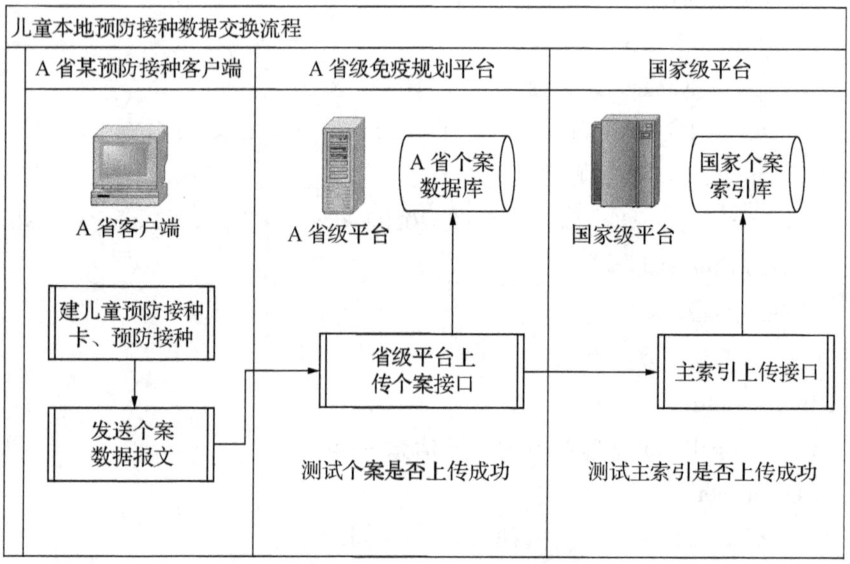

图 7-1　儿童本地预防接种数据交换流程

儿童异地预防接种流程见图 7-2。

儿童异地预防接种信息回传流程见图 7-3。

跨省查重流程见图 7-4。

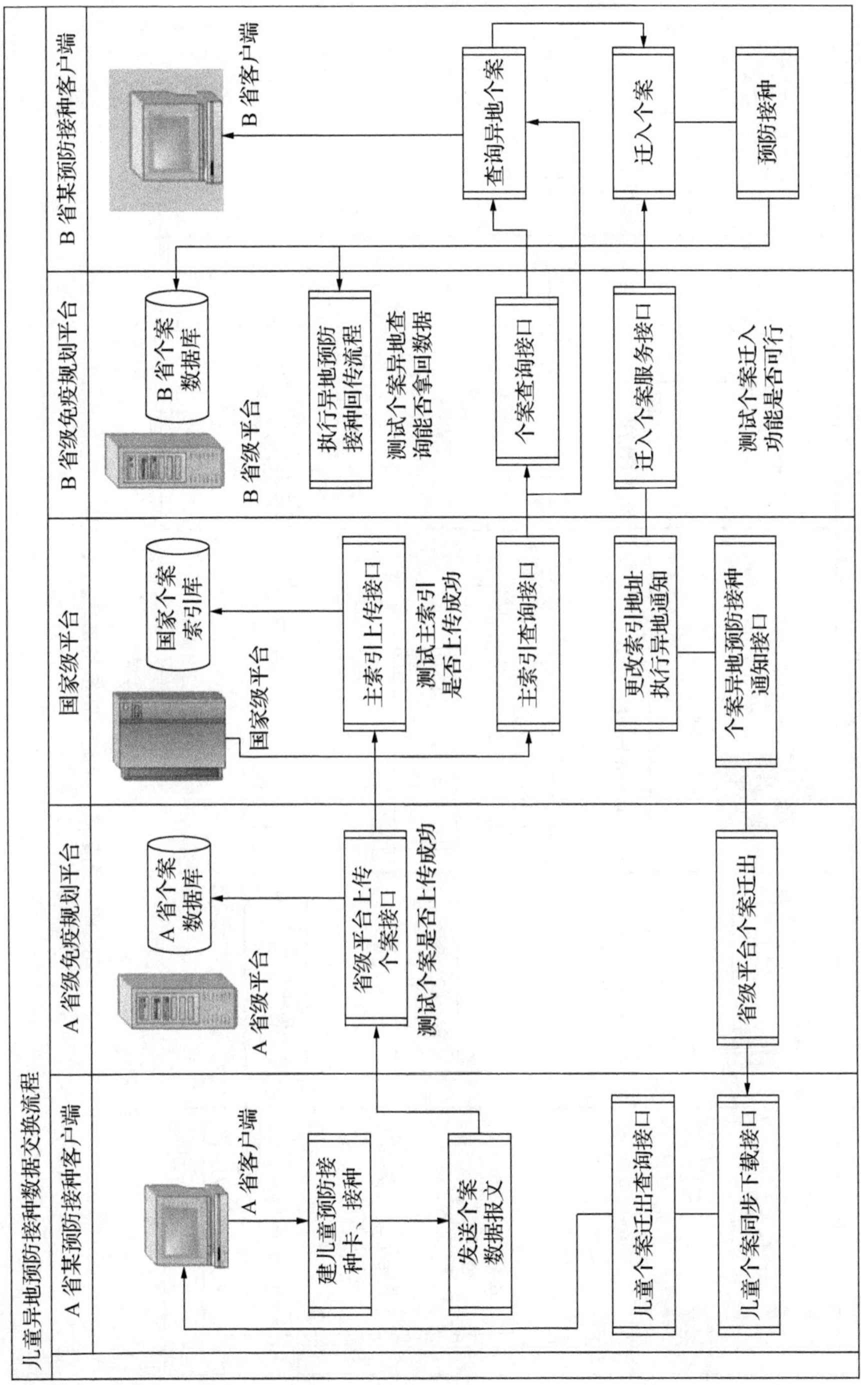

图 7-2　儿童异地预防接种数据交换流程

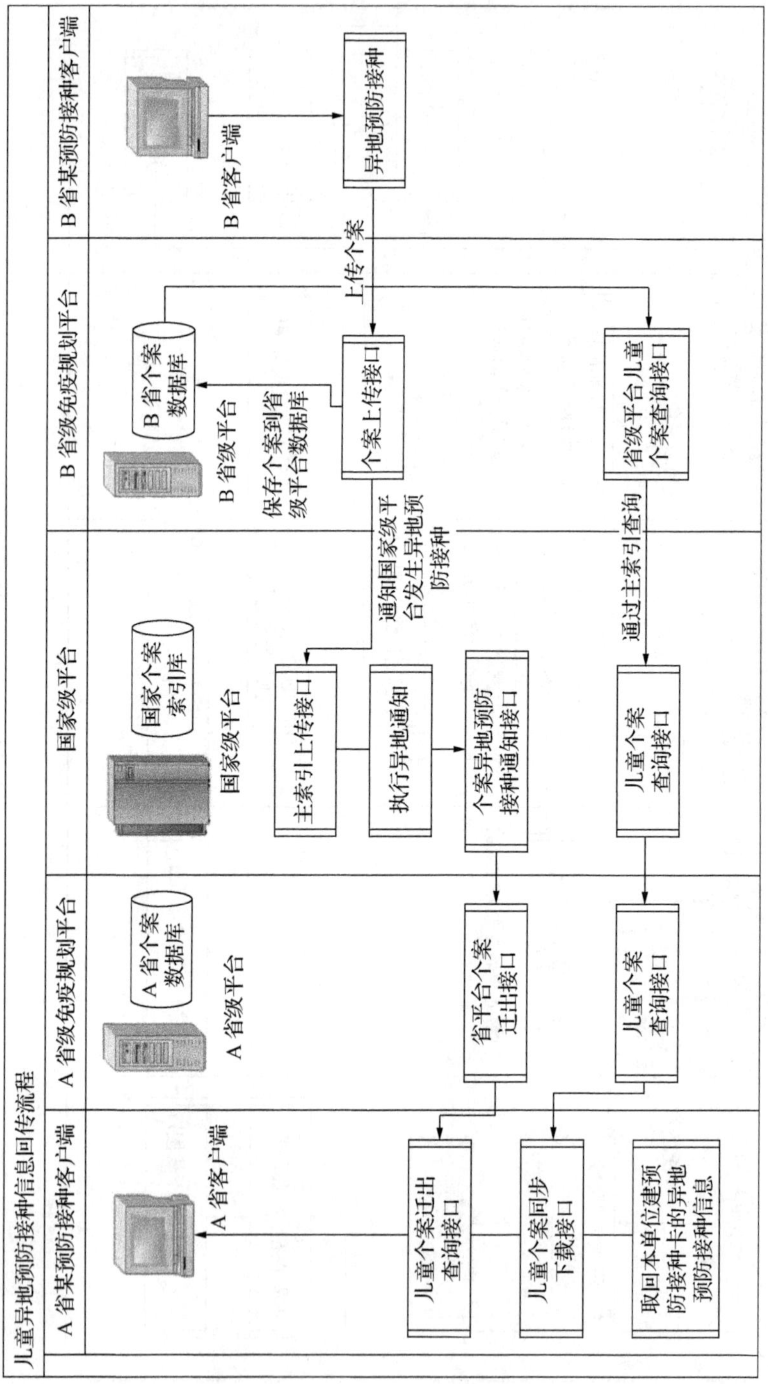

图 7-3 异地预防接种信息回传流程

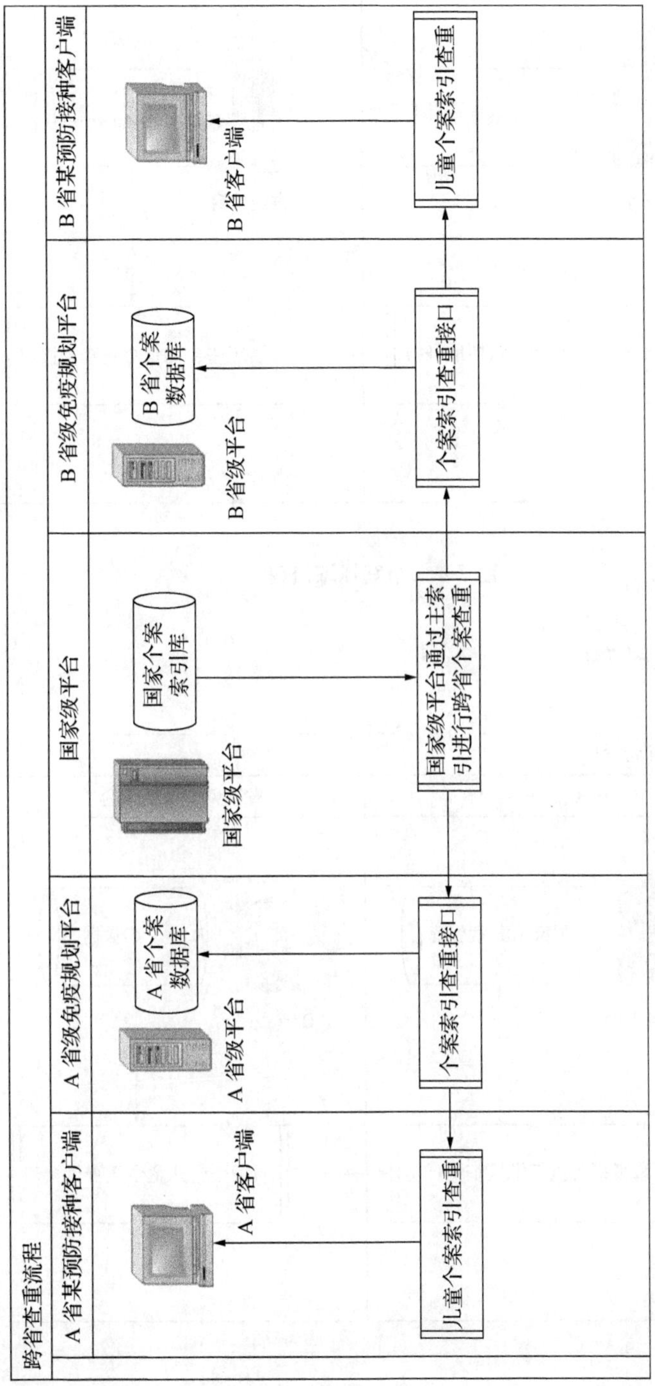
跨省查重流程
A 省某预防接种客户端
A 省级免疫规划平台
国家级平台
B 省级免疫规划平台
B 省某预防接种客户端
A 省客户端
A 省级平台
A 省个案数据库
国家级平台
国家个案索引库
B 省级平台
B 省个案数据库
B 省客户端
儿童个案索引查重
个案索引查重接口
国家级平台通过主索引进行跨省个案查重
个案索引查重接口
儿童个案索引查重

图 7-4　跨省查重流程

个案抓取流程见图 7-5。

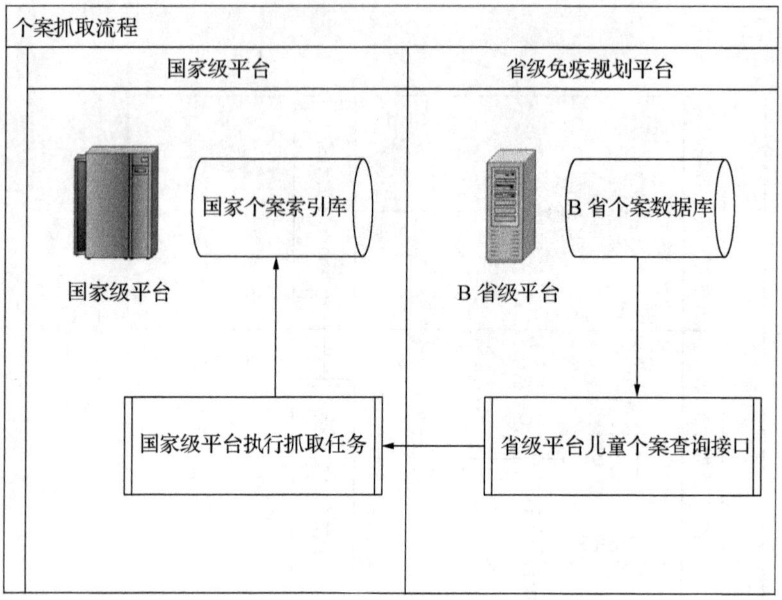

图 7-5　个案抓取流程

批量个案查询流程见图 7-6。

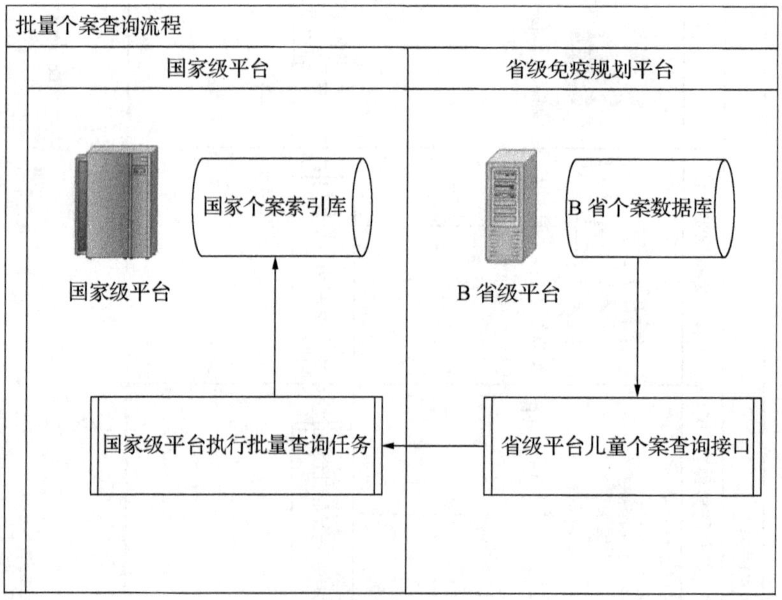

图 7-6　批量个案查询流程

第 5 节　数据交换字典

所有受控词表对应 IDEML 报文中的 BaseDictType 数据类型。具体见表 7-7 至表 7-17。

表 7-7　数据来源类型

编码	描述
1	省级平台交换
2	客户端上传
3	国家级平台反馈
4	儿童预防接种信息反馈
5	其他

注：对应所有 IDEML 报文头的 SourceType 节点。

表 7-8　性别

编码	描述
1	男性
2	女性

注：对应 IDEML 报文中的个案报文数据 Gender 节点。

表 7-9　户籍类型

类型	描述
1	本地
2	流动

注：对应 IDEML 报文中的常规免疫接种率报表、个案报表报文及儿童个案报文的 HouseholdType 节点。

表 7-10　在册状态

编码	描述
1	在册
2	离册
3	删除
4	死亡

注：对应 IDEML 报文中的儿童个案报文的 RecordStatus 节点。

表 7-11　民族

编号	描述
01	汉族
02	蒙古族
03	回族

续表

编号	描述
04	藏族
05	维吾尔族
06	苗族
07	彝族
08	壮族
09	布依族
10	朝鲜族
11	满族
12	侗族
13	瑶族
14	白族
15	土家族
16	哈尼族
17	哈萨克族
18	傣族
19	黎族
20	傈僳族
21	佤族
22	畲族
23	高山族
24	拉祜族
25	水族
26	东乡族
27	纳西族
28	景颇族
29	柯尔克孜族
30	土族
31	达斡尔族
32	仫佬族
33	羌族
34	布朗族
35	撒拉族
36	毛南族
37	仡佬族

续表

编号	描述
38	锡伯族
39	阿昌族
40	普米族
41	塔吉克族
42	怒族
43	乌孜别克族
44	俄罗斯族
45	鄂温克族
46	德昂族
47	保安族
48	裕固族
49	京族
50	塔塔尔族
51	独龙族
52	鄂伦春族
53	赫哲族
54	门巴族
55	珞巴族
56	基诺族

注：对应 IDEML 报文中的儿童个案报文的 Race 节点。

行政区划：对应所有 IDEML 报文中的地区相关节点。

组织机构：对应所有 IDEML 报文中的单位相关节点。

表 7-12　接种部位

编码	描述
1	左上臂
2	右上臂
3	左大腿
4	右大腿
7	口服
9	其他

注：对应 IDEML 报文中的儿童个案报文的 VaccinationInfos 节点的子节点 Part 的取值。

表 7–13 接种类型

编码	描述
1	常规
2	群体
3	应急
4	其他

注：对应 IDEML 报文中的儿童个案报文的 VaccinationInfos 节点的子节点 Type 的取值。

表 7–14 疫苗字典

大类	大类中文简称	大类英文简称	编码	全称	小类中文简称	小类英文简称	管理状态
01	卡介苗	BCG	0101	皮内注射用卡介苗	卡介苗	BCG	开启
02	乙肝疫苗	HepB	0201	重组乙型肝炎疫苗(CHO 细胞)	乙肝疫苗（CHO）	HepB-cho	开启
02	乙肝疫苗	HepB	0202	重组乙型肝炎疫苗（酿酒酵母）	乙肝疫苗（酿酒酵母）	HepB-scy	开启
02	乙肝疫苗	HepB	0203	重组乙型肝炎疫苗（汉逊酵母）	乙肝疫苗（汉逊酵母）	HepB-hpy	开启
03	脊灰疫苗	PV	0301	脊髓灰质炎减毒活疫苗糖丸（人二倍体细胞）	脊灰糖丸（二倍体）	OPV-hdc	开启
03	脊灰疫苗	PV	0302	脊髓灰质炎减毒活疫苗糖丸（猴肾细胞）	脊灰糖丸（猴肾）	OPV-mkc	开启
03	脊灰疫苗	PV	0303	脊髓灰质炎灭活疫苗	脊灰疫苗（灭活 Salk 株）	IPV	开启
03	脊灰疫苗	PV	0304	口服脊髓灰质炎减毒活疫苗（液体）	脊灰疫苗（减毒液体）	OPV-liquid	开启
03	脊灰疫苗	PV	0305	Ⅰ型单价脊髓灰质炎减毒活疫苗糖丸	Ⅰ型脊灰疫苗	mOPV-Ⅰ	关闭
03	脊灰疫苗	PV	0306	脊髓灰质炎灭活疫苗	Sabin 株脊灰灭活疫苗	sIPV	开启
04	百白破疫苗	DTP	0401	吸附百白破联合疫苗	百白破疫苗	DTP	关闭
04	百白破疫苗	DTP	0402	吸附无细胞百白破联合疫苗	百白破疫苗（无细胞）	DTaP	开启
04	百白破疫苗	DTP	0403	吸附无细胞百白破联合疫苗（青少年用）	百白破疫苗（青少年用）	DTap	开启
06	白破疫苗	DT	0601	吸附白喉破伤风联合疫苗	白破疫苗	DT	开启
06	白破疫苗	DT	0602	吸附白喉破伤风联合疫苗（成人及青少年用）	白破疫苗（成人及青少年用）	Td	开启

续表

大类	大类中文简称	大类英文简称	编码	全称	小类中文简称	小类英文简称	管理状态
07	白喉疫苗	DV	0701	吸附白喉疫苗	白喉疫苗	DV	关闭
07	白喉疫苗	DV	0702	吸附白喉疫苗（成人及青少年用）	白喉疫苗（成人及青少年用）	dT	关闭
08	破伤风疫苗	TT	0801	吸附破伤风疫苗	破伤风疫苗	TT	开启
09	麻疹疫苗	MV	0901	麻疹减毒活疫苗	麻疹疫苗	MV	开启
10	腮腺炎疫苗	MuV	1001	腮腺炎减毒活疫苗	腮腺炎疫苗	MuV	开启
11	风疹疫苗	RV	1101	风疹减毒活疫苗（人二倍体细胞）	风疹疫苗（二倍体）	RV-hdc	开启
11	风疹疫苗	RV	1102	风疹减毒活疫苗（兔肾细胞）	风疹疫苗（兔肾）	RV-rkc	关闭
12	麻腮风疫苗	MMR	1201	麻腮风联合减毒活疫苗	麻腮风疫苗	MMR	开启
13	麻腮疫苗	MM	1301	麻疹腮腺炎联合减毒活疫苗	麻腮疫苗	MM	开启
14	麻风疫苗	MR	1401	麻疹风疹联合减毒活疫苗	麻风疫苗	MR	开启
16	流脑疫苗	MPV	1601	A 群脑膜炎球菌多糖疫苗	A 群流脑疫苗	MPV-A	开启
17	流脑疫苗	MPV	1701	A 群 C 群脑膜炎球菌多糖疫苗	A + C 群流脑疫苗	MPV-AC	开启
17	流脑疫苗	MPV	1702	A 群 C 群脑膜炎球菌结合疫苗	A + C 流脑疫苗（结合）	MPCV-AC	开启
17	流脑疫苗	MPV	1703	ACYW135 群脑膜炎球菌多糖疫苗	ACYW135 流脑疫苗	MPV-$ACYW_{135}$	开启
18	乙脑疫苗	JEV	1801	乙型脑炎减毒活疫苗	乙脑减毒活疫苗	JEV-L	开启
18	乙脑疫苗	JEV	1802	冻干乙型脑炎灭活疫苗（Vero 细胞）	乙脑灭活疫苗（Vero）	JEV-I-Vero	开启
18	乙脑疫苗	JEV	1803	乙型脑炎灭活疫苗（地鼠肾细胞）	乙脑灭活疫苗（地鼠肾细胞）	JEV-I-hkc	开启
19	甲肝疫苗	HepA	1901	甲型肝炎减毒活疫苗	甲肝减毒活疫苗	HepA-L	关闭
19	甲肝疫苗	HepA	1902	冻干甲型肝炎减毒活疫苗	甲肝减毒活疫苗（冻干）	HepA-L-fd	开启
19	甲肝疫苗	HepA	1903	甲型肝炎灭活疫苗	甲肝灭活疫苗	HepA-I	开启
20	甲乙肝疫苗	HepAB	2001	甲型乙型肝炎联合疫苗	甲乙肝疫苗	HepAB	开启

续表

大类	大类中文简称	大类英文简称	编码	全称	小类中文简称	小类英文简称	管理状态
21	流感疫苗	InfV	2101	流感全病毒灭活疫苗	流感疫苗（全病毒）	InfV-wv	关闭
21	流感疫苗	InfV	2102	流感病毒裂解疫苗	流感疫苗（裂解）	InfV-sp	开启
21	流感疫苗	InfV	2103	流感病毒亚单位疫苗	流感疫苗（亚单位）	InfV-su	关闭
21	流感疫苗	InfV	2104	甲型 H_1N_1 流感病毒裂解疫苗	甲型流感疫苗	InfV-H_1N_1-sp	开启
21	流感疫苗	InfV	2105	大流行流感病毒疫苗（裂解）	大流感疫苗	InfV-H_5N_1	开启
21	流感疫苗	InfV	2106	流感病毒裂解疫苗（儿童）	流感疫苗（裂解，儿童用）	InfV-sp-c	开启
22	水痘疫苗	VarV	2201	冻干水痘减毒活疫苗	水痘疫苗	VarV	开启
23	Hib 疫苗	Hib	2301	b 型流感嗜血杆菌结合疫苗	Hib 疫苗	Hib	开启
24	轮状病毒疫苗	ORV	2401	口服轮状病毒减毒活疫苗	轮状病毒疫苗	ORV	开启
25	肺炎球菌疫苗	PPV	2501	23 价肺炎球菌多糖疫苗	23 价肺炎球菌疫苗	PPV_{23}	开启
25	肺炎球菌疫苗	PPV	2502	7 价肺炎球菌多糖结合疫苗	7 价肺炎球菌疫苗	$PPCV_7$	开启
28	狂犬病疫苗	RabV	2801	人用狂犬病疫苗（Vero 细胞）	狂犬病疫苗（Vero）	RabV-vero	开启
28	狂犬病疫苗	RabV	2802	冻干人用狂犬病疫苗（Vero 细胞）	狂犬病疫苗（Vero 冻干）	RabV-Vero-fd	开启
28	狂犬病疫苗	RabV	2803	人用狂犬病疫苗（地鼠肾细胞）	狂犬病疫苗（地鼠肾）	RabV-hkc	开启
28	狂犬病疫苗	RabV	2804	狂犬病疫苗（二倍体细胞）	狂犬病疫苗（二倍体）	RabV-hdc	开启
28	狂犬病疫苗	RabV	2805	狂犬病疫苗（鸡胚细胞）	狂犬病疫苗（鸡胚）	RabV-cec	开启
29	出血热疫苗	HF	2901	Ⅰ价肾综合征出血热灭活疫苗	出血热（Ⅰ价）	HFV-Ⅰ	关闭
29	出血热疫苗	HF	2902	Ⅱ价肾综合征出血热灭活疫苗	出血热（Ⅱ价）	HFV-Ⅱ	关闭
29	出血热疫苗	HF	2903	双价肾综合征出血热灭活疫苗	出血热疫苗（双价）	HFV-Ⅰ+Ⅱ	开启

续表

大类	大类中文简称	大类英文简称	编码	全称	小类中文简称	小类英文简称	管理状态
29	出血热疫苗	HF	2904	双价肾综合征出血热灭活疫苗（地鼠肾细胞）	出血热疫苗（双价）	HFV-hkc	开启
29	出血热疫苗	HF	2905	双价肾综合征出血热灭活疫苗（沙鼠肾细胞）	出血热疫苗（双价）	HFV-gmc	开启
29	出血热疫苗	HF	2906	双价肾综合征出血热灭活疫苗（Vero 细胞）	出血热疫苗（双价）	HFV-vero	开启
30	伤寒疫苗	Typh	3001	伤寒疫苗	伤寒	Typh	关闭
30	伤寒疫苗	Typh	3002	伤寒 Vi 多糖疫苗	伤寒 Vi 疫苗	Typh-Vi	开启
31	伤寒副伤寒甲疫苗	T-pTA	3101	伤寒副伤寒甲联合疫苗	伤寒副伤寒甲	T-pTA	关闭
32	伤寒副伤寒甲乙疫苗	T-pTAB	3201	伤寒副伤寒甲乙联合疫苗	伤寒副伤寒甲乙	T-pTAB	关闭
33	痢疾疫苗	Dys	3301	口服福氏宋内菌痢疾双价活疫苗	痢疾疫苗	Dys	关闭
34	钩体疫苗	Lep	3401	钩端螺旋体疫苗	钩体疫苗	Lep	开启
35	鼠疫疫苗	Plag	3501	皮上划痕用鼠疫活疫苗	鼠疫疫苗	Plag	开启
36	炭疽疫苗	Anth	3601	皮上划痕人用炭疽活疫苗	炭疽疫苗	Anth	开启
37	布病疫苗	Bruc	3701	皮上划痕人用布氏菌活疫苗	布病疫苗	Bruc	开启
38	霍乱疫苗	Chol	3801	重组 B 亚单位/菌体霍乱疫苗（肠溶胶囊）	rBS/WC 疫苗	rBS/WC	开启
47	森林脑炎疫苗	TBEV	4701	森林脑炎灭活疫苗	森林脑炎疫苗	TBEV	开启
49	百白破 Hib 联合疫苗	DTaP-Hib	4901	无细胞百白破 b 型流感嗜血杆菌联合疫苗	DTaP-Hib 联合疫苗	DTaP-Hib	开启
50	百白破 IPV 和 Hib 五联疫苗	DTaP-IPV-Hib	5001	吸附无细胞百白破灭活脊髓灰质炎和 b 型流感嗜血杆菌（结合）联合疫苗	百白破 IPV 和 Hib 五联疫苗	DTaP-IPV-Hib	开启
51	黄热疫苗	YF	5101	黄热减毒活疫苗	黄热减毒活疫苗	YFV	开启
52	戊肝疫苗	HepE	5201	重组戊型肝炎疫苗（大肠埃希菌）	戊肝疫苗	HepE	开启

续表

大类	大类中文简称	大类英文简称	编码	全称	小类中文简称	小类英文简称	管理状态
53	A + C 流脑 Hib 联合疫苗	MPCV-AC/Hib	5301	AC 群脑膜炎球菌（结合）b 型流感嗜血杆菌（结合）联合疫苗	AC 流脑 Hib 联合疫苗	MPCV-AC/Hib	开启

注：①对应所有 IDEML 报文中的疫苗数据节点。

②管理状态定义："开启" 指该上市疫苗产品 2012 年以后有生产和批签发；"关闭" 指该疫苗 2012 年以后无生产和批签发；根据疫苗上市使用情况变化，及时调整管理状态。

表 7–15　疫苗生产企业字典

企业编码	企业简称	企业全称	管理状态
03	北京天坛	北京天坛生物制品股份有限公司	开启
04	北京科兴	北京科兴生物制品有限公司	开启
05	北京高科	北京高科生命科学技术开发公司	关闭
06	北京祥瑞	北京祥瑞生物制品有限公司	开启
07	北京华尔盾	北京华尔盾生物技术有限公司	开启
08	上海生物	上海生物制品研究所有限责任公司	开启
10	武汉生物	武汉生物制品研究所有限责任公司	开启
11	成都生物	成都生物制品研究所有限责任公司	开启
12	昆明生物	中国医学科学院医学生物学研究所	开启
13	兰州生物	兰州生物制品研究所有限责任公司	开启
14	长春生物	长春生物制品研究所有限责任公司	开启
15	长春长生	长春长生生物科技股份有限公司	开启
17	辽宁成大	辽宁成大生物股份有限公司	开启
18	辽宁依生	辽宁依生生物制药有限公司	开启
24	大连汉信	大连汉信生物制药有限公司	开启
25	大连安迪	大连金港安迪生物制品有限公司	关闭
26	吉林亚泰	吉林亚泰生物药业股份有限公司	开启
28	江苏延申	江苏延申生物科技股份有限公司	关闭
29	浙江普康	浙江普康生物技术股份有限公司	开启
30	浙江天元	浙江天元生物药业股份有限公司	开启
31	浙江卫信	浙江卫信生物药业有限公司	开启
32	宁波荣安	宁波荣安生物药业有限公司	开启
33	华北金坦	华北制药金坦生物技术股份有限公司	开启
34	河南普新	河南普新生物工程有限公司	关闭
36	深圳康泰	深圳康泰生物制品股份有限公司	开启

续表

企业编码	企业简称	企业全称	管理状态
39	凯龙	（德国）凯龙－贝林公司	关闭
40	默沙东	默沙东有限公司	开启
41	葛兰素	上海葛兰素史克生物制品有限公司	开启
42	巴斯德	深圳赛诺菲巴斯德生物制品有限公司	开启
43	博尔纳	（瑞士）博尔纳生物技术有限公司	关闭
45	无锡罗益	罗益（无锡）生物制药有限公司	开启
46	玉溪沃森	玉溪沃森生物技术有限公司	开启
47	北京绿竹	北京绿竹生物制药有限公司	开启
48	辉瑞制药	辉瑞制药有限公司	开启
49	华兰生物	华兰生物疫苗有限公司	开启
50	大连雅立峰	大连雅立峰生物制药有限公司	开启
51	广州诺诚	广州诺诚生物制品股份有限公司	开启
52	长春百克	长春百克生物科技股份公司	开启
53	雅培公司	雅培贸易（上海）有限公司	关闭
54	诺华疫苗	诺华疫苗和诊断试剂有限责任公司	开启
55	上海赛尔	上海联合赛尔生物工程有限公司	开启
56	上海润泽	上海泽润生物科技有限公司	开启
57	长春祈健	长春祈健生物制品有限公司	开启
58	先声卫科	江苏先声卫科生物制药有限公司	开启
59	北京民海	北京民海生物科技有限公司	开启
60	厦门万泰	厦门万泰沧海生物技术有限公司	开启
61	成都康华	成都康华生物制品有限公司	开启
62	河北福尔	福尔生物制药股份有限公司	关闭
63	吉林迈丰	吉林迈丰生物药业有限公司	开启
64	天津天士力	天士力金纳生物技术（天津）有限公司	关闭
65	远大生物	河南远大生物制药有限公司	开启
66	科兴大连	科兴（大连）疫苗技术有限公司	开启
67	中科生物	中科生物制药股份有限公司	开启
68	智飞绿竹	北京智飞绿竹生物制药有限公司	开启

注：①对应 IDEML 报文中的儿童个案报文的 VaccinationInfos 节点的子节点 VaccineManufacturer 的取值。

②管理状态定义："开启"指该企业 2012 年以后有疫苗生产和批签发；"关闭"指该企业 2012 年以后无疫苗生产和批签发；根据疫苗上市使用情况变化，及时调整管理状态。

表 7–16　预防接种记录状态

编码	描述
1	新增
2	修改
3	删除

注：对应 IDEML 报文中的儿童个案报文的 VaccinationInfos 节点的子节点 Status 的取值。

表 7–17　联系方式类型

编码	描述
1	微信
2	QQ
3	Email
4	飞信
5	其他

第 6 节　数据交换文档 IDEML

中国免疫规划信息管理系统数据交换平台，是为系统收集部分省的儿童预防接种个案数据、全国范围内预防接种个案主索引数据，以基于个案直报报表数据，提供相关信息的查询功能，实现数据共享。系统建设过程中需要大规模的数据采集，主要采用基于 JMS 和 Web Service 的报文交换方式。各省级平台根据中国 CDC 制订的数据交换方案生成报文经指定的接口传送至国家级平台；国家级平台的数据交换系统经过一系列业务流程处理该数据报文，最终完成数据收录。

考虑到通用性、数据自描述性、可自校验性及可扩展性等，将采用统一的 XML 格式来定义数据交换规范。下文将统称其格式为预防接种数据交换标记语言（IDEML，Immunization Data Exchange Markup Language）。

三、IDEML 格式

IDEML 格式文件主要用来实现各省级平台、客户端与国家级平台之间的数据交换，通过数据交换报文统一描述各种不同类型的数据，基本理念是单个 IDEML 报文中包括报文头和报文体，而报文体中的内容则根据数据交换接口类型可以填充不同的内容项，并支持批量的多类型数据交换形式。为了交换的请求和响应速度考虑，单个报文中包含的数据记录批量以不超过 100 个为宜。

（一）报文命名方式

若条件满足，也可以根据需要将 IDEML 格式的数据报文导出为数据文件，打包进行发送。IDEML 数据文件名由发送单位代码、发包日期、数据包序号 3 部分组成，各部分之间使用“_”连接，文件后缀为“. xml”，结构如下：

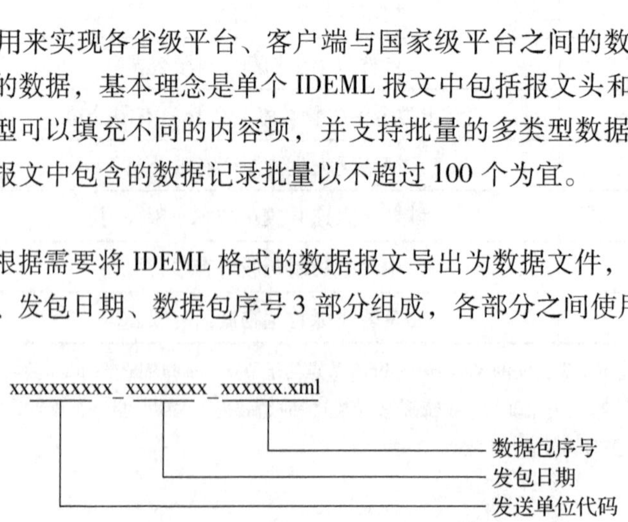

发送单位代码为 10 位有效的机构代码，由中国 CDC 统一发放以行政区划代码 + 序号的机构代码，根据 IDEML 以词表的形式发送；发包日期根据发送单位在数据打包生成时的日期，格式为 yyyymmdd，如 20100416，表示 2011 年 4 月 16 日；同一批次数据报文序号从 000001 开始的数据包编号，逐渐递增。举例：1100000000_20110416_000001. xml。

（二）报文使用说明

IDEML 报文格式实际上是一个标准体系，包含个案主索引报文、个案数据报文、各种预防接种个案报表报文及电子监管码报文等各种报文格式，通过统一的报文头和报文体的封装集成而成。统一定义、管理和维护。在实际使用中可根据传递信息的类型选择规定的数据格式。

二、数据文件结构

IDEML 数据交换文件采用标准的 XML 格式来定义，其主要由声明部分和 IDEML 报文部分组成，而报文部分又包括报文头和报文体，如图 7-7 所示。

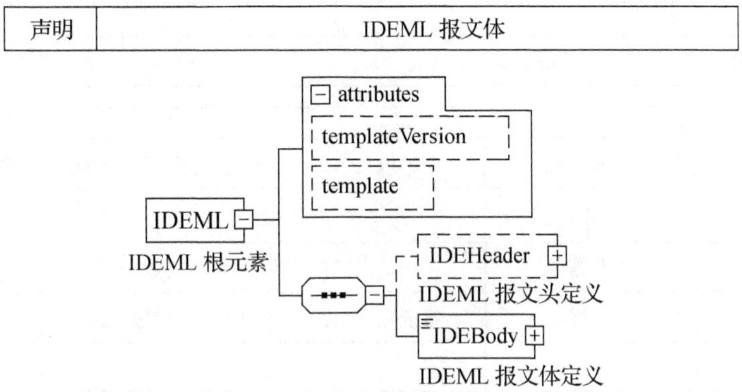

图 7-7　IDEML 构成示意

IDEML 数据文件通过 IDEMLType 定义，其基本结构如下：

```
<?xml version = "1.0" encoding = "UTF - 8"? >
<IDEML template = "ideml_cdc" templateVersion = "0.2"
   xmlns = "http://www.chinacdc.cn/2011/ideml"
   xmlns:xsi = "http://www.w3.org/2001/XMLSchema - instance"
   xsi:schemaLocation = "http://www.chinacdc.cn/2011/ideml.\IDEML_V0.2_20110516.xsd" >
    <IDEHeader > {包含各种报文头数据项} </IDEHeader >
    <IDEBody >
        <IDEBodyItem itemId = "1" >
            <MetaInfo >
            <OperateTime > {数据操作时间,格式如 2008 -03 -12 14:32:22,必填} </OperateTime >
            <OperateFlag > {数据操作类型} </OperateFlag >
            </MetaInfo >
            <Data type = "index" > </Data >
            <Extension > {包含各种扩展信息数据项} </Extension >
        </IDEBodyItem >
        <IDEBodyItem itemId = "2"/ >
```

```
    </IDEBody>
</IDEML>
```

（一）数据报文声明

声明数据交换数据文件符合 XML 1.0 规范，文字编码采用 UTF－8 标准。使用 XML 语言表述如下：

```
<?xml version="1.0" encoding="UTF-8"?>
```

（二）IDEML 报文部分

IDEML 报文部分由报文头和报文体组成。报文体可以由多个报文条目组成，表示数据交换的多条数据记录，除一些基本原数据信息外，报文条目主要包含个案索引基本信息、预防接种个案信息、个案报表信息、疫苗电子监管码信息及一些附加的业务扩展信息等，不同的数据信息包含各自的数据项。对应于不同的数据交换接口，可能要求报文条目中出现不同的数据信息类型，如图 7-8 所示。

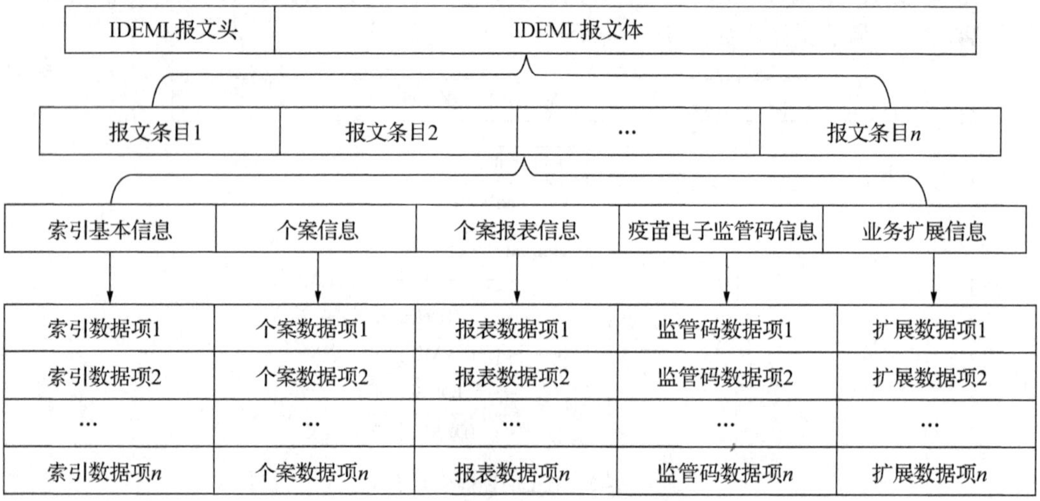

图 7-8　IDEML 报文结构示意

说明如下：

①IDEML 用标记 IDEML 表示，IDEML 报文所包含的内容放置在标记 <IDEML>… </IDEML>之间。

②IDEML 报文头用标记 IDEHeader 表示，该报文头包含的内容放置在标记 <IDEHeader>… </IDE-Header>之间。

③IDEML 报文体用标记 IDEBody 表示，报文体所包含的各种报文条目放置在标记 <IDEBody>… </IDEBody>之间。

④IDEML 报文条目用标记 IDEBodyItem 表示，报文条目包含各种不同的信息项，放置在标记 <IDE-BodyItem>… </IDEBodyItem>之间。

⑤报文条目的元信息用标记 MetaInfo 表示，对于每一个报文条目信息，该元信息节点必须存在。其中主要包括记录残疾人数据操作时间的 OperateTime 标记和数据操作类型标记 OperateFlag。前者用标准的时间串（如 2009－04－01 23：22：21）表示，后者取值参见相关受控词表。

⑥除了报文条目的其他信息主要包括个案索引信息（用 IndexData 表示）、个案数据（用 CaseData 表示）、疫苗使用数据（用 VaccineUsageData 表示）、接种数据（用 VaccinationData 表示）、建预防接种卡统计信息数据（用 ArchiveData 表示）、个案信息完整性统计数据（用 CaseStaticData 表示）、接种率报表数据（用 VaccinationRatioData 表示）、客户端数据信息（用 ClientData 表示）、疫苗电子监管码数据（用

PiatsData 表示）、通用响应数据（用 ResponseData 表示）及扩展数据（用 ExtendData 表示）。

⑦以上所有信息功能构成 IDEML 规范体系，各种不同的数据项用不同的标记定义，数据内容放在相应的标记之间，详细介绍见下文。

三、IDEML 数据项

IDEML 报文数据项主要包括报文头基本数据项和报文体基本数据项（包括个案索引信息数据项、个案数据数据项、疫苗接种情况日报数据项、接种数据数据项、建预防接种卡情况统计数据项、个案信息完整性统计数据数据项、预防接种情况报表数据项、通用响应数据数据项中的一种，以及元数据数据项和扩展数据数据项）。

（一）报文头 IDEHeader

报文头的格式定义示意如图 7-9 所示。

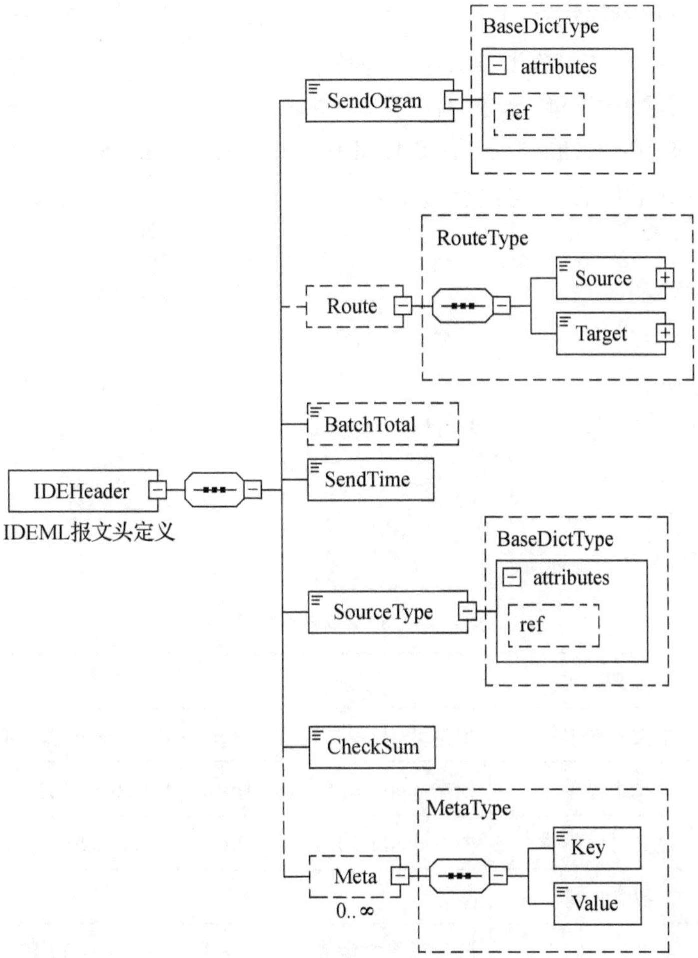

图 7-9　报文头格式定义示意

报文头基本内容示例如下：

```
<IDEHeader>
    <!--数据发送单位 -->
    <SendOrgan ref="4300000000">湖南省 CDC</SendOrgan>
```

```
<!--路由信息,用于消息中转,保留-->
<Route>
    <!--数据来源-->
    <Source ref="4300000000">湖南省 CDC</Source>
    <!--数据目标-->
    <Target ref="0000000000">中国 CDC</Target>
</Route>
<!--传输批量-->
<BatchTotal>2</BatchTotal>
<!--报文发送时间-->
<SendTime>2009-03-19 22:23:34</SendTime>
<!--数据来源类型:1-省级平台上传;2-客户端上传;3-国家级平台响应;4-其他来源-->
    <SourceType ref="1">省级平台交换</SourceType>
    <!--校验码,校验 IDEBody 部分,暂时保留-->
    <CheckSum>8a819b181b9247be011b9247cda0003b</CheckSum>
    <!--其他扩展元数据信息,可以有多个-->
    <Meta>
        <!--元数据名-->
        <Key>Language</Key>
        <!--元数据值-->
        <Value>zh_CN. UTF8</Value>
    </Meta>
</IDEHeader>
```

各标记含义见表 7-18。

表 7-18 报文头标记含义

标记名称		含义说明	备注	
SendOrgan		报文发送单位	根据 dictList. IDEML-Organ-1. xml 来取值，必填	
Route	Source	报文来源单位	根据 dictList. IDEML-Organ-1. xml 来取值，可选	
	Target	报文目标单位	根据 dictList. IDEML-Organ-1. xml 来取值，可选	
BatchTotal		数据批量	整数	
SendTime		发包时间	该数据报文生成时间，采用 2009-03-20 18：09：09 格式，必填	
SourceType		数据来源类型	根据 dictList. IDEML-Source-1. xml 来取值，必填	
CheckSum		报文体校验码	字符串值，可选	
Meta	Key	元数据名	字符数据，可扩展的元数据	可选，亦可多个同名节点
	Value	元数据值	字符数据，可扩展	

注：Meta 表示可扩展的报文头数据项，每个报文头内允许多个 Meta 节点，也可以无 Meta 节点。

（二）报文体 IDEBody

IDEML 报文体由若干 IDEBodyItem 组成，每个 IDEBodyItem 代表一个报文数据项。其结构示意如图 7-10 所示。

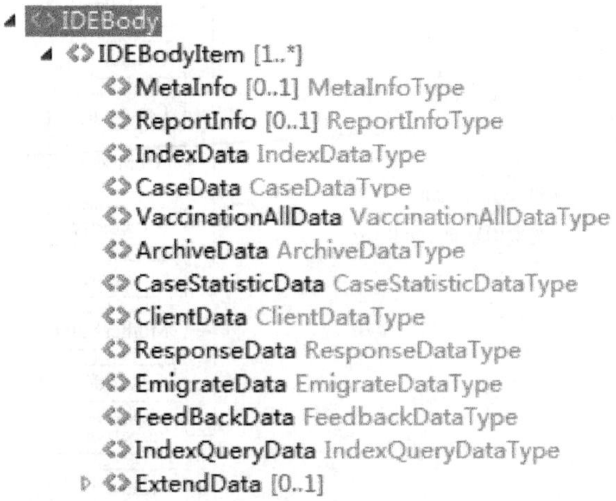

图 7-10　报文体格式示意

由图 7-10 可以看到，每个 IDEBodyItem 中可以包含一个 MetaInfo 节点，若干数据节点（只可以是 IndexData、CaseData、ArchiveData、CaseStatisticData、ClientData、PiatsData、EmigrateData、ResponseData、FeedBackData、IndexQueryData 及 DictData 中的某一种类型的节点）和一个可选的 ExtendData 节点。各标记含义见表 7-19。

表 7-19　报文体标记含义

标记名称	含义说明	备注
IDEBodyItem	报文体条目	报文体中可以包含多个条目项
MetaInfo	条目元数据信息	发送数据的操作时间及操作类型
IndexData	个案索引信息数据	个案索引信息（省级平台发送）
CaseData	个案信息数据	个案信息（客户端发送）
ResponseData	响应数据	由国家级平台向请求方发送的响应
FeedBackData	预防接种信息反馈数据	用于省级平台之间的预防接种信息反馈报文
IndexQueryData	个案主索引查询数据	个案主索引查询请求报文数据项
ExtendData	扩展数据	可以扩展常规数据项中不存在的一些扩展信息

（1）个案索引信息 IndexData

预防接种个案索引信息 IndexData 是通过 IndexDataType 数据类型来定义的。其中部分数据是由 BasicDictType 数据类型来描述，表示该字段取值来自附录中的受控词表文件，通过 ref 属性引用受控词表中的相应数据项。构成示意如图 7-11 所示。

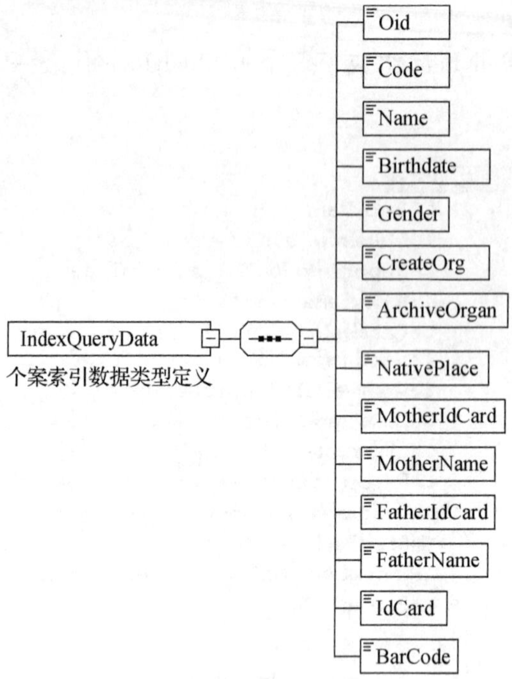

图 7-11　个案索引信息构成示意

各标记含义见表 7-20。

表 7-20　个案索引信息标记含义

个案索引信息数据项		
标记名称	含义说明	备注
Oid	原始 ID	字符型数据，表示原有系统数据 ID，可选；若无，则可以用儿童编码来表示
Code	儿童编码	受种者 18 位编码，字符数据，必填
Name	姓名	中文字符数据，儿童姓名，必填
Birthdate	出生日期	日期数据，形式如 yyyy - mm - dd，必填
Gender	性别	根据性别数据字典来取值，必填
CreateOrgan	建档单位	建档单位编码，可选
ArchiveOrgan	现管理单位	当前管理单位编码，必填
NativePlace	户籍县国标码	受种者户籍县国标，必填
MotherIdCard	母亲身份证号	受种者母亲的身份证号，可选
MotherName	母亲姓名	受种者母亲姓名，可选
FatherIdCard	父亲身份证号	受种者父亲的身份证号，可选
FatherName	父亲姓名	受种者父亲姓名，可选
IdCard	儿童身份证号	儿童身份证号，可选
BarCode	信息介质识别码	信息介质识别码，可选

（2）个案信息 CaseData

儿童预防接种个案信息 CaseData 通过 CaseDataType 来定义，其构成示意如图 7-12 所示。

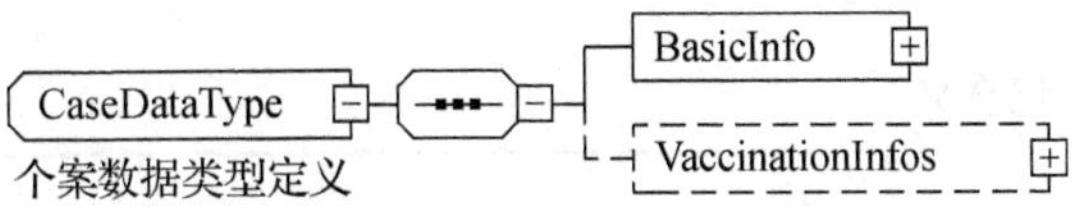

图 7–12　个案信息构成示意

CaseDataType 中包括儿童基本信息（由 BasicInfo 定义）和儿童预防接种信息（由 VaccinationInfos 定义）。各标记含义见表 7–21。

1）儿童基本信息定义

BasicInfoType 具体信息构成如图 7–13 和图 7–14 所示。

表 7–21　个案信息数据标记含义

个案信息数据项		
标记名称	含义说明	备注
BasicInfo	儿童基本信息	具体见 BasicInfoType 类型定义
VaccinationInfos	预防接种信息	预防接种信息，具体见 VaccinationInfosType 类型定义

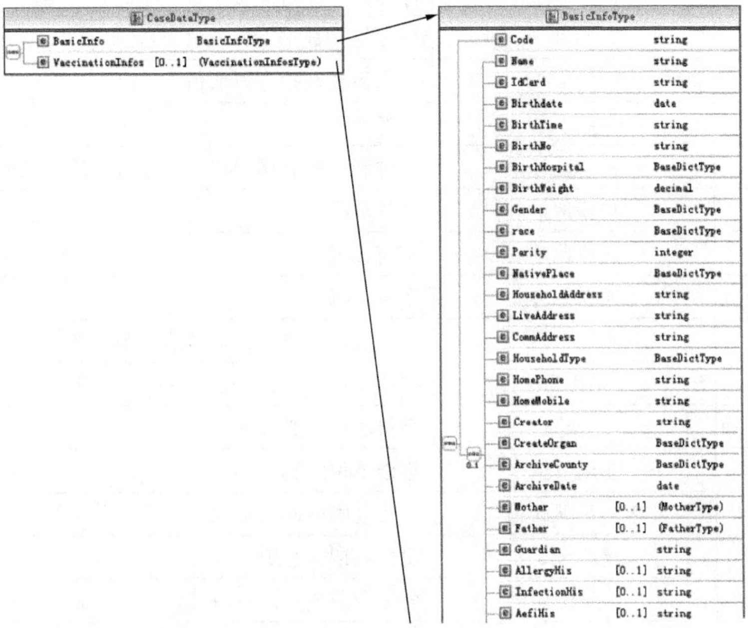

图 7–13　基本信息数据构成 1

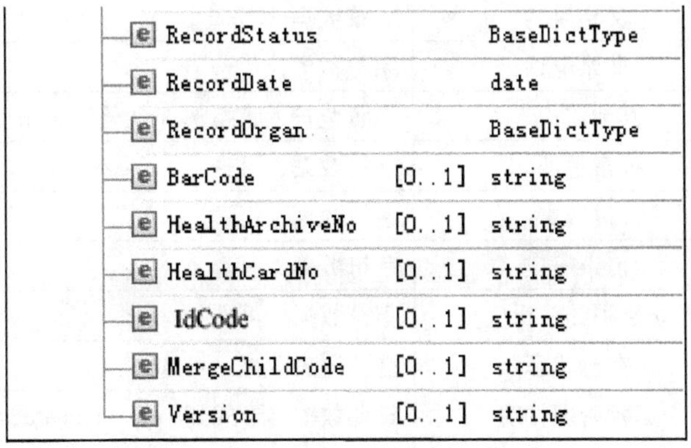

图 7–14　基本信息数据构成 2

儿童基本信息标记含义定义见表 7-22。

表 7-22　基本信息标记含义

儿童基本信息数据项			
标记名称		含义说明	备注
Code		受种者编码	受种者 18 位编码，必填
Name		受种者姓名	字符型数据，必填
IdCard		受种者身份证号	身份证号
Birthdate		受种者出生日期	日期数据，如 2009 - 09 - 09，必填
BirthTime		受种者出生时间	时间，形式如 hh：mm：ss，可选
BirthNo		受种者出生证编号	字符数据，可选
BirthHospital		出生医院	出生医院名称
BirthWeight		出生体重	浮点数，保留 1 位小数，单位 kg
Gender		性别	根据性别数据字典取值
Nationality		民族	根据民族数据字典取值
Parity		胎次	整型
NativePlace		户籍县国标码	受种者户籍县国标码，根据行政区划取值
HouseholdAddress		户籍地址	字符数据
LiveAddress		居住地址	字符数据
CommAddress		通信地址	字符数据
HomePhone		家庭电话	字符数据，要求符合电话号码规格
HomeMobile		手机号	字符数据，要求符合手机号编码规则
Creator		建档人	字符数据，必填
CreateOrgan		建档单位	建档单位编码，必填
ArchiveCounty		建档县国标码	建档县国标码，必填
ArchiveDate		建档日期	建档日期，必填
Mother	Id	母亲身份证号	公民身份证号，必填
	Name	母亲姓名	字符数据，必填
	Phone	母亲电话	字符数据，必填
Father	Id	父亲身份证号	18 位公民身份证号，可选
	Name	父亲姓名	字符数据，可选
	Phone	父亲电话	字符数据，可选
Guardian		其他监护人	儿童监护人，可选（父母姓名未填写时，此项必填）
Cartraindication		禁忌证	字符数据，可选
AllergyHis		过敏史	字符数据，可选
InfectionHis		传染病史	字符数据，可选
AefiHis		预防接种异常反应史	字符数据，可选
RecordStatus		在册状态	受控词表数据，可选
RecordDate		起始管理日期	日期数据，形式如 yyyy - mm - dd
RecordOrgan		现管理单位	字符数据，10 位单位编码

续表

儿童基本信息数据项		
标记名称	含义说明	备注
RecordArea	现管理地区	字符数据，根据行政区划编码取值
BarCode	信息介质识别码	字符数据，可选
HealthArchiveNo	健康档案编号	字符数据，可选
HealthCardNo	健康卡编号	字符数据，可选
OtherCode	其他联系方式	字符数据，可选
OtherCodeType	联系方式类型	字符数据，根据联系方式类型编码取值
MergeChildCode	被合并后的个案编码	儿童编码，仅在查询合并个案结果中返回

2）儿童预防接种信息定义

VaccinationInfosType 具体信息构成如图 7-15 所示。儿童预防接种信息标记含义定义见表 7-23。

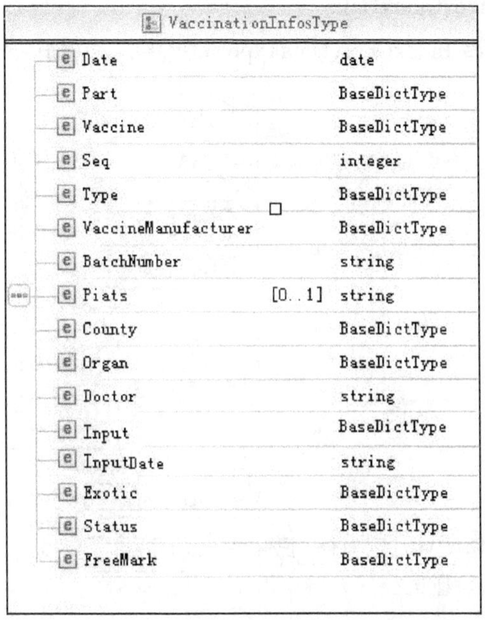

图 7-15　预防接种信息构成示意

表 7-23　预防接种信息标记含义

儿童预防接种信息数据项		
标记名称	含义说明	备注
Date	接种日期	必填
Part	接种部位	受控词表数据，必填
Vaccine	接种疫苗	受控词表数据，必填
Seq	接种剂次	整型数据，必填
Type	接种类型	受控词表数据，必填
VaccineManufacturer	疫苗生产企业	受控词表数据，必填
BatchNumber	疫苗批号	字符数据，20 位

续表

儿童预防接种信息数据项		
标记名称	含义说明	备注
Piats	电子监管码	字符数据，可空
County	接种县国标码	受控词表数据
Organ	预防接种单位	受控词表数据
Doctor	接种医生	字符数据，必填
Input	录入单位	受控词表数据
InputDate	录入日期	形式如 yyyy – mm – dd
Exotic	异地预防接种标识	受控词表数据，必填
Status	预防接种记录状态	受控词表数据
FreeMark	是否免费	1 表示免费，2 表示收费

（3）个案主索引查询数据 IndexQueryData

个案主索引查询数据通过类型 IndexQueryDataType 来定义，其格式如图 7–16 所示。

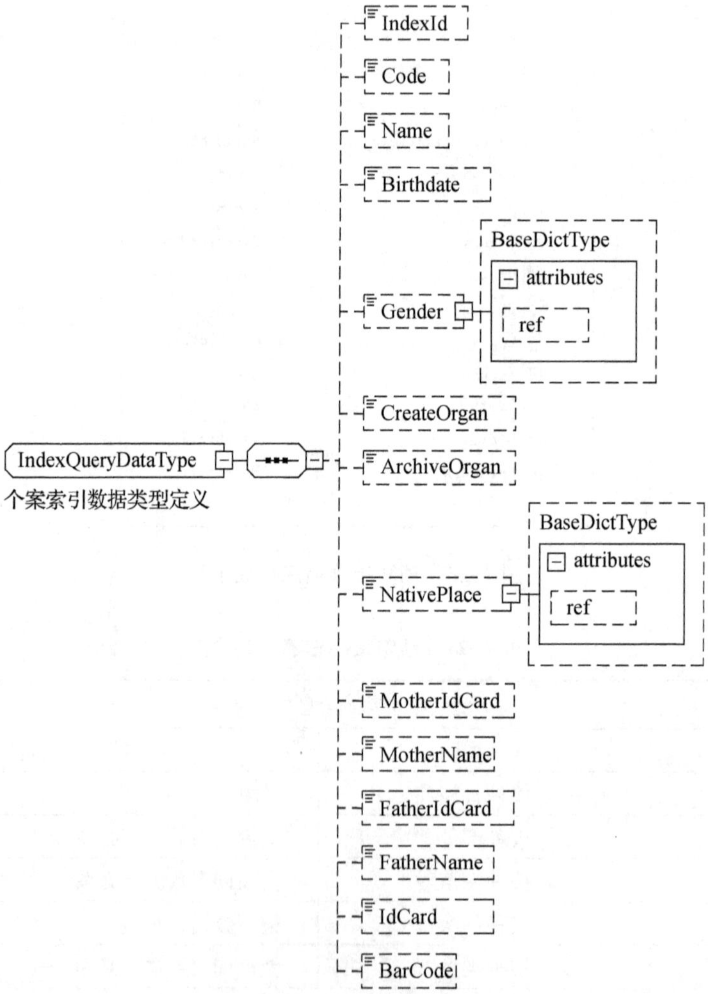

图 7–16 个案主索引查询数据构成示意

各标记含义见表 7-24。

表 7-24　个案主索引查询数据标记含义

个案主索引查询数据项		
标记名称	含义说明	备注
IndexId	索引 ID	可选
Code	儿童编码	儿童 18 位编码，字符数据；必填，必填
Name	姓名	中文字符数据，儿童姓名；必填，必填
Birthdate	出生日期	日期数据，形式如 yyyy－mm－dd，必填
Gender	性别	根据 dictList. IDEML－Gender－1. xml 来取值，必填
CreateOrgan	建档单位	建档单位编码，必填
ArchiveOrgan	现管理单位	当前管理单位编码，必填
NativePlace	户籍县国标码	儿童的户籍县国标码
MotherIdCard	母亲身份证号	儿童母亲的身份证号，必填
MotherName	母亲姓名	儿童母亲姓名，必填
FatherIdCard	父亲身份证号	儿童父亲的身份证号，可选
FatherName	父亲姓名	儿童父亲姓名，必填
IdCard	儿童身份证号	儿童身份证号，可选
BarCode	信息介质识别码	信息介质识别码，可选

每次查询个案主索引时，各查询条件字段必填，其他非查询条件可以为空。

(4) 个案迁出信息数据 EmigrateData

个案迁出信息数据通过类型 EmigrateDataType 来定义，其格式如图 7-17 所示。

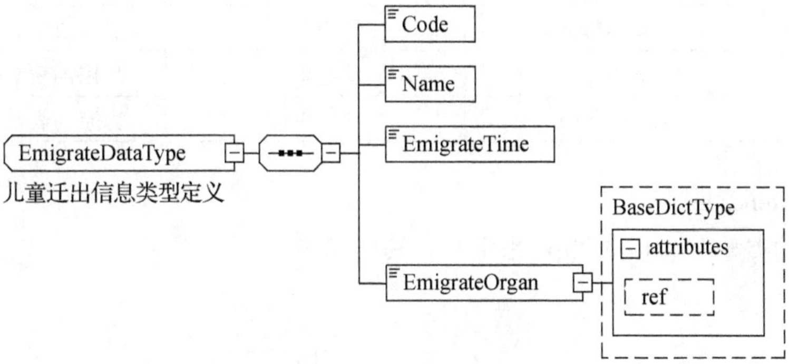

图 7-17　个案迁出信息数据构成示意

各标记含义见表 7-25。

表 7-25　个案迁出信息数据标记含义

个案迁出信息数据项		
标记名称	含义说明	备注
Code	儿童编码	儿童 18 位编码
Name	儿童姓名	儿童姓名

续表

个案迁出信息数据项		
标记名称	含义说明	备注
EmigrateTime	迁出时间	儿童个案被迁出的时间
EmigrateOrgan	迁出单位	迁出儿童个案的单位

（5）预防接种信息反馈数据 FeedBackData

通用响应数据通过类型 FeedBackDataType 来定义，其格式如图 7-18 所示。

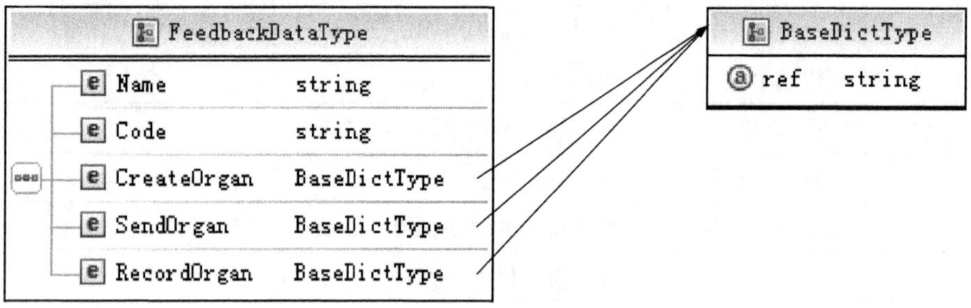

图 7-18　预防接种信息反馈数据构成示意

各标记含义见表 7-26。

表 7-26　预防接种信息反馈数据标记含义

预防接种信息反馈数据项			
标记名称		含义说明	备注
FeedBackDataType	Name	儿童名称	字符数据，可选
	Code	儿童编码	字符数据，必填
	CreateOrgan	建档单位	字符数据，必填
	SendOrgan	发送单位	受控词表数据，必填
	RecordOrgan	管理单位	受控词表数据，必填

（6）报表元数据 ReportInfo

通用响应数据通过类型 ReportInfoType 来定义，其格式如图 7-19 所示。

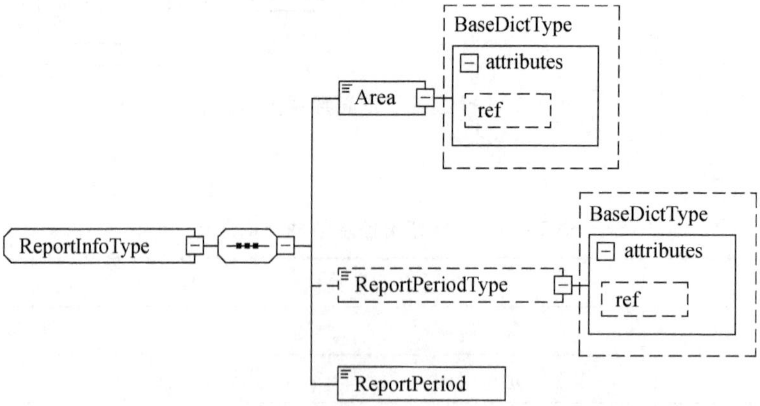

图 7-19　报表元数据构成示意

各标记含义见表 7-27。

表 7-27　报表元信息数据标记含义

报表元信息数据项		
标记名称	含义说明	备注
Area	地区	根据受控词表取值
ReportPeriodType	报告期别	根据受控词表取值，可选
ReportPeriod	报告期	必填

（7）响应数据 ResponseData

通用响应数据通过类型 ResposeDataType 来定义，其格式如图 7-20 所示。

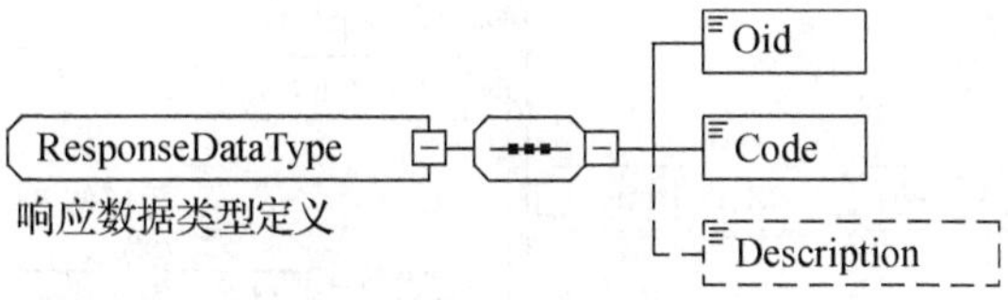

图 7-20　响应数据构成示意

各标记含义见表 7-28。

表 7-28　响应信息数据标记含义

响应信息数据项		
标记名称	含义说明	备注
Oid	原始数据 ID	请求数据项中的唯一标识
Code	响应编码	表示处理成功或失败的编码
Description	响应描述	描述 Code 代表的意义，可选
Version	数据版本	可选，个案数据版本；上传个案数据后返回

（8）字典数据 DictData

字典数据信息主要用来表示各种数据交换标准，如行政区划、单位信息、疫苗编码等字典类标准，通过类型 DictDataType 来定义，其格式如图 7-21 所示。

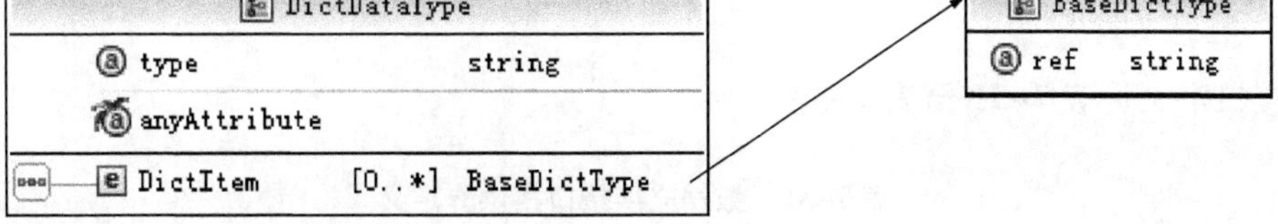

图 7-21　字典类型数据构成示意

各标记含义见表 7-29。

表 7-29 字典类型数据标记含义

字典类型数据项			
标记名称		含义说明	备注
Type		字典类型	该与不同数据字典类型有不同的值，目前主要用于组织机构和行政区划的查询，其值分别为 Organ 和 Area
DictItem	ref	编码	字典项编码
	value	名称	节点值表示字典项名称

（9）业务扩展信息数据 ExtendData

业务扩展信息通过扩展信息数据表示，通过类型 ExtendDataType 来定义，其格式如图 7-22 所示。

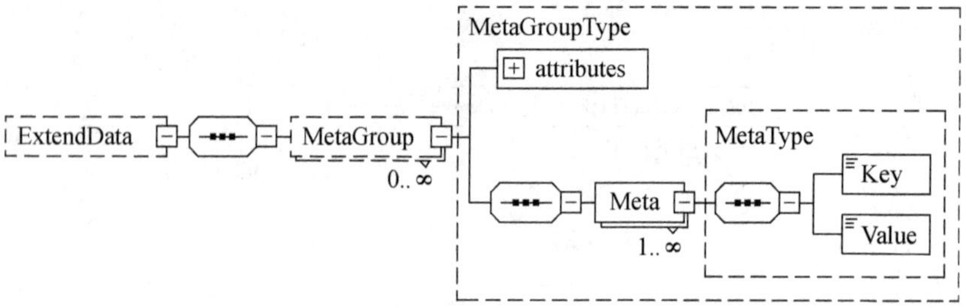

图 7-22 业务扩展信息数据构成示意

各标记含义见表 7-30。

表 7-30 业务扩展信息数据标记含义

业务扩展信息数据项		
标记名称	含义说明	备注
MetaGroup	扩展信息组	可出现多次，name 属性表示名称
Meta	扩展信息项	可出现多次，表示一个扩展信息数据项
Key	扩展信息项名称	字符型数据
Value	扩展信息项取值	字符型数据

第 7 节 数据交换接口定义

数据交换接口定义见表 7-31 至表 7-33。

表 7-31 数据交换接口提供方定义

接口名称	国家级平台	省级平台（已建或代管）	区域平台
个案主索引上传	√		
儿童个案上传	√	√	√

续表

接口名称	国家级平台	省级平台（已建或代管）	区域平台
个案异地接种通知	√		
个案索引查重	√		
主索引综合查询	√		
儿童个案信息查询		√	√
儿童个案同步下载		√	√
儿童个案迁入	√	√	√
儿童个案迁出查询		√	√
儿童个案主索引查询	√		
省级平台儿童个案查询		√	
省级平台个案迁出		√	

表 7–32 数据交换接口调用方定义

接口名称	国家级平台	省级平台（已建或代管）	区域平台	客户端
个案主索引上传		√		
儿童个案上传		√		√
个案异地接种通知		√		
个案索引查重		√		
主索引综合查询			√	
儿童个案信息查询			√	√
儿童个案同步下载				√
儿童个案迁入		√	√	√
儿童个案迁出查询				√
儿童个案主索引查询				√
省级平台儿童个案查询	√			
省级平台个案迁出	√			

表 7–33 数据交换接口返回响应码定义

返回状态码	状态码描述
CDCDB001	关闭结果集游标异常
CDCDB002	关闭结果集游标异常
CDCDB003	流程错误：回滚事物异常
CDCDB004	配置错误，无法访问指定省份数据库或该省份为非代管省
CDCE0014	流程错误：尚未支持的比对数据类型
CDCE0102	流程错误：数据项比对失败

续表

返回状态码	状态码描述
CDCE0103	流程错误：数据效验失败，请检查报文数据!
CDCE0104	尚未支持的比对数据类型
CDCE0109	流程错误：个案查询失败
CDCE1005	报告年月格式不正确
CDCE1007	报告年月格式不正确
CDCE1008	请求参数错误：未能定位儿童基本信息
CDCE1012	流程错误：查询处理结果信息失败
CDCE1013	流程错误：儿童个案迁出失败
CDCE1014	请求参数错误：缺少省份 ID，无法定位个案所在省
CDCE1015	从省平台迁出个案失败
CDCE1016	请求参数错误：报表数据项重复
CDCE1018	报文错误：缺少 MetaInfo
CDCE1019	请求参数错误：未能定位儿童基本信息
CDCE1020	报文错误，上传的数据所在单位与发送单位所在省份不一致
CDCE1021	个案迁入成功，但因数据问题省平台保存失败，客户端迁入后需要尽快上传个案信息
CDCE1031	从市平台迁出个案失败
CDCECCCC	数据记录比对失败，数据操作类型无效
CDCEDDDD	库中已有建账数据，无须变更
CDCG0001	参数错误：无效的 XML 文档
CDCG0002	报文错误：缺少元素 IDEHeader
CDCG0003	报文错误：缺少元素 SendOrgan
CDCG0004	报文错误：缺少 SendTime
CDCG0005	报文错误：缺少元素 SourceType
CDCG0006	报文错误：缺少元素 IDEBody
CDCG0007	报文错误：缺少元素 IDEBodyItem
CDCG0009	非法日期时间格式
CDCG0011	非法的元数字典校验表达式配置（数据字典类型非法）
CDCG0012	非法的元数据项值（非合法数据字典值）
CDCG0013	非法的元数据项值（非合法整数值）
CDCG0014	数据校验器“maxlength”配置错误
CDCG0015	数据超过最大长度
CDCG0016	非法的元数据项值（非合法数值）
CDCG0017	数字位数超过指定的精度（非合法数值）
CDCG0019	配置错误：指定的字典项“×××”不存在

续表

返回状态码	状态码描述
CDCG0020	系统错误：尚未加载组织机构基础数据
CDCG0021	非法的元数据项值（非法组织机构代码）
CDCG0022	系统错误：尚未加载疫苗基础数据
CDCG0025	系统错误：尚未加载疫苗生产企业基础数据
CDCG0101	流程错误：未能获取主索引数据信息
CDCG0105	流程错误：生成 XML 响应数据失败
CDCG0106	流程错误：生成 XML 反馈数据失败
CDCG0107	流程错误：未指定要解析的模板类型
CDCG0108	参数错误：缺少必要的参数
CDCG0110	调用省平台查询服务失败
CDCG0203	配置错误，未找到查询条件对应的信息项 COMMON_QUERY
CDCG0204	指定的元数据项不存在
CDCG0301	配置错误：未设置特定省份“×××”的反馈队列
CDCG0302	流程错误：发送消息到目标队列失败
CDCG1003	流程错误：输入对象格式不对，非 InputStream 或 Document
CDCG1014	接种率报表模板配置错误
CDCS0000	处理成功！
CDCS0001	身份验证失败！
CDCS0002	IP 不匹配
CDCS0003	没有访问接口的权限
CDCS0004	缺少请求凭据信息
CDCS0006	请求参数错误，缺少报文
CDCS0007	请求参数错误，查询参数不充分
CDCS0008	请求参数错误，儿童编码数据为空
CDCS0009	请求参数错误，疫苗编码数据为空
CDCS0101	用户不属于该组织机构！
CDCS0102	认证信息不能为空！
CDCS0103	用户尚无任何权限
CDCS0104	访问被拒绝，无相关权限
CDCS0105	上传属于其他单位的数据
CDCS0106	无效参数值：发送单位编码未设置
CDCS1001	上传数据格式不正确，非正确的 GZIP 格式
CDCS1002	上传数据格式不正确，非正确的 IDEML 格式
CDCS1003	服务异常，发送报文到指定的处理队列失败

续表

返回状态码	状态码描述
CDCS1004	指定单位的配置不存在
CDCS1005	无效参数值：非法队列类型，必须为 1 或者 2
CDCS1006	无效参数值：发送单位编码不存在
CDCS1007	无效参数值：指定的日期无效，起止日期大于截止日期或当前日期
CDCS1008	无效参数值：指定的起止日期超过特定的间隔
CDCS1009	无效报表数据：数据项重复
CDCS1010	尚未定义客户端版本信息
CDCS1020	报文错误：上传的数据所在单位与发送单位所在省份不一致
CDCS1111	主索引查询成功，但是省平台无数据返回
CDCS1112	未能找到单位的查询服务配置，该单位数据尚不可查询
CDCS2001	要迁入的儿童个案尚未构建索引，不可迁移
CDCS2003	参数错误：迁入单位与迁出单位相同
CDCS2004	参数错误：儿童原来所在单位不正确
CDCS2005	日期时间格式不正确
CDCS2006	该单位没有数据需要同步，更新失败
CDCS2007	个案并非由该单位建档
CDCS2008	指定的儿童重复或个案不存在
CDCS3001	查询类型无效
CDCS3002	缺少要查询的地区
CDCSEEEE	处理完毕，但有异常发生！
CDCSFFFF	处理失败！

加强湖北省免疫规划信息系统日常操作管理的要求

根据卫生部《儿童预防接种信息报告管理工作规范（试行）》（卫疾控发〔2006〕512 号）文件精神，全省 2007 年全面启动了免疫规划信息化建设工作。目前，全省已实现市、县、乡（镇）100% 全覆盖；2010 年 6 月开通湖北省预防接种信息化管理系统平台，实现了全省预防接种信息互联互通，一地建卡，异地接种；2011 年 1 月起，全省医疗机构的产科接种点纳入了儿童预防接种信息化管理系统，实行产科接种点办理预防接种证制度，并将新生儿基本信息和接种信息录入湖北省预防接种信息化管理系统平台，实现了儿童预防接种信息化关口前移。为更好地规范湖北省预防接种信息化管理系统，提高系统数据质量，使各级疾控机构和接种单位更好地利用信息系统功能，现对湖北省免疫规划信息管理系统日常操作管理做出相关规范要求，请各级疾控机构并指导预防接种单位遵照执行。

一、产科信息化接种单位

（一）基本操作流程

1. 产妇入院后发放"新生儿信息采集卡"，让其详细填写并签字，及时回收审核，对填写不完整的督促其完善。

2. 新生儿出生 24 小时内及时接种乙肝疫苗和卡介苗。接种前再次核对"新生儿信息采集卡"信息，发放"知情同意书"让其监护人阅读签字。

3. 疫苗接种完成后，接种人员及时将接种信息填写至"新生儿信息采集卡"和"知情同意书"，签字后将"知情同意书"粘贴至"新生儿信息采集卡"背面。

4. 按照"新生儿信息采集卡"内容，将新生儿基本信息和接种信息录入湖北省预防接种信息化管理系统平台，录入完成后需核对录入信息是否与"新生儿信息采集卡"内容完全一致，发现不一致情况立即修改。

5. 打印预防接种证。接种后立即打印预防接种证，并将预防接种证和预防接种服务册一并交新生儿监护人，并交代满月后即时带证、册至系统所选择推送的预防接种门诊接种其他疫苗。

（二）考核指标及要求

1. 考核指标：产科新生儿个案覆盖率达 98% 以上；产科新生儿个案 5 日内及时录入率达 98% 以上；建档新生儿预防接种证机打率 100%；产科建档新生儿个案信息完整率达 95% 以上，且真实性 100%；乙肝疫苗首针及时接种率达 90% 以上；卡介苗接种率达 90% 以上。

2. 各产科需制定内部操作流程，并明确专人负责新生儿信息的采集和录入。

3. 及时更新疫苗信息，使产科平台和实际接种使用的疫苗信息保持一致，接种记录录入及时准确。

4. 每月将"新生儿信息采集卡"和"知情同意书"按时间顺序装订保存，做到和平台录入的儿童个案数相一致。

5. 在选择父亲或母亲居住户籍作为推送新生儿预防接种门诊户籍地时，应优先选择新生儿与其父亲或母亲一起常住的户籍地。

6. 新生儿因特殊原因在出生后转科或转诊的，产科应及时录入基本信息，并发放预防接种证，未种疫苗在辖区接种门诊进行接种，不再回产科补种。

二、儿童预防接种信息管理系统客户端

（一）基本操作流程

1. 疫苗登记

每天打开系统后，首先进行疫苗登记，更新疫苗名称、批号、效期等内容，并与疫苗包装进行核对，确保系统录入疫苗和实际接种使用疫苗完全一致，同时查看、记录冰箱温度并录入系统。

2. 接种登记

（1）每日进入“接种登记”界面后，首先使用“查询”功能，按“区域划分”查询“CCC 新生儿”，对推送至本地客户端的新生儿个案进行区域划分，变更在册情况和居住属性。

（2）使用介质或“查询”功能查找需接种疫苗的儿童，本机没有的本省儿童，使用“获取异地儿童”功能下载、导入儿童个案。

（3）找到该儿童后，首先要认真核对更新儿童个案信息（电话号码、地址、儿童姓名、居住属性、既往接种记录等），特别是对产科推送的儿童，要在满月后及时更新姓名和其他相关信息。根据儿童既往接种记录，询问儿童健康状况，监护人阅读“知情同意书”并签字。

（4）使用“手工录入方式”录入当天接种疫苗信息，打印预防接种证（卡）、预约单，告知儿童监护人后续预防接种事项。

（5）进行疫苗接种。

3. 数据备份

每天工作结束前进行数据备份，包括本机和移动存储介质双备份。

4. 上传下载

每天工作结束前进行数据上传下载，发现数据上传下载异常时要及时进行处理，必要时联系客户端软件设计公司协助解决。

5. 打印接种日志

每个工作日下班前打印当天接种日志，与接种凭证（知情同意书、强化免疫接种登记表、应急接种登记表、儿童接种信息补录时的接种证复印件等）进行核对，并将接种凭证粘贴于接种日志背后，每月装订、备查。

6. 主动搜索

定期使用“主动搜索”功能，按区域划分分村/分社区查询应种未种儿童个案，然后打印并分发村医/或进行电话通知，让儿童监护人及时带领未种儿童接种疫苗。将村医确认后返回的“主动搜索”与每月接种日志一起装订成册，存档备查。

（二）考核指标及要求

1. 考核指标：客户端无重卡；客户端接种信息 1 日内及时上传率达到 95%；客户端接种信息5 日内及时上传率 100%；儿童个案上传成功率达到 98% 以上；客户端当日数据备份率达到 95% 以上；客户端 5 日内数据备份率 100%；接种信息完整率均达到 98% 以上；每月接种日志的各疫苗接种剂次与接种率监测报表（表 6–1）报告总剂次数一致；每月客户端自动生成常规免疫监测报表使用率 100%；每月分村/社区主动搜索覆盖率 100%；各单苗单剂次接种率达到 95% 以上；各单苗全程接种率达到 90% 以上；各单苗合格接种率达到 85% 以上；接种证（卡）机打率 100%。

2. 日常接种录入接种信息时，不得使用批量录入，确保录入的信息准确、完整，不漏项、缺项，无

逻辑错误。

3. 异地儿童交换时不要轻易选择“异地迁入”，大多数情况下应该选择“临时接种”，经向儿童监护人确认长期在本地接种的，可以选择“异地迁入”。对在本地居住不满3个月儿童将其在册情况变更为“临时接种”，居住属性变更为“流动”；异地儿童交换时选择“临时接种”的儿童，在本地居住满3个月以上时，应将儿童在册情况变更为“本地”，居住属性变更为“常住”。

4. 客户端原则上不再进行客户端建卡工作，仅针对“非产房出生”和2011年以前出生且未查询到的本省儿童进行建卡操作，同时办理儿童预防接种证、发放服务册。“外省出生”儿童目前也可在客户端建卡，录入儿童基本信息及接种记录，待全国联网共享后，也可执行下载、导入功能，原则上不再建卡。

5. 对0~6岁长期逾期未种儿童，按时（每月）分村/社区打印“逾期未种名单”，分发给村医根据其进行主动搜索；同时回收各村的“逾期未种名单”，同接种日志每月装订在一起（备查）。对搜索出的流入儿童要进行接种信息补录，对搜索出的流出儿童，在客户端接种记录备注栏内注明去向，并记录搜索确认医生姓名和联系电话。

6. 对长期外出儿童，要及时掌握儿童外出返回时间，利用春节等节假日进行查漏补种或索查外地接种资料，核对客户端接种记录，进行补录接种信息，同时复印/照相图片打印接种信息与当天接种日志留存。

7. 在客户端“接种管理设定”里面设置自动上传，在“自动备份设定”里面设定自动备份。

8. 在客户端“联合疫苗替代原则”里面合理、规范设置联合疫苗替代情况，在“疫苗预约设定”里面合理、规范设置疫苗预约情况。

9. 对有接种绝对禁忌证的儿童，需在“接种登记”界面使用“异常处理”功能进行记录。

三、各级疾控中心

（一）基本操作

1. 县级疾控中心每日通过“新生儿接种”模块，审核新生儿个案信息，发现重复建卡、划分不准确、信息不完整、逻辑错误等情况，及时通知产科接种点核实、修改和完善。

2. 县级以上疾控中心应坚持每日在省级平台进行本辖区预防接种个案查重、合并。对日常不能处理完的重卡，应定期组织相关人员集中完成本辖区预防接种个案查重、合并。

3. 县级以上疾控中心每周通过“信息报告质量分析”模块，分析评价上传备份、接种信息完整性等工作，及时发现和处理客户端异常数据。

4. 县级以上疾控中心定期通过“接种率监测”“统计分析”模块分析疫苗接种率，查找并反馈未种儿童信息，分析评价客户端建档情况和疫苗接种质量，撰写分析报告。

5. 县级以上疾控中心定期通过“基本信息”模块，修订和完善信息系统基本资料，主要包括辖区人口数据，接种单位和学校、托幼机构基本信息、工作人员信息和冷链设备档案等。

（二）考核指标

1. 产科新生儿个案覆盖率达98%以上。

2. 新生儿个案5日内及时录入率达98%以上。

3. 建档儿童信息完整率达95%以上。

4. 产科新生儿5日内及时审核率达99%以上。

5. 乙肝疫苗首针及时接种率达90%以上。

6. 乡镇级无重卡，以县为单位儿童预防接种个案重复率小于0.1%。

7. 客户端 5 日内及时上传率达 99% 以上。
8. 当日上传率达 95% 以上。
9. 儿童个案上传成功率达 98% 以上。
10. 客户端 5 日内数据备份率达 99% 以上。
11. 当日数据备份率达 95% 以上。
12. 各单苗单剂次接种率达 95% 以上。
13. 各单苗全程接种率达 90% 以上。
14. 各单苗合格接种率达 85% 以上。
15. 接种证（卡）机打率 100% 。
16. 客户端自动生成常规免疫监测报表使用率达 99% 以上。
17. 客户端每月主动搜索覆盖率达 99% 以上。

湖北省免疫规划信息管理系统管理办法

为确保湖北省免疫规划信息管理系统的正常运转和系统数据的安全，进一步明确各级部门职责和加强管理，依据《疫苗流通和预防接种管理条例》和《预防接种工作规范》等相关法律、法规，制定本工作规范。

一、职责分工

（一）卫生计生行政部门

省卫生计生委负责湖北省免疫规划信息管理系统的统一管理、内容审定、运行保障和信息安全管理工作。各级卫生计生行政部门负责组织辖区医疗卫生单位安全规范使用湖北省免疫规划信息管理系统，并对使用管理情况进行监督检查。

（二）疾控中心

1. 省疾控中心

负责湖北省免疫规划信息管理系统的机房、设备、软件、人员、账号、密码、权限、数据备份等日常维护和管理；负责组织省级免疫规划信息管理系统技术培训和业务指导及监督检查评估；负责系统需求分析、招标投标、软件开发、测试验收、数据清理和利用，以及系统物理和互联网接入等信息安全；根据软件升级情况制定和及时更新湖北省免疫规划信息管理系统操作手册。

2. 市、州、县疾控中心

负责制定本辖区免疫规划信息管理系统技术方案，建立健全信息管理制度，承担系统用户和权限管理工作及技术培训工作，为客户端软件的使用维护提供相关技术支持和保障；负责本辖区免疫规划信息管理系统的数据审核、数据清理、数据利用及数据备份工作，确保数据安全。

（三）基层医疗卫生机构

乡镇卫生院和社区卫生服务中心，负责本单位和村（站）级接种单位免疫规划信息管理系统的使用管理和人员培训，根据免疫规划信息管理系统的预警，组织开展接种通知、查验证和查漏补种工作。村卫生室负责及时将辖区应种儿童搜索情况、协助接种单位送达接种通知情况、开展查漏补种等工作情况，报送乡镇卫生院，由乡镇卫生院及时正确录入免疫规划信息管理系统。

（四）接种单位

负责免疫规划信息管理系统个案信息的收集、登记、录入和网络报告；负责免疫规划信息管理系统的日常维护和数据备份，确保系统和数据安全。

有村（站）级接种单位的地区，具备开通免疫规划信息管理系统的村（站）级接种单位，还需承担辖区村（站）级接种单位免疫规划信息管理系统接种个案信息的录入和网络报告。

（五）系统开发公司

1. 负责湖北省免疫规划信息管理系统技术支持和应用维护。配备专人驻场值守，确保系统正常运转，对异常数据进行实时处理。负责省级平台和全省客户端软件系统的日常维护。

2. 负责按中标合同进行湖北省免疫规划信息管理系统软件开发和系统升级。

3. 负责湖北省免疫规划信息管理系统主机、应用系统、数据等方面安全工作，发现系统漏洞及时处理并报告；负责湖北省免疫规划信息管理系统数据备份和恢复工作。

二、流程管理

（一）系统开发升级管理

1. 需求分析。省疾控中心根据国家和全省免疫规划工作要求，定期收集免疫规划信息系统用户需求，组织专家论证，属于技术性需求的，由省疾控中心审定；涉及系统内容变更的，报省卫生计生委审定。

2. 系统招标。经审定后的用户需求，按照政府招标采购规定和程序，由省疾控中心组织招标，由中标公司负责系统的软件开发。

3. 系统测试。中标公司完成系统开发后，自行组织自测和有相关资质的第三方进行测试和安全审计。第三方测试过程中，应有省疾控中心免疫预防和网络技术人员参与。

4. 系统验收。中标公司向省疾控中心提出验收申请，并提供自测、第三方测试和审计合格报告，由省疾控中心按规定验收，验收合格后办理支付手续。

（二）数据利用管理

1. 各级疾控中心制定信息系统数据管理制度，设定不同的管理和使用权限，指定专人分别负责数据管理、数据查询、数据分析和儿童个案信息导出等工作。

2. 疾控中心可以将系统数据用于免疫规划工作的管理及科研等活动，如对外发布信息系统数据，按照政府信息公开的相关规定执行。

3. 系统数据与湖北省人口健康信息平台实行互联互通，逐步将居民预防接种信息导入居民健康卡，为居民健康管理服务。

三、内容管理

（一）湖北省免疫规划信息管理系统采集的儿童及其监护人的信息内容以国家相关文件规定和预防接种证的内容为依据，严禁收集和录入规定内容以外的其他信息。

（二）湖北省免疫规划信息管理系统管理的疫苗种类，包括国家和省规定的第一类疫苗，省卫生计生委批准印发的第二类疫苗免疫程序指导意见中涉及的疫苗。纳入信息系统管理的疫苗一律使用通用名，不得使用商品名。第二类疫苗纳入信息系统管理软件升级所需费用从省级财政免疫规划工作经费中列支。

（三）接种单位完成疫苗接种后，应及时准确录入信息系统，确保接种证（卡）和信息系统数据一致，流动人口临时接种也要及时录入信息系统，不得只接种不录入。

（四）湖北省免疫规划信息管理系统的统计功能以满足预防接种管理为原则，不得设置与预防接种工作无关的统计指标和工具。按规范要求接种了可替代的第二类疫苗，其接种情况纳入第一类疫苗的接种率统计。

（五）湖北省免疫规划信息管理系统设置接种情况预警和预报功能，接种单位应当根据信息系统的预警和预报情况，及时进行应种对象管理和对未种儿童的主动搜索。

（六）湖北省免疫规划信息管理系统附设湖北省免疫规划之窗门户网站，以满足接种对象个案信息查询、接种单位地址查询和专家咨询需求，网站由省疾控中心负责维护。

（七）经省卫生计生委批准，系统信息可以与相关信息系统的人口信息进行比对，向相关部门提供非对外公开的统计数据。

（八）任何单位和个人不得利用信息系统进行商业广告活动，不得泄露接种对象及其监护人的个人信息，不得买卖湖北省免疫规划信息管理系统数据。

四、安全管理

（一）信息安全实行“谁主管、谁负责；谁运营、谁负责；谁使用、谁负责”，做到“层层防范、深度防护”。信息安全管理能力要覆盖到物理、网络、系统、应用和数据各个层面。

（二）湖北省免疫规划信息管理系统参照国家信息系统安全等级保护三级管理。运行、使用单位应当参照国家信息系统安全等级保护管理规范和技术标准，使用符合国家有关规定、满足信息系统安全等级保护需求的信息技术产品，定期对信息系统安全等级状况开展等级测评。

（三）湖北省免疫规划信息管理系统数据导出实行专人负责，数据导出电脑比照涉密电脑的管理规定进行管理，专人专用，不得接入公网，不允许接入移动存储设备，只能通过光驱刻录数据。

（四）湖北省免疫规划信息管理系统用户分为管理员和普通用户。省、市、县疾控中心各设一名管理员，负责本级普通用户和下级管理员的用户申请、用户开通、权限分配、用户变更、用户注销等管理工作。新增、更换、注销用户，需进行纸质备案审批，并由本级管理员实施。

（五）各级卫生计生行政部门、疾控中心和接种单位通过卫生计生专线接入湖北省免疫规划信息管理系统，疾控机构 VPN 设备为备份线路，保护数据安全。湖北省免疫规划信息管理系统建立省级电子认证服务体系，采用两种或两种以上组合的鉴别技术（CA + 口令双因子认证）对用户进行身份鉴别。管理员负责 CA 证书的配发和日常管理工作。

（六）各级管理员和普通用户应妥善保管本人账号和密码。发现泄露或被盗用时，应立即采取措施，更改密码，同时向本级管理员报告并逐级上报。信息报告、管理、使用单位应建立数据使用登记和审核制度，不得利用数据从事危害国家安全、社会公共利益和他人合法权益的活动，不得泄露个人信息资料。

（七）湖北省免疫规划信息管理系统软件开发公司技术支撑和维护管理人员实行身份认证并报省疾控中心备案，签署保密协议书、做好日常维护日志。

（八）湖北省免疫规划信息管理系统配置专用机房，省疾控中心做好防盗、防火、防水、防雷、防静电、温湿度控制、电力供应、电力双冗余等安全措施。做好主机设备账号管理、磁盘权限管理，定期升级系统补丁，定期对主机进行安全扫描。

（九）湖北省免疫规划信息管理系统的任何使用和管理单位，一旦发现信息安全问题，必须向同级卫生计生行政部门报告，情况严重、可能造成不良后果的，应当立即向公安机关报警。

湖北省免疫规划信息管理系统现场督导评估工作方案

根据省疾控中心《关于进一步加强湖北省免疫规划信息系统日常操作管理的通知》鄂疾控传发〔2013〕5号文件要求每年定期开展湖北省免疫规划信息管理系统现场督导和接种率评估工作，现就有关评估事项要求如下。

一、评估内容

（一）全省各市（州）、县（区、市）、接种单位预防接种信息化工作情况。

督导评估内容详见《关于进一步加强湖北省免疫规划信息系统日常操作管理的通知》（鄂疾控传发〔2013〕5号文件）。

（二）湖北省免疫规划信息管理系统接种率评估。

二、督导评估对象

全省督导评估8个市（州）共26个县（市、区），26个产科新生儿信息管理单位、26个乡镇（街道）接种门诊客户端信息管理系统，共计312名上年产科出生新生儿个案信息、312名0~6岁儿童接种信息；相关接种单位VPN和卫生专线的接入情况。

三、督导评估方法

采取听汇报、查阅资料、现场随机抽查目标儿童并结合湖北省免疫规划信息管理系统平台数据的统计进行综合评估。各市（州）、县（市、区）抽查的产科新生儿接种单位及乡镇接种门诊客户端由省疾控中心统一抽取封存，省级督导评估组到达后拆封告知。

四、督导评估分组

全省统一抽调人员，组成督导评估组。每组3人，由市级疾控中心分管主任任组长，市、县两级免疫规划专业人员2人（1名秘书）组成。同时，每组督导评估组省级派出2~3名观察员一同参与现场评估。

五、要求

（一）各市、州要高度重视本次省级现场督导评估工作，按鄂疾控传发〔2013〕5号文件指标要求完成所辖单位自评及自评总结报告等工作。同时做好省级现场评估的组织和配合工作，确保省级督导评估工作的顺利开展。

（二）督导评估结束后不反馈，但在抽查中发现的问题应随时向当地陪同人员反馈。各组以市、州为单位写出督导评估抽查报告，并做好相关数据的汇总、分析，上交现场评估资料和评估报告。省疾控中心将汇总评估结果，在全省进行通报。

附表 1　产科新生儿预防接种信息管理系统现场评估表
附表 2　客户端系统疫苗登记情况现场评估表
附表 3　接种证与平台核对现场评估表
附表 4　客户端基本信息更新和区域划分现场评估表
附表 5　常规报表和接种日志及主动搜寻现场评估表
附表 6　接种证现场登记表
附表 7-1　产科接种单位卫生专网及 VPN 接入情况现场抽查记录表
附表 7-2　接种门诊客户端系统卫生专网及 VPN 接入情况现场抽查记录表

附表 1　产科新生儿预防接种信息管理系统现场评估表

单位编码																											
评估单位	×××县产科			评估时间和对象												住院分娩儿童数				信息系统个案数				建档数			
类别	儿童编码																										
	时间	1 月		2 月		3 月		4 月		5 月		6 月		7 月		8 月		9 月		10 月		11 月		12 月		小计	
		是否一致	是否规范	是否一致	是否规范	是否一致	是否规范	是否一致	是否规范	是否一致	是否规范	是否一致	是否规范	是否一致	是否规范	是否一致	是否规范	是否一致	是否规范	是否一致	是否规范	是否一致	是否规范	是否一致	是否规范	一致	规范
基本信息	儿童姓名																										
	性别																										
	出生时间																										
	出生体重																										
	民族																										
	母亲姓名																										
	母亲电话																										
	母亲身份证号																										
	母亲民族																										
	母亲 HBsAg																										
	母亲 HIV																										
	介质号码																										
	居住属性																										
	父亲姓名																										
	父亲电话																										
	父亲身份证号																										
	父亲民族																										
	父亲 HBsAg																										
	联系电话																										

续表

单位编码																											
评估单位	×××县产科			评估时间和对象												住院分娩儿童数				信息系统个案数				建档数			
类别	儿童编码																										
	时间	1月		2月		3月		4月		5月		6月		7月		8月		9月		10月		11月		12月		小计	
		是否一致	是否规范	是否一致	是否规范	是否一致	是否规范	是否一致	是否规范	是否一致	是否规范	是否一致	是否规范	是否一致	是否规范	是否一致	是否规范	是否一致	是否规范	是否一致	是否规范	是否一致	是否规范	是否一致	是否规范	一致	规范
基本信息	户籍县国标																										
	户籍地乡镇																										
	户籍地居委会																										
	现住址县国标																										
	现住址乡镇																										
	现住址居委会																										
	小计																										
接种信息	乙肝																										
	卡介苗																										
	家长签名的知情告知书																										
	小计																										
合计																											
是否有存折式打印机：				1		是否现场能机打接种证：								1													
备注	1. 如果填写“一致”填“1”、如果填报“规范”填“1”，否则填“0”。2. 疫苗接种信息包括：名称、厂家、批号、剂量、接种人员、接种时间，如有一项不一致或不规范就填“0”；3. 有告知在“一致”处填“1”，有签名在“规范”处填“1”，否则填报“0”；4. 每月随机抽取1名新生儿进行核对																										
督导评估人员（签名）									审核人员（签名）											评估时间							

附表 2　客户端系统疫苗登记情况现场评估表

督导评估单位：		××接种门诊			单位编码：					
第一类疫苗					第二类疫苗					
序号	疫苗名称	实物与系统登记是否一致*		接种记录与登记是否同步*	序号	疫苗名称	本单位是否提供**	实物与系统登记是否一致*		接种记录与登记是否同步*
		批号	厂家					批号	厂家	
1	卡介苗				1	乙脑（灭活）				
2	乙肝				2	脊灰（灭活）				
3	脊灰				3	流脑 A＋C 结合				
4	百白破（无细胞）				4	流脑 A＋C＋Y＋W135				
5	麻风				5	甲肝（灭活）				
6	麻腮风				6	甲乙肝				
7	流脑 A				7	流感（裂解）				
8	流脑 A＋C				8	水痘				
9	乙脑（减毒）				9	Hib				
10	甲肝（减毒）				10	轮状病毒				
11	白破				11	肺炎 23				
小计					12	气管炎				
					13	兰菌净				
					14	狂犬病（Vero）				
					15	霍乱				
					16	百白破 Hib 四联				
注：＊“一致”或“同步”填“1”，否则填“0”					17	百白破 IPV 和 Hib 五联				
注：＊＊“提供”填“1”，否则填“0”					18	重组戊型肝炎疫苗				
					19	七价肺炎				
					小计					

督导评估人员（签名）　　　　审核人员（签名）　　　　督导评估时间

附表 3　接种证与平台核对现场评估表

督导评估单位：		××接种门诊												单位编码：										
疫苗种类	剂次	调查儿童编号**												核对情况分类统计							调查儿童编号	接种证机打否*		儿童编码
														小计	其中									
		1	2	3	4	5	6	7	8	9	10	11	12		1	2	3	4	5	6		产科	客户端	
卡介苗	第 1 剂																				1			
乙肝	第 1 剂																							
疫苗	第 2 剂																				2			
	第 3 剂																							
脊灰减毒活	第 1 剂																				3			
疫苗	第 2 剂																							
	第 3 剂																				4			
	第 4 剂																							
																					5			
无细胞	第 1 剂																							
百白破疫苗	第 2 剂																				6			
	第 3 剂																							
	第 4 剂																				7			
白破	第 1 剂																							
含麻疹	第 1 剂																				8			
	第 2 剂																							
成分疫苗																					9			
A 群流脑	第 1 剂																				10			
	第 2 剂																							
流脑 A + C	第 1 剂																				11			

续表

督导评估单位：		××接种门诊												单位编码：										
疫苗种类	剂次	调查儿童编号**												核对情况分类统计							调查儿童编号	接种证机打否*		儿童编码
														小计	其中							产科	客户端	
		1	2	3	4	5	6	7	8	9	10	11	12		1	2	3	4	5	6				
流脑A+C	第2剂																				12			
乙脑	第1剂																							
疫苗	第2剂																				小计			
	第3剂																				注：＊“机打”填“1”，否则填“0”。 ＊＊与平台核对情况： 1. 平台与证一致；2. 平台有证无；3. 证有平台无； 4. 证和平台均无；5. 证和平台均有但不一致； 6. 符合免疫程序但未种			
甲肝疫苗	第1剂																							
	第2剂																							
核对情况分类统计	小计																							
	1																							
	2																							
	3																							
	4																							
	5																							
	6																							
二类疫苗	接种证共记录剂次数																				本项只统计接种证上二类疫苗总的接种剂次数			
	平台共录入剂次数																				本项只统计平台上二类疫苗总的录入剂次数			
督导评估人员（签名）						审核人员（签名）									督导评估时间									

附表 4　客户端基本信息更新和区域划分现场评估表

督导评估单位：××接种门诊					
单位编码			统计时间范围		
年份	儿童总数	未分类新生儿数	姓名未更新儿童数	重卡儿童数	备注
2011 年前					
2011 年					
2012 年					
2013 年					
2014 年					
2015 年					
小计					
现场是否有数据备份的（移动/U）盘：			是否有移动与计算机数据双备份：		

督导评估人员（签名）　　　　审核人员（签名）　　　　督导评估时间

附表 5　常规报表和接种日志及主动搜寻现场评估表

督导评估单位				单位编码					
未种儿童主动搜寻情况		接种日志核对情况			常规报表		质量分析及评价		
月份	是否开展*	抽查日期（每月随机抽取一天）	接种日志统计数	家长签名的知情告知单数	是否使用自动生成的报表*	监测报表是否与接种日志月总计一致*	是否开展“信息报告分析”和“接种率监测”的分析评价		备注
							市级	县级	
1									
2									
3									
4									
5									
6									
7									
8									
9									
10									
11									
12									
小计									
注：* “按要求开展”或“使用自动生成报表”或“一致”填“1”，否则填“0”									

督导评估人员（签名）　　　　审核人员（签名）　　　　督导评估时间

附表 6　接种证现场登记表

督导评估单位：　　　　　　　　　　　　单位编码：

儿童姓名：　　　　　　出生时间：　　　　　　儿童编码：

疫苗种类	剂　次	接种时间	第二类疫苗		接种剂次
			序号	疫苗名称	
卡介苗	第 1 剂		1	乙脑（灭活）	
乙肝	第 1 剂		2	脊灰（灭活）	
疫苗	第 2 剂		3	流脑 A + C 结合	
	第 3 剂		4	流脑 A + C + Y + W135	
脊灰减毒活	第 1 剂		5	甲肝（灭活）	
疫苗	第 2 剂		6	甲乙肝	
	第 3 剂		7	流感（裂解）	
	第 4 剂		8	水痘	
			9	Hib	
			10	轮状病毒	
无细胞	第 1 剂		11	肺炎 23	
百白破疫苗	第 2 剂		12	气管炎	
	第 3 剂		13	兰菌净	
	第 4 剂		14	狂犬病（Vero）	
白破	第 1 剂		15	霍乱	
含麻疹成分疫苗	第 1 剂		16	百白破 Hib 四联	
	第 2 剂		17	百白破 IPV 和 Hib 五联	
			18	重组戊型肝炎疫苗	
			19	七价肺炎	
A 群流脑	第 1 剂				
	第 2 剂				
流脑 A + C	第 1 剂				
	第 2 剂				
乙脑	第 1 剂				
疫苗	第 2 剂				
	第 3 剂				
甲肝疫苗	第 1 剂				
	第 2 剂				

督导评估人员（签名）　　　　　　审核人员（签名）　　　　　　督导评估时间

附表 7-1　产科接种单位卫生专网及 VPN 接入情况现场抽查记录表

单位编码	接种单位名称	专用网络接入方式*			VPN 开通情况		
		光纤	VPDN	其他	接入 VPN 专网	双因子认证	用户数
	×××县产科						

注：*如果“是”在相应项填写“1”，否则填“0”。

附表 7-2　接种门诊客户端系统卫生专网及 VPN 接入情况现场抽查记录表

单位编码	接种单位名称	专用网络接入方式*			VPN 开通情况		
		光纤	VPDN	其他	接入 VPN 专网	双因子认证	用户数
	××接种门诊						

注：*如果“是”在相应项填写“1”，否则填“0”。

中国免疫规划信息管理系统用户与权限管理规范

一、总则

（一）目的

加强中国免疫规划信息管理系统管理，规范系统用户与权限，保障免疫规划信息管理系统的安全运行，特制定本规范。

（二）依据

《计算机信息系统安全保护条例》

《疫苗流通和预防接种管理条例》

《卫生系统电子认证服务管理办法（试行）》

《预防接种工作规范》

《儿童预防接种信息报告管理工作规范（试行）》

《全国疑似预防接种异常反应监测方案》

《中国疾病预防控制中心计算机网络安全管理办法（试行）》

（三）适用范围

“中国免疫规划信息管理系统”包括预防接种、疫苗管理、疑似预防接种异常反应、冷链设备4个业务管理子系统和综合管理系统。

本规范适用于使用“中国免疫规划信息管理系统”的所有机构和用户，包括各级卫生计生行政部门、疾病预防控制机构、乡级防保组织和预防接种单位、药品不良反应监测机构及其他有关机构和用户。

二、用户管理

（一）用户类型

1. 系统管理员

国家、省、市、县级疾病预防控制机构设立系统管理员，授权管理“中国免疫规划信息管理系统”用户，是履行用户管理与服务职能的唯一责任人。

2. 审计管理员

国家、省、市、县级疾病预防控制机构设立审计管理员，授权“中国免疫规划信息管理系统”安全审计，是履行系统安全审计的责任人。

3. 业务管理员

国家、省、市、县级疾病预防控制机构设立业务管理员，授权分配业务子系统用户权限，是履行所管业务子系统的权限分配、建立角色等职能的责任人。

4. 普通用户

各级根据业务需求，由系统管理员建立普通用户，由业务管理员授权，是执行相应业务工作的责任人。

（二）用户职责

1. 系统管理员

负责本级的业务管理员、普通用户及下一级系统管理员的用户账号管理，县级系统管理员还需负责辖区内乡级普通用户的账号管理。

包括各类用户的创建、有效性及密码等维护管理，分配业务子系统，为所管用户提供账号使用的操作培训和技术指导等。

2. 审计管理员

负责本级及下一级操作安全审计，县级审计管理员还需负责辖区内乡级安全审计管理。可浏览各类用户操作日志，包括用户登录IP、使用功能模块名称、操作类型、操作人姓名、所属单位、所属单位编码、所属地区、所属地区编码和操作时间等信息。及时处理系统预设的安全事件报警，在发生安全事件时，按要求提供审计信息。

3. 业务管理员

负责本级普通用户及下一级业务管理员的业务权限管理，县级业务管理员还需负责辖区内乡级普通用户的业务权限管理。包括用户角色的创建、分配、调整等管理，为所管理的业务系统用户提供相应业务系统的操作培训和技术指导等。

4. 普通用户

根据业务授权，负责辖区内相关业务数据报告、审核、管理和质量监控，负责统计分析、报表汇总或信息反馈等。

（三）管理流程

1. 用户申请

（1）系统管理员

国家级设立1名系统管理员，其他疾病预防控制机构需向上级申请，填写“中国免疫规划信息管理系统－管理员申请表”（附表1），经批准后，由上级系统管理员建立该用户。

（2）审计管理员

各级审计管理员需向上级单位申请，填写“中国免疫规划信息管理系统－管理员申请表”（附表1），经批准后，由上级系统管理员建立该用户。

（3）业务管理员

各级业务管理员需向本单位申请，填写“中国免疫规划信息管理系统－管理员申请表”（附表1），经批准后，由本级系统管理员建立该用户。

（4）普通用户

1）国家、省、市、县级普通用户

向本单位申请，填写中国免疫规划信息管理系统普通用户申请表（附表2至附表5），经批准后，由本级系统管理员建立该用户。药品不良反应监测机构向同级疾病预防控制机构申请，各级只设置一个用户。

2）乡级普通用户

向县级疾病预防控制机构申请，填写中国免疫规划信息管理系统普通用户申请表（附表2至附表5），经批准后，由县级系统管理员建立该用户。

2. 用户创建与业务系统分配

系统管理员根据中国免疫规划信息管理系统普通用户申请表，经系统管理员所在单位领导批准后，创建用户，为用户分配使用的业务系统，并对申请表进行存档管理，将用户名、初始密码等信息反馈给用户。

3. 用户授权

业务管理员根据用户提交的业务系统的中国免疫规划信息管理系统普通用户申请表（附表2至附表5），经本单位领导批准后，给已创建的用户授予相对应的角色。

4. 用户有效期管理

用户有效期设置不得超过1年。超过有效期的用户如果需要继续使用，应由用户提出申请，由系统管理员延长其使用期限，最长不超过1年。

5. 变更管理

（1）系统管理员

系统管理员变更，应及时向上级系统管理员报告。上级系统管理员应停用系统管理员原账号，建立新的用户账号。

（2）审计管理员

审计管理员变更，应及时向上一级系统管理员报告，上级系统管理员应停用审计管理员原账号，建立新的用户账号。

（3）业务管理员

业务管理员变更，应及时向本级系统管理员及上级业务管理员报告，本级系统管理员停用业务管理员原账号，建立新的用户账号。

（4）普通用户

普通用户使用权限发生变化时，应重新填写系统权限申请表，由相关业务管理员对其权限进行变更。

6. 用户停用

用户不再使用“中国免疫规划信息管理系统”时，系统管理员对该用户账号停用。

7. 用户启用

对于已经停用的用户账号，如该用户需要恢复使用系统，重新提交申请后启用。

三、权限管理

（一）角色管理

业务管理员应按照“中国免疫规划信息管理系统”相应业务子系统功能，并根据业务需求管理角色，在系统发生调整或修改后，应当及时调整角色以适应新的使用环境。

（二）授权管理

业务管理员的权限由上级业务管理员授予。业务管理员在通过本级系统管理员建立账号分配系统后，向上级业务管理员提出申请，由上级业务管理员通过分配角色授予相应的权限。

业务管理员负责将角色分配给所管理的相应用户，尽可能赋予该用户最小的权限，满足该用户工作需要，以保障数据的高效、准确、安全。

四、安全管理

（一）网络环境安全

终端用户应做到专人、专机访问“中国免疫规划信息管理系统”，本地计算机要安装杀病毒软件、优先选用IE浏览器，严禁使用公共场所的计算机登录系统。

国家、省、市、县级用户需通过专网或虚拟专网（VPN）方式登录国家平台，开展免疫规划相关监测工作网络报告。

（二）用户安全管理

1. 实名管理

系统内所有用户信息必须采用真实信息，即实名制登记。

2. 隐私管理

系统管理遵守保密性原则。除非获得司法授权或法律部门另有规定，不能将收集的个人信息向任何第三方泄露或公开。

3. 密码管理

系统管理员建立用户时，应为其分配独立的初始密码，并单独告知用户，不得将初始密码公开或告知除用户本人之外的其他人。

用户在初次使用系统时，应立即更改初始密码。用户密码设置不得少于 8 位，需使用数字、字母、符号混合编制，至少每年变更 1 次。用户不得将账户、密码泄露给他人。

4. 账户管理

用户应对其使用的账户负责，对其所获得的数据信息负有保密的责任，账户不得随意公开和转让。

系统管理员和审计管理员账户信息发生泄露或遗失，应立即向上级系统管理员报告，上级系统管理员应立即停用其系统管理员账户，同时对系统用户账号及数据安全进行核查，评估系统安全风险和可能造成的影响，采取相应的措施。

普通用户、业务管理员账户信息发生泄露或遗失，须在 24 小时内通知本级系统管理员。本级系统管理员应立即停用该用户账户，保留书面情况记录，评估系统安全风险和可能造成的影响，采取相应的措施。

5. 身份认证

各级应逐步实现各级各类用户使用经卫生计生行政部门资格认证的电子认证证书登录“中国免疫规划信息管理系统”。

（三）数据管理

系统内信息数据归各级疾病预防控制机构所有，其他机构和个人不得随意利用，对违反规定者，业务系统主管部门应立即停用其账号。

（四）审计管理

各级疾病预防控制机构审计管理员应定期对系统权限、用户和日志等进行审计，每年不得少于 1 次，通过审计的用户账号可办理延期。

1. 系统管理员审计

对系统管理员用户及登录系统情况进行检查，用户有效期不得超过 1 年，调离相关岗位的用户应提醒相关人员及时注销。系统管理员应保管好用户申请表。

2. 业务管理员审计

对所管理的系统用户权限及登录系统情况进行检查，业务管理员应严格按照用户权限申请表分配权限。对岗位职责变更的用户，应及时按照权限申请表进行权限重新分配。业务管理员应保管好权限申请表。

3. 用户审计

对用户及登录系统情况进行检查，用户应按照密码管理要求设置密码，按时更换密码。用户需专人专用，不得多人共用。

五、考核与评估

各级疾病预防控制机构应定期组织考核，将用户及用户的授权管理纳入各级年度免疫规划信息管理系统信息报告质量监控和评价，并反馈考核结果。

附表 1　中国免疫规划信息管理系统 – 管理员申请表

附表 2　预防接种信息管理系统普通用户申请表

附表 3　疫苗信息管理系统普通用户申请表

附表 4　AEFI 信息管理系统普通用户申请表

附表 5　冷链设备信息管理系统普通用户申请表

附表 1　中国免疫规划信息管理系统 – 管理员申请表

<table>
<tr><td colspan="3">申请人单位名称：</td><td colspan="2">所在部门：</td></tr>
<tr><td colspan="2">申请人姓名：</td><td colspan="2">电话：</td><td>E-Mail：</td></tr>
<tr><td>用户类型：</td><td colspan="4">□系统管理员　□审计管理员　□业务管理员（在□上打√）</td></tr>
<tr><td colspan="5">申请可登录系统：（用户类型选择业务管理员需在申请系统前的□上打√）</td></tr>
<tr><td colspan="5">□预防接种信息管理系统
□疫苗信息管理系统
□AEFI 信息管理系统
□冷链设备信息管理系统
□省免疫规划信息管理系统</td></tr>
<tr><td colspan="3">申请人/部门领导签字：

年　月　日</td><td colspan="2">申请人所在单位主管领导签字：

年　月　日</td></tr>
<tr><td colspan="3">系统管理员签字：

年　月　日</td><td colspan="2">批准单位主管领导签字：

月　日</td></tr>
<tr><td colspan="5">用户有效期：　年　月　日至　年　月　日</td></tr>
<tr><td colspan="5">登录地址：http://www.nipis.chinacdc.cn/（公网）；http://10.249.11.1（VPN）。
注意：初次登录使用时，必须更改初始密码！不得在公共计算机上登录本系统！
有效期说明：用户最长可申请有效期为 1 年，账户到期后需向系统管理员申请办理延期</td></tr>
</table>

注：系统管理员和审计管理员用户申请需加盖单位公章。国家系统管理员和审计管理员不能为同一人，国家系统管理员和省平台系统管理员可以为同一人。

附表2 预防接种信息管理系统普通用户申请表

<table>
<tr><td colspan="3">申请人单位：</td></tr>
<tr><td>申请人姓名：</td><td>所在部门：</td><td>负责人：</td></tr>
<tr><td>联系电话：</td><td>E-Mail：</td><td>手机：</td></tr>
<tr><td colspan="3">业务功能：
□全部 □个案管理 □常规接种率报表 □基于个案报表直报 □群体个案管理 □成人个案管理 □实体单位管理
□综合管理</td></tr>
<tr><td colspan="2">申请人/部门负责人签字：

年 月 日</td><td>申请人所在单位主管领导签字：

年 月 日</td></tr>
<tr><td colspan="3">以上信息由申请人填写
以下信息由本信息系统管理部门填写</td></tr>
<tr><td colspan="3">对应默认角色（根据业务功能，业务管理员分配以下管理权限）
国家：□预防接种国家角色 □国家个案管理角色
□国家群体接种管理角色 □国家成人接种管理角色
省级：□预防接种省级角色 □省级个案管理角色 □主索引查询 □个案合并查询
□省级成人接种管理角色 □省级群体接种管理角色
市级：□预防接种市级角色 □市级个案管理角色
□市级成人接种管理角色 □市级群体接种管理角色
县级：□预防接种县级角色 □县级个案管理角色
□县级成人接种管理角色 □县级群体接种管理角色
乡级：□预防接种乡级角色 □乡级个案管理角色 □乡级成人接种管理角色
□乡级群体接种管理角色 □客户端个案交换查询
其他：□只能审核报告单位 □只能审核接种单位 □报告单位和接种单位都可审核</td></tr>
<tr><td colspan="2">业务管理员签字：

年 月 日</td><td>批准单位主管领导签字：

年 月 日</td></tr>
</table>

附表 3　疫苗信息管理系统普通用户申请表

<table>
<tr><td colspan="6">申请人单位：</td></tr>
<tr><td colspan="2">申请人姓名：</td><td colspan="2">所在部门：</td><td colspan="2">负责人：</td></tr>
<tr><td colspan="2">联系电话：</td><td colspan="2">E-Mail：</td><td colspan="2">手机：</td></tr>
<tr><td colspan="6">业务功能：
□全部　□计划管理　□批次信息管理　□疫苗出入库管理　□注射器出入库管理　□疫苗注射器预警管理　□综合管理</td></tr>
<tr><td colspan="3">申请人签字：

年　　月　　日</td><td colspan="3">申请人所在单位主管领导签字

年　　月　　日</td></tr>
<tr><td colspan="6">以上信息由申请人填写
以下信息由本信息系统管理部门填写</td></tr>
<tr><td colspan="6">对应默认角色（根据申请用途，业务管理员分配以下管理权限）
国家：□疫苗国家角色　　省级：□疫苗省级角色　　市级：□疫苗市级角色
县级：□疫苗县级角色　　乡级：□疫苗乡级角色</td></tr>
<tr><td colspan="3">业务管理员签字：

年　　月　　日</td><td colspan="3">批准单位主管领导签字：

年　　月　　日</td></tr>
</table>

附表4 AEFI信息管理系统普通用户申请表

<table>
<tr><td colspan="6">申请人单位：</td></tr>
<tr><td colspan="2">申请人姓名：</td><td colspan="2">所在部门：</td><td colspan="2">负责人：</td></tr>
<tr><td colspan="2">联系电话：</td><td colspan="2">E-Mail：</td><td colspan="2">手机：</td></tr>
<tr><td colspan="6">业务功能：
□全部 □AEFI监测信息管理 □AEFI预警管理 □AEFI公告
□资料信息管理 □AEFI字典管理 □综合管理</td></tr>
<tr><td colspan="3">申请人签字：

年 月 日</td><td colspan="3">申请人所在单位主管领导签字：

年 月 日</td></tr>
<tr><td colspan="6">以上信息由申请人填写
以下信息由本信息系统管理部门填写</td></tr>
<tr><td colspan="6">对应默认角色（根据申请用途，业务管理员分配以下管理权限）
国家：□AEFI监测国家角色 省级：□AEFI监测省级角色 市级：□AEFI监测市级角色
县级：□AEFI监测县级角色 乡级：□AEFI监测乡级角色 其他：□ADR角色</td></tr>
<tr><td colspan="3">业务管理员签字：

年 月 日</td><td colspan="3">批准单位主管领导签字：

年 月 日</td></tr>
</table>

注：药品不良反应监测机构用户申请需加盖单位公章。

附表 5　冷链设备信息管理系统普通用户申请表

<table>
<tr><td colspan="3">申请人单位：</td></tr>
<tr><td>申请人姓名：</td><td>所在部门：</td><td>负责人：</td></tr>
<tr><td>联系电话：</td><td>E-Mail：</td><td>手机：</td></tr>
<tr><td colspan="3">业务功能：
□全部　□冷链设备信息管理　□冷链设备信息查询　□冷链设备监测预警
□冷链设备统计分析　□综合管理</td></tr>
<tr><td>申请人签字：

年　月　日</td><td colspan="2">申请人所在单位主管领导签字：

年　月　日</td></tr>
<tr><td colspan="3">以上信息由申请人填写
以下信息由本信息系统管理部门填写</td></tr>
<tr><td colspan="3">对应默认角色（根据申请用途，业务管理员分配以下管理权限）
国家：□冷链设备国家角色　省级：□冷链设备省级角色　市级：□冷链设备市级角色
县级：□冷链设备县级角色　乡级：□冷链设备乡级角色</td></tr>
<tr><td>业务管理员签字：

年　月　日</td><td colspan="2">批准单位主管领导签字：

年　月　日</td></tr>
</table>

免疫规划信息管理系统编码维护管理方案

为满足免疫规划监测管理业务工作需求，保障免疫规划信息管理系统数据的连续性、完整性，数据分析和利用的准确性，保证各级免疫规划信息管理系统的数据交换，特制定免疫规划信息管理系统编码维护管理方案。

一、 基本定义

（一）行政区划：是国家为了进行分级管理而实行的区域划分。中国现行行政区划（港澳台除外），即省级、市级、县级、乡级。

（二）组织机构：本方案特指各级疾控机构和药品不良反应监测中心（ADR）。

（三）实体单位：本方案特指接种单位和报告单位。

1. 按类型分类

（1）接种单位：指仅承担预防接种不直接向平台报告预防接种个案的单位，主要指村级接种点、产科接种单位、二类疫苗接种门诊、临时预防接种点等。

（2）报告单位：报告预防接种个案、常规报表和 AEFI 个案，不承担具体接种任务，如承担村级接种报告而本级不开展具体接种任务的乡级防保组织。

（3）接种 + 报告单位：既负责预防接种，又负责预防接种个案和报表、AEFI 个案报告，主要指乡接种门诊和城镇接种单位。

2. 按级别分类

（1）乡级单位：指城镇接种单位、乡（镇、林场、厂、矿）接种门诊、产科接种单位、第二类疫苗接种门诊、临时预防接种点和乡级防保组织。

（2）村级单位：指村卫生所/室或社区卫生服务站。

二、编码规则

（一）行政区划

1. 行政区划编码（ID）：按照传染病报告信息管理系统维护的编码。编码由 8 位数字组成，为国标码省级 2 位 + 市级 2 位 + 县级 2 位 + 乡镇或街道 2 位流水号，位数不足 8 位者以 0 补齐，如江西省为 36000000。新增的行政区划在行政区划代码表中暂无编码的，按照统计局颁布的行政区划编码规则自行编制，待下一年度正式发布后进行修改。

2. 行政区划名称：该区域全称。

3. 行政区划上级 ID：上级单位 ID。

4. 状态：开启或关闭。

5. 行政级别：

（1）省级——省、直辖市、自治区；

（2）市级——地、市、州（盟）；

（3）县级——县，县级市、区、旗；

（4）乡级——乡、镇、街道、苏木。

6. 是否虚拟：是或否。

（二）组织机构

1. 机构编码系统由国家平台自动生成，共10位编码，为国标码省级2位+市级2位+县级2位，位数不足10位者以0补齐，如北京市密云县为1102280000。药品不良反应监测机构（ADR）编码最后4位为序号。

2. 机构名称：机构全称。

3. 地区：机构所在行政区划名称。

4. 上级机构：上级组织机构名称。

5. 机构类型：包括疾控机构、ADR。

6. 状态：开启或关闭。

7. 是否虚拟：是或否。

（三）实体单位

实体单位编码共10位，前8位由传染病报告信息管理系统维护产生，包括6位县国标码和2位乡级编码，后2位由用户录入，编码规则如下：

1. 报告单位01；

2. 接种单位21到30；

3. 接种+报告单位01到30；

4. 产科接种单位31到40；

5. 第二类疫苗接种单位41到50；

6. 村级51到99。新增实体单位编码后2位超过99时，尾号超过99的单位，编号从9a、9b，一直到9z。

三、维护内容

（一）行政区划

1. 新增：行政区划名称和编码的新增。

2. 关闭：无机构的行政区划编码。

填写附表1。

（二）组织机构

组织机构包括各级疾控机构和ADR。

1. 新增：新增机构和编码。

2. 修改：修改机构名称，修改机构编码（因编码调整导致的修改，因录入错误导致的修改）。

3. 删除：删除机构和编码。

填写附表1。

（三）实体单位

1. 新增：新增实体单位和编码。

2. 修改：修改实体单位名称，修改实体单位编码（因行政区划编码调整导致的修改，因录入错误导致的修改）。

3. 删除：删除实体单位和编码。

实体单位编码修改填写附表2。

四、维护原则

（一）行政区划

1. 行政区划编码以传染病报告信息管理系统维护的编码为基础，每年12月上旬从传染病报告信息管理系统获取行政区划编码数据，国家平台运维公司通过人工处理方式，对基础编码进行维护，将编码更新情况及对应关系提供给国家和省级疾控中心。

2. 国家平台运维公司完成编码维护后，在此编码基础上，各级疾控机构免疫规划专业人员于12月中旬对辖区内无组织机构的行政区划编码及传染病报告信息管理系统未维护的行政区划进行梳理。

（二）组织机构

各级疾控机构和ADR机构编码由中国免疫规划信息管理系统自动产生；机构有变动时，由省级疾控机构收集新增、修改、删除变动信息，并在系统进行机构维护。

（三）实体单位

1. 实体单位编码新增由县级单位通过实体单位管理模块实现，编码由免疫规划信息管理系统自动产生，并实行市、省、国家逐级审核制。

2. 实体单位的名称变更可以实时处理；不涉及行政区划调整的实体单位新增、删除由省、市、县级疾控机构完成，涉及行政区划调整的实体单位合并、拆分、编码修改（含错误修正和国家编码调整）等操作，每年底由国家平台维护公司统一处理。

3. 系统内删除的编码不允许再次使用。

五、维护步骤

（一）每年第4季度中国疾控中心召开编码维护会议，参会人员为省级系统管理员。会议总结上年度编码维护工作，启动下年度编码维护工作，并展开编码维护培训。编码维护工作11月开始，系统开启编码维护模块至12月20日。

（二）编码维护

1. 行政区划

（1）每年12月上旬，国家平台运维公司自中国疾控中心信息中心获取下一年度传染病报告信息管理系统行政区划编码，对编码进行整理，将调整过的编码对照表反馈给省级疾控机构。

（2）每年12月中旬，各级疾控机构根据上级下发的行政区划编码或下载本省的行政区划编码，并组织逐级核对。对辖区内传染病报告信息管理系统未维护的行政区划及无下级机构的行政区划编码，填写“中国免疫规划信息管理系统编码变更申请表”（附表1）并提交省级疾控机构。省级完成辖区内行政区划的新增，关闭辖区无接种单位的行政区划编码。

2. 组织机构

涉及机构变更的各级疾控机构和ADR填写“中国免疫规划信息管理系统编码变更申请表”（附表1），由省级疾控中心于每年12月上旬逐级收集机构变更信息（附表1），于12月中旬完成机构变更的维护。

3. 实体单位

（1）每年10月下旬，系统将本年度实体单位信息复制生成下一年度实体单位，同时编码维护系统开启年度编码维护任务，各级系统管理员在此基础上，根据核对情况新增、修改和删除实体单位。

（2）县级疾控机构每年 11 月开始对辖区实体单位及人员的维护工作，12 月中旬待行政区划编码维护完成后，在免疫规划信息管理系统编码维护模块进一步完成实体单位的维护审核，对于行政区划编码变更后仍需要修改编码的实体单位，填写附表 2 并提交市级疾控机构。

（3）市级疾控机构通过系统对实体单位进行审核，审核内容包括实体单位类型、单位级别、单位工作类型、服务形式、服务周期、是否报告常规报表、使用客户端软件、计算机来源、打印机来源等项目。汇总县级报告的附表 2 提交省级疾控机构。

（4）省级疾控机构对市级审核通过的实体单位完成省级审核，审核内容包括单位类型、单位级别、服务形式、是否报告常规报表、使用客户端软件、计算机来源、打印机来源。汇总辖区附表 2，加盖公章扫描后与收集的附表 1 一起通过 E-mail 报告给国家免疫规划中心。

（三）国家平台运维公司 12 月 31 日前完成业务数据的对应和转换工作。下年度 1 月 1 日系统启用新的行政区划、机构编码和实体单位。

（四）为保持系统的稳定性，行政区划、机构编码和实体单位每年年底维护 1 次，年初更新，年内不得更改。

六、省级免疫规划信息管理系统与国家同步

（一）国家免疫规划信息管理系统完成编码变更后，各省级平台须与国家保持一致。编码包括行政区划、组织机构，每年同步 1 次。

（二）国家提供年度行政区划、组织机构和实体单位编码，及变更（新增、修改、关闭、删除）对照表。

（三）省级与国家级之间采用实体单位编码对照方式，每年维护，保持其对应关系。

（四）乡级预防接种单位预防接种个案数据对照处理。

附表 1　中国免疫规划信息管理系统编码变更申请表

附表 2　中国免疫规划信息管理系统实体单位编码修改提交表

附表1 中国免疫规划信息管理系统编码变更申请表

<table>
<tr><td colspan="2">申请人单位名称：</td><td colspan="2">所在部门：</td></tr>
<tr><td>申请人姓名：</td><td colspan="2">电话：</td><td>E-Mail：</td></tr>
<tr><td colspan="4">变更类型：□新增 □删除 □关闭 □修改 □合并 □拆分（在□上打√）</td></tr>
<tr><td colspan="4">变更的内容：（申请人员需在申请系统变更内容前的□上打√）</td></tr>
<tr><td colspan="4">□行政区划 □组织机构</td></tr>
<tr><td colspan="2">变更前</td><td colspan="2">变更后</td></tr>
<tr><td colspan="2">编码：
名称：</td><td colspan="2">编码：
名称：</td></tr>
<tr><td colspan="4">备注：</td></tr>
<tr><td colspan="2">申请人/部门领导签字：

年 月 日</td><td colspan="2">申请人所在单位主管领导签字：

年 月 日</td></tr>
<tr><td colspan="2">系统管理员签字：

年 月 日</td><td colspan="2">批准单位主管领导签字：

年 月 日</td></tr>
<tr><td colspan="4">变更时间： 年 月 日</td></tr>
</table>

注：变更申请表需加盖单位公章。

附表 2　中国免疫规划信息管理系统实体单位编码修改提交表

序号	本年度			下年度			备注
	实体单位名称	实体单位编码	行政区划编码	实体单位名称	实体单位编码	行政区划编码	
1							
2							
3							
4							
5							
6							
7							
8							
9							
10							
11							
12							

填表说明：

1. 本报表只填写需要修改编码的实体单位（A. 区划调整；B. 编码错误）；
2. 请严格按照此表样式填写，以省为单位进行汇总，注意文件命名要求，不符合要求的将不予处理。

填表人：　　　　　　　　　　　　　　　　填报日期：　　年　　月　　日

单位名称（盖章）：

数字化预防接种门诊功能规范

1 范围

本规范适用于承担疫苗接种工作的预防接种单位及其他相关机构建设实施数字化预防接种门诊的功能规划、设计、开发、应用和评价。

2 定义

数字化预防接种门诊是指以数字化技术为核心，在规范化预防接种门诊的基础上，将计算机、通信、多媒体、互联网、物联网等信息技术应用于预防接种的预检、登记、候诊、接种、留观等各环节并实现全流程综合信息管理的预防接种门诊。数字化预防接种门诊的实施可实现预防接种全过程信息管理和质量控制及人性化服务，以确保预防接种工作高效、便捷、安全、规范。

3 总则

数字化预防接种门诊系统必须严格遵循《预防接种工作规范（2016 年版）》对接种单位开展预防接种工作的各项规定，通过综合信息系统实现从预约取号到接种后留观的工作流程数字化管理。本系统必须在预防接种个案信息网络或终端的数据库支持下进行工作。

本规范按照“取号→预检→登记→接种→留观”的工作流程进行。

本规范将其功能分为必需、推荐和可选 3 个等级。必需功能是指数字化预防接种门诊必须具备的功能；推荐功能是指数字化预防接种门诊目前可以暂不具备，但在下一步发展中应当重点扩展的功能；可选功能是指为进一步完善数字化预防接种门诊系统，预防接种单位根据实际情况选择实现的功能。

4 工作流程（附图 1）

5 必需功能

在预防接种流程中实现取号、询问诊/预检、接种登记（含接种证打印、下剂次接种预约）、收费叫号（第二类疫苗）、签署电子知情同意书、实施接种、接种后留观、语音播放、屏幕指引、系统参数配置管理、查询与统计、宣传展示等功能。

（1）取号

取号：受种者/监护人通过自助取号终端机完成取号，或者通过刷接种证条码、IC 卡等识别介质完成取号。

门诊屏幕信息显示：取号机能够显示当前等待人数，以及门诊开始时间和结束时间等门诊相关信息，并可以通过动画或语音智能化演示接种流程。

取号单打印：取号终端单上须打印当前门诊取号单编号、取号时间、受种者姓名信息（刷识别介质时）、受种者预约接种疫苗信息、当前等待人数等基本信息。

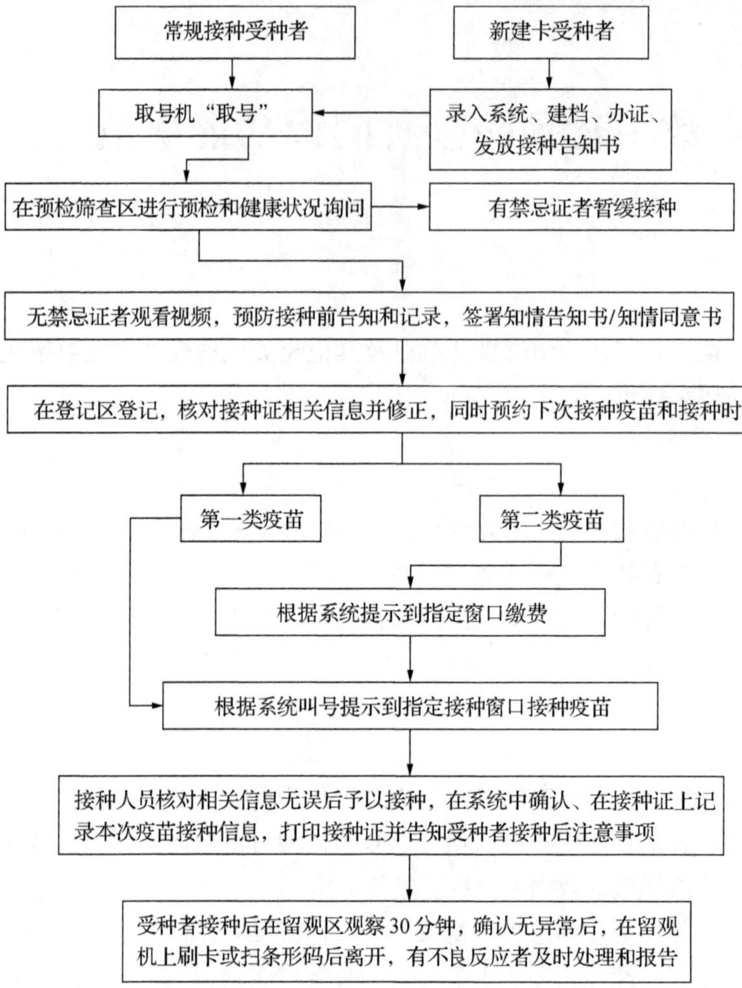

附图1　工作流程

取号控制：支持接种门诊上午/下午人数限制；取号终端机能够通过本机锁屏、远程锁屏等功能暂停或恢复取号服务。

（2）询问诊/预检

排队控制：通过预检管理客户端和预检叫号屏幕显示对询问诊/预检排队次序进行合理控制，具有临时跳过、插队、呼叫、暂停或恢复服务功能。

受种者信息显示（本地刷识别介质取号的个案）：能够显示受种者基本信息、候诊排队信息、受种者既往接种信息、下次预约信息。

信息核对：支持扫描识别介质确认受种者身份，能够通过系统完成对受种者的问询并实现系统自动记录，后续可查询、统计和汇总，并具有辅助医生判断受种者接种禁忌或暂缓接种疫苗的功能。

（3）接种登记

排队控制：通过门诊客户端软件登记及叫号屏幕显示对排队次序进行合理控制，具有临时跳过、插队、呼叫、暂停或恢复的服务功能。

登记处理：显示受种者基本信息、既往接种信息、下次预约信息；登记受种者本次接种疫苗信息，包括疫苗名称、接种日期、生产企业、疫苗批号、有效期、接种部位、接种医生和接种单位。打印受种者预防接种知情告知书/知情同意书并支持电子签名，系统生成的单据自动记录并支持后续查询、统计和汇总。

数据同步：与预防接种门诊客户端软件或区域免疫规划信息管理平台保持数据实时同步和共享，确保数字化接种门诊在无须人工上传或下载数据的前提下，实现对受种者信息的实时传输。

(4) 收费叫号（第二类疫苗）

支持自费疫苗的受种者排队、叫号等，待收费确认后，自动进入接种队列（未交费的不纳入接种队列管理）。

(5) 实施接种

排队控制：通过门诊接种台接种客户端软件和语音叫号系统对接种排队次序进行合理控制，具有临时跳过、插队、呼叫、暂停或恢复服务功能；并根据每个接种窗口可接种的疫苗或当前排队人数，自动排队、自动分配受种者到指定的接种窗口进行接种。

可接种疫苗设置：能够设置不同接种台可接种的疫苗并在窗口显示，包括第一类疫苗与第二类疫苗分台接种设置或多人份疫苗分台接种设置等。

受种者信息显示：通过（手持式/台式）扫描仪扫描识别介质获取受种者基本信息和接种信息，并通过接种叫号屏幕显示相关信息，包括受种者基本信息、既往接种信息、本次接种信息（包括疫苗名称、接种日期、生产企业、疫苗批号、有效期、接种部位、接种医生、接种单位等）。

预防接种知情告知书/知情同意书查询：提供查询预防接种知情告知书/知情同意书的签字结果信息。

接种记录保存：系统保存受种者本次接种信息（内容同上），预防接种人员完成接种后须对本次接种记录进行确认，并可以根据实际接种情况进行更改；如未完成本次接种，应清除本次接种记录，并登记未种原因。

接种记录打印：在接种证上打印本次接种信息。需配备存折式打印机。

(6) 接种后留观

留观提示：在接种完成后，留观管理软件通过语音设备、留观显示屏和留观查询终端机等设备，引导受种者到指定的留观区域，并提醒每一位受种者已留观时间、留观剩余时间、留观结束等信息。可以在留观完成后打印接种单，内容包含受种者编码、姓名、本次接种疫苗、下次预约疫苗、本次接种疫苗后注意事项等，信息内容根据工作需要进行设置。

自助留观：通过自助留观机显示设备滚动或自动翻页显示受种者留观信息，通过刷识别介质或输入取号号码查询受种者当天留观状态，记录受种者留观刷卡离开时间，并对未满足留观时间要求的受种者提示告警和阻止信息。

(7) 语音播放

受种者在整个接种过程中，每个环节都有语音信息提示进入接种过程的当前状态。

(8) 屏幕指引

信息实时显示：在受种者整个接种过程中，每个环节都能够通过屏幕设备播放显示信息，提示受种者进入接种过程的当前状态。主要包括：

①服务窗口屏显示：显示每个服务窗口的服务信息。

②登记窗口、预检窗口支持显示：显示门诊号码、受种者姓名、服务窗口号信息。

③接种窗口支持显示：显示该窗口可接种疫苗信息、受种者门诊号码、受种者姓名、服务窗口号、受种者接种疫苗信息等。

④综合显示屏：支持显示1个或者多个服务窗口的服务信息，如候种信息（包括当前候种人数、门

诊号码、受种者姓名、等待列表、当前受种信息，可设置）和留观信息（包括当前留观人数、门诊号码、受种者姓名、已留观时间、留观剩余时间）等。

（9）接种门诊管理

接种人员管理：通过数字化门诊管理端软件对门诊接种人员信息进行统一管理。可以新增、修改、查询接种人员信息，为接种人员赋予不同的系统使用权限。接种人员主要信息包括工号、姓名、系统角色、登录名及密码等。

服务窗口管理：可以新增、修改、查询服务窗口信息，主要包括窗口名称、窗口类型。接种服务窗口能够设置本窗口可以接种疫苗的信息，支持设置预约专用窗口。

接种门诊信息设置：对接种门诊服务信息进行设置，包括门诊基本信息、门诊接种人员、门诊号码、分上下午的门诊最大服务人数、门诊服务时间等。

诊室管理：能够对门诊诊室信息进行管理。可以新增、修改、查询诊室信息；支持诊室和服务窗口关联，一个诊室可以包含1个或者多个服务窗口。

门诊工作台信息设置：支持为每个接种台设置可接种疫苗，支持单台接种多种疫苗和多台接种单个疫苗。

门诊号码规则设置：根据门诊需要，不同的流程设置不同门诊号码规则，支持英文数字结合、门诊日期、流水号模式。

门诊流程设置：根据门诊需要，可以设置1个或者多个流程，其中接种流程是必要流程。流程可以定义不同的服务内容。标准流程服务内容包含取号、预检、登记、接种、留观。

语音信息内容和格式设置：根据不同服务窗口内容，定义播报提示语音信息内容和格式，基本内容包含门诊号码、姓名、服务窗口。

显示信息内容和格式设置：根据不同服务窗口内容，定义显示信息内容和格式。基本内容包含门诊号码、姓名、服务窗口。接种窗口可以包含本窗口接种疫苗名称。

液晶显示屏或单行LED屏设置：根据不同类型的服务窗口，定义不同的显示信息内容与格式。

液晶显示屏或多行综合LED屏设置：对屏幕进行分区管理，每个分区显示不同的服务信息。支持显示登记、候诊、收费、接种、留观信息。

（10）查询和统计

接种情况查询：根据起始时间和截止时间查询接种情况，包括接种窗口名称、每种疫苗接种剂次数、接种日期、门诊号码，以及受种者编码、姓名、性别、出生日期、父亲姓名、母亲姓名、疫苗名称、疫苗类型、疫苗剂次。

留观情况查询：用于管理受种者留观完成情况。根据识别介质、起始日期查询留观记录，包含受种者编码、姓名、性别、出生日期、父亲姓名、母亲姓名、接种完成时间、留观时间、本次留观状态。

系统日志查询：用于查询系统登录用户使用系统的记录，包括用户编码、用户姓名、使用软件名称、登录系统时间、退出系统时间信息。

自助查询：受种者扫描识别介质或输入取号号码查询接种信息、预约信息、疫苗知识，并可对预检登记及接种人员的服务进行评价。

工作量日报表统计：用于统计每个接种人员的每日工作量，包含医生基本信息、服务窗口信息、服务受种者数、疫苗接种剂次数（接种窗口专有）。

工作量月报表统计：用于统计每个接种人员的每月工作量，包含医生基本信息、服务窗口信息、服务受种者数、疫苗接种剂次数（接种窗口专有）。

工作量明细查询：用于统计某一个自定义时间段内每个接种人员的工作量明细，包含医生基本信息、服务窗口信息、服务受种者信息及疫苗接种具体信息等。

提供每个接种环节接种人员的工作量统计功能。

（11）宣传展示

提供预防接种基础知识和第一类疫苗、第二类疫苗相关知识的宣传展示及管理功能，通过显示设备对第二类疫苗进行疫苗类别及价格公示。

6 推荐功能

（1）接种预约服务

通过预防接种受种者移动客户端软件（手机 App/微信）实现。

移动客户端预约：提供接种相关移动客户端，绑定受种者资料，绑定后可实现移动客户端与接种单位接种数据的实时对接，家长可以随时查看既往接种记录、下次预约信息，并使用移动客户端进行下次接种预约，并生成预约号。

预约号管理：支持门诊自助取号终端机刷识别介质取预约号；支持预约时间段外取号限制，只能取普通号；支持查询预约号预约记录，包括受种者信息、预约日期、预约时间段、预约号码信息。针对移动客户端预约的受种者，提供预约签到功能（方式包括使用移动客户端扫描接种证条码）；为正常签到受种者提供预约号优先接种服务。

（2）第二类疫苗收费

通过数字化门诊在线支付管理客户端软件、数字化门诊在线支付管理平台软件和支付扫码终端实现。

疫苗收费支付：提供面向第二类疫苗接种缴费的现场或手机在线支付手段，包括现金支付或移动在线支付，支持发票打印。移动在线支付的支付信息需包含门诊基本信息（门诊编码、门诊名称）、受种者基本信息（受种者编码、姓名、出生日期等）、接种疫苗信息（疫苗名称、生产企业、疫苗批号、接种剂次、接种费用等），以便后期进行财务与疫苗库存管理方面的数据核对与统计。

排队控制：对疫苗收费缴费排队次序进行合理控制，具有临时跳过、插队、呼叫、暂停或恢复服务功能。

显示收费信息：包括受种者基本信息及本次接种疫苗名称、生产企业、批号、所缴费用明细（疫苗费用、接种服务费用）等。

保存支付记录：系统保存受种者接种支付记录，包含接种疫苗名称、生产企业、批号、所缴费用明细（疫苗费用、接种服务费用）等。

发票打印：用于第二类疫苗付费后发票打印，主要包含发票模板的管理、发票领用号码管理、发票税号、打印发票、发票报废、发票统计查询。此功能需配备票据打印机。

（3）知情告知书/知情同意书电子核签

通过数字化门诊询问诊知情核签管理终端机及数字化门诊询问诊管理平台软件实现。

接种知情告知书/知情同意书管理：根据不同的行政区划（省，市，区县）、不同的疫苗（第一类疫苗、第二类疫苗）为每种疫苗定义知情告知书/知情同意书模板，支持知情告知书/知情同意书统一管理、统一在线更新下载。

问诊管理：按照基础性问题、疫苗通用问题、疫苗个性问题、健康状况问题等对问题集进行定义与维护。

问诊记录：在登记疫苗前，对受种者进行问题询问，并记录询问结果，包含基础性问题、疫苗通用问题、疫苗个性问题、健康状况问题等。

签字方式管理：按照不同监护人定义不同签字方式；能够自动记录受种者/监护人的个人签字方式。

接种知情告知书/知情同意书核签：在问诊后登记疫苗前，可以对受种者进行接种知情告知书/知情同意书的签字确认；能够通过显示终端将电子版接种知情告知书/知情同意书向受种者/监护人展示；受种者/监护人能够通过笔迹、指纹、拍照相结合的方式对电子版接种知情告知书/知情同意书进行签字确认，系统能够保存和查询监护人对接种知情告知书/知情同意书核签结果，包括笔迹签名、指纹采集、拍照其中一种或多种内容的电子存档，并提供接种知情告知书/知情同意书的 PDF 方式导出和打印功能。

（4）视频监控

通过数字化门诊接种视频监控摄像头和数字化门诊接种视频管理平台软件实现。

窗口视频管理：给接种门诊工作流程区域及服务窗口设置对应监控探头信息。

窗口实时视频预览：根据接种门诊服务窗口，能够提供接种门诊每个服务窗口的实时监控视频预览。

接种视频追溯：根据受种者信息查询受种者接种疫苗既往记录，并根据既往接种记录中服务窗口与服务时间，自动锁定并回放受种者在每个服务窗口的既往视频文件。

视频督导：通过视频远程实时查看接种门诊接种工作开展情况，并可回溯。

（5）自助服务

通过自助服务终端机和预防接种受种者移动客户端软件实现以下功能。

自助登记：对于既往未建卡的受种者/监护人，能够通过移动客户端或自助终端设备输入受种者基本信息，该信息可被预防接种客户端系统直接调用并进行建档，以提高数据质量和减轻登记医生的工作负担。

自助查验：能够通过条码、编码或者条件组合查询，查询受种者的既往接种记录，并生成接种记录查验报告。

自助核签：受种者/监护人能够通过条码、编码查询既往接种疫苗知情告知书/知情同意书电子记录，可以查询本次接种疫苗知情告知书/知情同意书，并可以通过指纹、拍照方式，进行接种知情告知书/知情同意书的签字。

7 可选功能

（1）留观门禁控制功能：控制只有完成留观的受种者才可离开。

（2）门诊空气质量监测和净化：实时采集门诊 $PM_{2.5}$浓度数据，自动净化门诊空气。

（3）智能消杀：在本门诊日结束后，可以自动启动和关闭消杀设备，自动完成预防接种场所消毒灭菌。

（4）人脸识别和指纹识别功能。

（5）疫苗最小包装码自动识别功能。

（6）冷链监测和温度记录数据采集、展示相关功能。

（7）接种证自助查验：通过在自助查验终端机刷接种证条码，实现家长自助查验儿童接种完成情况，未完成接种的，系统提示补种相应疫苗后再打印入托入学查验证明，已接种完成的直接打印入托入学证明。

（8）WiFi 宣传：通过连接预防接种单位 WiFi 实现手机上网，上网前需观看 60 秒的预防接种健康宣传视频（按照疫苗相关疾病流行季节进行宣传视频的更新），每隔 20 分钟强制播放一次 60 秒预防接种健康宣传视频。